国家卫生健康委员会"十四五"规划教材

全国中等卫生职业教育教材

供护理专业用

U0298113

基础护理

第4版

主　编　贾丽萍　王冬梅

副主编　冉国英　王静芬　宫春梓　周小菊

编　委　（以姓氏笔画为序）

王冬梅（成都铁路卫生学校）　　　郑　渊（西安市卫生学校）

王静芬（广东省潮州卫生学校）　　宫春梓（山东省莱阳卫生学校）

冉国英（重庆市医药卫生学校）　　贾丽萍（太原市卫生学校）

刘　丹（黑龙江省鹤岗卫生学校）　顾玉霞（本溪市卫生学校）

杨建英（大理护理职业学院）　　　黄俊芳（太原市卫生学校）

余美珍（景德镇市卫生学校）　　　梁芳恋（海南卫生健康职业学院）

张金丽（吕梁市卫生学校）　　　　彭　靖（东莞职业技术学院）

陈银华（安徽省淮北卫生学校）　　蒋　琼（九江市卫生学校）

周小菊（梧州职业学院）

人民卫生出版社

·北 京·

图书在版编目（CIP）数据

基础护理/贾丽萍，王冬梅主编. —4版. —北京：
人民卫生出版社，2022.10（2024.10重印）
　ISBN 978-7-117-33717-5

　Ⅰ. ①基…　Ⅱ. ①贾…②王…　Ⅲ. ①护理学－医学
院校－教材　Ⅳ. ①R47

中国版本图书馆 CIP 数据核字（2022）第 183551 号

人卫智网	www.ipmph.com	医学教育、学术、考试、健康，
		购书智慧智能综合服务平台
人卫官网	www.pmph.com	人卫官方资讯发布平台

基 础 护 理
Jichu Huli
第 4 版

主　　编：贾丽萍　王冬梅
出版发行：人民卫生出版社（中继线 010-59780011）
地　　址：北京市朝阳区潘家园南里 19 号
邮　　编：100021
E - mail：pmph @ pmph.com
购书热线：010-59787592　010-59787584　010-65264830
印　　刷：保定市中画美凯印刷有限公司
经　　销：新华书店
开　　本：850×1168　1/16　印张：30.5　插页：1
字　　数：649 千字
版　　次：2002 年 1 月第 1 版　　2022 年 10 月第 4 版
印　　次：2024 年 10 月第 5 次印刷
标准书号：ISBN 978-7-117-33717-5
定　　价：69.00 元
打击盗版举报电话：010-59787491　E-mail：WQ @ pmph.com
质量问题联系电话：010-59787234　E-mail：zhiliang @ pmph.com
数字融合服务电话：4001118166　E-mail：zengzhi @ pmph.com

修订说明

为服务卫生健康事业高质量发展，满足高素质技术技能人才的培养需求，人民卫生出版社在教育部、国家卫生健康委员会的领导和支持下，按照新修订的《中华人民共和国职业教育法》实施要求，紧紧围绕落实立德树人根本任务，依据最新版《职业教育专业目录》和《中等职业学校专业教学标准》，由全国卫生健康职业教育教学指导委员会指导，经过广泛的调研论证，启动了全国中等卫生职业教育护理、医学检验技术、医学影像技术、康复技术等专业第四轮规划教材修订工作。

第四轮修订坚持以习近平新时代中国特色社会主义思想为指导，全面落实党的二十大精神进教材和《习近平新时代中国特色社会主义思想进课程教材指南》《"党的领导"相关内容进大中小学课程教材指南》等要求，突出育人宗旨、就业导向，强调德技并修、知行合一，注重中高衔接、立体建设。坚持一体化设计，提升信息化水平，精选教材内容，反映课程思政实践成果，落实岗课赛证融通综合育人，体现新知识、新技术、新工艺和新方法。

第四轮教材按照《儿童青少年学习用品近视防控卫生要求》（GB 40070—2021）进行整体设计，纸张、印刷质量以及正文用字、行空等均达到要求，更有利于学生用眼卫生和健康学习。

前　言

为了适应经济社会发展对技术技能型护理人才培养的需求,我们依据职业教育国家教学标准体系中相关文件要求,结合最新行业标准及护士执业资格考试要求,在全国卫生健康职业教育教学指导委员会专家指导下,组织了全国十余所职业院校教师,修订编写了本教材。

本次修订全面落实党的二十大精神进教材要求,突出以人的健康为中心,以护理专业岗位所需要的基本理论、基本知识、基本技能为目标,以现代护理教育理论为指导,以"必需、够用、适用"为原则。基础护理是中等职业教育护理类专业的核心课程,是学习护理专业知识的入门课程,本次修订以培养学生能运用基础护理知识和技术来确定教材内容。

本教材共18章,内容包括基础护理理论和基础护理技术两大模块。全书以病人出入院程序为轴线,从整体架构上将基础护理知识进行整合。本教材突出三方面的特色:一是坚持立德树人,突出"以人为中心"的整体护理观,体现课程思政的育人理念。二是纸数融合,配套高质量数字内容,包括PPT、视频、自测题等内容,以扫描二维码的方式呈现。三是紧密对接护理岗位需求,增加了工作情景与任务、知识拓展、临床应用等,增加了章末小结,突出全章重点、难点,引起学生重视,提升学习效果。

本教材主要供中等职业教育三年制护理专业学生使用。

本次修订编写,承蒙参编院校领导和同仁的大力支持以及参加编写老师的通力合作,在此致以诚挚的谢意。

由于能力和水平有限,书中难免会有疏漏之处,敬请广大师生、读者谅解与指正。

贾丽萍　王冬梅
2023年9月

目 录

第一章 | 护理学概述

01章 数字内容

护理学（nursing science）是一门以自然科学与社会科学为理论基础，研究有关预防保健、治疗疾病、恢复健康过程中的护理理论、知识、技术及其发展规律的综合性应用科学。其研究内容及范畴涉及影响人类健康的生物、心理、社会等各方面的因素，通过应用科学的思维方法对护理学现象进行整体的研究，从而揭示护理的本质及其发展规律。

第一节 护理学的发展史

一、护理学的形成与概念演变过程

（一）护理学的形成

自从有了人类，就有了人的生老病死，也有了原始的医护照顾，其照顾方式根据当时人们对形成疾病和伤害的原因以及他们对生命的认识而有所不同。人类为了生存，在同自然界的斗争中积累了许多生活和生产经验，逐渐形成"自我保护"式的医疗照顾。如用溪水清洗伤口防止伤口恶化，火的发现促使人类认识到熟食可减少胃肠道疾病，腹部不适时用手抚摸可减轻疼痛等，这些都蕴含着护理的元素。

为抵御恶劣的生存环境，早期人类逐渐按血缘关系聚居，形成了以家庭为中心的母系氏族社会，妇女在其中担负起照顾家中伤病员的任务，形成了原始社会"家庭式"医护合一的照顾方式。如陪伴照顾老、弱、病、残，给分娩者接生，并采用一些原始的治疗护理方法，如伤口包扎、止血、按摩、热敷、饮食调理等。

中世纪护理的发展形成了一些为病人提供初步护理的护理社团，使护理服务逐渐由"家庭式"转向了"社会化和组织化服务"。

近代医学开始朝着科学的方向发展，并逐步演变成一门独立的专业。但此时护理的发展却与医学的进步极不相称，护理工作停滞在中世纪的状态长达200年之久。

19世纪中叶，弗洛伦斯·南丁格尔（图1-1）首创了科学的护理专业，使护理逐步迈上了科学的发展轨道。

南丁格尔对护理发展的贡献有以下5个方面：

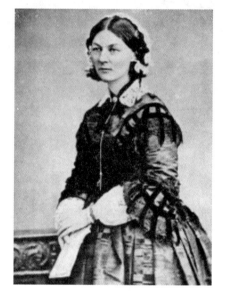

图1-1 弗洛伦斯·南丁格尔像

1. 创建世界上第一所护士学校 1860年，南丁格尔在英国创办了世界上第一所正规的护士学校——南丁格尔护士训练学校，为现代护理教育奠定了基础。

2. 著书立说指导护理工作 南丁格尔一生撰写了大量的笔记、报告及论著等，其中最著名的是《医院札记》和《护理札记》。在《医院札记》中，她阐述了自己对改革医院管理及建筑方面的构思、意见及建议。在《护理札记》中，她以随笔的方式阐明了自己的护理思想及对护理的建议，精辟地指出了环境、个人卫生、饮食对病人的影响。南丁格尔的论著奠定了近代护理专业的理论基础。

3. 首创了科学的护理专业 南丁格尔认为"护理是一门艺术，需要有组织性、实务性及科学性"。她使护理走向科学的专业化轨道，使护理从医护合一的状态中成功地分离出来。她对护理专业及其理论的概括和精辟论述，形成了护理学知识体系的雏形，奠定了近代护理理论基础，推动护理学成为一门独立的科学。

4. 创立了较为完整的护理管理制度 南丁格尔首先提出了护理要采用系统化的管理方式，使护士担负起护理病人的责任；授予护士适当的权利，以充分发挥护士的潜能；在护理组织的设立上，主张"护理人员应由护理人员来管理"，要求每家医院必须设立护理部，由护理部主任负责全院的护理管理工作。此外，她还制定了关于医院设备及环境方面的管理要求，促进了护理工作质量和效率的提高。

5. 提出了护理伦理的思想 南丁格尔强调人道主义护理理念，要求平等地对待每位病人，不分信仰、种族、贫富，给病人平等的护理。

南丁格尔奖章简介

南丁格尔奖章是国际护理学界的最高荣誉奖。1912年，在华盛顿举行的第九届国际红十字大会上，正式确定颁发南丁格尔奖章。这项以护理界楷模弗洛伦斯·南丁格尔命名的国际红十字优秀护士奖章每两年颁发一次，每次最多颁发50枚奖章，奖给在护理学和护理工作中做出杰出贡献的人士，包括以身殉职的护士，表彰他们在战时或平时为伤、病、残疾人员忘我服务的献身精神。

南丁格尔奖章见图1-2。

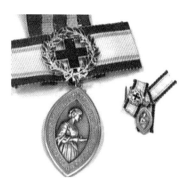

图1-2　南丁格尔奖章

现代护理学的发展，也就是护理学科和护理专业形成的过程，主要表现在：①建立完善的护理教育体制；②护理向专业方向发展；③护理管理体制的建立；④临床护理专科化趋势明显。

（二）护理学概念演变过程

1. 以疾病为中心的阶段（19世纪60年代—20世纪40年代）　20世纪前半叶，随着社会的进步，生物医学模式形成。这一时期人们对健康的概念是"有病就是不健康，健康就是没有病"，认为疾病是由于细菌与外伤引起的机体结构改变和功能异常，形成了"以疾病为中心"的医学指导思想。因此，一切医疗活动都围绕着疾病开展，并局限在医院进行，以消除病灶为基本目标。

此阶段护理的特点是：①护理已成为专门的职业，护士从业前须经过专业的培训。②护理从属于医疗，护士被看作是医生的助手。③护理工作的主要内容是执行医嘱和完成各项护理技术操作。④由于护理尚未形成独立的理论体系，因此护理教育类同于医学教育，课程内容涵盖较少的护理内容。

2. 以病人为中心的阶段（20世纪40—70年代）　20世纪中叶，社会科学以及系统科学的发展，促使人们重新认识人类健康与生理、心理、环境的关系。1948年，世界卫生组织（WHO）提出新的健康定义，指出健康是一个整体的概念，包括身体、心理和社会等方面。1955年，美国护理学者莉迪亚·海尔首次提出"护理程序"，使护理有了科学的工作方法。1977年，美国医学家恩格尔提出了"生物－心理－社会医学模式"，在这一新观念的指导下，护理发生了根本性的变革，护理由"以疾病为中心"转向了"以病人为中心"的发展阶段。

此阶段护理的特点是：①强调护理是一门专业，逐步建立了护理的专业理论基础。②护士与医生成为合作伙伴关系。③护理工作内容不再是单纯、被动地执行医嘱和完成护理技术操作，取而代之的是对病人实施身体、心理、社会等全方位的整体护理，满足病人的健康需要。④护理学逐渐形成了独立的学科理论知识体系，脱离了类同医学教育的课程设置，建立了以病人为中心的教育和临床实践模式。

3. 以人的健康为中心的阶段（20世纪70年代至今） 社会经济的快速发展使人民生活水平不断提高，医学技术的日新月异使过去威胁人类健康的传染性疾病得到有效控制，而与人的行为生活方式相关的疾病，如心脑血管病、恶性肿瘤、糖尿病、意外伤害等逐渐成为当今威胁人类健康的主要问题。疾病谱的改变，进一步促使人们的健康观念发生转变，由原来的有病才寻求健康服务转变为主动寻求健康服务。1977年世界卫生组织（WHO）提出"2000年人人享有卫生保健"的战略目标，对护理工作的发展产生巨大的推动作用，护理工作向着"以人的健康为中心"的方向迈进。

此阶段护理的特点是：①护理学成为现代科学体系中一门独立的、综合自然科学与社会科学的、为人类健康服务的应用科学。②护士角色多元化，使护士不仅是医生的合作伙伴，还是护理计划制订者、照顾者、教育者、管理者、咨询者、病人的代言人等。③护理工作场所从医院扩展到家庭和社区及各种机构。④工作范畴从对病人的护理扩展到对人的生命全过程的护理，护理对象由个体扩展到群体。⑤护理教育方面有完善的教育体制，有雄厚的护理理论基础，有良好的科研体系，并有专业自主性。

二、中国护理学发展历程

（一）古代护理

中国古代护理是伴随着祖国医学的发展而产生的。中国传统医学的特点是将人看成一个整体，医、药、护不分，护理寓于医药之中，强调"三分治，七分养"，其中的"养"即为护理。在祖国医学悠久的发展历史中，许多经典医学巨著都记载着丰富的护理技术和理论内容。如《黄帝内经》中记载的"肾病勿食盐""怒伤肝、喜伤心……"阐明了疾病与饮食调节、精神因素的关系；东汉末年名医张仲景发明了灌肠术、人工呼吸和舌下给药法；三国时期一代名医华佗编创"五禽戏"，提倡强身健体。

祖国医学是中国几千年历史文化的瑰宝，孕育其中的中医护理虽然没有形成独立的学科，但却为我国护理学的产生及发展奠定了丰富的理论与技术基础。

（二）近代护理

1888 年，在福州开办了我国第一所护士学校。

1909 年，"中华护士会"在江西牯岭正式成立（1937 年更名为中华护士学会，1964 年更名为中华护理学会）。

1914 年，担任"中华护士会"副理事长的钟茂芳认为从事护理工作的人员应具备必要的科学知识，故将"nurse"一词译为"护士"，一直沿用至今。

1920 年，北京协和医学院开办高等护理教育，招收高中毕业生，学制 4～5 年，培养了一批水平较高的护理师资和护理管理人员。

1922 年，国际护士会（ICN）正式接纳中华护士会为第 11 个会员。

1931 年，在江西汀州开办了"中央红色护士学校"。

1941 年，延安成立了"中华护士学会延安分会"。

至 1949 年统计全国共建立护士学校 183 所，有护士 32 800 人。当时的人口约为 6 亿，护士的数量远远不能满足医疗保健及人民健康的需求。

（三）现代护理

1949 年中华人民共和国成立后，护理事业得到了迅速的发展。特别是改革开放政策的实施，更加推动了护理事业的蓬勃发展。2011 年，护理学从临床医学二级学科中分化出来，正式获批升为一级学科，为中国护理事业的发展掀开了崭新的一页。

1. 护理教育

（1）中等护理教育：1950 年在北京召开了第一届全国卫生工作会议，此次会议对护理专业教育进行统一规划，将中等专业教育确定为培养护士的唯一途径。制订了全国统一的护理专业教学计划，编写出版了 21 本有关护理专业教材，使护理教育步入国家正规教育体系，为国家培养了大批合格的护理人才。

（2）高等护理教育：1983 年天津医学院（现天津医科大学）率先在国内开设了 5 年制本科护理专业，学生毕业后获得学士学位。此后，国内其他院校也纷纷开设了四年制或五年制的本科护理专业。

（3）硕士、博士教育：1992 年北京医科大学（现北京大学医学部）护理系开始招收护理硕士生。2004 年以来，北京协和医学院及第二军医大学等 20 多所院校陆续被批准为护理学博士学位授权点。目前我国已形成了多层次、多渠道的护理学历教育体系。

（4）继续护理教育：1996 年，卫生部继续医学教育委员会正式成立。1997 年，卫生部继续教育委员会护理学组成立，标志着我国的护理学继续教育正式纳入国家规范化的管理。1997 年中华护理学会制定了护理继续教育的规章制度及学分授予办法，使护理继续教育更加制度化、规范化及标准化。

2. 护理实践　自 1950 年以来，我国临床护理工作一直受传统医学模式的影响，医护分工明确，护士为医生的助手，处于从属的地位。1980 年以后，随着改革开放政策的实施，由于加强了国内外的学术交流，加上医学模式的转变，使临床护理开始探讨以病人为中心的整体护理模式并付诸实践。同时护理的范围也不断扩大,护士开始在社区和其他卫生机构逐步开展预防保健及其他护理服务。2010 年,卫生部印发了《2010 年"优质护理服务示范工程"活动方案》,其目的是加强医院临床护理工作,落实基础护理,为公众提供安全、优质、满意的护理服务。自 2012 年以来,各地陆续开展专科护理服务,不断探讨专科护士的培养与使用。

3. 护理管理

(1)建立健全护理管理系统:为加强对护理工作的领导,完善护理管理体制,1982 年,卫生部医政司设立了护理处,负责全国的护理管理,制定了相关政策、法规。

(2)建立晋升考核制度:1979 年,卫生部颁发了《卫生技术人员职称及晋升条例(试行)》,明确规定了护理专业人员的技术职称分为护士、护师、主管护师、副主任护师、主任护师 5 级,使护理人员具有了完善的护理晋升考试制度。

(3)建立护士执业考试与注册制度:1993 年,卫生部发布了《中华人民共和国护士管理办法》。1995 年 6 月 25 日,举行了首次全国护士执业考试。凡在我国从事护士工作的人员,都必须通过国家护士执业考试,合格者方可取得护士执业证书、申请注册,使中国的护理管理逐步走上了标准化、法制化的管理轨道。2008 年国务院颁布《护士条例》,明确了护士的义务、权利和法律地位,建立职业准入制度,对促进护理事业发展具有重大意义。

4. 护理科研　随着护理教育的发展,越来越多接受了高等护理教育的护士进入临床、教育和管理岗位,推动了护理科学研究的发展,护理科研在研究范围和内容上都表现出了广域、前沿、综合的特点。护理科学研究水平的提高,使护士撰写论文的数量和质量也显著提升。1993 年中华护理学会第 21 届理事会设立了"护理科技进步奖",每两年评选一次,2009 年该奖项被科技部批准的"中华护理学会科技奖"所代替,成为中国护理学科最高奖项。

5. 学术交流　1980 年以后,随着我国改革开放政策的实施,中华护理学会逐步开展了国际护理学术之间交流,采取互访交流、互派讲学、培训师资、联合培训等方式与国际护理学界进行频繁的沟通。这些国际交流缩短了我国护理与国外护理之间的差距,提高了我国的护理教育水平及护理质量。

三、中国护理的发展趋势

(一)护理教育高层次化

近年来,随着人口老龄化、疾病形态及疾病谱的改变、家庭结构的核心性变化,以及人们对健康需求的日益增加,迫切需要大量本科层次、能独立在各种机构中工作的护士。因此,护理教育将向高层次、多方位的方向发展,形成以高等护理教育为主流,高职、本科、硕士、博士及博士后的护理教育将不断完善和提高。

护理教育体系应根据社会的需求,形成基础宽厚、知识结构合理、能力较强、具有较高综合素质的护理人才培养模式,重视各层次之间的衔接,其目标是强化学生的护理专业知识及临床技能,兼顾学生的未来发展及潜力的发挥,以培养能符合社会需求的现代化护理人才。

(二)护理实践专科化

护理实践专业性会越来越强,分科会越来越细,对高新技术的应用会越来越多。护士的角色会不断扩大。近年来我国专科护理不断发展,将逐步尝试探讨开业护士及其他高级护理角色的培养与使用。在新的医学模式指导下,护理的服务对象不仅包括患病的人,还包括有潜在健康问题的人及健康人。服务场所不仅局限于医院,还包括社区、家庭、学校、工厂等。随着医疗制度改革的不断深入,社区卫生服务机构也将得到进一步的发展。社区护士、社区护理作为社区卫生服务的重要组成部分,也将成为我国护理的发展方向。

(三)护理管理标准化

护理管理的宗旨是以优质护理服务,为病人提供全面、全程、专业、人性化的护理。通过完善护理质量标准,促进护理质量的持续改进,提高临床护理服务水平。护理质量标准包含了护理工作的全部内容,是所有护理单位(医院、社区护理及家庭保健等)实施护理质量管理的依据。护理管理采用微机化、标准化管理,保证了护理质量标准的统一和落实。

(四)护理工作国际化

护理工作国际化主要是指专业目标国际化、专业标准国际化、职能范围国际化、教育国际化、管理国际化、人才流动国际化。随着全球经济一体化的发展,护理领域的国际化交流与合作日益扩大,跨国护理援助和护理合作增多,知识和人才的交流日趋频繁。面对这种国际化发展趋势,21世纪的护理人才应该是具有国际意识、国际交往能力、国际竞争能力和相应知识与技能的高素质人才。

第二节 护理学的任务、范畴与护理工作方式

一、护理学的任务

(一)促进健康

促进健康是帮助个体、家庭和社区获取在维持或增进健康时所需要的知识及资源。其护理实践活动包括:教育人们对自己的健康负责,促进人们建立健康的生活方式,提供有关合理营养和平衡膳食方面的咨询,解释加强锻炼的意义,告知吸烟对人体的危害,指导安全有效合理用药,预防意外伤害和提供健康信息以及帮助人们利用健康资源等。促进健康的目标是帮助护理对象维持最佳健康水平或健康状态。

（二）预防疾病

预防疾病是人们采取行动积极地控制不良行为和健康危险因素，以预防和对抗疾病的过程。其护理实践活动包括：开展妇幼保健的健康教育、增强免疫力、预防各种传染病、提供疾病自我监测的技术、临床和社区的保健设施等。预防疾病的目标是通过预防措施帮助护理对象减少或消除不利于健康的因素，避免或延迟疾病的发生，阻止疾病的恶化，限制残疾，促进康复，使之达到最佳的健康状态。

（三）恢复健康

恢复健康是帮助护理对象在患病或存在影响健康的因素时，改善其健康状况，提高健康水平。其护理实践活动包括：为病人提供直接护理，如执行药物治疗、提供生活护理；进行护理评估，如测量生命体征等；与其他卫生保健专业人员共同协助残障者参与他们力所能及的活动，将残障损害降到最低限度，指导病人进行康复训练活动，使其从活动中得到锻炼、获得自信，以利于恢复健康。恢复健康的目标是运用护理学的知识和技能帮助护理对象解决已经存在的健康问题，改善其健康状况。

（四）减轻痛苦

减轻痛苦是护士掌握并运用护理知识和技能，在临床护理实践中帮助处于疾病状态的个体解除身心痛苦，战胜疾病。其护理实践活动包括：帮助病人尽可能舒适地带病生活，提供必要的支持以帮助其应对功能减退或丧失；对临终病人提供安慰和关怀照护，使其在生命的最后阶段能获得舒适，从而平静、安详、有尊严地走完人生旅程。

二、护理学的范畴

（一）护理学的理论范畴

护理学理论体系是护理专业实践能力的基础，它是对护理现象系统、整体的看法，以描述、解释、预测和控制护理现象。20世纪中叶，护理先驱者们开始摸索并发展了一些护理概念框架和理论模式，如奥瑞姆的自理理论、罗伊的适应理论、纽曼的保健系统模式等。这些理论用科学的方法描述和解释护理现象，从科学的角度诠释了护理工作的性质，阐述了护理知识的范围和体系，确立了护理理念和价值观，指导了护理专业的发展方向。随着护理实践新领域的开辟，将会建立和发展更多的护理理论内容，使护理学理论体系日益丰富和完善。

（二）护理学的实践范畴

1. 临床护理　临床护理的服务对象是病人，其内容包括基础护理和专科护理。

（1）基础护理：应用护理学的基本理论、基本知识和基本技能来满足病人的基本生活、心理、治疗和康复的需要，如膳食护理、排泄护理、病情观察、临终关怀等。基础护理是各专科护理的基础。

（2）专科护理：以护理学及相关学科理论为基础，结合各专科病人的特点及诊疗要求，为病人提供护理，如各专科病人的护理、急救护理等。

2. 社区护理　以临床护理的理论、技能为基础，根据社区的特点，对社区范围内的居民及社会群体开展疾病预防，如妇幼保健、家庭护理、预防接种、卫生宣传、健康教育及防疫灭菌等工作。帮助人们建立良好的生活方式，促进全民健康水平的提高。目前我国已将发展社区医疗护理列入国家医疗卫生体制改革与发展的重点内容。

3. 护理教育　以护理学和教育学理论为基础，适应现代医学模式的转变和护理学发展的需要，以满足现代护理工作的需求为目标，培养德、智、体、美全面发展的护理人才。护理教育一般划分为学历教育、毕业后教育和继续教育三大类。

4. 护理管理　是运用现代管理学的理论和方法，对护理工作的诸要素——人、财、物、时间、信息等进行科学的计划、组织、人员管理、指导与控制等。系统化管理确保了护理工作正确、及时、安全、有效地开展，为护理对象提供了完善、优质的服务，提高了护理工作的效率，提高了护理工作质量。

5. 护理科研　是运用观察、科学实验、调查分析等方法揭示护理学的内在规律，促进护理理论、知识、技能和管理模式的更新与发展。护理人员有责任通过科学研究的方法推动护理学的发展。

三、护理工作方式

（一）个案护理

临床上由一名护士护理一位病人，即由专人负责实施个体化护理的方式，称为个案护理。适用于危重病人护理或某些特殊病人护理、临床教学。

工作特点：护士负责完成病人全部护理活动，责任明确；能全面掌握病人情况，及时满足病人的各种护理需要；在工作中可以使护士的才能得到充分发挥，体现个人才能，满足其成就感；有利于建立良好的护患关系。但这种工作方法耗费大量人力；护士只能在班负责，不能实施连续性护理；对护士要求高；不适合所有病人的护理。

（二）功能制护理

功能制护理是以完成医嘱和执行各项常规的基础护理为主要工作内容，依据工作性质将护理工作分配给护理人员。护士被分为"办公室护士""治疗护士""巡回护士"等，是一种流水作业的工作方法。适用于护理人力资源缺乏，工作任务繁重的科室。

工作特点：护士分工明确，任务单一，易于组织管理，节省人力。但这种工作方法缺少与病人的交流；工作机械重复，易导致护士疲劳厌烦，知识面变窄；忽视病人身心的整体护理；难以获得认同与尊重，护士工作满意度下降。

（三）小组制护理

小组制护理是以分组的形式对病人进行整体护理。小组成员由不同级别的护理人员组成,组长负责制订护理计划和措施,安排小组成员完成工作任务,共同实现护理目标。一般每个小组由7～8名护士组成,每组分管10～15位病人。

工作特点:充分调动护理人力资源的潜能,发挥团队合作精神,共同分享护理工作成果,维系良好的工作氛围;为病人提供综合性护理服务;护士工作满意度及地位得到提高。但这种护理方式使护士个人责任感相对较弱;病人没有固定护士负责,缺乏整体的护理;小组成员之间需要相当长的时间磨合与沟通;对组长的组织和业务能力要求较高。

(四)责任制护理

由责任护士和辅助护士按护理程序对病人进行全面、系统的整体护理。方法是以病人为中心,每位病人由一名责任护士负责,对病人实行8h在岗,24h负责制的护理。由责任护士全面评估病人情况,确定护理诊断,制订护理计划,实施护理措施,并追踪评价护理效果。责任护士未在岗时,由辅助护士和其他护士按责任护士制订的计划实施护理。

工作特点:护士责任明确,自主性增强,能全面了解病人情况,为病人提供连续、整体、个性化的护理。但此种护理方式对责任护士的能力水平要求较高;文字书写任务较重,对护理人力、财力资源需求量较大;护士工作的心理压力和风险明显增加,而且要求24h对病人全面负责,较难以实现。

(五)综合护理

综合护理是一种通过有效地利用人力资源,恰当地选择并综合运用上述几种工作方式,为病人提供低成本、高质量、高效率护理服务的工作方式。临床常用的综合护理是将小组制护理与功能制护理相结合,或将责任者护理与小组制护理相融合等。

工作特点:有利于护士为病人实施整体护理;节约成本,工作效率高;为护士提供良好的个人发展空间,护士责任心、成就感增强。但此种护理方式对护士的能力要求较高;护理人力投入较多。

第三节 护士素质及角色

 工作情景与任务

导入情景:

病人,男性,63岁,因多食、多饮、多尿和体重减少前来就诊,被诊断为“糖尿病”而收治入院。护士小张热情接待,安排病人住进了病房,进行入院评估、入院宣教及遵医嘱给予治疗。了解到病人不太清楚糖尿病的防治知识,小张主动与病人及其家属商讨并制订了切实可行的护理方案。

工作任务：

1. 明确护士小张在此过程中担任的角色。
2. 正确理解当代护士应具备的专业素质。

护士是护理工作的实践者，护理工作的对象是人，由于护理对象千差万别，要求护士不仅要科学地运用医学知识，还要有丰富的社会学、心理学和人际关系学知识，为护理对象提供个性化的优质护理服务，满足病人身心健康的需要。由于护理工作的特殊性、科学性和艺术性，因此要求护士必须具备较高的素质修养。

一、护士素质

（一）素质的概念

素质是指个体完成工作活动与任务所具备的基本条件与潜在能力，是人与生俱来的自然特点与后天获得的一系列稳定的社会特点的有机结合。素质是心理学上的一个专门术语，指人的一种较稳定的心理特征，可分为先天与后天两方面。先天的自然性的一面，是指人的机体与生俱来的某些特点和原有基础，即机体天生的结构形态、感知器官、神经系统，特别是大脑结构和功能上的一系列特点。后天的社会性的一面是主要的，是指通过不断地培养、教育、自我修养、自我磨炼而获得的一系列知识技能、行为习惯、文化涵养、品质特点的综合。

素质不仅是人的一种心理特征，也是人所特有的一种实力。素质高的人能成功地应对社会的各种需求。提高护士素质，有利于护理人才的成长，有利于护理质量的提高，有利于护理学科的发展。

（二）护士的素质

护士素质（nurse quality）是在一般素质基础上，结合护理专业特性对护理工作者提出特殊的职业要求，即护士通过培养、教育和自我锻炼所获得的学识、能力、品德和风格。护士素质的形成和提高是一个终身学习的过程。良好的职业素质是从事护理专业的护士应具备的基本条件，也是护理专业发展的决定性要素。

1. 思想品德素质　热爱祖国、热爱人民、热爱护理事业，对护理事业有坚定的信念，深厚的情感。具有崇高的理想、高尚的道德情操及正确的人生观、价值观，能做到自尊、自爱、自立、自强，具有为人类健康服务的奉献精神。具有高尚的情操，崇高的护理道德，诚实的品格和较高的慎独修养；具有高度的社会责任感和同情心，兢兢业业、忠于职守、廉洁奉公，全心全意为人民的健康服务。

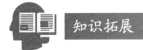

慎独

慎独是儒家的一个重要概念。《辞海》称:慎独是"在独处无人注意时,自己的行为也要谨慎不苟。"也就是说,不论何时何地,或明或暗,或在人群,或单身独处,都要小心谨慎,不可在思想和言行上稍微离"道"。"道"是衡量好与坏、对与错的标准。

护理工作如单独值夜班、无菌操作、抽吸药物、昏迷病人的护理等,是在没有任何人监督的情况下进行的,最能体现一个人的素质和道德水平。慎独不仅是医德修养的方法,也是医德修养的目标和标准,是护士必须具备的一种美德。

2. 科学文化素质

(1)基础文化知识:护士良好的科学文化素质,必须建立在科学的知识结构基础上。现代护理学发展要求护士必须具备一定的基础文化知识,掌握相应的数、理、化、语文、外语及计算机应用知识。护士具备一定的基础文化知识,才能更好地适应护理学科的发展,更快地接受现代科学发展的新理论、新技术、新方法,为终身学习打下良好的基础。

(2)人文、社会科学知识:与传统护理实践相比,现代护理学的最大特点之一就是在护理过程中更加尊重"人"以及人的需要。随着医学模式与护理模式的转变,护理学从纯医学范畴转变到自然科学与社会科学相结合的领域。护理学需要人文科学与社会科学知识,如心理学、伦理学、美学、社会学等。

3. 专业素质

(1)扎实的专业理论知识:是决定一名护士能否胜任护理工作的前提。护士应完成基本的护理教育课程,掌握足够的专业理论知识,以便能实施各种护理措施,为病人提供良好的健康服务。

(2)规范的实践操作能力:护士规范、精确、娴熟的护理技能对护理安全起着保障作用。如在危重病人的抢救中,呼吸机的使用、心电监护、建立静脉通道、中心静脉压测定等。

(3)敏锐的洞察能力:护理实践中,病人的病情及心理状况是复杂多变的,有时病人身体或心理的细微变化,恰是某些严重疾病的先兆。护士只有具备敏锐的洞察能力,才能及时发现病人的身心变化,预测及判断护理对象的需要,协助诊断及治疗。

(4)分析、解决问题的能力:护理学是一门应用性很强的学科,护士面对病人现存或潜在的健康问题,应当机立断做出决策,采取适当的措施加以解决。这就要求护士在整个护理过程中,有较强的综合分析问题和解决问题的能力。

(5)评判性思维能力:评判性思维是一种理性思维,是反思和推理的过程。在临床护理实践中应用评判性思维可以帮助护士进行有效的护理决策,为护理对象提供高质量的护理服务。

（6）机智灵活的应变能力:通常护士是最早发现病人病情变化的,面对突然发生的意外情况,护士在工作中应做到灵活机智、果断敏捷、针对性强,以最大限度地满足病人的需求。

（7）独立学习和创新能力:随着护理事业的不断发展进步,护士要不断关注学科的新理论、新技术、新动态,及时更新理念、完善知识结构,同时要善于发现工作中的问题,不断探索、研究,促进护理科学的发展。

4. 心理素质　护理工作的特点要求护士具有良好的心理素质,善于调节自己的情绪,并且以良好的心境影响病人。护士应具有良好的心境,乐观、开朗、稳定的情绪,宽容豁达和较强的自控能力,对病人有耐心、爱心、责任心、诚意和善意,尊重病人的人格,做到慎言守密。

5. 身体素质　护士只有具备良好的身体素质,才能有健康的体魄、充沛的精力、端庄的举止、工作的魄力和雷厉风行的工作作风,才能满足护理工作的需求。护士在平时要注意休息、加强营养,并注意锻炼身体。

二、护 士 角 色

（一）角色的概念

1. 角色（role）　是社会学、社会心理学中的专门术语,原指剧本中的人物。其含义为处于一定社会地位的个体或群体,在实现与这种地位相联系的权利与义务中,所表现出的符合社会期望的行为和态度的总模式。每个社会角色都代表着一系列有关行为的社会标准,每个人在社会中的一切行为都与各自特定的角色相联系。角色是行为方式,社会角色所具有的行为规范要经过角色的学习过程来形成,并指导其行为。例如护士角色是由学生在学校经过不断努力学习才获得的,并且要在护理工作中按照护士的行为规范来约束自己的行为。

2. 角色特征

（1）角色具有多重性:任何一个人在社会中总是承担着多种社会角色。当多种角色集于某个体一身时,该个体所处的位置,也称复式角色或角色集。如一位女性,在家庭中,对丈夫来说她是妻子,对孩子而言她是母亲;在医院里,她是护士,可能同时又是某学术团体的成员;在社会上,她是顾客、乘客等。该女性集多种社会角色于一身,成为一个复式角色。每个社会成员都有角色集,但最主要承担的角色是与职业和家庭相关的。

（2）角色之间相互依存:任何角色在社会中不是孤立存在的,而是与其他角色相互依存,也就是说一个人要完成某一角色,必须有一个或一些互补的角色存在。如要完成护士的角色,必须有病人角色、医生角色等存在。

（3）角色行为由个体完成:社会对每一个角色均有"角色期待"。角色期待是社会对个体所处的角色地位,应具有态度、行为方式等寄予的要求和期望。如医护人员应具备良好的医德医风;学生应遵守学校的规章制度。个体要充分发挥角色功能,必须对角色的行为规范和自身扮演的角色是否适宜有准确的判断和衡量。若个体或群体的行为符合角色期待,则社会或群体将能和谐共处。反之,则导致角色冲突。

3. 角色转变　是指个体承担并发展一种新角色的过程。每个人的一生都会获得多种角色,而不同角色又有不同的权利和义务,当个体承担并发展一种新角色时,便会经历角色转变的过程。例如:一位刚从学校毕业的护理专业学生通过系统化的学习培训,心理素质、技术水平、独立解决问题的能力等不断提高,并逐步适应新环境,通过考试获得了注册护士的资格,成为一名合格的临床护士,即完成了从学生角色到护士角色的转变。角色转变是一种正向的成长,是发展过程中不可避免的。必须通过知识的学习,不断实践,才能逐步了解社会对角色的期待,并改变自己的情感、行为,以符合社会对个体新角色的要求,完成角色转变。

（二）护士的角色功能

护士角色(nurse role)是指护士应具有的与职业相适应的社会行为模式。随着护理事业的不断发展,护士角色及功能范围不断扩展。护士作为一种社会角色,在各项医疗、护理及健康教育等活动中发挥着重要的功能,承担着其他角色不可替代的作用。当代护士多元化的角色如下:

1. 照顾者　护士的独特功能就是协助病人或健康人群从事有益于健康、恢复健康与安详死亡的活动。它是通过满足人的基本需要来实现的。护士的任务是应用专业知识满足病人生理、心理、社会文化、精神等需求,如食物的摄取、呼吸的维持、感染的预防和控制。

2. 计划者　护士运用护理专业知识和技能,收集护理对象的生理、心理、社会等相关资料,评估护理对象的健康状况,找出其健康问题,为病人制订系统全面、切实可行、针对性强的护理计划。

3. 管理者　在临床护理工作中,护士必须对日常工作中的人、财、物、信息、时间、空间有计划地组织管理。充分发挥护士的管理才能,合理利用资源,以病人为中心,提供人性化、个性化护理,最大限度地满足病人需要。

4. 咨询者　护士运用沟通技巧及自己的知识和技能,解答护理对象及家属的具体问题,提供相关信息、给予情感支持及健康指导,使护理对象清楚地认识自己的健康状况。

5. 协调者　病人所获得的医疗护理照顾是整体性的,它需要健康保健系统中所有成员密切配合才能够完成。护士有责任维持有效的沟通,做好协调工作。

6. 教育者　护士可以在医院、家庭和社区等各种场所,针对护理对象不同的特点,完成其教育者的职能。改善人们的健康状态和健康行为,达到预防疾病、促进健康的目的。

7. 研究者　护理事业的发展,护理质量的提高与护理科研是密不可分的。护士在实践工作中要善于发现问题,以系统的方法寻找问题的答案,验证和提炼现有知识及产生新知识,并总结和推广研究成果,从而指导实际工作。

8. 代言人和保护者　病人从入院、住院到出院后的整个治疗、康复和预防过程中,会得到许多健康服务者提供的服务。护士是病人权益的维护者,有责任帮助病人从其他健康服务者那里获取相关信息,并补充需要的信息,维护病人的权益不受侵犯或损害。同时,护士还需评估有碍全民健康的问题和事件,为医院或卫生行政部门决策作参考。因此护士又是全民健康的代言人。

在当今社会,护士必须加强角色学习,更好地完成角色功能。护士角色学习应将系统的学习和不断的实践相结合,并不断贯穿于基础护理学教育、毕业后护理学教育和继续护理学教育中。可见,护士角色学习是一种终身行为。

第四节　护理学的基本概念

护理学是生命科学领域的一门独立学科,有其自身独特的理论体系。人、健康、环境和护理四个基本概念构成现代护理理论的基本框架。护理工作内容、范畴、研究领域等与四个基本概念有着密切关系。

一、人

护理学研究和服务的对象是人,对人的认识是护理理论与实践的核心和基础,它影响着整个护理概念的发展,并决定了护理工作的任务和性质。

（一）人是整体

人是一个包括生理、心理、精神、社会、文化等方面的独特的有机整体,任何一方面的功能失调都会在一定程度上引起其他方面的功能变化,并对整体造成影响;而人体各方面功能的正常运转,又能促进人体整体功能的发挥。把人视为整体是现代护理理论体系的核心。

1. 人具有双重属性　人具有生物和社会双重属性。生物属性指人首先是一个生物有机体,即由各组织、器官、系统组成的,受生物学规律控制的人;社会属性指人在社会发展中担当一定的角色,有思想、有情感、从事创造性劳动、过着社会生活。因此,护士在护理实践中应从护理对象的生理、心理、社会、文化等各方面评估护理对象的健康问题,最大限度地满足个体的需要,以取得最佳的护理效果。

2. 人是一个开放系统　在自然界的生态系统中,人是一个开放系统,不断地同周围的自然环境和社会环境进行着能量、物质、信息的交换。人的健康有赖于机体内部各子系统间的平衡与协调,以及机体与环境间的平衡。护士在帮助护理对象维持内环境平衡的同时,应重视环境中的其他因素(人、家庭、社区等)对机体的影响,努力改善环境条件,提高个体对环境的适应性。

3. 人是护理的服务对象　随着护理学科的发展,护理专业的服务范畴和服务内容都在不断扩大和拓展。护理的服务对象扩展到全人类,不仅包括病人,还包括健康人;既指个体,又指家庭、社区、社会的群体。护理的最终目标不仅是维持和促进个人的健康,更重要的是达到提高整个人类社会的健康水平。

(二)人有基本需要

人的基本需要是指个体为了维持身心平衡并求得生存、成长与发展,在生理和心理上最低限度的需要,如食物、休息、睡眠、交往等。美国心理学家马斯洛将人的基本需要按其重要性和发生的先后次序排列成五个层次,形成人类基本需要层次理论(详见本章第五节)。当个体的基本需求得到满足时,就处于一种相对平衡的健康状态;当个体的基本需求得不到满足时,就可能出现机体的失衡进而导致疾病。护理的功能就是帮助护理对象满足其基本需要,以达到最佳的健康状态。

(三)人的成长与发展

护理工作贯穿于人的生命全过程,护士面对的服务对象处于各年龄阶段,具有不同的身心特征。因此,护士需了解人类生命全过程成长与发展的特点,把握各年龄阶段护理对象特有的身心特征和基本需要,提供有效的个性化护理服务。

二、健　　康

(一)健康的概念

健康是一个变化、复杂的概念。随着社会的发展、医学模式的转变以及疾病谱的变化,人们对健康内涵的认识不断深化。在不同的历史条件、文化背景和个体价值观等影响下,人们对健康有不同的理解和认识。

1. 健康观

(1)古代健康观:朴素的中国古代医学将人体分为阴、阳两部分,认为阴阳协调平衡就是健康。西方医学认为,生命由土、气、水、火四种元素组成,这些元素平衡即为健康。

(2)近代健康观:近代健康观随着医学的发展而不断完善及进步。

1)健康就是没有疾病:这一传统的生物个体健康观将健康与疾病视为"非此即彼"的关系,未能真正说明健康的实质和特征,忽略了亚健康。

2)健康是人体正常的功能活动:即健康是机体各部位功能的正常发挥。此定义抓住了健康的重要特征,但忽视了人体精神心理的作用与影响。

3)健康是人体正常的生理和心理活动:此定义在躯体健康的基础上增加了精神心理层面,对健康的认识前进了一步,但忽略了人的社会适应性,存在局限性。

（3）现代健康观：世界卫生组织（WHO）于 1948 年将健康定义为"健康，不仅是没有疾病和身体缺陷，还要有完整的生理、心理状态和良好的社会适应能力。"这一定义提示了人类健康的本质，指出了健康所涉及的若干方面。

1989 年，世界卫生组织（WHO）关于健康的概念又有了新的发展，把道德修养纳入了健康的范畴，提出了新概念，即"健康（health）不仅是没有疾病，而且包括躯体健康、心理健康、社会适应良好和道德健康"，把健康的内涵扩展到了一个新的认识境界，对健康认识的深化起到了积极的指导作用。

2. 健康的模式

（1）健康－疾病连续相模式（图 1-3）：该模式强调健康与疾病是一种连续的过程，其范围从死亡至最佳健康之间，处于一条连线上，在一定条件下两者可以互相转化。每个人每时每刻的健康状况都处于这一线型连续体两端之间的某一位点上，并处于动态变化中。个体从健康到疾病或从疾病回到健康的过程中，并不存在一个明确的界限。如某人某日精力充沛、心情舒畅、反应敏捷、办事效率高，其健康状况偏向最佳健康；过几天，他感冒了，头痛、乏力、全身不适、注意力无法集中，其健康状况偏向健康不良。

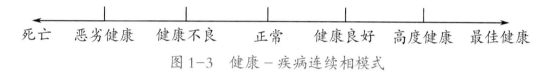

死亡　恶劣健康　健康不良　　正常　健康良好　高度健康　最佳健康

图 1-3　健康－疾病连续相模式

（2）最佳健康模式：1961 年由哈尔伯特·邓恩提出，该模式认为健康仅仅是"一种没有病的相对稳定状态。在这种状态下，人和环境协调一致，表现出相对稳定的现象。"最佳健康模式更多地强调促进健康与预防疾病的保健活动，而不是单纯的治疗活动。护士可应用最佳健康模式帮助病人进行着眼于发挥机体最大功能和发展潜能的活动，帮助其实现最佳健康。

3. 影响健康状况的因素

（1）生物因素：是影响人类健康的重要因素，包括遗传、年龄、性别、种族等。

（2）心理因素：心理因素主要是通过情绪和情感作用对健康产生影响。人的心理情绪反应可以致病，也可以治病。良好的心理情绪状态不仅有利于疾病的治疗和身体的康复，而且还可发挥药物难以达到的治疗效果。

（3）环境因素：环境对人类健康影响极大，除一些遗传性疾病外，许多疾病都或多或少与环境有关，包括物理环境和社会环境，如住宅、卫生条件、气候、食物、空气、水、土壤等因素均对健康产生影响。

（4）行为与生活方式：行为与生活方式是指人们长期受一定文化因素、社会经济、社会规范及家庭的影响，为满足生存和发展的需要而形成的生活意识和生活习惯的总称。个体的生活方式对健康产生着积极或消极的影响。良好的生活方式对健康产生积极的影响，如适当运动、定期体检、生活规律等；不良的生活方式对健康产生消极的影响，如缺乏锻炼、饮食过量、长期静坐等。

（5）卫生保健服务体系：卫生保健网络是否健全、体系是否完善、群体是否容易获得及时有效的卫生保健和医疗护理服务等，均对健康产生较大的影响。

（6）社会因素：社会政治经济因素、社会治安等因素影响人们的健康水平和健康意识。如社会经济水平的提高有利于增加卫生资金投入，改善卫生保健服务设施，从而提高人们的健康水平。

（二）疾病的概念

人们对疾病的认识也经历了一个漫长和不断发展完善的过程，根据人类对疾病的认识过程，可以归纳为以下几种疾病观：

1. 疾病观

（1）疾病是机体阴阳的失衡：这是以原始朴素的自然观来认识疾病。将原始朴素的自然观用于人体，将人体分为阴阳两部分，阴阳协调则健康，而阴阳失调则发生疾病，治疗的任务在于恢复阴阳平衡。

（2）疾病是机体功能、结构与形态的改变：这是在生物医学模式指导下一个具有非常影响力的疾病定义，是疾病认识史上的一大飞跃，也是医学发展到一定阶段的结果。其特点是把疾病视为人体某个（些）组织、器官或细胞的结构、功能或形态改变，这就从本质上把握了疾病发生的原因。

（3）疾病是机体恒定状态的破坏：这是在整体观点指导下对疾病所作的解释。用整体的观点取代了局部的观点，是疾病认识上的又一进步。

综上所述，比较科学的疾病的定义为：疾病（disease）是机体在一定内外因素作用下出现的一定部位的功能、代谢或形态结构改变，表现为机体内部与环境间平衡的破坏或偏离正常状态。

2. 疾病的影响　疾病绝非独立的事件，其发生、发展以及转归必定对病人个体、家庭乃至社会产生一定的影响，通常表现在以下几方面：

（1）角色的改变：由于疾病的影响，病人可暂时免于承担一些家庭、社会角色，而进入病人角色。

（2）行为和情绪的改变：它与疾病的性质及严重程度有关。通常短期的、无生命危险的疾病不会引起明显的行为及情绪改变；而重病尤其是威胁生命的疾病则可引起强烈的行为及情绪反应，如愤怒、恐惧、焦虑、失望、无助感等。

（3）对个人自主性与生活方式的影响：许多病人为了疾病的康复，愿意放弃自己原有的生活方式和生活习惯，而出现更多的依从或遵医行为。

（4）对个人形象的影响：有些疾病可引起个体形象的改变，导致病人出现一系列心理反应。如外伤后的截肢、化疗后的脱发等，反应的过程一般包括震惊、否认、逐步承认与接受，配合康复四个阶段。

（5）对自我概念的影响：尤其是一些久治不愈的疾病以及社会上存在一定偏见的疾

病,常影响病人的自尊心或使其难以回到自己原有的角色。

（6）对家庭经济的影响：患病后到医院就诊或接受住院治疗,甚至需要手术治疗,都会增加家庭支出,对于经济收入有限的一般家庭来说是一个负担。如果病人本身是家庭生计的主要承担者,患病会使家庭的经济来源出现问题,更加重其家庭的经济负担。

（三）健康与疾病的关系

1. 健康与疾病在一定条件下可以互相转化　健康与疾病是生命连续统一体中的一对矛盾,这对矛盾随时都在变化,并在一定条件下可以相互转化。如慢性疾病病人其病情稳定后也可以参加社会活动,逐渐恢复健康。

2. 健康与疾病之间没有明确的界限　健康和疾病之间有时很难找到明显的界限,它们是一种相对性的关系,是动态的,不是绝对的。如一个人自觉不适,可能是由于疲劳所致,处于亚健康状况,并非患了某种疾病,但也可能是某些疾病的先兆。

 知识拓展

亚健康状态

亚健康状态是指当一个人的机体介于健康与疾病之间的边缘状态,临床检查无明显疾病,但机体各系统的生理功能和代谢过程活力降低,表现为身心疲劳,创造力下降,并伴有自感不适症状。世界卫生组织称其为"第三状态"。

亚健康状态具有动态性和两重性,其结果是回归健康或转向疾病。护士的责任之一就是积极促使其向健康转化。

三、环　　境

人类赖以生存的周围一切事物称为环境。环境是人类生存的空间,人类的健康与环境状况息息相关。环境包括内环境和外环境,内、外环境之间不断地进行物质、信息、能量的交换,保持动态平衡。

（一）人的内环境

人的内环境是影响机体的内部因素,由生理环境和心理环境组成。

1. 生理环境　人体各系统之间通过神经、体液的调节维持生理平衡状态。当一个系统出现问题时,其他系统也会随之发生变化而引起机体整体功能变化。如当心脏功能衰竭时,血管内的有效循环血量减少,影响血液和氧气的运送,导致气体交换、营养物质吸收和利用、代谢产物排泄等功能的障碍。

2. 心理环境　心理环境是人的心理状态,对健康影响较大。人们在生活中时刻接受着来自客观世界的各种刺激,引起人的肯定或者否定的心理反应。尤其是当生活中出现突发事件或意外挫折时,更会引起强烈的心理反应,如果不能经过心理调节产生新的适应,心理长期处于紧张状态,可使机体免疫功能发生改变,导致某些心身疾病的发生。

(二)人的外环境

人的外环境是影响机体外界因素的总和,由自然环境和社会环境组成。

1. 自然环境　即生态环境,是存在于人类周围的各种自然因素的总和,是人类赖以生存和发展的物质基础。自然环境包括空气、阳光、水、土壤等物理环境和动物、植物、微生物等生物环境。

2. 社会环境　影响个体和群体的心理行为,与人类的精神需要密切相关,包括经济条件、政治法律、人际关系、文化教育、信仰、风俗习惯等。人口过度增长、文化教育滞后、人际关系不和谐、医疗保健服务体系尚不够完善等均可影响人类的健康。

(三)健康与环境的关系

人类的一切活动都离不开环境,人类与环境相互依存、相互影响。

1. 环境质量的优劣影响人类的健康　良好的环境能够促进人的健康,有助于疾病的治疗和康复,不良的环境则对人的健康造成危害。如环境污染可导致相关疾病的流行,因病住院可致心理情绪的变化或社交障碍、人际关系改变等。护理人员应帮助人们识别和消除环境中的不利因素,利用环境中的有利因素提高人们的健康水平;为病人创造良好的自然和社会环境,以促进病人康复。

2. 人能有意识地改造人类生存的环境　人既受环境的影响,又可以影响环境;人既可适应环境,又可改造环境。如环境污染造成人呼吸系统疾病的增加,但人又可发挥主动性来改变环境,通过治理环境污染,创造舒适、安全的居住环境,营造良好的社会文化氛围。人与环境是互动的,人与环境是和谐一致的。

四、护　理

护士只有对护理内涵及护理专业有所认识,才能不断塑造自身的专业特征,培养自己的专业素质,并在护理工作中扮演好自己的角色。

(一)护理的概念

对护理的认识是随着医学模式的发展以及社会所赋予护理的任务而不断发生变化的。护理的英文"nursing",源于拉丁文"nutricius",原意为抚育、扶助、保护、照顾幼小等。随着护理专业的形成和发展,护理定义的内涵和外延都发生了深刻的变化,这种变化可从不同年代不同学者(或组织)对护理的定义中反映出来。

1859年,南丁格尔提出:"护理的独特功能在于协助病人置身于自然而良好的环境下,恢复身心健康。"1885年她又指出:"护理的主要功能在于维护人们良好的状态,协助他们免于疾病,达到他们最高可能享受的健康水平。"

1966年,美国护理学家韩德森(Henderson)指出:"护理的独特功能是协助患病者或健康人执行各项有利于健康、恢复健康或安详死亡的活动。在个人有足够的体力、意愿和知识时，是可以独立完成这些活动的，而无须他人的协助。护理的贡献在于协助个人早日不必依靠他人而能独立执行这些活动。"

1970 年，美国护理学家罗杰斯（Rogers）提出："护理是帮助人们达到最佳潜能状态，护理所关心的是人——无论健康或生病、贫穷或富有、年轻或年老，只要是有人的地方，就有护理服务。"

1973 年，国际护士会对护理的定义是："护理是帮助健康的人或患病的人保持或恢复健康，或者平静地死去。"

1980 年，美国护士协会将护理定义为："护理是诊断和处理人类对现存的或潜在的健康问题所产生的反应。"这一定义较好地表达了护理学的科学性和独立性，目前被大多数国家护理界认同和采用。

（二）护理的内涵

尽管护理在近一百年来发展迅猛，变化颇大，但它所具有的基本内涵，即护理的核心始终未变，主要包括：

1. 照顾　是护理永恒的主题。纵观护理发展史，无论在什么时期，亦无论是以什么方式提供护理，照顾病人或护理对象永远是护理的核心。

2. 人道　护士是人道主义忠实的执行者。提倡人道，首先要求护理人员视每一位护理对象为具有人性特征的个体，有各种需求的人，从而尊重个体，注重人性。也要求护理人员对待护理对象一视同仁，不分高低贵贱，不论贫富与种族，积极救死扶伤，为人类的健康服务。

3. 帮助性关系　是护士用来与护理对象互动以促进健康的手段，这种帮助性关系是双向的。体现在护士以自己特有的专业知识、技能提供帮助与服务，满足护理对象特定的需要，与其建立起良好的帮助性关系；护士在帮助病人的同时也从不同的病人那里深化了自己所学的知识，积累了工作经验，自身也获益匪浅。

（三）护理与健康的关系

护理贯穿于人的生命全过程，人是护理的对象，也是护理实践的核心。通过护理活动为护理对象创造良好的环境，帮助护理对象提高应对和适应能力，满足护理对象多方面的需要，以促进机体的健康状况向最佳健康方面转化，实现"预防疾病、减轻痛苦、恢复健康、促进健康"的目标。护理在健康服务领域中发挥着无可替代的作用。

1. 护理与健康促进的关系　护士在健康促进中担当着重要的角色，主要通过这几种方式来促进健康：①开展健康教育；②对健康危险因子的评价和安适的评估；③帮助护理对象矫正不良的生活方式和行为；④倡导建立促进健康的社区环境。

2. 护理与健康保护的关系　护士在健康保护中主要通过控制传染源、开展健康普查、维护病人正常的功能型态、预防并发症、参与执行环境安全措施等，控制人们的不良行为和健康危险因素，避免疾病的发生，早期发现疾病并控制疾病，减少残疾，保护功能。

第五节　护理相关理论

 工作情景与任务

导入情景:

病人,女性,53岁,因转移性右下腹疼痛独自来院就诊,经检查后确诊为急性阑尾炎,准备手术治疗。病人得知要手术的消息后非常焦虑,表现为烦躁不安,反复询问手术过程及手术效果等。

工作任务:

1. 正确识别病人尚未满足的需要。

2. 正确分析威胁病人的压力源。

3. 提供有效的护理措施,帮助病人应对压力。

护理学是一门综合性的应用性学科,也是一门满足人类需要的艺术。护理理论在其发展过程中,运用和借助许多其他学科的理论,如一般系统理论、人的基本需要层次理论、压力与适应理论等,来丰富和完善护理理论的知识体系。

一、系 统 理 论

20世纪20年代,生物学家贝塔朗菲提出将有机体当作一个整体或系统来考虑的观点。1937年,他首次提出"一般系统论"的概念。系统理论主要解释了事物整体及其各组成部分之间的关系,以及这些部分在整体中的相互作用。

(一)系统的概念与分类

1. 系统的概念　系统(system)是指由若干相互联系、相互作用的要素所组成的具有一定结构和功能的整体。也就是说,系统是由多个要素(子系统)所组成,各要素之间相互联系、相互作用;同时系统中的每一个要素都有自己独特的结构和功能,但组成整体后又具有各孤立要素所不具备的整体功能。

2. 系统的分类

(1)按组成系统的要素性质分类:可分为自然系统和人造系统。自然系统是指由自然物所组成的、客观存在的系统,如人体系统、生态系统等。人造系统是指为达到某种目的而人为建立起来的系统,如计算机软件系统等。现实生活中大多数系统是自然系统与人造系统的综合,也称复合系统,如卫生系统、教育系统等。

(2)按系统与环境的关系分类:分为封闭系统和开放系统。封闭系统是指不与外界环境进行物质、能量和信息交流的系统。开放系统是指与外界环境不断进行物质、能量和信息交换的系统。开放系统与环境联系是通过输入、转换、输出与反馈来完成的（图1-4）。

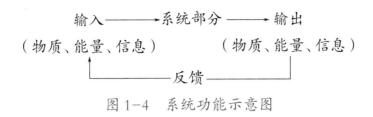

输入 ——————→ 系统部分 ——————→ 输出
（物质、能量、信息）　　　　　　（物质、能量、信息）
└——————————— 反馈 ———————————┘

图1-4　系统功能示意图

（3）按系统运动的状态分类：分为动态系统与静态系统。动态系统指系统状态随着时间的变化而变化，如生物系统。静态系统是指系统状态不随时间变化，具有相对稳定性，如一个建筑群。但绝对静止不变的系统是不存在的。

（4）按组成系统的内容分类：分为物质系统和概念系统。物质系统是指以物质实体构成的系统，如机械系统。概念系统是指由非物质实体构成的系统，如信息系统。

（二）系统的基本属性

1. **整体性**　系统的整体功能大于各要素功能之和。系统功能不是各要素功能的简单相加，当系统将其要素以一定方式组织起来构成一个整体后，就产生了孤立要素所不具备的特定功能。

2. **目的性**　每个系统的存在都有其特定的目的。系统的结构是按照系统的目的和功能组成的整体。如学校系统的目的是教书育人、培养人才，医院系统的目的是治疗疾病、救死扶伤。

3. **相关性**　系统各要素之间是相互联系、相互制约的，其中任何要素发生了功能或作用的变化，都会影响其他要素，甚至引起整体功能的相应变化。

4. **动态性**　指系统随时间的变化而变化，具体反映在系统的运动、发展与变化过程。系统为了生存与发展，总在不断调整自己的内部结构，并不断与环境进行物质、能量和信息的交换，以适应环境。

5. **层次性**　任何系统都是有层次的。较简单、低层次的系统称为子系统，较复杂、高层次的系统称超系统。对于一个系统来说，它既是由某些要素（子系统）组成，同时，它自身又是组成更大系统（超系统）的一个要素（子系统）。如学校是各班级的超系统，同时学校又是教育局的子系统（图1-5）。

（三）系统理论与护理

1. 用系统理论的观点看待人

（1）人是一个自然、开放、动态的系统：护理的对象是人，人是一个整体，由生理、心理、社会、精神、文化等组成。人与外界环境及人体内部，每时每刻都在进行着能量、物质、信息的交换及转换活动，以维持生命和健康。

（2）人是具有主观能动性的系统：人对自身的功能状态具有意识和监控能力，对自己的活动具有选择和调节能力。

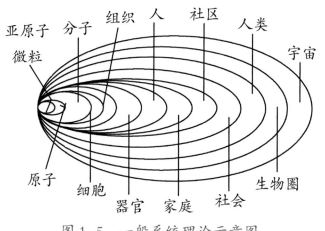

图 1-5 一般系统理论示意图

2. 用系统理论的观点看待护理

（1）护理系统是一个复杂的系统：护理系统包括临床护理、社区护理、护理教育、护理研究等子系统，各子系统内部又有若干层次的子系统。要发挥护理系统的最大效益，必须运用系统的方法，不断优化护理结构，调整各部分关系，使之协调发展，高效运行。

（2）护理系统是一个开放系统：护理系统与社会外界环境有着密切的信息、资源、技术等交换，通过不断的输入、输出等功能活动，达到为人类健康服务的目标，并求得自身的稳定和发展。

（3）护理系统是一个动态的系统：护理系统要适应变化，主动发展，不断调整内部发展机制和运行规律，勇于创新。

（4）护理系统是一个具有决策和反馈功能的系统：在护理系统中，护士和病人是构成系统的最基本要素，护士在基本要素中起支配、调控作用。病人的康复依赖于护士全面收集资料、正确分析资料、科学决策和及时评价反馈，为病人提供连续、整体的护理。

3. 系统理论促进整体护理理念的形成　根据系统理论的观点，护理的服务对象是人。人是一个整体，由生理、心理、社会、精神、文化等组成的统一体，是一个整体，也是一个系统。人的生理、心理、社会等方面相互依存、相互作用，人又要不断地与周围环境进行着物质、能量和信息的交换。当机体的某一器官或组织发生病变时，仅仅提供疾病护理是不够的，还应提供心理、社会等要素的全方位护理。因此，系统理论促进了整体护理理念的形成。

4. 系统理论构成护理程序的理论框架　护理程序是临床护理中一个完整的工作过程，包括评估、诊断、计划、实施和评价 5 个步骤，护理程序可以看成是一个开放系统。

二、需要层次理论

19 世纪 50 年代，许多心理学家、哲学家和护理学家从不同角度探讨了人的基本需要，形成了不同理论。其中影响力最大，应用最广泛的是马斯洛的人类基本需要层次理论。

（一）需要的概念

需要又称需求，是人脑对生理与社会要求的客观反应，是个体的心理活动与行为的基本动力，是个体对其生存与发展条件所表现出来的依赖状态，是客观要求作用于主体时所体验到的一种心理状态。人的基本需要受个人情绪、个人身心发展状况、价值观、社会文化等多种因素的影响。

（二）马斯洛的人类基本需要层次理论

美国著名心理学家马斯洛认为，人的基本需要有不同层次，按其重要性和发生的先后顺序，由低到高分为五个层次，并按"金字塔"形状加以描述（图1-6）。

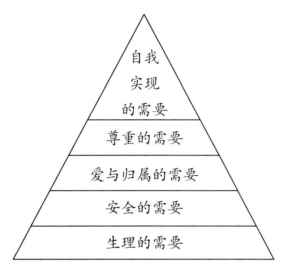

图 1-6　马斯洛人类基本需要层次示意图

1. 生理的需要　是人类最基本的需要，包括空气、水、食物、适宜的温度、清洁、排泄、休息、活动、性、舒适与免于疼痛等。生理需要是人类生存最基本的需要，是其他需要产生的基础，应首先给予满足。

2. 安全的需要　指安全感、生活稳定、有保障、受保护、避免危险与恐惧。安全需要普遍存在于各年龄阶段，特别是婴儿期及危重病人更为明显。

3. 爱与归属的需要　指个体对家庭、朋友、伙伴的需要，对得到组织、团体认同的需要，希望得到他人的爱和给予他人爱的需要。如果这种需要得不到满足，就会产生孤独、空虚、被遗弃等痛苦。

4. 尊重的需要　指个体对自己的尊严和价值的追求，包括自尊、被尊重和尊重他人。尊重的需要得到了满足，可使人感觉有价值、有力量、有成就，使人自信，否则就会产生自卑、软弱、无助等感觉。

5. 自我实现的需要　指一个人需要充分发挥自己的才能和潜力，实现自己在学习、工作、生活上的理想与抱负，并能从中得到满足。这是人类最高层次的需要。

马斯洛认为人类的基本需要具有层次性，且相互关联。一般是较低层次的需要得到满足后，才会出现更高层次的需要；各种需要得到满足的紧迫性不同；各层次需要可重叠出现或层次顺序发生改变;越高层的需要满足的方式和程度差异越大;高层次的需要满足后,低层次的需要仍然存在;基本需要满足的程度与健康密切相关。

(三)需要层次理论在护理中的应用

需要层次理论对护理工作有着重要的指导意义,它能指导护士充分认识各类病人的需要,明确目前尚未满足的需要,预测可能出现的需要,从而提供有效的护理措施,满足病人需要,促进恢复和维护病人健康。

1. 指导护士系统地收集病人的基本资料　以人的基本需要层次理论为框架,指导护士系统地、有条理地收集和整理资料,避免资料的遗漏。

2. 帮助护士识别病人未满足的需要　人在健康时能够自己满足各种需要,但患病时就会有许多需要不能自行满足。护士应能判断病人未满足的需要,并了解其对病人造成的影响,以制订和实施相应的护理措施,帮助病人满足需要。

3. 确定护理计划的优先秩序　按照基本需要的层次,识别问题的轻、重、缓、急,以便在制订护理计划时排列先后顺序。

4. 指导护士满足护理对象需要的方式

(1)直接满足病人的需要:对于完全无法自行满足基本需要的病人,如昏迷、瘫痪病人和新生儿等,护士应提供全面的帮助。

(2)协助病人满足需要:对于只能部分自行满足基本需要的病人,护士应鼓励病人完成力所能及的自理活动,帮助病人发挥最大的潜能,如协助病人进行功能锻炼等。

(3)进行健康教育:对于基本能够满足需要,但缺乏健康常识的病人,护士可通过卫生宣教、科普讲座、健康咨询等,预防一些基本需要得不到满足的问题发生。

三、压力与适应理论

(一)压力的概述

1. 压力的概念　压力又称应激或紧张,在不同时期和不同学科中有不同的含义。20世纪,汉斯·塞利认为,压力(stress)是指个体对作用于自身的内外环境刺激做出认知评价后,引起的一系列非特异性的生理及心理紧张性反应状态的过程。

2. 压力源的概念　压力源(stress source)又称应激源或紧张源,指任何能使机体产生压力反应的内外环境的刺激,即能引起机体生理及心理状态发生异常的因素。一般按性质可分为4类:

(1)躯体性:指对个体直接产生刺激作用的各种刺激物,包括各种理化因素、生物因素及生理病理因素的刺激。如冷热刺激、水源污染、细菌、病毒、妊娠、分娩、更年期、外伤、手术等。

(2)心理性:主要指来自大脑中的紧张信息而产生的压力。如考试、比赛、求职等,考试不理想、工作不顺心等易造成心理挫折感、不祥感和心理冲突。

（3）社会性：指因各种社会现象及人际关系而产生的刺激。如战争、自然灾害、人际关系紧张等。

（4）文化性：指文化环境的改变而产生的刺激。如到一个陌生的环境，由于生活习惯、语言、信仰、价值观等方面的不适应而引起的心理冲突。

3. 压力反应　压力反应（stress reaction）是机体对压力源所产生的一系列身心反应。一般分为两类：

（1）生理反应：常见的生理反应有心率加快、血压升高、呼吸加快、血糖升高、胃肠蠕动减慢、肌张力增加、敏感性增强、免疫力降低等。

（2）心理反应：常见焦虑、忧郁、否认、怀疑、依赖、自卑、孤独、恐惧、愤怒、敌意、自怜等。

（二）适应

1. 适应的概念　适应是生物体促使自己更能适合生存的一个过程，是应对行为的最终目标，是所有生物的特征。主动适应是人卓越的特性，是个体维持内外环境平衡和对抗压力的基础。

2. 适应的层次　一般可分为4个层次：

（1）生理适应

1）代偿性适应：指当外环境对人体的需求增加或改变时，人体所做出的反应。如进行长跑锻炼，开始会感到肌肉酸痛、心跳加快、呼吸急促，坚持一段时间后，这些感觉会逐渐消失，因为人体的肌肉、心肺等器官逐渐适应了跑步对身体所增加的需求。

2）感觉适应：指人对某种固定情况的连续刺激而引起的感觉强度的减弱。如"入芝兰之室，久而不闻其香"就是此适应的表现。

（2）心理适应：指人们感到有心理压力时调整自己的态度去认识压力源，摆脱或消除压力，恢复心理平衡的过程。一般可运用心理防御机制或学习新的行为来适应。

（3）社会文化适应：指调整个体的行为举止，以符合社会规范、习惯、信仰和文化的观念、传统，应对各种团体与家庭的压力，使之符合要求。"入乡随俗"就是一种社会文化的适应。

（4）技术适应：指人类对先进科学技术所造成的新压力源的适应。如人们学会适应现代网络技术的应用。

（三）压力的防卫

压力存在于人类社会生活的各领域，面对压力源时，人们通常通过以下防卫机制抵抗压力，以保护自己：

1. 第一线防卫——生理与心理防卫

（1）生理防卫：指身体状况、免疫系统、营养状况、遗传因素等，如完好的皮肤和健全的免疫系统可抵抗病毒、细菌等压力源的侵袭。

（2）心理防卫：指心理上对压力源做出适当反应的过程，是自我保护行为。心理防卫运用得当,会帮助人们减轻心理压力,产生积极的防御体验;如果过度使用或运用不当,将会导致不良后果。

2. 第二线防卫——自我救助　个体使用自我救助的方法来对抗或控制压力反应,以减少疾病的发生。

(1)正确对待问题:首先进行自我评估,识别压力的来源,采取措施,早期进行处理。

(2)正确对待情感:个体遭受压力后可出现焦虑、沮丧、生气等情绪,应对的方法是明确情感反应的原因及伴随的生理反应,并适当运用心理防卫机制来处理好自己的情绪。

(3)利用可能的支持力量:家庭、社会的支持是缓解压力的重要因素,护士要了解和确认病人生活中的重要支持系统,鼓励病人信任自己的亲人,参与力所能及的社会活动等,帮助病人渡过困难。

(4)减少压力产生的生理影响:良好的身体状况是人们抵抗压力源侵犯、减少不良反应的基础。因此,应提高人们的保健意识,通过参加体育锻炼、调整饮食结构等加强第一线防卫。此外,松弛锻炼、阅读、散步或听音乐等也能减少或消散压力感。

3. 第三线防卫——专业辅助　当强烈的压力源导致严重身心疾病时,必须及时寻求医护人员的帮助,由医护人员提供针对性的治疗与护理,如给予药物治疗、物理治疗、心理治疗等,并给予必要的健康咨询和教育来提高病人的应对能力,以利于身心康复。

(四)压力与适应理论在护理中的应用

1. 住院病人常见的压力源

(1)环境陌生:住院病人对病室环境不熟悉,对主管医生和责任护士不了解,对医院的饮食不习惯,对医院的作息制度不适应等。

(2)疾病威胁:病人对突然生病住院没有心理准备,得知自己可能患了疑难病症、不治之症,即将进行的手术可能致残或影响身体的形象、功能等。

(3)缺少信息:病人对自己所患疾病的诊断、治疗及护理措施等不了解,对手术和药物疗效存在疑虑,对医护人员所说的专业术语不明白,或病人所提的问题未能得到满意的答复等。

(4)丧失自尊:病人因患病而失去自我照顾的能力,由他人帮助进食、如厕、洗澡、穿衣或必须卧床休息,不能保护自己的隐私,不能按照自己的意愿行事等。

(5)与外界隔离:住院病人与家人、亲友、同事分离,和外界中断联系等。

(6)不被重视:医护人员没有及时协助病人满足基本需要,忽视了与病人及其家属的沟通等。

2. 协助病人适应压力的护理方法

(1)协助病人适应医院环境:护士应为病人创造一个整洁、安静、舒适、安全、人文环境和愉快轻松的康复环境,主动热情地接待病人,介绍医院及病区的环境、规章制度、作息时间及主管医生、责任护士等,使病人消除由于陌生和孤独带来的心理压力。

（2）协助病人适应病人角色：护士对病人要表示接纳、尊重、关心和爱护；主动了解不同病情、来自不同生活背景的病人的心理、生理感受及各方面的需要，及时给予恰当的心理疏导，并在各种护理活动中尽量满足病人的需要，降低病人的心理压力。

（3）提供有关疾病的信息：护士应将有关疾病方面的信息及时告知病人，并让病人参与治疗和护理计划，减少病人的焦虑及恐惧情绪，增加病人的心理安全感，发挥病人的主观能动性。

（4）锻炼病人的自理能力：护士应尽可能使病人参与自己的治疗及护理，尽量达到最大限度的自理。恢复病人的自尊心、自信心、自我控制感、价值感、意志力，提高病人战胜疾病的信心。

（5）调动病人的各种社会支持系统：护士应帮助病人应用可能得到的社会支持系统，减少压力源给病人带来的压力反应，提高病人的应对能力。

（6）心理保健训练：鼓励病人通过各种方式宣泄内心的感受、想法及痛苦。护士应理解病人的情绪变化与疾病造成的心理压力有关，指导病人进行自我心理保健训练，如用暗示法、活动转移法、倾诉法、放松法等来应对自己的消极情绪。

章末小结　本章学习重点是护理学的任务及工作方式、护士素质及角色功能、护理学的四个基本概念；学习难点为护理学四个基本概念之间的关系、护理相关理论。在学习过程中注重从护理学的发展和护理学概念演变过程中明确护理学的任务和工作方式，理解当代护士应具备的素质和多元化角色，注意区别人、健康、环境、护理的内涵，注重联系系统理论、需要层次理论、压力与适应理论的内容并理解其在护理中的应用。

（王冬梅）

 思考与练习

1. 以人的健康为中心的护理阶段有哪些特点？

2. 护士的角色功能有哪些？

3. 病人，男性，71岁，有高血压病史10余年，早餐后在公园锻炼时突然出现头部剧烈疼痛，喷射状呕吐一次，伴左侧肢体瘫痪。被送到医院急诊后，测血压为180/110mmHg，立即进行CT检查，结果提示"高血压脑出血"，入院后立即安置于重症监护室（ICU）进行抢救。

请问：

（1）针对病人的情况，应采用哪种护理工作方式？

（2）此种护理工作方式的优缺点是什么？

（3）常见的护理工作方式有哪些？

4. 病人，女性，65 岁，患糖尿病住院治疗。病人的老伴在 3 年前去世，子女因工作繁忙，探视较少。病人目前病情较稳定，但情绪低落，经常流泪不语，想出院回家。

请问：

（1）医院中有哪些常见的压力源？

（2）病人现在有哪些需要？护士应特别注意满足病人哪方面的需要？

（3）导致病人情绪低落的原因是什么？如何帮助病人适应目前的状态？

第二章 | 护 理 程 序

02章 数字内容

1. 具有"以人的健康为中心"的护理理念,尊重关心护理对象,有良好的沟通能力,形成良好的职业行为习惯。
2. 掌握护理程序、护理诊断的概念及护理程序的步骤。
3. 熟悉护理程序的意义。
4. 了解护理程序的发展背景。
5. 学会科学运用护理程序为护理对象提供整体护理。

护理程序是一种科学地确认问题和系统地解决问题的工作方法,它从收集资料入手,评估护理对象的健康状况,提出护理诊断,制订护理计划,实施护理措施,评价护理效果,为护理对象提供身心全面的高质量整体护理。护理程序体现了护理工作的科学性、专业性和独立性。

第一节 护理程序的概述

一、护理程序的概念

护理程序(nursing process)是以促进和恢复护理对象的健康为目标所进行的一系列有目的、有计划的护理活动,是一个综合的、动态的、具有决策和反馈功能的过程,通过对护理对象进行主动、全面的整体护理,使其达到最佳健康状态。综合性是指在护理活动中要用多学科的知识处理护理对象对健康问题的反应;动态性是指根据护理对象病情发展过程中健康问题的不断变化而对护理措施加以动态调整;决策性是指针对护理对象的健康问题决定采取相应的护理措施;反馈性是指实施护理措施后的效果又反过来决定和影响下一步的护理措施的制订。

二、护理程序的意义

护理程序是一种系统而科学地安排护理活动的工作方法，是为护理对象提供完整的、适应个体需要的护理的一种科学方法，具有重要的实际意义。

（一）对护理专业的意义

1. 护理学专业化的重要标志，体现了护理工作的科学性、专业性和独立性，促进了护理专业的发展。

2. 促进了中国护理与国际护理接轨，引领中国护理专业向国际化迈进。

3. 明确了护理工作的范畴和护士角色的特征，规范了护士的专业行为。

4. 对护理管理提出了更高的要求，尤其在临床护理质量评价方面有了新的突破。

5. 对护理教育的发展具有指导性的意义，在课程的组织、教学内容的安排、教学方法的运用等方面促使教学模式发生转变。

6. 推动护理科研水平的提升，引导科研的方向，使护士把护理对象看作一个整体的人，作为研究的重点和研究的方向。

（二）对护理人员的意义

1. 变被动工作为主动工作　护理程序的运用，使护士创造性思维得以显现，护理工作摆脱了被动执行医嘱和常规操作的工作局面，使护士从医生的助手转变为医生的合作伙伴。

2. 明确职责范围和专业标准　运用护理程序有助于引导护士在工作中做出有效判断，确认护理对象的健康问题，制订符合护理对象需求的护理措施，通过对护理对象健康状况的改变评价护理目标的达成度，使护理对象始终有计划地得到照顾，体现了为护理对象解决健康问题的科学的工作方法。

3. 增强护理人员综合能力　运用护理程序为护理对象提供个体性、整体性和持续性护理服务，有利于提高护理人员的专业能力，同时也有利于培养护理人员独立解决问题的能力、决策能力、人际交往能力及评判性思维能力等。

4. 提高工作成就感　在护理程序的运用过程中，能充分体现护士的角色与功能，使护理人员的自我价值得以认同。

（三）对护理对象的意义

1. 成为直接受益者　护理对象是护理程序的核心，一切护理活动都是以满足其需求，使其恢复健康或改善健康状态为目标。

2. 获得个体化护理　护理程序经过系统地收集、分析、组织资料，确立护理对象的健康问题，依其具体问题制订护理计划，依据护理对象的行为目标制订护理目标，强调护理对象的个体化护理。

3. 接受持续性护理　从护理对象入院开始，由一位护理人员为其建立护理病历、完成护理评估,其他工作人员可根据护理记录和护理计划,清楚了解护理对象的健康问题和措施执行情况,确保护理对象可以接受持续性护理服务。

第二节 护理程序的步骤

 工作情景与任务

导入情景:

病人,男性,45岁,高血压病史1年,近日头痛、头晕、乏力加剧,来院就诊。检查:血压(BP)170/95mmHg,肥胖,心肺听诊无异常。

工作任务:

1. 正确区分主观资料和客观资料。

2. 确定病人的护理问题,并制订护理计划。

护理程序由护理评估、护理诊断、护理计划、护理实施、护理评价5个步骤组成(图2-1)。5个步骤相互影响,环环相扣,周而复始,不可分割。

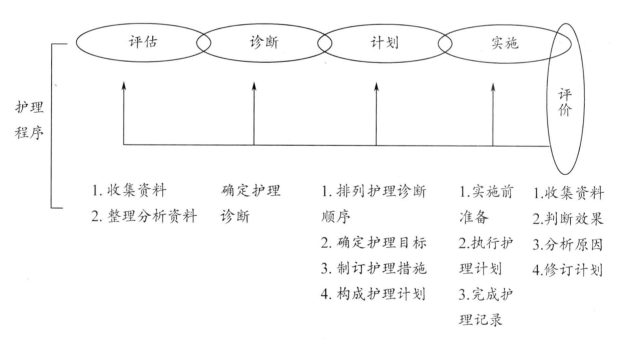

图2-1 护理程序的基本步骤

一、护 理 评 估

护理评估(nursing assessment)是护理程序的第一步,是指有目的、有计划、系统地收集资料,并对资料进行核实、整理、分析、记录,为护理活动提供可靠依据。护理评估始终贯穿于护理程序的每个步骤。

（一）收集资料

1. 收集资料的目的

（1）为做出正确的护理诊断提供依据。

（2）为制订合理的护理计划提供依据。

（3）为评价护理效果提供依据。

（4）为护理对象建立健康档案。

2. 资料的内容

（1）一般资料：包括护理对象的姓名、性别、年龄、职业、民族、婚姻状况、文化程度、宗教信仰、家庭住址、联系方式等。

（2）现在健康状况：包括本次发病情况、住院主要原因、症状和护理需求等。

（3）既往健康状况：包括既往病史、婚育史、住院史、手术史、过敏史、用药史、家族中的遗传病和传染病史等。

（4）生活方式、生活规律及生活自理程度：包括睡眠、营养、排泄、活动等。

（5）护理体检：包括生命体征、意识状态、营养状况及胸腹部的视、触、叩、听检查等。

（6）心理状况：包括对疾病有无认识、对治疗有无信心、精神及情绪状态、应对能力等。

（7）社会文化情况：包括学习工作环境、经济状况、社会支持系统。

（8）辅助检查：包括心电图检查、实验室检查及各种特殊检查结果。

（9）其他：包括病人关心的问题、对护理的要求及希望达到的健康状态等。

3. 资料的来源

（1）护理对象：资料的主要来源。

（2）家属及重要关系人：如亲属、朋友、邻居、同事等。特别是意识不清、精神状态不稳定的病人，家属及重要关系人是获取资料的重要来源。

（3）其他医务人员：如与护理对象有关的医师、营养师、理疗师、心理医师及其他护士等。

（4）病历和记录：目前或既往健康记录、病历，如儿童预防接种卡、病历记录等。

（5）文献回顾：回顾与医疗、护理有关的文献。

4. 资料的分类

（1）按照资料的来源划分为主观资料和客观资料。

1）主观资料：护理对象的主诉和主观感觉，一般无法被观察或测量，如头晕、疼痛等。

2）客观资料：通过观察、体格检查、仪器检查或实验室检查等方法获得护理对象健康状况的资料，如血压、体温等。

（2）按照资料的时间划分为既往资料和现在资料。

1）既往资料：与护理对象过去健康状况有关的资料，包括既往史、治疗史、过敏史等，如过去手术经历等。

2）现在资料：与护理对象现在健康状况有关的资料，如饮食、排泄等。

5. 收集资料的方法

（1）交谈：通过与护理对象和家属进行交流来收集护理对象信息的方法，是收集主观资料最主要的方法，同时也有利于建立与护理对象相互信任的关系。

1）交谈方式：正式交谈和非正式交谈。正式交谈是事先通知护理对象而进行的有计划的交谈，如入院评估时的收集资料；非正式交谈是指护士日常工作中与护理对象的随意而自然的交谈。护士应重视非正式交谈的内容，因为从中可获得护理对象真实的想法和感受。

2）提问方式：开放式提问和封闭式提问。开放式提问能引导护理对象无约束、不受限制地说出自己的想法与感受，有助于护士获得护理对象病情和心理方面等丰富的资料，有利于建立融洽的护患关系，如"今天感觉怎么样？""昨晚睡得如何？"等；封闭式提问用于说明具体问题或澄清某些事实，如"你今天服过降压药吗？""用过青霉素吗？"等，简明高效，但不便于护理对象表达心理变化和情感信息。

护士应根据护理对象的状态、配合程度、时间和场合的不同选择不同的提问方式，也可两种提问方式交替运用，如"您感觉哪儿不舒服？""多长时间了？"这种提问方式，既可使护理对象畅所欲言，又可掌握时间节奏，确保谈话的预期效果。

3）注意事项：①事前拟好交谈提纲。②选择安静、舒适、不受干扰的环境。③做好自我介绍，说明交谈目的及需要时间。④交谈采用开放式，避免暗示性和刺激性的提问。⑤尊重护理对象的隐私，其不愿表述的内容不得追问或套问。⑥尊重引导护理对象抓住交谈的主题，防止偏题。⑦和交谈对象保持目光交流。⑧不使用难以理解的医学词汇。

（2）观察：运用感官有目地收集护理对象资料的方法，通常与交谈或身体评估同时进行，也可单独进行。观察是一个连续的过程，可澄清或证实主观资料，或补充交谈所没有提供的信息。

（3）健康评估：运用视诊、触诊、叩诊、听诊、嗅诊等方法，对护理对象进行全面的体格检查，是收集客观资料的方法之一。

（4）查阅资料：查阅护理对象的病历、各种护理记录以及有关文献等。

（二）核实资料

1. 核实主观资料　运用客观方法进一步验证主观资料。如产妇认为"我的乳汁分泌正常"，护士通过观察发现婴儿营养良好，体重正常。

2. 澄清含糊资料　对内容不够完整或不够确切的资料进行进一步取证和补充。如病人主诉"大便正常"，这项资料不够明确，护士需进一步询问大便的具体情况，包括次数、性状等。

（三）整理资料

整理资料是将收集的资料进行归纳、分类，暴露护理对象的护理需求，确定护理问题。

1. 按马斯洛的需要层次理论进行整理分类 马斯洛的人类基本需要层次：生理的需要、安全的需要、爱与归属的需要、尊重的需要、自我实现的需要。

2. 按戈登的 11 种功能性健康型态进行整理分类 戈登的 11 种功能性健康型态：健康感知 – 健康管理型态、营养 – 代谢型态、排泄型态、活动 – 运动型态、睡眠 – 休息型态、认知 – 感知型态、角色 – 关系型态、自我认识 – 自我概念型态、性 – 生殖型态、应对 – 压力耐受型态、价值 – 信念型态。

3. 按北美护理诊断协会（NANDA）的人类反应型态进行诊断分类 分类法Ⅱ进行诊断分类：健康促进、营养、排泄 / 交换、活动 / 休息、感知 / 认知、自我感知、角色关系、性、应对 / 压力耐受性、人生准则、安全 / 保护、舒适、生长 / 发育。

（四）分析资料

1. 检查有无遗漏 将资料进行整理分类后，应仔细检查有无遗漏，以保证资料的完整性和准确性。

2. 找出异常 将所收集到的资料与正常值进行比较，并在此基础上进行综合分析，以发现异常情况。

3. 评估危险因素 及时收集、评估在正常范围内但存在危险因素的资料，采取预防措施，防患于未然。

（五）记录资料

记录资料是护理评估的最后一步，记录时应遵循全面、客观、准确、及时的原则，并符合医疗护理文件书写的要求。具体要求如下：

1. 记录应及时、客观、真实、准确、完整，不可遗漏，不得涂改。

2. 主观资料的记录尽量用病人的原话，并加引号。

3. 客观资料的记录描述应确切，正确使用医学术语，避免护士的主观判断和结论。

4. 记录时避免使用含糊不清、无法衡量的词语。

二、护 理 诊 断

护理诊断是护理程序的第二步，是护士运用评判性思维对收集的健康资料进行分析，以判断护理对象的健康问题以及引起健康问题的原因。

（一）护理诊断的概念

1990 年，北美护理诊断协会（NANDA）提出并通过护理诊断的定义：护理诊断（nursing diagnosis）是关于个人、家庭、社区对现存的或潜在的健康问题及生命过程中问题的反应的一种临床判断，是护士为达到预期结果选择护理措施的基础，这些预期结果应能通过护理职能达到。

护理诊断的发展

1973 年，美国全国护理诊断分类组在美国密苏里州圣路易斯市举行第一次全国护理诊断会议，正式将护理诊断纳入护理程序，确立了 34 项护理诊断。1982 年 4 月召开的第五次会议因有加拿大代表参加而改名为北美护理诊断协会（North American Nursing Diagnosis Association，NANDA）。NANDA 将护理诊断于 1988 年修订成 97 项，1994 年修订成 128 项，1998 年修订成 148 项。2000 年 NANDA 审定通过了 155 项护理诊断，讨论通过了新的分类系统——分类法Ⅱ，是护理诊断发展史上的一个重要里程碑。

1995 年 9 月，由我国卫生部护理中心主办、在黄山召开的全国第一次护理诊断研讨会，建议在我国医院中使用被 NANDA 认可的护理诊断名称。

（二）护理诊断的类型

1. 现存的护理诊断　护理对象当前正存在的健康问题或反应的描述。如"气体交换受损"等。

2. 潜在的护理诊断　对易感的护理对象的健康状况或生命过程可能出现反应的描述。其特点是有危险因素存在，若不进行预防处理就可能会发生问题。常用"有××××××的危险"描述。如昏迷躁动病人，存在"有受伤的危险"。

3. 健康的护理诊断　是对个人、家庭或社区护理对象具有的达到更高健康水平潜能的描述。常用"潜在的××××××增强""执行××××××有效"。如"执行治疗方案有效"等。

4. 综合的护理诊断　指一组由某种特定的情境或事件所引起的现存或潜在的护理诊断。如"有创伤后综合征的危险"等。

（三）护理诊断的组成

1. 名称　对护理对象健康状况的概括性描述。一般用受损、缺陷、无效等词语描述，每一项 NANDA 公认的护理诊断都有其特定名称。如"体温过高"等。

2. 定义　对护理诊断名称的一种清晰、正确的描述和解释，并以此与其他护理诊断相鉴别。如"体温过高"的定义为"个体体温高于正常范围的状态"。

3. 诊断依据　做出护理诊断的临床判断标准，是护理对象所具有的一组症状、体征、危险因素及有关病史的资料。诊断依据分为主要依据和次要依据。

（1）主要依据：是形成某一特定诊断必须具有的症状、体征及有关病史，是护理诊断成立的必要条件。

（2）次要依据：是形成某一特定诊断可能出现的症状、体征及有关病史，对护理诊断的形成起支持作用，是护理诊断成立的辅助条件。

如"体温过高"中主要依据是体温高于正常范围；次要依据是皮肤潮红，触之有热感，呼吸增快,心动过速,疲乏、无力、头痛、头晕等。

4. 相关因素 引发护理对象出现健康问题的原因或情境。常见的相关因素有:

(1)病理生理因素:指与病理生理改变有关的因素,如"便秘"的相关因素可能是痔疮。

(2)心理因素:指与心理状况有关的因素,如"活动无耐力"可能是因患病后护理对象处于较严重的抑郁状态所致。

(3)治疗因素:指与治疗措施有关的因素,如行气管插管使用呼吸机的护理对象可以出现"语言沟通障碍"的问题。

(4)情境因素:指环境、情境等方面的因素,如"体温过低"可能与在低温环境暴露时间过长有关。

(5)年龄因素:指在生长发育或成熟过程中与年龄有关的因素,如"便秘"常见于老年人。

 临床应用

护理诊断的组成举例

名称:腹泻

定义:个体排便次数增多,大便不成形或排出松散、水样便的状态。

诊断依据

(1)主要依据:排便次数增多(>3次/d);松散、水样便。

(2)次要依据:腹痛、肠鸣音亢进;大便量增多及颜色变化;有里急后重感。

相关因素

(1)病理生理因素:胃肠道疾病,内分泌代谢性疾病,营养性疾病等。

(2)治疗因素:药物不良反应,管饲饮食等。

(3)情境因素:饮食改变,环境改变,焦虑及应激状态。

(4)年龄因素:婴幼儿生理性腹泻、辅食添加不当;老年人胃肠及括约肌功能减退。

(四)护理诊断的陈述

护理诊断的陈述包括三个要素:即健康问题(problem, P)、症状和体征(signs and symptoms, S)、相关因素(etiology, E)。

1. 三部分陈述 即PSE方式,多用于现存的护理诊断。例如:

<u>焦虑</u>:<u>烦躁不安、失眠</u> <u>与身体健康受到威胁有关</u>。

  P   S   E

2. 二部分陈述 即PE方式,多用于潜在的护理诊断。例如:

<u>有皮肤完整性受损的危险</u> <u>与长期卧床有关</u>。

    P   E

3. 一部分陈述 即 P 方式，多用于健康的护理诊断，也可用于综合的护理诊断。例如：

潜在的精神健康增强。

P

（五）医护合作性问题

在临床护理实践中，护士常会遇到一些健康问题，既没有在 NADNA 制订的护理诊断中，又需要提供护理措施或与医务人员共同合作解决。合作性问题的陈述方式是"潜在并发症：×××××"。潜在并发症（potential complication），简写为 PC。如"PC：出血。"护理诊断与医护合作性问题的区别，见表 2-1。

表 2-1　护理诊断与医护合作性问题的区别

区别点	护理诊断	医护合作性问题
决策者	护理人员	医生、护士
陈述方式	PES、PE 或 P 方式	PC：×××××
预期目标	需要确定预期目标，作为护理效果评价的标准	不强调确定预期目标
护理措施原则	减轻、消除、预防、排除病痛，促进健康	预防、监测并发症的发生和病情的变化，医护共同进行干预

（六）护理诊断与医疗诊断的区别

医疗诊断是对一种疾病、一组症状特征的叙述，是用一个名词说明一种疾病或病理改变，以指导治疗措施。护理诊断是描述护理对象现存或潜在的健康问题的反应。两者的区别，见表 2-2。

表 2-2　护理诊断与医疗诊断的区别

区别点	护理诊断	医疗诊断
诊断核心	对个体、家庭及社区的健康问题或生命过程反应的临床判断	对个体病理生理变化的临床判断
描述内容	个体对健康问题的反应	一种疾病
问题状态	现存或潜在的	多是现存的
决策者	护理人员	医疗人员
职责范围	护理职责范围	医疗职责范围
适用范围	个体、家庭、社区的健康问题	个体的疾病
数量	可同时有多个	通常只有一个
稳定性	随健康状况变化而变化	一旦确诊不会改变

（七）书写护理诊断的注意事项

1. 应使用统一的护理诊断名称，所列名称准确、规范。

2. 一个护理诊断针对一个健康问题。

3. 避免用症状或体征代替护理诊断。

4. 应明确相关因素，因为护理措施多是针对相关因素制订的。

5. 确定的问题必须是护理措施能解决或部分解决的。

6. 不应有易引起法律纠纷的描述。

7. 是对护理对象的健康问题的描述，而不是反映护理人员遇到的困难。

三、护 理 计 划

护理计划(nursing plan)是护理程序第三步，是以护理诊断为依据，制订预期目标和护理措施，预防、缓解和解决护理诊断中确定的健康问题，是护理行动的指南。

（一）排列优先顺序

根据问题的轻、重、缓、急确定解决问题的先后顺序，使护理工作高效有序地进行。

1. 排序原则

（1）优先解决危及护理对象生命的问题。

（2）按照马斯洛人类需要层次理论排序，先解决低层次需要问题，再解决高层次需要问题。

（3）在无原则性冲突的情况下，可考虑护理对象认为最重要的问题给予优先解决。

（4）对于潜在性问题，可根据性质决定序列。

2. 排列顺序

（1）首优问题：指威胁护理对象生命，需要立即解决的问题。如气体交换受损。

（2）中优问题：指不会威胁护理对象生命，但能导致护理对象身体上不健康或情绪上变化的问题。如活动无耐力。

（3）次优问题：指人们在应对发展和生活变化时所产生的问题。如家庭应对无效。

（二）设立预期目标

预期目标(scheduled target)指护理对象接受护理后期望能够达到的健康状态，即最理想的护理效果。

1. 目标的种类

（1）短期目标：相对较短时间（1周以内）能达到的目标。

（2）长期目标：相对较长时间（1周以上）能达到的目标。

2. 目标的陈述

（1）主语：指护理对象或其身体的任何一部分，有时主语可以省略。

（2）谓语：指护理对象将要完成的行为。

（3）行为标准：指护理对象完成该行为所要达到的程度。

（4）条件状语：指护理对象完成该行为所必须具备的条件状况，并非所有目标陈述均有此项。

（5）时间状语：指护理对象完成该行为所需的时间。

举例：<u>5d 后</u>　　　<u>护理对象</u>　　　<u>拄拐杖</u>　　　<u>行走</u>　　　<u>100m</u>。
　　　时间状语　　　主语　　　条件状语　　　谓语　　　行为标准

3. 注意事项

（1）目标应以护理对象为中心，是护理活动的结果，而非护理活动本身。

（2）目标应有明确的针对性，一个目标针对一个护理诊断，一个护理诊断可有多个目标。

（3）一个目标中只能出现一个行为动词，否则难以评价。

（4）目标应具体、可观察、可测量、可评价，避免使用含糊、不明确的词语。

（5）目标属护理范畴内，通过护理措施达到。

（6）目标应切实可行，能够在护理对象能力及客观条件的范围内实现。

（7）应让护理对象参与目标的制订，使护理对象意识到其健康是医护人员及自身的共同责任，需双方共同努力以保证目标的实现。

（8）潜在并发症的目标通过护理措施可防患于未然，但无法阻止其发展，护士的主要任务是监测并发症的发生及发展。

（三）制订护理措施

护理措施是护士针对护理对象的护理诊断、预期目标所确立的具体工作方案。

1. 护理措施的类型

（1）依赖性护理措施：护士执行医嘱的护理活动。如遵医嘱给药等。

（2）合作性护理措施：护士与其他医务人员合作完成的护理活动。如与营养师一起制订符合护理对象的饮食计划。

（3）独立性护理措施：护士在职责范围内，根据收集的资料独立决策并完成的护理活动。如长期卧床导致"有皮肤完整性受损的危险"，护士须定时为护理对象翻身、按摩皮肤等。

2. 制订护理措施的要求

（1）针对性：措施应针对预期目标，一个预期目标可通过多项护理措施来实现，按主次、承起关系排列。

（2）可行性：护理措施必须明确、具体，切实可行，需同时考虑护理对象情况、护理人员构成情况、医院设施设备情况。

（3）安全性：护理措施应考虑护理对象的病情和耐受力，使护理对象乐于接受。

（4）科学性：护理措施应有科学理论依据，应以医学基础知识、行为科学知识、社会科学知识等为基础。

（5）合作性：鼓励护理对象及其家属参与护理措施的制订，有助于他们理解护理措施的意义和功能，更好地接受、配合护理活动，从而获得最佳的护理效果。

（四）护理计划成文

护理计划是将护理诊断、预期目标、护理措施等各种信息按一定规格组合而形成的护理文件。一般包括日期、护理诊断、预期目标、护理措施、效果评价等内容。

四、护 理 实 施

护理实施（nursing implementation）是护理程序第四步，是执行护理计划，实现护理目标的过程。要求护士具备丰富的专业知识、熟练的操作技能和良好的沟通能力，保障护理对象得到高质量的护理。

（一）实施的过程

实施的过程包括准备、实施、记录。

1. 准备　这一阶段要求护士思考并解决以下问题：

（1）做什么：护士每一次接触护理对象都应该重新评估，审阅已制订好的护理计划，保证内容与护理对象当前情况符合。

（2）谁去做：将护理措施进行分类与分工，确定护理措施由哪一级别的护士做，是一位护士还是多位护士做。

（3）怎样做：分析实施将使用到的护理知识和技术。

（4）何时做：实施护理措施的时间选择和安排要恰当，应根据护理对象的具体情况、要求等多方面因素来确定。

（5）何地做：确定实施护理措施的场所，保证措施顺利实施。

2. 实施　解决护理问题是此阶段的重点。在执行过程中，护士要与其他医护人员相互协调配合，充分发挥病人和家属的积极性，运用护理操作技术、沟通技巧、观察能力、合作能力和应变能力去执行护理措施。同时要对护理对象的情况及其对护理措施的反应及效果进行评估，使护理措施满足护理对象的需要。

3. 记录　记录护理对象的健康问题、采取的护理措施和实施护理措施后护理对象有无达到护理目标。临床采用 PIO 格式进行记录：P（problem）代表护理问题，I（intervention）代表护理措施，O（outcome）代表护理结果，护理记录单如表 2-3 所示。

（二）实施的方法

1. 直接为护理对象提供护理　如为病人进行口腔护理、翻身等。

2. 与其他医护人员合作　为保证护理对象得到连续、系统的整体护理，需与其他医护人员共同协作、密切配合。

3. 鼓励护理对象与家属共同参与实施　恢复与增进护理对象的健康，需要护患双方相互配合，共同实现预期目标。

表 2-3　护理记录单

姓名_____　科别_____　病室_____　床号_____　住院号_____

日期	时间	护理记录	护士签名
2021-09-11	10:00	P：恐惧　与担心手术有关	XXX
		I：1. 为护理对象讲解手术及术后情况	
		2. 介绍手术医生和麻醉师	
		3. 让家人陪伴	
	16:00	O：自述恐惧感消失	XXX

五、护 理 评 价

护理评价（nursing evaluation）是护理程序第五步，是有计划、系统地将护理对象的健康现状与确定的预期目标进行比较，并做出判断的过程。评价贯穿于护理活动的整个过程。

（一）评价方式

护士进行自我评价；护士长、护理教师、护理专家的检查评定；护理查房；医院质量控制中心检查。

（二）评价内容

1. 护理管理评价　评价护士在护理活动中的行为是否符合护理程序的要求。

2. 护理效果评价　是评价中最重要的方面。核心内容是评价护理对象的行为和身心健康状况是否改善，是否达到预期目标。

3. 评价目标实现程度　分为目标完全实现、目标部分实现、目标未实现。

举例：预期目标是"护理对象一周后能行走50m"。一周后的评价结果为：

护理对象能行走50m——目标完全实现。

护理对象能行走20m——目标部分实现。

护理对象拒绝下床行走或无力行走——目标未实现。

（三）评价步骤

1. 建立标准　将计划阶段确定的预期目标作为护理效果评价的标准。预期目标可指导护士确定评价阶段所需收集资料的类型，并提供判断护理对象健康与否的标准。

2. 收集资料　针对原有评估的异常资料重新进行收集，同时也收集新出现的异常资料。

3. 判断效果　将护理对象的反应与预期目标比较，检测目标实现的情况。

4. 分析原因　分析目标未完全实现的原因。

（1）所收集的资料是否真实、全面、准确？

（2）护理诊断是否正确？

（3）预期目标是否合适？

（4）护理措施是否有针对性且有效落实？

（5）护理对象及家属是否积极配合？

（6）病情是否已改变或有新的问题发生？原定计划是否失去了有效性？

5. 重审护理计划

（1）停止：预期目标已实现或问题已解决，停止相应的护理措施。

（2）继续：预期目标正确，护理问题有一定改善，但未彻底解决，继续执行计划。

（3）取消：原有的潜在性问题未发生，危险因素不再存在，相应的诊断、目标及措施应取消。

（4）修订：目标未实现或部分实现，护理对象仍存在健康问题，应重新收集资料，修正不适当的诊断、目标、措施。

 边学边练

实践1：病例分析

章末小结　本章的学习重点是护理程序的概念，护理评估、护理诊断、护理计划、护理实施、护理评价五个步骤及相互关系；学习难点是护理诊断的组成，护理诊断与护理目标的书写格式，护理措施的制订。在学习过程中注意加强与护理对象的有效沟通，注意区别主观资料与客观资料，注意比较护理诊断与医疗诊断、医护合作性问题的区别。

（冉国英）

 思考与练习

1. 护理程序有哪几个步骤？各阶段的主要护理工作有哪些？

2. 护理诊断的陈述方式有几种？

3. 病人，女性，18岁，因急性化脓性阑尾炎住院，给予急症手术。术后第3d出现发热，伤口疼痛。查体：T 39℃，P 90次/min，R 22次/min，BP 88/64mmHg，神志清楚，面色潮红，右下腹伤口处发红、肿胀、压痛无波动感，无腹膜刺激征。因对病情不了解而担心预后，心情烦躁，睡眠欠佳。

请问：

（1）护士在收集资料时如何区分以上资料中的主观资料和客观资料？

（2）请列出有哪些护理诊断？

（3）病人护理诊断中属于首优问题的是什么？

（4）根据其中一项护理诊断制订护理计划，并以PIO格式进行护理记录。

第三章 | 医院与住院环境

03章 数字内容

　　医院（hospital）是对群众或特定人群进行防病治病的场所，具备一定数量的病床设施、相应的医务人员和必要的设备，通过医务人员的集体协作，达到以对住院或门诊、急诊病人实施科学和正确的诊疗护理为主要目的的卫生事业机构。

第一节 医 院

 工作情景与任务

导入情景：

　　病人，男性，70 岁，高血压病史 18 年，1 周前出现轻度头晕、头痛，未在意，今晨大便后感到右侧肢体无力，言语不清，速来医院就诊。在门诊候诊过程中，护士发现病人突然出现呕吐，随后意识丧失，面色潮红，脉搏缓慢有力，测得血压 200/108mmHg，在医生指示下，将其转送急诊。经抢救，病情得到控制，为进一步诊治，医生拟"高血压脑出血"将其收住院。

工作任务：

1. 正确实施门诊、急诊护理工作。

2. 为病人提供舒适的住院环境。

3. 病区护士为病人准备病床单位。

一、医院的性质与任务

（一）医院的性质

医院是治病防病，保障人民健康的社会主义卫生事业单位，必须贯彻国家的卫生工作方针政策，遵守政府法令，为社会主义现代化建设服务。

（二）医院的任务

医院的任务是以医疗工作为中心，在提高医疗质量的基础上，保证教学和科研任务的完成，并不断提高教学质量和科研水平。同时做好扩大预防，指导基层和计划生育的技术工作。

二、医院的分类与分级

（一）医院的分类

根据不同的划分条件，可将医院划分为不同类型（表3-1）。

表3-1　医院的分类

划分方法	医院类型
按收治范围	综合医院、专科医院、康复医院、职业病医院
按特定任务	军队医院、厂矿或企业职工医院、医学院校附属医院
按地区	城市医院（市、区、街道医院）、农村医院（县、乡、镇医院）
按产权归属	公立医院、私立医院、股份制医院、股份合作制医院、中外合资医院
按原卫生部分级管理制度	一级医院、二级医院、三级医院

（二）医院的分级

我国从1989年开始实行医院分级管理制度。医院分级管理是按照医院的功能和相应规模、技术建设、管理及服务质量综合水平，将其划分为一定级别和等次的标准化管理。依据原卫生部《综合医院分级管理标准》，医院分为三级（一、二、三级），十等（每级分甲、乙、丙三等，三级医院增设特等）。

1. 一级医院　是指直接向一定人口（≤10万）的社区提供预防、医疗、保健、康复服务的基层医院、卫生院。如农村乡、镇卫生院，城市街道医院等。

2. 二级医院　是指向多个社区（其半径人口在10万以上）提供综合医疗卫生服务和

承担一定教学、科研任务及指导基层卫生机构开展工作的地区性医院。如区、县医院，省、直辖市的区级医院和一定规模的厂矿、企事业单位的职工医院等。

3. 三级医院　是指向几个地区甚至全国范围提供医疗卫生服务，并承担教学、科研任务，同时指导一、二级医院工作与相互合作的医疗卫生机构。如国家、省、市直属的市级大医院，医学院校的附属医院等。

三、医院的组织机构

根据我国医院的组织结构模式，医院大致由三大系统构成：诊疗部门、辅助诊疗部门和行政后勤部门（图3-1）。各部门之间既分工明确，各尽其责，又相互协调，相互合作。

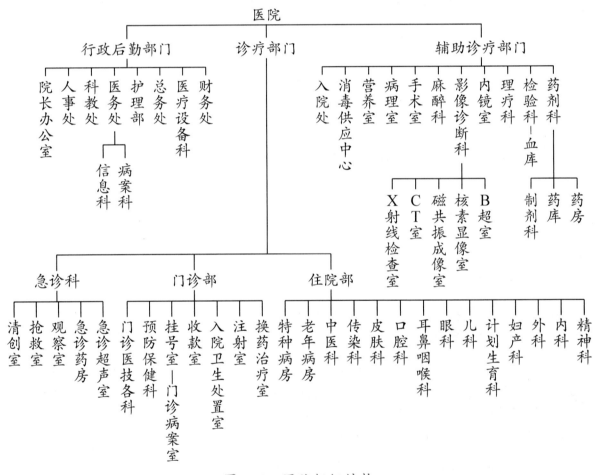

图3-1　医院组织结构

第二节　门　诊　部

门诊部（outpatient department）是医院面向社会的窗口，是医院医疗工作的第一线。门诊部的医疗护理工作质量直接影响公众对医院的认知和评价。门诊部包括门诊与急诊。

一、门　诊

门诊是医院直接为公众提供诊断、治疗和预防保健服务的场所。门诊具有人员多、流动性大、病种复杂、季节性强、就诊时间短等特点，因此医护人员应提供优质的服务，保证病人得到正确、及时的诊断和治疗。

（一）门诊的设置与布局

门诊设有挂号处、收费处、化验室、药房、综合治疗室与分科诊察室等。诊察室应备有办公桌、诊察床、屏风或挂帘、洗手设施、各种检查用具及化验单、检查申请单、处方等，应放置有序。综合治疗室内设有必要的急救设备，如氧气瓶、电动吸引器、急救药品等。

门诊的候诊、就诊环境要以方便病人为目的，以注重公共卫生为原则，并体现优质服务和人文关怀，应做到布局合理，环境安全、安静、整洁，适当绿化装饰；要有醒目的标志和指示路牌，可设立总服务台、导诊台，配备多媒体查询触摸屏和电子显示屏，使各种医疗服务项目清晰、透明，有条件的医院还配备网上预约挂号系统、报告单自助取单机等智能化服务设备，使就诊程序更加简便、快捷，增加病人对医院的信任感。

（二）门诊的护理工作

1. 预检分诊　预检分诊工作需由实践经验丰富的高年资护士担任，在简要询问病史、观察病情后，做出初步判断，给予合理的分诊挂号指导，做到先预检分诊，后挂号诊疗。对疑似传染病或传染病病人实行严格的隔离措施，并做好疫情报告和登记，防止传染病传播扩散。

2. 安排候诊与就诊　病人在护士指导下挂号后，分别到各科门诊候诊室依次等候就诊。为使病人顺利就诊，护士应做好以下护理工作：

（1）开诊前应检查候诊、就诊环境，备齐各种诊疗用物并确保其性能良好。

（2）分理初诊和复诊病历，收集整理各种辅助检查、化验报告单等。

（3）根据病人病情测量体温、脉搏、呼吸、血压，必要时测量体重，并记录在门诊病历。

（4）按挂号先后顺序安排病人就诊，对病情较重者或年老体弱的病人，可适当调整就诊顺序，让其提前就诊。必要时协助医生进行诊查工作。

（5）密切观察候诊病人的病情变化，如遇高热、剧痛、呼吸困难、出血、休克、意识丧失等病人，应立即安排就诊或送急诊科处理，必要时配合医生抢救。

（6）做好就诊后各诊室和候诊大厅的用物整理及终末消毒工作。

3. 健康教育　利用候诊时间对病人开展健康教育。护士应根据就诊专科性质，采用口头、图片、广播、视频、宣传手册等形式对该专科常见病、多发病的预防、治疗及康复等方面进行形式多样的健康教育。对病人提出的询问应耐心、热情给予解答。

4. 治疗工作　根据医嘱执行治疗，如各种注射、换药、导尿、灌肠、穿刺、引流等，护士应严格遵守查对制度和操作规程，确保治疗安全、及时、有效。

5. 消毒隔离　门诊是病人的集散地,病种多而复杂,人群流动性大,极易发生交叉感染,要认真做好消毒隔离工作。对传染病或疑似传染病病人,应分诊到隔离门诊就诊,并按规定做好疫情报告。门诊走廊、诊室、候诊大厅、检查室、治疗室及门诊手术室等各部门及其用物都要严格按照消毒隔离原则进行终末消毒处理,医疗垃圾分类后及时处理。

6. 保健工作　经过培训的护士可以直接参与各类保健门诊的咨询或诊疗工作,如健康体检、疾病普查、预防接种等保健工作。

二、急　诊

急诊(emergency department)是医院诊治急、危、重症病人的重要场所,是抢救病人生命的第一线。急诊的工作特点是危重病人多、病情急、时间紧、周转快等,急诊科护士应有良好的素质,具备一定的抢救知识和经验,技术熟练、动作敏捷。急诊实行 24h 开放服务,其管理工作应达到标准化、程序化和制度化。

(一)急诊的设置与布局

急诊一般均设有预检处、诊室、抢救室、治疗室、监护室、清创室、留观室、药房、化验室、X 射线室、心电图室、急诊超声室、急诊 CT 室、挂号室、收费室等,形成一个相对独立的单元,以保证急救工作的顺利完成。

急诊环境以方便病人就诊为目的,以最大限度地缩短候诊时间,争取抢救时机,提高抢救效率为原则。应做到宽敞、明亮、通风、安静和整洁,应设有专用电话、急救车、平车、轮椅等运送及通信工具,设有专用路线和宽敞的通道通往医院各临床科室,标志清晰,路标指向醒目,夜间有明显的灯光,方便病人和家属寻找,以赢得抢救时间。

(二)急诊的护理工作

1. 预检分诊

(1)病人被送到急诊,预检护士要热情主动地接待就诊的病人,并掌握急诊就诊的标准,按照"一问、二看、三检查、四分诊"的顺序,快速准确做出判断,及时将病人送到相应的诊室,并通知相关的专科医生进行诊治。

(2)遇到急、危重病人,立即护送病人到抢救室,应立即通知值班医生及抢救室护士。

(3)遇到意外灾害事件,应立即告知护士长和相关科室组织抢救。

(4)遇到法律纠纷、交通事故等时,应尽快报告医院保卫部门或与公安部门取得联系,保留有效证据,并请家属或陪送者留下,以协助相关部门了解情况。

2. 抢救工作

(1)物品准备:常用的抢救物品包括一般用物、无菌物品和无菌急救包、抢救设备、抢救药品和通信设备等(表 3-2)。一切抢救物品应做到"五定",即定数量品种、定点安置、定人保管、定期消毒灭菌和定期检查维修。护士必须熟练掌握其性能和使用方法,并能排除一般性故障,抢救物品应处于完好备用状态,完好率要求达到 100%。

表3-2　抢救物品名称

物品种类	物品名称
一般物品	血压计、听诊器、张口器、压舌板、舌钳、手电筒、止血带、输液架、氧气管、吸痰管、胃管等
无菌物品和无菌急救包	注射器、输液器、输血器、静脉切开包、气管插管包、气管切开包、导尿包、各种穿刺包、无菌手套、各种无菌敷料等
抢救设备	供氧装置、心电监护仪、负压吸引器、除颤仪、心脏起搏器、呼吸机、洗胃机、注射泵等，有条件可备X射线机、手术床、多功能抢救床等
抢救药品	各种中枢神经兴奋剂、镇静剂、镇痛药、抗休克、抗心力衰竭、抗心律失常、抗过敏及各种止血药；急救用激素、解毒药、平喘药；纠正水电解质紊乱和酸碱平衡失调药物、各种输入溶液；局部麻醉药、抗生素类药物等，并有简明扼要的说明卡片
通信设备	设有自动传呼系统、电话、对讲机等

（2）配合抢救

1）护士必须严格按急诊抢救程序、操作规程实施抢救措施，做到分秒必争。医生未到抢救现场之前，护士应根据病情做出初步判断，并给予紧急处理，如测量生命体征、保持呼吸道通畅、吸氧、止血、配血、洗胃、体位固定、建立静脉输液通道等；医生到达后，立即汇报处理情况，正确执行医嘱，密切观察病情变化，及时判断抢救效果。

2）做好抢救记录。抢救记录内容包括病情变化情况、抢救时间及措施、参加抢救的医务人员姓名等，并且一定要注明病人和医生到达的时间，各种抢救措施执行及停止时间（如用药、吸氧、心肺复苏等）。抢救记录应及时、准确、清晰。一般情况下，医生不得下达口头医嘱。若抢救急危重症病人需要下达口头医嘱时，护士应当复诵一遍，双方确定无误后再执行。抢救结束后，请医生在6h内及时补写医嘱和处方。

3）认真执行查对制度。各种急救药品的空药瓶、空安瓿需经两人核对无误后方可弃去。抢救中使用的空药瓶、空安瓿、空输液袋及空输血袋等应集中放置，以便进行统计和查对。

3. 病情观察　急诊观察室通常设有一定数量的观察床，以收治暂时未确诊的病人，或已明确诊断但因各种原因暂时不能住院的病人，或只需短时观察，病情稳定后即可返家的病人。留观时间一般为3～7d。留观室的护理工作包括：

（1）对留观病人进行入室登记，建立病案，认真填写各种记录，书写病情观察报告。

（2）密切观察病人病情，正确执行医嘱，做好各项护理工作和心理护理。

（3）做好病人及其家属的管理工作。

第三节　病　区

病区是住院病人接受诊断、治疗和护理的场所,也是医护人员开展医疗、预防、教学、科研活动的重要基地。病区的设置、布局和管理直接影响到医院各项任务的完成和服务质量。因此,创设一个安全、舒适的病区物理环境及和谐的社会环境,对促进病人早日康复尤为重要。

一、病区设置与布局

病区设有病房、危重病室、抢救室、监护室、治疗室、护士站、医生办公室、配膳室、盥洗室、沐浴室、库房、洗涤间、卫生间、医护值班房和示教室等。有条件的医院可设置学习室、娱乐室、会客室、健身室等。

病区的布局应科学合理,以方便治疗和护理工作。如护士站应设在病区的中心位置,与抢救室、危重病室及治疗室邻近,以便观察病情、抢救病人和准备物品。每个病区最好设30~40张病床,每间病室设2~4张病床,病床之间的距离至少为1m,并在床与床之间设有遮隔设备,配备相应的病床单位设施,如床旁桌、椅、中心供氧及中心吸引装置,呼叫系统,电视,壁柜等,有条件的医院可设置病室内独立卫生间,或设置单人病室,病室布置温馨,充分体现医院人性化服务理念。

二、病区环境管理

(一)物理环境

病区的物理环境是影响病人身心舒适的重要因素,应为病人创造一个整洁、安静、舒适和安全的物理环境,以促进病人的康复。

1. 整洁　主要指病区的护理单元和医疗护理操作环境应整洁。要求达到避免污垢积存,防止细菌滋生的目的。保持病区环境整洁的措施有:

(1)病区陈设齐全,规格统一,布局合理,摆放整齐,方便取用。

(2)做到物有定位,用后归位。

(3)及时清理环境,病区内墙、地面及所有物品采用湿式清扫法。

(4)及时清除治疗护理后的废弃物及病人的排泄物。

(5)保持病人及病床单位清洁,床单被套及衣裤及时更换。

(6)非病人生活及医疗护理必需品不得带入病区。

(7)工作人员仪表端庄,服装整洁,符合要求。

2. 安静　当健康状况不良时,对声音的耐受能力下降,即使是美妙的音乐也会被视为噪声。凡是不悦耳、不想听,使人生理及心理产生不舒服的音响都属于噪声。噪声可影响病人的情绪,产生焦虑、烦躁,甚至可导致头晕、头痛、失眠、心率增快和血压升高等变化,严重的噪声会造成听力丧失。衡量音响强弱的单位是"分贝"(dB)。根据世界卫生组织(WHO)规定的噪声标准,白天病区的噪声强度应控制在35~40dB,以保持病区环境安静,让病人得到充分的休息,促进康复。保持病室安静的具体措施:

(1)医护人员应做到"四轻":说话轻、走路轻、操作轻、开关门窗轻。

1)说话轻:说话声音不可过大,评估自己的音量并保持适当音量。不可以耳语,以免病人产生怀疑、误会和恐惧。

2)走路轻:走路时脚步要轻巧,穿软底鞋,防止走路时发出不悦耳的声音。

3)操作轻:操作时动作要轻,收拾物品时避免相互碰撞。

4)开关门窗轻:开关门窗时注意轻开轻关,以避免不必要的噪声。

(2)电话、手机、呼叫系统等有声响的设备应使用消音设置,或将音量调至最低。

(3)病区的桌椅脚应钉上橡胶垫,推车的轮轴定期检查并滴注润滑油,以减少过度摩擦而发出的声音。

(4)加强对病人及家属的宣传工作,共同保持病室安静。

 知识拓展

噪声监控标准

根据相关规定,医院病房白天噪声应控制在40dB以下,夜间应控制在30dB以下。噪声的危害程度由音量大小、频率高低、持续暴露时间和个人耐受性而定。一般噪声强度在50~60dB时,即能产生相当的干扰;长时间处于90dB以上的环境中,能导致耳鸣、血压升高、血管收缩、肌肉紧张,以及出现头痛、失眠、焦躁等症状;当噪声高达120dB时,即可造成高频率的听力丧失,甚至永久性失聪。完全没有声音也会使人产生意识模糊的感觉。

3. 舒适   主要是指病室的温度、湿度、通风、采光、装饰等方面对病人的影响及调节。

(1)温度:适宜的温度使病人感觉舒适,有利于病人治疗、休息及护理工作的进行。一般病室内适宜的温度是18~22℃,产房、新生儿室、手术室、老年病室内适宜的温度是22~24℃。室温过高会使神经系统受到抑制,干扰消化和呼吸功能,不利于体热散发,使人烦躁,影响体力恢复;室温过低则使人感到畏寒、肌肉紧张而产生不安,且容易受凉。

病室内应该有室温计,以便随时评估和调节室内温度。护士可以根据天气变化采取不同的护理措施,如夏天可开窗通风,使用风扇或空调设备调节室温;冬天可适当关门窗,采用暖气设备保持室温。此外,应根据气温变化适当为病人增减衣服和盖被,实施护理措施时尽可能避免不必要的暴露,防止受凉。

（2）湿度：湿度为空气中含水分的程度。湿度会影响皮肤蒸发散热的速度，从而影响病人的舒适感。病室相对湿度以50%~60%为宜。湿度过高，蒸发作用减弱，抑制汗液排出，病人感到闷热，尿液排出增多，加重肾脏负担，对心脏、肾脏疾病病人尤为不利；湿度过低，室内空气干燥，人体蒸发大量水分，出现口干舌燥、咽痛、烦渴等不适，对气管切开或呼吸系统疾病的病人尤为不利。

病室内应该有湿度计，以便随时评估和调节室内湿度。当室内的湿度过低时，可以使用加湿器等提高湿度。当湿度过高时，适当打开门窗使空气流通或使用空调、除湿器等设备除湿。同时注意皮肤的护理，当病人皮肤潮湿、出汗较多时，应及时给予清洁并更换病员服，皮肤干燥时可以涂抹乳液增加湿度，以病人舒适为宜。

（3）通风：通风可以调节室内温度和湿度，增加空气中的含氧量，降低室内空气中二氧化碳及微生物的密度，减少呼吸道疾病的传播。通风效果与通风面积、室内外温度差、通风时间和室外气流速度有关。一般病室每次开窗通风30min左右，通风时避免对流风直吹病人，冬季通风时注意为病人保暖。

（4）采光：病室采光有自然光源和人工光源两种，护士应根据治疗、护理需要以及不同病人对光线的不同需求予以满足。日光是维持人类健康的要素之一，适当的日光照射能使照射部位温度升高，血管扩张，血流加速，改善皮肤和组织的营养状况，使人食欲增加，舒适愉快。此外，阳光中的紫外线有杀菌作用，并可促进机体合成维生素D。因此，病室应经常开窗，让阳光直接射入，或协助病人到户外接受阳光照射以辅助治疗，但要避免日光直接照射病人眼睛，以防目眩。为夜间照明和诊疗护理的需要，病室必须准备人工光源，夜间采用地灯或可调节的床头灯，既方便护士夜间巡视工作，又不影响病人睡眠。病室还应备有立式鹅颈灯，便于特殊检查时使用。

（5）装饰：病室装饰应简洁、美观。色彩会影响人的情绪、行为和健康。医院可以根据各病室的不同需求来设计和配备不同颜色，促进病人身心舒适，同时还可以产生特殊的治疗效果。如手术室选用绿色或蓝色，给人以希望、宁静的感觉。病室墙壁上方选涂白色，下方选涂浅绿色或浅蓝色，以避免白色反光，引起病人疲劳。病床、桌、椅、窗帘、被套、床单等也应趋向家居化，使病人感到温馨，减少紧张、焦虑等情绪。病室、走廊适当摆放一些绿色植物、花卉盆景等，使人赏心悦目，并增添生机（过敏性疾病病室除外）。病室外可以栽种树木、草坪和修建花坛等，供病人休息、散步和观赏。

4. 安全　是指安定，无危险、无伤害的环境。

（1）避免各种原因导致的意外损伤

1）避免机械性损伤：走廊、浴室、厕所应设置栏杆，地面应有防滑设备，防止潮湿所致病人滑倒跌伤；对意识不清、烦躁不安、婴幼儿等病人应加床挡或使用约束带，防止病人坠床或撞伤。

2）避免温度性损伤：使用冷热疗时应按操作规程要求进行；注意易燃物品的安全使用和保管，应有防火和紧急疏散措施。

3）避免生物性损伤：应有灭蚊、蝇、蟑螂等措施。

（2）避免医院内感染：病区应有严格的管理系统和措施，预防医院内感染。如操作中严格执行无菌技术操作原则和消毒隔离制度，定期对病室及各种设备进行清洁、消毒、灭菌等。

（3）避免医源性损伤：由于医务人员言语及行为不当、责任心不强、违反操作规程等，对病人造成心理、生理上的损伤，称为医源性损伤。因此，应加强医务人员职业道德教育，尊重、关心病人；进行治疗护理操作时，应严格遵循操作规程和查对制度，防止差错事故发生；语言、行为符合职业规范，责任心强，以避免造成病人心理和生理上的损伤。

（二）社会环境

1. 建立良好的人际关系　和谐的人际关系是保持病人良好心理状态的重要条件。影响住院病人身心康复的人际关系包括：医患关系、护患关系和病友关系。帮助病人创建和维护良好人际关系的措施：

（1）以病人为中心，根据不同的需求给予相应的身心护理，尊重病人，一视同仁。

（2）技术娴熟，态度和蔼，增加病人的安全感、信赖感。

（3）尊重病人的权利与人格。注意保护病人的隐私，语言行为举止符合职业规范。

（4）鼓励病友间相互帮助和照顾，营造融洽愉快的氛围。

2. 制定合理的医院规章制度　医院为了保证医疗、护理工作的顺利开展及预防医院内感染等而制定各种院规，如入院须知、探视制度、陪护制度等。院规既是对病人行为的指导，也是一种约束，会对病人产生一定的影响，因此应：

（1）耐心解释每一项院规的内容和执行的必要性，取得病人的理解和配合。

（2）尊重探视人员，如当探视时间和行为不恰当时，护士的劝阻和限制方法应适当。

（3）及时向病人提供检查、治疗、护理等相关的信息，并鼓励病人参与护理计划的制订。

三、病床单位及设备

病床单位（patient's unit）是指住院期间医疗机构提供给病人使用的物品和设备，它是病人住院期间休息、睡眠、治疗与护理等活动的最基本的生活单位。每个病床单位应配备固定的设施，包括床、床垫、床褥、棉胎或毛毯、枕芯、大单、被套、枕套、橡胶单和中单（需要时）、床旁桌、床旁椅、床上桌（也称跨床桌，需要时），床头墙壁上有照明灯、呼叫装置、供氧装置和负压吸引装置等（图3-2）。

（一）病床

病床是供病人休息及睡眠的用具，必须实用、耐用、舒适、安全。普通病床（图3-3）一般为长200cm，宽90cm，高60cm，床头可以抬高的手摇式床，以方便病人更换卧位。床的升降功能有手工调节和电动调节两种，床的两侧有床挡。临床也可选用多功能病床

（图3-4），根据病人的需要，可以改变床的高低或活动床挡，变换病人体位。床脚有脚轮，便于病床移动。

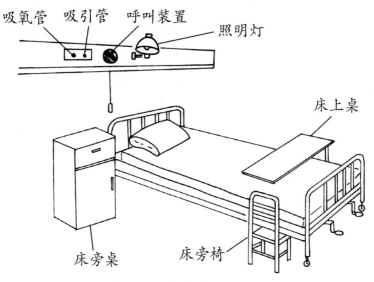

图3-2 病床单位设置

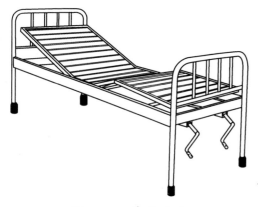

图3-3 普通病床

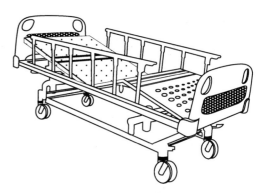

图3-4 多功能病床

（二）床上用品

床上用品规格与要求见表3-3。

表3-3 床上用品规格与要求

物品名称	规格	要求
床垫	长宽与床规格相同，厚10cm	垫芯可用棕丝、木棉、棉花或海绵等，包布应选择牢固防滑的布料制成，床垫应坚硬，以免承受重力较多的部位发生凹陷
床褥	长宽与床规格相同	褥芯用棉花做，吸水性强，包布用棉布做
枕芯	长60cm，宽40cm	内装荞麦皮、木棉、人造棉、羽绒等，用棉布做枕面

物品名称	规格	要求
棉胎	长210cm,宽160cm	多用棉花胎,也可用人造棉或羽绒等
大单	长250cm,宽180cm	用棉布制作
被套	长230cm,宽170cm	用棉布制作,尾端开口钉上布带或拉链
枕套	长70cm,宽45cm	用棉布制作
中单	长170cm,宽85cm	以棉布制作为宜,或使用一次性中单
橡胶单	长85cm,宽65cm,两端各加白布长40cm,宽65cm	中间用橡胶制作,两端用棉布制作

（三）其他设施

病床单位其他设施包括床旁桌、床旁椅、床上桌;床头墙壁上配有照明灯、呼叫装置、供氧和负压吸引装置、多功能插座;天花板上有轨道、输液吊架,床之间有隔帘等。

四、铺 床 技 术

铺床的基本要求是平、整、紧,达到舒适、安全、实用、耐用的目的。常用的铺床法有:铺备用床、铺暂空床和铺麻醉床。

（一）铺备用床

铺备用床见图3-5。

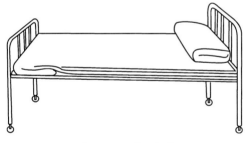

图3-5 备用床

【目的】

1. 保持病室整洁、美观。

2. 准备接收新病人。

【操作程序】

1. 评估

（1）病床单位设施是否齐全,功能是否完好。

（2）床上用品是否齐全、清洁,规格与床单位是否符合。

（3）床旁设施，如呼叫装置、照明灯是否完好，供氧及负压吸引管道是否通畅，有无漏气。

2. 计划

（1）护士准备：着装整洁，洗手，戴口罩。

（2）用物准备：床、床垫、床褥、大单、被套、棉胎或毛毯、枕套、枕芯、医用扫床刷、医用扫床刷套，手消毒液。

（3）环境准备：环境整洁、通风，病室内无病人进行治疗或进餐。

3. 实施（表3-4）。

表3-4　铺备用床

操作流程	操作步骤	要点解析
备物检查	● 备齐用物，按取用顺序放于治疗车上，携至床边 ● 检查床单位设施、床及床垫的功能是否完好，有脚轮的床，应先固定，调整床至适合高度	● 节时省力，避免多次走动 ● 确保安全
移开桌椅	● 移开床旁桌，距床头约20cm ● 移椅至床尾正中，距床尾约15cm置用物于床尾椅上	● 便于操作 ● 便于取用
翻扫床垫	● 翻转床垫 ● 自床头至床尾清扫床垫	● 避免床垫局部长期受压而凹陷 ● 确保床垫清洁无渣屑
铺平床褥	● 将床褥齐床头放于床垫上，下拉至床尾，铺平床褥	● 床褥中线与床中线对齐
展开大单	● 将大单纵、横中线对齐床中线放于床褥上，分别向床头和床尾打开，再向两侧打开 ● 先铺近侧床头，右手将床头床垫托起，左手伸过床头中线，将大单包塞于床垫下	● 护士身体靠近床边，两脚分开，上身保持直立，两膝稍屈 ● 动作平稳、连续，减少来回走动
规范折角	● 在距床头约30cm向上提起大单边缘，使其同床边垂直，呈一等边三角形，以床沿为界，将三角形分为两半。将上半三角覆盖于床上，下半三角平整地塞于床垫下，再将上半三角翻下塞于床垫下（图3-6）	● 使床角美观、整齐，不易松开

操作流程	操作步骤	要点解析
铺好大单	● 同法铺近侧床尾大单 ● 拉紧大单中部,双手掌心向上,将大单平塞于床垫下 ● 转至床对侧,同法铺对侧大单	● 铺大单的顺序:先近侧后对侧,先床头后床尾再中间 ● 使床单整齐,不易松开
套好被套	**◆ "S"式套被套法** ● 将被套头端齐床头放置,分别向床尾、床两侧打开,开口向床尾,中线与床中线对齐 ● 将被套开口端的上层1/3部分打开,将折好的"S"式棉胎置于开口处 ● 手抓住棉胎上缘中部将其拉至被套封口处,再将棉胎向对侧、近侧展开,对齐被套两上角和边缘,盖被的上缘平齐床头(图3-7) ● 于床尾处拉平棉胎及被套,系带 **◆ 卷筒式套被套法** ● 将被套反面向外,分别向床尾、床两侧打开,开口向床尾,中线与床中线对齐 ● 将棉胎铺于被套上,上缘齐床头 ● 将棉胎与被套一起自床头卷向床尾,再由开口端翻转至床头,于床尾处拉平棉胎及被套,系带(图3-8)	● 节省套被时间,使盖被整齐、美观 ● 便于放棉胎 ● 使之充实,避免棉胎与被头空虚 ● 避免棉胎下缘滑出被套 ● 节省套被时间,使盖被整齐、美观 ● 便于翻转被套 ● 避免被头空虚,避免棉胎下缘滑出被套
折叠被筒	● 将盖被的两侧向内折与床沿平齐,折成被筒,将盖被尾端向内折叠平床尾或塞于床垫下	● 盖被平齐,中线对齐
套枕放置	● 将枕芯套入枕套内,四角充实,系带 ● 开口背门平放于床尾中间将其拉至床头中间	● 枕头平整、美观 ● 使被套平整、美观、方便使用
移回桌椅	● 将床旁桌椅移回原处 ● 脱下扫床刷套	● 保持病室整洁、美观 ● 规范处理
整理用物	● 整理用物,洗手	● 避免交叉感染

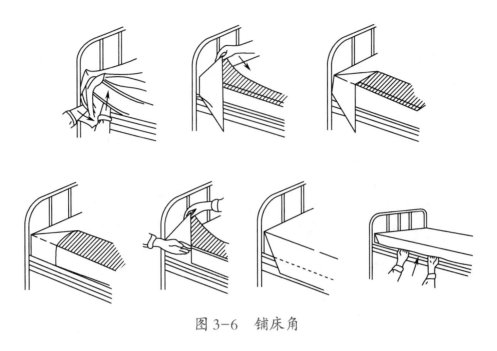

图 3-6　铺床角

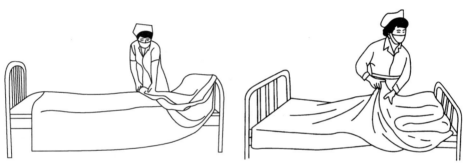

图 3-7　"S"式套被套法

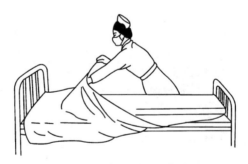

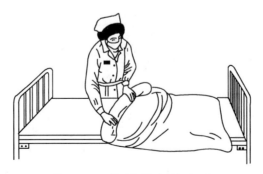

图 3-8　卷筒式套被套法

4. 评价

（1）护士操作时遵循节力原则。

（2）操作过程流畅，未影响病人治疗和护理等活动。

（3）病室及病床单位整洁、美观。

【注意事项】

1. 符合铺床的实用、耐用、舒适、安全的原则。

2. 病人进餐或接受治疗时暂停铺床。

3. 操作中动作轻稳，避免尘埃飞扬。

4. 应用省时、节力原则。操作前用物摆放有序，放置合理；操作中减少走动，避免多余无效动作；身体靠近床边，上身直立，两脚前后或左右分开，扩大支撑面，降低重心，增加稳定性。

（二）铺暂空床

铺暂空床见图3-9。

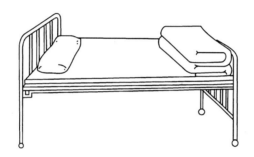

图3-9　暂空床

【目的】

1. 保持病室整洁，准备接收新病人。

2. 供新入院或暂离床活动的病人使用。

【操作程序】

1. 评估

（1）病人病情是否允许暂时离床活动。

（2）病人的意识、诊断、病情，是否有伤口或引流管等情况。

2. 计划

（1）护士准备：着装整洁、洗手、戴口罩。

（2）用物准备：同备用床，必要时备橡胶单、中单（或一次性中单）。

（3）环境准备：环境整洁、通风，病室内无病人进行治疗或进餐。

3. 实施（表3-5）。

表 3-5　铺暂空床

操作流程	操作步骤	要点解析
移开桌椅	● 移开床旁桌,距床头约20cm ● 移椅至床尾正中,距床尾约15cm置用物于床尾椅上	● 便于操作 ● 便于取用
枕放椅上	● 将枕头放于床尾椅子上	● 便于操作
折叠盖被	● 将备用床的盖被头端向内折1/4,再横向扇形三折于床尾,并使各层平齐	● 方便病人上下床,保持病室整齐、美观
酌情铺单	● 将橡胶单及中单上缘距床头45~50cm,中线与床中线对齐,两单边缘下垂部分一并塞入床垫下 ● 转向对侧,分别将橡胶单和中单边缘下垂部分塞入床垫下	● 保护床褥免受污染 ● 使床美观、整齐,不易松开
枕放原位	● 将枕头开口背门平放于床头中间	● 平整、美观、方便使用
移回桌椅	● 将床旁桌椅移回原处	● 保持病室整洁、美观
整理用物	● 整理用物,洗手	● 避免交叉感染

4. 评价

(1)同铺备用床(1)(2)。

(2)病床实用、舒适、安全、方便。

(3)用物符合病情需要。

【注意事项】

同铺备用床。

（三）铺麻醉床

铺麻醉床见图3-10。

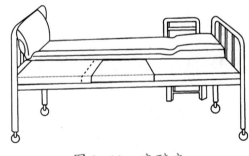

图 3-10　麻醉床

【目的】

1. 便于接收和护理麻醉手术后的病人。

2. 避免床上用物被血渍或呕吐物等污染,便于更换。

3. 使病人舒适、安全,预防并发症。

【操作程序】

1. 评估

(1)病人的诊断、病情、手术方式、麻醉方式。

(2)手术后所需的治疗和护理等物品。

(3)病床及床单位设施性能是否完好。

2. 计划

(1)护士准备:着装整洁、洗手、戴口罩。

(2)用物准备

1)床上用物:同备用床,另加橡胶单和中单(或一次性中单)各2条。

2)麻醉护理盘:治疗巾内置开口器、舌钳、压舌板、牙垫、治疗碗、镊子、吸氧管、吸痰管、纱布数块;治疗巾外置血压计、听诊器、弯盘、棉签、胶布、手电筒、护理记录单和笔。

3)其他:输液架,根据需要另备给氧装置、胃肠减压器、负压吸引器、引流袋、微量泵等,冬天按需备热水袋及布套、毛毯。

(3)环境准备:环境整洁、通风,病室内无病人进行治疗或进餐。

3. 实施(表3-6)。

表3-6 铺麻醉床

操作流程	操作步骤	要点解析
铺好床褥、大单	● 同备用床	
铺好两单	● 同暂空床,铺好病床中部近侧橡胶单及中单	● 保护床褥免受污染
	● 根据手术部位将另一橡胶单及中单对好中线,铺于床头或床尾。铺床头时,上端齐床头,下端压在中部橡胶单及中单上,将边缘下垂部分一并塞入床垫下;铺床尾时,下端齐床尾,上端压在床中部橡胶单及中单上,将边缘下垂部分一并塞入床垫下	● 颈、胸部手术或全麻手术病人铺于床头;下肢手术病人铺于床尾
	● 转至对侧,分层铺好对侧大单、橡胶单和中单	● 使床美观、整齐,不易松开
套好被套	● 同备用床	

操作流程	操作步骤	要点解析
折叠盖被	● 同备用床,将盖被两侧边缘向内折叠与床沿齐,尾端向内折叠与床尾齐,将盖被纵向扇形三折叠于一侧床边,开口向门	● 盖被三折上下对齐,外侧齐床沿,便于将手术病人移到床上
套枕放置	● 将枕芯套入枕套内,四角充实,系带 ● 开口背门,横立于床头	● 枕头平整、美观 ● 防止头部受伤
移回桌椅	● 将床旁桌移回原处,床旁椅移至盖被折叠侧床尾	● 便于将病人移到床上
置麻醉护理盘	● 麻醉护理盘放床旁桌或治疗车上,其余用物放于合适位置	● 便于急救
整理用物	● 整理用物,洗手	● 避免交叉感染

4. 评价

(1)操作熟练,无多余动作。

(2)操作过程中利用节力原则。

(3)用物齐全,能满足手术后病人治疗、护理的需要。

【注意事项】

1. 同备用床。

2. 铺麻醉床时应更换洁净被单,保证术后病人舒适,预防感染发生。

边学边练

实践2:参观医院

边学边练

实践3:铺床技术

章末小结

　　本章学习重点是门诊、急诊的护理工作,病区环境管理和铺床技术;学习难点为铺床的基本要求,使铺好的备用床、暂空床和麻醉床能平、整、紧,达到舒适、安全、实用、耐用的目的。在学习过程中注意比较门诊和急诊的护理工作,备用床、暂空床和麻醉床铺法的异同点。归纳病区环境管理的要求和铺床的注意事项。

（王静芬）

思考与练习

1. 病人，男性，65岁，因发热2d，持续咳嗽，呼吸急促，独自来医院就诊。

请问：

（1）如果你是门诊导诊护士，应如何指导病人就医？

（2）护士应如何做好门诊消毒隔离工作？

2. 病人，女性，68岁。高血压病史10年，因脑出血来院就诊收住院。体格检查：T 36.2℃，P 64次/min，R 24次/min，BP 176/106mmHg。病人处于昏迷状态，左侧肢体活动障碍，左侧瞳孔散大，对光反应消失，角膜反射消失。

请问：

（1）病区护士应如何为该病人准备床单位？

（2）为让病人得到充分的休息，促进康复，病区护士应采取哪些措施保持病室安静？

3. 病人，男性，45岁，因"发热、呕吐、右下腹疼痛2h"来院就诊，被初步诊断为"急性阑尾炎"入院。体格检查：T 37.5℃，P 90次/min，R 22次/min，BP 110/72mmHg。神志清醒，右下腹部有压痛、反跳痛、腹肌紧张等体征。医嘱：立即作阑尾彩色多普勒超声、胸部X射线、心电图、血液生化检查等。

请问：

（1）家属要求留下来陪护，作为病区护士，你应该如何处理？

（2）病人如需进行手术治疗，手术室护士应如何调节适宜的温湿度？病区护士应如何为其准备床单位？

第四章 护理安全防范与职业防护

04章

04章 数字内容

医院的发展和技术的更新应该为病人及医护人员提供一个更安全、更能体现人文关怀的环境和氛围。安全是人类的基本需要，也是护理工作的基本需要。病人的安全与护士的安全，共同构成护理安全。护理安全管理也成为提高护理质量的首要保证。消除护理工作中的安全隐患，创造良好的护理环境，预防护理职业性损伤显得非常重要。

第一节 护理安全防范

一、概 述

（一）概念

护理安全（nursing safety）是在实施护理的全过程中，病人不发生法律和法定的规章制度允许范围以外的心理、机体结构或功能上的损害、障碍、缺陷或死亡。

（二）护理安全防范的意义

1. 有利于提高护理质量 护理安全措施的落实，有利于提高护理质量。

2. 有利于创造和谐的医疗环境 监督护理安全措施执行，控制护理差错事故发生，保障护理安全制度落实，不仅可以有效减少差错、事故的发生概率，还能为病人提供安全、可靠的优质护理服务，增强病人的信任感，能创造和谐、温馨的医疗环境，树立护士良好的职业形象。

3. 保护护理人员的自身安全　护理安全措施的有效实施,不仅可以为病人提供高质量的护理服务,保护病人的合法权益不受到侵害,同时也保护着护士的自身安全。护士不断强化安全意识,对职业行为中的有害因素进行科学性的有效防护,可以减少职业暴露机会,并可避免职业伤害,保护自身安全。

二、护理安全的影响因素

影响护理安全的因素很多,其中最主要的因素是:

(一)人员因素

作为护理措施的实施者,护理人员的素质水平及人员配备情况能否满足病人的基本需要,是关系护理安全与否的首要因素。

护理是一项护患双方共同参与的活动,护理活动的正确实施有赖于病人的密切配合及支持。病人由于患病因素致身体虚弱、自理能力受限、感知觉及意识障碍、免疫力低下、心理压力过大等,情绪受到影响,进而影响病人的遵医行为,形成护理安全隐患。

(二)技术因素

技术因素主要指由于护理人员技术水平问题以及随着新技术、新项目大量引进和一些特殊诊疗手段的增加,护理工作中复杂程度高、技术要求高的内容日益增多,不仅增加了对护理工作的压力,而且导致护理工作中技术方面风险加大,影响护理安全。

(三)管理因素

护理管理制度不健全、业务培训不到位、管理监督不得力等造成管理失控,是影响护理安全的重要因素。

(四)环境因素

医院中不安全的环境因素包括:医院的基础设施、病区物品配置存在不安全的因素;设备性能是否完善、配套,能否达到规范标准等;环境污染所致的隐性不安全因素;昆虫叮咬导致过敏性伤害,以及引发的传染性疾病等。

三、护理安全的防范原则

(一)加强护理职业安全的教育

重视护理安全教育,提高全体护理人员的安全意识,是保证护理安全的基础。通过经常性的安全教育,树立"安全第一"的观念,提高护理人员的风险意识,增强护理安全工作的自觉性,使护理人员明确良好的职业道德,严格执行规章制度是护理安全的重要保证。

(二)强化法制观念、增强法律意识

护理不安全因素引发的后果,常依据法律手段予以解决。因此,护理人员要加强法

律知识的学习,增强法律意识,强化法制观念,自觉遵守法律、法规,以防范由于法制观念不强所造成的护理差错和事故,并学会运用法律武器维护自身的合法权益。

(三)加强专业理论和技术培训

提高护理人员的业务素质是护理安全的重要环节。通过对护理人员定期、系统的专业培训,不断提高护理人员的专业技术水平,才能从根本上防止技术性护理差错、事故的发生,促进护理安全各项工作的落实。

(四)提高系统安全性和有效性

提高护理安全防范,预防护理差错、事故的发生,应从提高整个护理系统运行的安全性和应对的有效性角度入手。建立健全安全管理制度,落实各项安全管理措施。护理人员自觉遵守职业安全规范要求,并依据护理岗位的需求和护理服务的质量,最大限度地减少由于护理人力资源短缺、组织管理滞后、运行机制陈旧而造成的不安全隐患。

(五)建立连续监测的安全网络

1. 医院应实行"护理部—科护士长—病区护士长"三级目标管理责任制,护理部设立安全领导小组,科室成立安全监控小组,各司其职,各负其责。

2. 监督检查护理物品的质量、性能等是否符合安全要求,是否对病人、操作人员及社会构成潜在危险;检查物品有无商标、厂址、合格证书等,防止购入假冒伪劣商品。

3. 对有可能影响全局或最容易出问题的环节应重点监控,如手术室、急诊科、ICU、供应室等,对存在风险大、涉及面广、影响大的工作区域应给予足够的重视并加强监督管理。

第二节　护理职业防护

 工作情景与任务

导入情景:

护士,24岁,工作3年后被安排在传染科病房上班。在输液拔针时不慎被裸露的针头刺破手指,出血不止。

工作任务:

1. 采取措施正确处理伤口。
2. 有效避免锐器伤的发生。

一、概　　述

(一)概念

1. 护理职业暴露(nursing occupational exposure)　是指护理人员从事诊疗、护理活动中接触有毒、有害物质或病原微生物，以及受到心理、社会等因素的影响而损害健康或危及生命的职业暴露。

2. 护理职业风险（nursing occupational risk） 是指护理服务过程中可能发生的一切不安全事件。

3. 护理职业防护（nursing occupational protection） 是指在护理工作中采取多种有效措施，保护护士免受职业有害因素的损伤，或将其损伤降到最低程度。

（二）护理职业防护的意义

1. 提高护士职业生命质量 护理职业防护措施的有效实施，不仅可以避免由职业有害因素对护士造成的机体损害，而且还可以控制由环境和行为引发的不安全因素。通过职业防护可以维护护士的身体健康，减轻心理压力，增强社会适应能力，提高护士的职业生命质量。

2. 科学规避护理职业风险 通过对职业防护知识的学习和强化技能的规范化培训，可以提高护士对职业防护的意识，自觉履行职业规范要求，有效控制职业性有害因素，科学有效地规避护理职业风险。

3. 营造和谐工作氛围 良好安全的护理职业环境，不仅可以使护士产生愉悦的心情，而且可以增加职业满意度、安全感和成就感，也能使之形成对职业选择的认同感。同时，轻松愉快的工作氛围可以缓解护士工作的压力，改善其精神状况，提高护士的职业适应能力。

二、职业损伤的危险因素

（一）生物性因素

生物性职业危害因素是指医护人员在工作中意外接触、吸入或食入的病原微生物或含有病原微生物的污染物对机体造成伤害。生物性因素是影响护理职业安全最常见的职业性有害因素。护理工作环境中主要的生物性因素为细菌和病毒。常见的致病菌有：葡萄球菌、链球菌、肺炎球菌及大肠埃希菌等，广泛存在于病人的各种分泌物、排泄物及用过的衣物和器具中，它们通过呼吸道、消化道、血液及皮肤等途径感染护理人员。常见的病毒有：肝炎病毒、冠状病毒等，传播途径以呼吸道和血液传播较为常见。

（二）化学性因素

化学性职业危害因素指医务人员在工作中，可通过各种途径接触到多种化学消毒剂，使自身受到不同程度的污染，如甲醛、过氧乙酸、含氯消毒剂、戊二醛等。这些化学消毒剂在极微量的接触中即可刺激皮肤、眼、呼吸道，引起皮肤过敏、流泪、恶心、呕吐及气喘等症状。经常接触此类化学品还会引起眼结膜灼伤、上呼吸道炎症、喉头水肿和痉挛、化学性气管炎或肺炎等。长期接触不仅可造成肝损害，还会损害中枢神经系统，表现为头痛、记忆力减退。

此外，医院中护士还会接触到化疗药物，如环磷酰胺、多柔比星等。接触化疗药物的护士如不注意防护，也可因为配药或注射等通过皮肤直接接触或吸入而受到低剂量化疗药物的影响，长期接触可导致远期影响，如白细胞计数下降和自然流产率增高，而且还会有致癌、致畸的危险。

（三）物理性因素

1. 锐器伤　锐器伤是护理人员最常见的职业性有害因素之一，而感染的锐器伤是导致血源性传播疾病的最主要因素，其中最常见、危害性最大的是乙型肝炎病毒、丙型肝炎病毒和人类免疫缺陷病毒。同时锐器伤可对护士造成较大的心理影响，产生焦虑、恐惧、悲观，甚至影响护理职业生涯。

2. 机械性损伤　临床护理人员在工作中劳动强度较大，负重过度，特别是 ICU、骨科、精神科、急诊及手术室等，需要搬运病人的机会较多。用力不当，如不正确的弯腰等，容易扭伤腰部，引发腰椎间盘脱出，造成自身伤害。此外，超时站立、走动还可引起下肢静脉曲张等。

3. 温度性损伤　常见的温度性损伤有热水瓶、热水袋所致的烫伤；易燃易爆物品如氧气、乙醇等所致的各种烧伤；各种电器使用，如烤灯、高频电刀所致的灼伤等。

4. 放射性损伤　在为病人进行放射性诊断和治疗的过程中，护理人员自我保护不当，可导致放射性皮炎、皮肤溃疡坏死，甚至会引发皮肤癌。紫外线照射是医院常用的一种消毒灭菌方法，在日常工作中，护理人员长时间接触到紫外线会引起不同程度的皮肤红斑、紫外线性眼炎等疾病。

5. 噪声　噪声主要来源于监护仪、呼吸机的机械声、报警声，电话铃声，病人的呻吟声，物品及机器移动的声音等。世界卫生组织（WHO）规定，白天病区较理想的噪声强度应维持在 35～40dB。护理人员长期处于高分贝的工作环境中，可导致听力、神经系统等的损害。

（四）心理、社会因素

护士每日服务于不同的人群，同时承担着多种角色，常处于超负荷状态，再加上人际关系的特殊性与复杂性，影响着护士的身心状态，很容易产生身心疲劳，不仅影响护士身体健康，而且还影响着护士的心理健康，影响着社会群体对护士职业的选择。

三、常见护理职业损伤的防护

（一）锐器伤的职业防护

1. 概念　锐器伤是一种由医疗利器，如注射器针头、缝针、手术刀、剪刀、安瓿等造成的意外伤害。引起锐器伤的利器种类有：玻璃类、金属类等。

2. 原因　引发锐器伤的常见原因包括：

（1）自我防护意识淡薄：护士对锐器伤的危害认识不足，缺乏系统的防护知识。

（2）护士技术不熟练、不规范：使用锐器进行护理操作时，技术不熟练或操作不规范易造成锐器伤，如徒手掰安瓿、一次性针头处置不妥、双手回套针帽等。

（3）意外损伤：整理治疗盘、治疗室台面时，被裸露的针头或碎玻璃扎伤；手术过程中锐器传递时造成误伤；注射器、输液器毁形过程中刺伤。

（4）病人原因：各种注射、拔针时病人不配合造成误伤，或在操作中病人突然躁动导致受伤。

（5）教育培训不到位，防护用品不充足：医院对安全教育培训不重视，对新护士未进行相关的培训；防护用品不足等。

3. 防护措施

（1）增强自我防护意识：护士进行有可能接触病人血液、体液的护理操作时，必须戴手套。操作完毕，脱去手套后应立即洗手，必要时进行手的消毒。如手部皮肤发生破损时，必须戴双层手套。在进行侵入性诊疗、护理操作过程中，要保证充足的光线；器械传递时要娴熟规范，并特别注意防止被针头、缝合针、刀片等锐器刺伤或划伤。

（2）锐器使用中的防护：抽吸药液时严格遵循无菌操作原则，抽吸后立即用单手套上针帽；静脉注射药物时须去除针头经三通管给予；使用安瓿制剂时，先用砂轮划痕再掰安瓿，掰安瓿时垫纱布以防损伤皮肤。

（3）严格管理医疗废物：使用后的锐器直接放入利器盒内，以防刺伤。护理工作中应使用便捷的符合国际标准的锐器回收器，严格执行医疗垃圾分类标准。锐器不应与其他医疗垃圾混放，应放置在指定的场所。封好的锐物容器在搬离病房前应有明确的标志，便于监督执行。

（4）纠正损伤的危险行为：①禁止用双手分离污染的针头和注射器。②禁止用手直接接触使用后的针头、刀片等锐器。③禁止用手折弯或弄直针头。④禁止双手回套针帽。⑤禁止直接传递锐器（手术中锐器用弯盘或托盘传递）。⑥禁止徒手携带裸露针头等锐器物。⑦禁止消毒液浸泡针头。⑧禁止直接接触医疗垃圾。

（5）加强护士健康管理：建立护士健康档案，定期为护士进行体检，并接种相应的疫苗。建立损伤后登记上报制度；建立医疗锐器处理流程；建立受伤员工监控体系，追踪伤者健康状况。

（6）和谐沟通，相互配合：为不合作或昏迷、躁动病人治疗时，易发生锐器伤害，必须请求其他人协助配合，尽量避免锐器误伤自己或病人。

（7）合理安排工作时间：根据工作性质，灵活机动地安排休息时间，使护士身心得以缓冲，减轻压力，焕发精神，提高工作效率，减少锐器伤的发生，保障护理工作质量。

4. 应急处理

（1）受伤后保持镇静，戴手套者按规范迅速脱去手套。

（2）立即用健侧手从近心端向远心端挤压，挤出伤口部位的血液，但禁止在伤口局部来回挤压，避免产生虹吸现象，将污染血液回吸入血管，增加感染机会。

（3）用肥皂水彻底清洗伤口并用流动水反复冲洗伤口5min。

（4）用0.5%碘伏、2%碘酊或75%乙醇消毒伤口并包扎。

（5）向主管部门汇报并填写锐器伤登记表。

（6）请有关专家评估锐器伤并指导处理，根据病人血液中病毒含量和伤口的深度、暴露时间、范围进行评估，做相应的处理。

（二）化疗药物损害的职业防护

1. 概念　广义的化学治疗是指病原微生物、寄生虫所引起的感染性疾病以及肿瘤采用化学治疗的方法，简称化疗。理想的化疗药物应对病原体、寄生虫和肿瘤有高度选择性，而对机体的毒性很小。从狭义上讲，现在化疗多指对于恶性肿瘤的化学药物治疗。

2. 原因　专业人员在接触、处理化疗药物过程中，如果操作不慎或长期接触均可造成对人体的潜在危害。因此必须了解可能成为导致化疗药物损害的危险因素。

（1）药物准备和使用过程中可能发生的药物接触：如从药瓶中拔出针头时导致药物飞溅；打开安瓿时，药物粉末、药液、玻璃碎片向外飞溅；连接管、输液器、输液袋、输液瓶、药瓶的渗漏和破裂导致药物泄漏；拔针时造成部分药物喷出等。

（2）注射操作过程中可能发生的药物接触：如针头脱落，药液溢出；药瓶使用中破裂，药物溢出；护士在注射过程中意外损伤自己等。

（3）废弃物丢弃过程中可能发生的药物接触：如丢弃被化疗药物污染材料时的接触；处理化疗病人体液或排泄物时的接触；处置吸收或沾染了接受化疗药物治疗病人的体液的被服及其他织物的接触；清除溅出或溢出药物时的接触等。

3. 防护措施

（1）配制化疗药物的环境要求：应设专门化疗药物配药间，有空气净化装置，在专用层流柜内配药，以保持洁净的配置环境，操作台面覆盖一次性防渗透性防护垫或吸水纸，以吸附溅出的药液，以免蒸发造成空气污染。

（2）配制化疗药物的准备要求

1）配制前流动水洗手，佩戴一次性防护口罩、帽子、一次性防护眼镜、工作服外套、一次性防渗透隔离衣。操作过程中从呼吸道吸入化疗药物的危险性较大，必须戴有效的一次性防护口罩。

2）有些化疗药物对皮肤有刺激作用，接触后可直接被吸收，因此操作时必须戴防护作用较好的乳胶手套。

（3）配制化疗药物的操作要求

1）割锯安瓿前应轻弹其颈部，使附着的药粉降落至瓶底。掰开安瓿时应垫纱布，避免药粉、药液、玻璃碎片四处飞溅，并防止划破手套。

2）溶解密封瓶药物时，溶媒应沿瓶壁缓慢注入瓶底，待药粉浸透后再搅动，防止粉末溢出。

3）瓶装药液稀释后立即抽出瓶内气体，以防瓶内压力过高使得药液从针眼处溢出。

（4）执行化疗药物操作要求

1）从药瓶中吸取药液后，先用无菌纱布或棉球包裹瓶塞，再拔除针头，防止拔出针头的瞬间药液外溢。

2）抽取药液时以不超过注射器容量的3/4为宜，防止活塞从针筒中意外滑落。

3）操作完毕，脱去手套后用流动水和洗手液彻底洗手并行沐浴，减轻药物的毒性作用。

（5）化疗废弃物及污染物品的处理要求

1）凡与化疗药物接触过的针头、注射器、输液管、棉签等，必须放置在防刺破、无渗漏的专用密闭垃圾桶内，标明警示标志统一处理，不能与普通垃圾等同处理。

2）所有污染废弃物必须经焚烧处理。

3）非一次性物品应与其他物品分开放置，并经高温处理。

4）化疗病人使用过的物品应先用热水冲洗2次然后分装标记，集中处理。

5）处理48h内接受过化疗病人的分泌物、呕吐物、排泄物及血液时，必须穿隔离衣、戴帽子、口罩及手套，处理完毕后应彻底洗手。

（6）化疗护士的素质要求

1）执行化疗的护士应经过专业培训，增强职业危害的防护意识，主动实施各项防护措施。

2）化疗护士应注意锻炼身体，定期体检，每隔6个月检查肝功能、血常规及免疫功能。怀孕护士应避免接触化疗药物，以免出现流产、胎儿畸形。

虽然护士为病人进行化疗过程中存在一定的职业危害，但只要从思想上重视，认真实施各种防护措施，化疗药物对护士的危害是可以防范的。

（三）负重伤的职业防护

1. 概念　负重伤指由于工作性质的原因常需要搬动或移动重物，而使身体负重过度，或不合理用力等，导致肌肉、骨骼及关节的损伤。

2. 原因

（1）较大的工作强度：临床护士常需处理诸多强度较大的工作，适应较快的工作节奏，尤其手术室、急救中心的护士，精神始终处于高度紧张状态，随时准备处理应激事件。长期在此环境工作，使护士在重负下身体承受力下降，用力不均衡或不当，腰部极易受损。

（2）外界温差的刺激：护士工作环境的变化，使护士必须适应外界的温差。较大的温差刺激会阻碍腰部血液循环，影响椎间盘及腰部肌肉的新陈代谢，减少其营养供给，加速椎间盘退变的速度，引发腰肌劳损，增加了腰椎间盘突出症发生的危险性。

（3）长期的积累损伤：损伤是护士发生椎间盘突出症的常见原因，积累损伤是其重要诱因。

临床护士执行相关护理操作，如加药、观测引流管时弯腰、扭转动作较多，对腰部损伤较大。长期的损伤积累导致腰部负荷加重，使其易患腰部疾病。

3. 防护措施

（1）加强锻炼、提高身体素质：强身健体是预防负重伤的重要措施，通过锻炼可提高机体免疫力，使全身各脏器系统功能增强，局部腰肌可摄取更多营养物质。同时，通过锻炼还可增加身体的柔韧性、增加骨关节活动度、降低骨关节损伤概率，如健美操、太极拳、瑜伽等。

（2）保持正确的劳动姿势：护士在日常的工作、生活中，应注意保持正确的劳动姿势。在站立或坐位时应尽可能保持腰椎伸直，使脊柱支撑力增大，避免因过度屈曲引起腰部韧带劳损，减少身体重力对腰椎的损伤。在半弯腰或弯腰时，应两足分开使重力落在髋关节和两足处，降低腰部负荷。

（3）避免长时间维持一种体位：护理工作者应定期变换体位，缓解肌肉、关节、骨骼疲劳，减轻脊柱负荷。同时要避免过于剧烈活动，防止拉伤腰部肌肉，损伤椎间盘。

（4）使用劳动保护用具：护士在工作中可以佩戴腰围等保护用具以加强腰部的稳定性，保护腰肌和椎间盘不受损伤。但腰围只应在劳动时使用，否则可导致腰肌萎缩，产生腰背痛。对于已患腰椎间盘突出症的护士，在佩戴腰围时应注意遵循以下原则：在急性期疼痛加重时坚持佩戴，于卧床休息时解下。

（5）促进下肢血液循环：护理人员工作时常常会超时站立，导致下肢静脉血液回流受阻，静脉持久扩张，发生下肢静脉曲张。护士在站立工作过程中，应避免长时间保持同一姿势，适当、轻微活动以促进下肢血液循环，减轻下肢静脉瓣膜承受的压力，预防发生下肢静脉曲张。

（6）养成良好的生活饮食习惯：从事护理工作的人员，提倡卧硬板床休息，床垫的厚度适宜。应避免长时间弯腰活动，减少弯腰次数。尽量减少持重物的时间及重量，减少腰部负荷，预防负重伤的发生。此外，应注意营养的科学调配，多食富含钙、铁、锌的食物，如牛奶、菠菜、西红柿、骨头汤等，增加机体内蛋白质的摄入量。

（四）职业疲溃感的职业防护

1. 概念　职业疲溃感是指由于持续的工作压力引起个体的"严重紧张"反应，从而出现的一组综合征。其主要表现为：缺乏工作动机、回避与他人交流、对事物多持否定态度、情感冷漠等。

2. 原因　职业疲溃的发生与工作压力有关，护士工作中的压力主要来源于：

（1）工作时间长，工作负荷过重，且比较琐碎。

（2）工作环境无安全感，常接触病原菌、病毒、放射性物质及化学有害物质等。

（3）接受继续教育、培训的机会偏少，职称晋升较难。

（4）参与决策机会少，缺乏主人翁意识。

（5）人际关系复杂，沟通不畅，难免出现冲突。

（6）价值感认同不够，导致情绪低落，工作缺乏积极性和激情。

（7）自我期望值过高，害怕暴露自己的弱点与缺陷，工作满意度下降，长期压抑自己的情绪。

（8）缺乏必要的心理应对能力，在面对压力时不能充分运用各种防卫机制保护自己。

3. 防护措施

（1）积极参加教育与培训：护士应积极参加继续教育和学术会议等的学习，增加对学科发展前沿和国内外专业情况的了解，以带来工作变革的方向和动力，拓展专业领域视野，提高职业竞争力，避免职业风险，增强应对工作压力的能力。

（2）提高护理工作价值感：随着时代的发展，赋予了护士多元化的角色，护士成为"维护和促进人类健康"的重要生力军，社会对护理工作的评价也需相应得到改善。护士社会地位的提高，创造一个尊重护士的社会环境，有助于提高护士自我工作价值感，增强应对工作疲溃的动力。

（3）合理安排劳动时间：合理安排劳动时间和班次可以降低夜班劳动带来的负面效应。避免连续上夜班，每上一次夜班应保证足够的休息时间，这样可以最大限度地降低夜班带来的身心疲劳，减轻护士的职业紧张，提高工作效率。

（4）创造健康的职业环境：护士应培养自己团队合作的精神，友好沟通，宽容理解，发挥各自的特长和优势，满足其实现自身价值需要的同时，营造出积极向上、和谐温馨、愉快健康的职业环境。

（5）培养积极乐观的精神：积极乐观的精神，愉快的情绪，是战胜疲劳的基础和关键。面对困难和挫折调整心态，以开朗豁达的态度对待，可以缓解压力引起的身心反应，并可将压力转换成积极动力，成为个人发展的机遇。

（6）合理疏导压力带来的影响：合理运用应对压力的技巧，积极疏导负性的躯体和心理反应，可以降低紧张感。同时培养轻松的业余爱好，养成锻炼身体的习惯等，都有助于摆脱焦虑、烦恼，焕发出充沛的活力。

（7）提高自身综合素质：社会的进步、人们健康需求的增加、新的仪器设备的使用，是促使护理学科和护理人员发展的动力。护理人员应与时俱进，不断提升自身综合素质，适应时代的需要，克服职业疲溃感。

 边学边练

实践4：案例分析

 章末小结　　本章学习重点是护理安全的防范原则及常见护理职业损伤的防护；学习难点是护理职业风险的防范措施。学习过程中注意常见护理职业损伤的原因分析，注重联系工作实际，学会常见护理职业损伤的防护技巧和方法，以保证病人安全及护理人员本身的职业健康，不断提高护理质量和护理职业生命质量。

（周小菊）

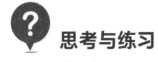 **思考与练习**

1. 护士，25岁，在产科病房工作。某日在给一乙型肝炎孕妇采血时，不慎被污染的针头扎伤手指。

请问：

（1）该事件属于什么情况？

（2）该护士应立即采取哪些紧急措施处理伤口？

（3）护士在日常工作中如何防止此类事件发生？

2. 护士，24岁，在医院肿瘤科病房工作。某日在为病人配制化疗药物时，因药瓶内压力过大，拔针时不慎将药物溅到面部和眼内。

请问：

（1）应立即采取哪些紧急措施处理化疗药物的暴露？

（2）在配制化疗药物时，护士应采取哪些防护措施？

（3）接触过化疗药物的注射器、针头、棉签等污染物，护士应如何处理？

第五章 | 医院感染的预防与控制

05章 数字内容

医院感染的预防和控制，是医院及其所有工作人员共同的责任，是保证医疗护理质量和医疗护理安全的重要内容，"消毒灭菌、手卫生、无菌技术、隔离技术、合理使用抗生素和消毒灭菌效果的监测"是目前预防和控制医院感染的关键措施，这些措施的落实与护理工作密切相关。因此，落实预防与控制医院感染的各项措施、标准和规范，加强医院感染管理中的护理管理具有十分重要的意义。

第一节 医院感染

一、医院感染的概念与分类

医院感染的概念与分类随着医院感染预防、控制和管理的发展而不断演变与完善。

（一）医院感染的概念

医院感染（nosocomial infection）的全称为医院获得性感染（hospital-acquired infection），是指住院病人在医院内获得的感染，包括在住院期间发生的感染和在医院内获得而出院后发生的感染，但不包括入院前已开始或入院时已处于潜伏期的感染。广义地讲，其所涉及的对象包括一切在医院内活动的人员，医院工作人员在医院内获得的感染也属于医院感染。

77

（二）医院感染的分类

根据病原微生物的来源不同，可将医院感染分为内源性感染和外源性感染两种类型。

1. 内源性感染　又称自身感染，是由病人自身携带的病原体引起的感染。寄居在病人体内的正常菌群或条件致病菌，在机体免疫功能低下、正常菌群发生移位，以及抗生素不合理应用时，就可引起感染。

2. 外源性感染　又称交叉感染，是指病原体来自病人体外，通过直接或间接的感染途径，传播给病人所引起的感染。外源性感染包括病人与病人、病人与工作人员之间的直接感染，或通过水、空气、医疗器械等物品为媒介的间接感染。

二、医院感染的形成

（一）医院感染形成的条件

医院感染的发生包括3个环节，即感染源、传播途径和易感宿主，当三者同时存在并相互联系时，即形成了感染链（图5-1），就可能导致医院感染的发生。

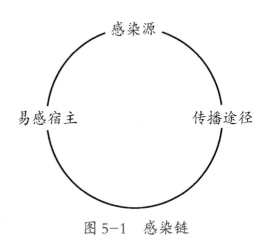

图5-1　感染链

1. 感染源（source of infection）　是指病原微生物自然生存、繁殖并排出的场所或宿主（人或动物），是导致感染的来源。主要的感染源包括：

（1）已感染的病人及病原携带者：病原微生物侵入人体所引起的感染可表现为有临床症状的病人或无症状的病原携带者。已感染的病人是最主要的感染源，大量病原微生物被病人不断排出，且常常具有耐药性，很容易通过某种传播途径侵入另一易感宿主，在体内定植，引起新的感染；病原携带者是医院的另一主要感染源，病原微生物不断生长繁殖并向外环境播散，但本人因无任何临床表现而常常被忽视。

（2）病人自身：大多是寄居在人体肠道、呼吸道、皮肤、泌尿生殖道、口腔黏膜等部位的正常菌群，或从外部环境进入人体后暂时定植在这些部位的微生物。一般不引起临床症状，但在机体抵抗力下降时可发生自身感染，并将病原微生物散播出去。

（3）动物感染源：各种动物如鼠、蚊、蝇、蟑螂、螨等都可能感染或携带病原微生物而成为动物感染源。

（4）医院环境：医院的环境、病房设施和用于病人的器械、用物及病人的食物、垃圾等都易被病原微生物污染，从而成为感染源。

2. 传播途径（route of transmission）　是指病原微生物从感染源传播到易感宿主的途径和方式。医院感染主要的传播途径有：

（1）接触传播：是医院感染的主要传播途径。①直接接触传播：已感染的病人与易感宿主直接接触,将病原微生物传递给易感宿主,如母婴间疱疹病毒、沙眼衣原体等的感染。②间接接触传播:病原微生物通过传播媒介传递给易感宿主,最常见的传播媒介是医护人员的手,其次是医疗器械、水和食物等。

（2）空气传播:是指以空气为媒介,病原微生物经悬浮在空气中的微粒随气流流动而进行的传播。

（3）饮水、饮食传播:是指病原微生物通过污染水、食物而造成疾病的传播。常可导致医院感染暴发流行。

（4）注射、输液、输血传播:是指通过使用污染的注射器、输液器、输血器、药液、血液制品等而造成疾病的传播。如输血导致的丙型肝炎等。

（5）生物传播:是指动物或昆虫携带病原微生物作为人体传播的中间宿主。如蚊子传播疟疾、乙型脑炎等。

3. 易感宿主（susceptible host） 是指对某种疾病或传染病缺乏免疫力的人。如将易感者作为一个总体,则称为易感人群。医院是易感人群相对集中的地方,易发生感染且感染容易流行。医院感染常见的易感人群有婴幼儿及老年人、机体免疫功能严重受损者、接受各种免疫抑制剂治疗者、不合理使用抗生素者、营养不良者、手术时间长或住院时间长者等。

（二）医院感染形成的原因

医院感染形成的主要原因有:①病原体来源广泛,环境污染严重。②易感人群增多。③医院感染管理制度不健全。④医务人员对医院感染的严重性认识不足。⑤消毒灭菌不严格和无菌技术操作不当。⑥感染链的存在。⑦抗生素的不合理使用。⑧介入性诊疗手段增多。⑨医院布局不合理,隔离措施和隔离设施不健全。

三、医院感染的监控与管理

（一）建立三级监控体系

在医院感染管理委员会的领导下,建立由医生、护士为主体的医院感染监控办公室及层次分明的三级护理管理体系(即:一级管理——病区护士长和兼职监控护士;二级管理——科护士长;三级管理——护理部副主任,为医院感染委员会副主任),及时评估医院感染发生的危险性,及时发现问题,及时进行处理。

（二）健全各项规章制度

按照国家有关卫生行政部门的法律、法规,健全医院感染管理制度,包括清洁卫生制度、消毒灭菌制度、隔离制度、消毒灭菌效果监测制度、一次性医疗器材及常用器材的监测制度、各重点科室的感染管理制度、医务人员医院感染知识培训制度以及感染管理报告制度等,并在实际操作中严格执行这些制度,避免医院感染的发生。

（三）落实医院感染管理措施

医院感染管理的主要措施包括:医院建筑布局合理,有利于消毒隔离;医疗过程中严格无菌技术、洗手技术、隔离技术，做好清洁、消毒、灭菌工作；对消毒灭菌过程及物品进行消毒灭菌效果的监测；合理使用抗生素，严格掌握使用指征；对医院污水、污物按有关规定处理。

（四）加强医院感染知识教育

对医务人员进行医院感染方面的教育，提高预防和控制医院感染的自觉性，增强自我防护意识，严格执行医院感染管理的各项规章制度和技术操作规程。

第二节 清洁、消毒、灭菌

清洁、消毒与灭菌是预防和控制医院感染的重要措施，包括医院环境的清洁、消毒，诊疗器械、用具及一般物品的消毒和灭菌等。各种消毒灭菌方法的正确运用是确保消毒、灭菌效果的关键。

一、清洁、消毒、灭菌的概念

1. 清洁（cleaning） 指清除物体表面的污垢、尘埃和有机物，以去除和减少微生物的方法。
2. 消毒（disinfection） 清除或杀灭物体上除芽孢以外的所有病原微生物的方法。
3. 灭菌（sterilization） 指杀灭物体上一切微生物，包括致病微生物和非致病微生物，也包括细菌芽孢和真菌孢子的方法。

二、清洁技术

常用的清洁技术有水洗、去污剂去污、机械去污和超声清洗，将物体表面的污垢清洗干净，也作为消毒、灭菌前的准备。适用于医院的地面、墙壁、家具、医疗护理用品等的去污。一般污垢、尘埃、油脂等用清水冲洗，再用洗涤剂刷洗，最后用清水冲净。

 知识拓展

常见特殊污渍的处理

碘酊污渍用乙醇擦拭；甲紫污渍用乙醇或草酸擦拭；陈旧血渍用过氧化氢溶液浸泡后用水清洗；高锰酸钾污渍可用维生素 C 溶液洗净或用 0.2%～0.5% 的过氧化氢溶液浸泡后清洗；墨水污渍用肥皂、清水搓洗，不能洗净时用稀盐酸或草酸溶液清洗，用氨水或过氧化氢溶液使其褪色；铁锈污渍浸入 1% 热草酸溶液中，再用清水洗净，或者用热醋酸浸泡。

三、物理消毒灭菌技术

（一）热力消毒灭菌技术

热力消毒灭菌技术是利用热力使微生物的蛋白质凝固变性、酶失活、细胞膜和细胞壁发生改变而导致其死亡的技术。其分为干热消毒灭菌法和湿热消毒灭菌法两种。

1. 干热消毒灭菌法　简称干热法，由空气导热，传热较慢，所以消毒灭菌所需温度高、时间长。

（1）燃烧灭菌法：是一种简单、迅速、彻底的灭菌方法。

1）适用范围：适用于无保留价值的污染物品，如病理标本、特殊感染（如破伤风、气性坏疽、铜绿假单胞菌等）的敷料、污染的废弃物；微生物实验室接种环的灭菌及培养用的试管、烧瓶口和塞子的灭菌；在急用或无条件用其他方法灭菌的某些耐高温的搪瓷类、金属类器械也可用燃烧法灭菌。

2）使用方法：无保留价值的污染物品可在焚烧炉内焚毁；金属器械洗净并干燥后，可在火焰上烧灼20s；搪瓷类容器洗净并干燥后，可倒入少量95%以上的乙醇，慢慢转动容器使乙醇均匀分布，然后点火燃烧至熄灭，时间不少于3min；开启或关闭培养试管时，将塞子和试管口放在火焰上烧灼，来回旋转2~3次。

3）注意事项：①注意安全，燃烧时须远离易燃、易爆物品，如氧气、乙醚、汽油等。②燃烧中途不得添加乙醇，以免引起烧伤或火灾。③贵重器械及刀剪等锐利器械不宜采用此法灭菌，以免损坏器械或使锋刃变钝。

（2）干烤灭菌法：是利用特制密闭的烤箱进行灭菌，其热力传播与穿透主要靠空气对流和介质的传导，灭菌效果可靠。

1）适用范围：适用于耐热、不耐湿、蒸汽或气体不能穿透的物品，如油剂、粉剂和玻璃器皿等的灭菌。

2）使用方法：灭菌所需的温度及时间，应根据消毒灭菌物品的种类和烤箱的类型来确定。消毒：箱温120~140℃，时间10~20min；灭菌：箱温160℃，时间120min；箱温170℃，时间60min；箱温180℃，时间30min。

3）注意事项：①灭菌前玻璃器皿应洗净并完全干燥。②物品包装不宜过大。③烤箱内放入物品不宜过多，高度不超过烤箱内腔高度的2/3。④勿与烤箱底部及四壁接触，物品间留有充足的空间。⑤在灭菌中途不宜打开烤箱放入新的物品。⑥灭菌后要待温度降至40℃以下再打开烤箱，以防炸裂。

2. 湿热消毒灭菌法　简称湿热法，由空气和蒸汽导热，传热较快，穿透力强，与干热消毒灭菌相比所需温度低、时间短，效果好。

（1）煮沸消毒法：是应用最早的消毒方法之一，也是家庭常用的消毒方法。

1）适用范围：适用于耐湿、耐高温的物品，如金属、搪瓷、玻璃和橡胶类等。

2）使用方法：将物品刷洗干净，全部浸没在水中，加热煮沸，消毒时间从水沸后算起，如中途加入物品，则应从第2次水沸后重新计时。煮沸5～10min可杀灭细菌繁殖体，达到消毒效果，煮沸15min可杀灭多数细菌芽孢。

3）注意事项：①消毒前物品刷洗干净，全部浸没水中。②有轴节的器械或带盖的容器应将轴节或盖打开再放入水中。③空腔导管需先在腔内注水。④大小相同的碗、盆不能重叠，要保证物品各面都能与水接触。⑤玻璃器皿、金属及搪瓷类物品应在冷水放入；橡胶类物品用纱布包好，待水沸后放入，消毒后及时取出。⑥在水中加入碳酸氢钠，配成1%～2%的浓度，不仅可提高沸点至105℃，增强杀菌作用，还可以起到去污防锈作用。⑦海拔高的地区水的沸点低，海拔每增高300m，需延长煮沸时间2min，或采用加压煮锅。

（2）压力蒸汽灭菌法：是利用高压饱和蒸汽的高热所释放的潜热灭菌，是物理消毒灭菌法中最有效的一种方法，是目前临床使用最广、效果最为可靠的首选灭菌方法。

1）适用范围：适用于耐高压、耐高温、耐潮湿物品的灭菌，如各类器械、敷料、搪瓷、橡胶、玻璃制品及溶液等。

2）使用方法：根据排放冷空气的方式和程度不同，压力蒸汽灭菌器可分为下排气式压力蒸汽灭菌器和预真空压力蒸汽灭菌器两种。

A. 下排气式压力蒸汽灭菌器：是利用重力置换的原理，使热蒸汽在灭菌器中从上而下，将冷空气由下排气孔排出，全部由饱和蒸汽取代，再利用蒸汽释放的潜热灭菌。下排气式压力蒸汽灭菌器可分为手提式压力蒸汽灭菌器（图5-2）和卧式（或立式）压力蒸汽灭菌器（图5-3），灭菌所需压力为103～137kPa，温度达121～126℃，时间为20～30min。

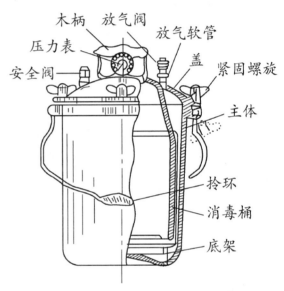

图5-2 手提式压力蒸汽灭菌器

B. 预真空压力蒸汽灭菌器：是利用机械抽真空的方法，使灭菌柜室内形成2.0～2.7kPa的负压，通入蒸汽后得以迅速穿透到物品内部进行灭菌。灭菌器的参数中最短灭菌时间为4min，温度为132℃时，压力为184.4～210.7kPa；温度为134℃时，压力为201.7～229.3kPa。

3）注意事项：①灭菌包不宜过大（不超过30cm×30cm×25cm），包扎不宜过紧，各包之间应留有空隙，便于蒸汽流通、穿透；在排气时蒸汽可迅速排出，保持物品干燥。②布类物品应放在金属和搪瓷类物品之上，以免蒸汽遇冷凝成水珠，使包布受潮，影响灭菌效果。

4）效果监测

A. 物理监测法：用150℃或200℃的留点温度计，使用前将温度计水银柱甩至50℃以下，放入包裹内，待灭菌后检视其读数是否达到灭菌温度。每次灭菌应连续监测并记录灭菌时的温度、压力、时间等参数，温度波动范围在3℃内，时间能满足最低灭菌时间要求。

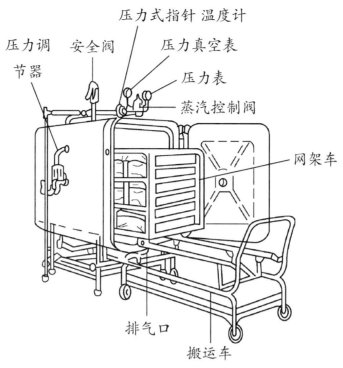

图5-3 .卧式压力蒸汽灭菌器

B. 化学监测法：是目前临床上广泛使用的常规监测手段。化学指示胶带（图5-4）：用于灭菌包表面的监测。粘贴在需灭菌物品的包装外面，灭菌后根据指示胶带颜色的改变，判断此包是否经过灭菌处理。化学指示卡：用于监测灭菌包中心的情况。使用时将化学指示卡放在灭菌包的中央部位，灭菌后根据指示卡颜色的改变，判断是否达到灭菌效果。

C. 生物监测法：是最可靠的灭菌效果监测方法。每周监测一次，使用含对热耐受力较强的非致病性嗜热脂肪杆菌芽孢的菌片制成标准生物测试包或生物灭菌过程挑战装置，或使用一次性标准生物测试包，放入标准测试包的中心部位或待灭菌容器内最难灭菌的部位，灭菌后取出培养，如无指示菌生长则表明达到灭菌效果。

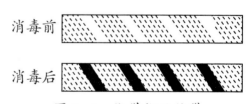

图5-4 化学指示胶带

 临床应用

B-D试验

B-D试验用于监测预真空压力灭菌器空气排除效果。灭菌器经预热后，空锅状态试验时，将B-D试验真空测试纸放于标准测试包的中心部位或使用一次性B-D测试包，测试包放在排气孔上方，靠近灭菌器柜门的架子上或由灭菌器厂商指定的最难灭菌处，在134℃下作用3.5～4.0min，取出测试包，测试纸变色均匀即为检测合格，方可进行物品的灭菌。记录B-D测试结果,并保留3年以上。此方法用于每日第一锅灭菌前及灭菌器维修后的测试。

(二)光照消毒技术

光照消毒技术又称辐射消毒,是利用紫外线或臭氧的杀菌作用,使菌体蛋白质发生光解、变性而致细菌死亡。

1. 日光暴晒法　利用日光的热、干燥和紫外线的作用达到消毒效果。

(1)适用范围:适用于床垫、床褥、棉胎、毛毯、枕芯、衣服、书籍等物品的消毒。

(2)使用方法:将物品放在直射阳光下暴晒6h。

(3)注意事项:定时翻动(一般每2h一次),使物品各面均能受到日光照射。

2. 紫外线灯管消毒　紫外线灯管是低压汞石英灯管,通电后,汞汽化放电而产生紫外线,经5～7min,使空气中的氧气电离产生具有较强杀菌作用的臭氧,二者共同发挥杀菌作用。紫外线杀菌作用最强的波段为250～270nm。

(1)适用范围:适用于室内空气和物品表面的消毒。

(2)使用方法:空气消毒时首选紫外线空气消毒器,也可用室内悬吊式紫外线消毒灯照射,有效照射距离不超过2m,消毒时间为30～60min。物品消毒时,最好使用便携式紫外线表面消毒器近距离移动照射,小件物品可放入紫外线消毒箱内照射;也可采取紫外线灯悬吊照射,先将物品摊开或挂起,使其各面均能被紫外线直接照射,有效距离为25～60cm,最多不超过1m,消毒时间不少于30min。消毒时间均从灯亮5～7min后开始计时,如需再次使用,关灯后须间歇3～4min再开启。

(3)注意事项

1)保持灯管清洁:灯管表面每2周用无水乙醇纱布或棉球擦拭一次,发现灯管表面有灰尘、油污时,应随时擦拭。

2)消毒环境合适:紫外线消毒时房间内的适宜温度为20～40℃,相对湿度为40%～60%。

3)有效身体防护:紫外线对人的眼睛和皮肤有刺激作用,照射过程中产生的臭氧对人体亦不利,故照射时人应离开房间,必要时戴防护镜、穿防护衣,照射完毕后应开窗通风。

4)正确计算时间:定期检测紫外线的照射强度(一般每半年一次)或记录使用时间,若灯管照射强度低于70μW/cm²或使用时间累计超过1 000h需更换灯管。

5)定期空气培养:监测灭菌效果(一般每个月一次)。

3. 臭氧消毒法　臭氧在常温下为强氧化性气体,是一种广谱杀菌剂,可杀灭细菌繁殖体、病毒、芽孢、真菌,并可破坏肉毒杆菌毒素。

(1)适用范围:适用于空气、水及物品表面的消毒。

(2)使用方法:空气消毒时,封闭空间内、无人状态下,臭氧浓度20mg/m³,作用30min;水消毒时,根据不同场所按厂家产品使用说明书要求使用;物品表面消毒时,密闭空间内臭氧浓度60mg/m³，作用60～120min。

（3）注意事项：①臭氧对人有毒，空气消毒时人员须离开现场，消毒后开窗通风≥30min方可进入。②臭氧具有强氧化性，可损坏多种物品，且浓度越高对物品损坏越重。③多种因素可影响臭氧的杀菌作用，包括温湿度、有机物、pH等，使用时应加以控制。

（三）电离辐射灭菌技术

电离辐射灭菌技术是利用放射性核素^{60}Co发射高能γ射线或电子加速器产生的高能电子束进行辐射灭菌。由于电离辐射灭菌技术是在常温下灭菌，故又称"冷灭菌"。其穿透力强，杀菌效果可靠，适用于不耐热物品的灭菌，如一次性注射器、输液器、输血器、精密医疗器械等。

（四）微波消毒灭菌技术

微波是一种频率高、波长短、穿透力强的电磁波，具有节能、无污染、作用快、温度低等优点，适用于食物、餐具、化验单、票证、药品及耐热非金属材料器械的消毒灭菌，但不能用于金属物品的消毒。

（五）机械除菌技术

机械除菌技术常用过滤除菌和层流通风法。过滤除菌可除掉空气中0.5～5μm的尘埃，达到洁净空气的目的。层流通风主要使室外空气通过孔隙小于0.2μm的高效过滤器，以垂直或水平两种气流呈流线状流入室内，再以等速流过房间后流出，使室内产生的尘粒或微生物随气流方向排出房间。主要用于手术室、器官移植室、烧伤病房和ICU等。

四、化学消毒灭菌技术

化学消毒灭菌是利用化学药物杀灭病原微生物的方法。其原理是使微生物的蛋白凝固变性，酶蛋白失去活性，或抑制微生物的代谢、生长和繁殖。能杀灭传播媒介上的微生物，使其达到消毒或灭菌要求的化学制剂称为化学消毒剂。

（一）化学消毒剂的使用原则

1. 根据物品的性能和不同微生物的特性，选择合适的消毒剂。

2. 严格掌握消毒剂的有效浓度、消毒时间及使用方法。

3. 消毒剂应定期更换，易挥发的要加盖，并定期检测以确保其有效浓度。

4. 待消毒的物品必须洗净、擦干，全部浸没在消毒液内；注意管腔内应注满消毒液，并打开器械的轴节和容器的盖。

5. 消毒液中不能放置纱布、棉花等物，因这类物品易吸附消毒剂而降低消毒效力。

6. 经浸泡消毒后的物品，在使用前应用无菌生理盐水冲净，以免消毒剂刺激人体组织。

7. 熟悉消毒剂的毒副作用，做好工作人员的防护。

（二）化学消毒剂的使用方法

1. 浸泡法　将被消毒的物品洗净、擦干后浸没在规定浓度的消毒液内一定时间的消毒方法。适用于耐湿不耐热的物品、器械的消毒,如锐利器械、精密仪器、化学纤维制品等。

2. 擦拭法　蘸取规定浓度的化学消毒剂擦拭被污染物品的表面或皮肤、黏膜的消毒方法。

3. 喷雾法　在规定时间内用喷雾器将一定浓度的化学消毒剂均匀地喷洒于空气中或物品表面进行消毒的方法。适用于地面、墙壁、环境等的消毒。

4. 熏蒸法　在密闭空间内将一定浓度的消毒剂加热或加入氧化剂,使其产生的气体在规定的时间内进行消毒的方法(表5-1)。适用于室内空气和不耐潮湿、不耐高温物品的消毒灭菌,如手术室、换药室、病室的空气消毒以及精密贵重仪器,不能蒸煮、浸泡物品的消毒。在消毒间或密闭的容器内,也可用熏蒸法对被污染的物品进行消毒灭菌。

表5-1　熏蒸法常用消毒剂

消毒剂	剂量	消毒方法	消毒时间
纯乳酸	$0.12ml/m^3$	加等量水,加热熏蒸	密闭门窗 30~120min
15%过氧乙酸	$7ml/m^3$	加热熏蒸	密闭门窗 60~120min
食醋	$5~10ml/m^3$	加热水1~2倍,加热熏蒸	密闭门窗 30~120min

(三)化学消毒剂的常用种类

临床常用的化学消毒剂,见表5-2。

表5-2　常用化学消毒剂

消毒剂	消毒效力	适用范围及使用方法	注意事项
戊二醛	灭菌	1. 适用于不耐热的诊疗器械和精密仪器的消毒灭菌 2. 2%戊二醛溶液加入0.3%碳酸氢钠pH调节剂,成为2%碱性戊二醛,用于浸泡不耐高温的金属器械、内镜等,戊二醛对金属有腐蚀性,浸泡此类物品时,加0.5%亚硝酸钠防锈 3. 灭菌常用浸泡法,灭菌时间需10h 4. 消毒可用浸泡法和擦拭法,一般细菌繁殖体消毒10min,污染物品消毒30min	1. 室温下避光、密封保存于阴凉、干燥、通风处 2. 应加强日常监测,每周过滤一次,最多可连续使用14d,使用期间戊二醛含量应≥1.8% 3. 医疗器械消毒或灭菌前需彻底清洗干净以减少有机物的影响;消毒或灭菌后以无菌方式取出,用无菌蒸馏水冲净,再用无菌纱布擦干 4. 对皮肤、黏膜有刺激性,对人体有毒性,应在通风良好处配制、使用,并注意个人防护

消毒剂	消毒效力	适用范围及使用方法	注意事项
甲醛（福尔马林）	灭菌	1. 适用于不耐高温,对湿、热敏感且易腐蚀的医疗器械的消毒灭菌 2. 常用甲醛灭菌器进行低温甲醛蒸气灭菌,气体浓度:3～11mg/L,温度50～80℃,相对湿度80%～90%,时间30～60min	1. 必须在密闭的灭菌箱中进行,不可采用自然挥发法 2. 对人有一定毒性和刺激性,使用时注意防护 3. 灭菌后物品须除去残留方可使用 4. 甲醛有致癌作用,不宜用于室内空气消毒
环氧乙烷	灭菌	1. 适用于不耐高温、湿热的诊疗器械,器具和物品的灭菌,如电子仪器、光学仪器、管腔器械、金属器械等 2. 少量物品可装入丁基橡胶袋内消毒,大量物品可放入环氧乙烷灭菌柜内,可自动调节相对湿度、温度和投药量进行消毒灭菌	1. 放置于阴凉通风,无火源及电源开关处,贮存温度不可超过40℃,以防爆炸 2. 易燃易爆且有一定毒性,必须熟悉使用方法,严格遵守安全操作程序 3. 物品灭菌前需彻底清洗干净,由于环氧乙烷难以杀灭无机盐中的微生物,所以不可用生理盐水清洗 4. 每次消毒灭菌时应进行效果监测及评价;消毒灭菌后的物品应清除残留环氧乙烷后方可使用 5. 不可用于食品、液体、油脂类和粉剂等灭菌
过氧乙酸	灭菌	1. 适用于一般物体表面、设备、空气以及耐腐蚀医疗器械的消毒灭菌 2. 常用浸泡法、擦拭法、喷洒法或冲洗法。一般物品表面:0.1%～0.2%溶液,作用30min;食品用工具、设备:0.05%溶液,作用10min;空气消毒:0.2%溶液,喷雾作用60min或15%溶液（7ml/m³）加热熏蒸1～2h;耐腐蚀医疗器械的高水平消毒:0.5%溶液冲洗10min	1. 存于阴凉避光处,防止高温引起爆炸 2. 稳定性差,定期检测其浓度 3. 需加盖并现配现用,配制时避免与碱或有机物相混合 4. 溶液有刺激性和腐蚀性,应加强个人防护,一般物品表面、食品用工具、设备消毒后应用清水冲洗去除残留消毒剂;空气消毒后应及时通风换气;耐腐蚀医疗器械消毒后需用无菌水冲洗去除残留消毒剂

消毒剂	消毒效力	适用范围及使用方法	注意事项
含氯消毒剂（常用漂白粉、二氧化氯、酸性氧化电位水等）	高、中效	1. 主要用于餐具、环境、水、疫源地等的消毒 2. 常用消毒方法：浸泡、擦拭、喷洒及干粉消毒等；对细菌繁殖体污染的物品，用含有效氯500mg/L的消毒液浸泡或擦拭10min以上；被乙肝病毒、结核分枝杆菌、细菌芽孢污染的物品用含有效氯2 000~5 000mg/L的消毒液浸泡或擦拭30min以上；按有效氯10 000mg/L的含氯消毒剂干粉加入排泄物中，略加搅拌后，作用>2h；按有效氯50mg/L加入医院污水中搅拌均匀，作用2h后排放 3. 酸性氧化电位水有效含氯量（60±10）mg/L，可用于手工清洗后不锈钢和其他非金属材质器械、器具和物品灭菌前的消毒	1. 密闭保存在阴凉、干燥、通风处，粉剂需防潮 2. 配制的溶液性质不稳定，应现配现用，使用时间≤24h 3. 有腐蚀及漂白作用，不宜用于金属制品、有色织物及油漆家具的消毒 4. 消毒时如存在大量有机物，应延长作用时间或提高消毒液浓度 5. 消毒后的物品应及时用清水冲净 6. 配制好的酸性氧化电位水室温下储存不超过3d，每次使用前应在出口处检测pH和有效氯浓度；使用完毕排放后需再排放少量碱性还原电位水或自来水，以减少对排水管路的腐蚀
乙醇	中效	1. 70%~80%乙醇溶液作为消毒剂，适用于手、皮肤、物体表面及诊疗器具的消毒 2. 常用擦拭法、浸泡法或冲洗法。手消毒：擦拭揉搓时间≥15s；皮肤、物体表面：擦拭2遍，作用3min；诊疗器具（如体温计）：将物品完全浸没在消毒液中，加盖，作用时间≥30min，或进行表面擦拭消毒 3. 95%溶液可用于燃烧灭菌	1. 密封保存于阴凉、干燥、通风避火处，定期测定，用后盖紧，保持有效浓度 2. 不适于空气消毒及医疗器械的消毒灭菌；不宜用于脂溶性物体表面的消毒 3. 不宜用于被血、脓、粪便等有机物严重污染表面的消毒 4. 有刺激性，不宜用于黏膜及创面消毒 5. 对乙醇过敏者慎用

消毒剂	消毒效力	适用范围及使用方法	注意事项
碘伏	中效	1. 适用于手、皮肤、黏膜及伤口的消毒 2. 常用擦拭法、冲洗法。碘伏浓度：手及皮肤消毒时 2～10g/L；黏膜消毒时 250～500mg/L	1. 放阴凉处避光、防潮、密闭保存 2. 稀释后稳定性差，宜现用现配 3. 对二价金属制品有腐蚀性，不做相应金属制品的消毒 4. 皮肤消毒后不需脱碘 5. 对碘过敏者慎用
碘酊	中效	1. 适用于注射、手术部位皮肤以及新生儿脐带部位皮肤消毒 2. 使用浓度：有效碘 18～22g/L，擦拭 2 遍以上，作用 1～3min，稍干后用 70%～80% 乙醇擦拭脱碘	1. 避光密闭保存于阴凉、干燥通风处 2. 不适用于破损皮肤、眼及黏膜的消毒 3. 对二价金属制品有腐蚀性，不做相应金属制品的消毒 4. 对碘过敏者、乙醇过敏者慎用
安尔碘	中效	0.2% 有效碘原液，用于注射前皮肤消毒、外科洗手消毒、手术部位皮肤黏膜消毒、外科换药消毒、口腔黏膜消毒	1. 使用后注意加盖保存 2. 手术部位皮肤消毒时，如使用高频电刀，须待消毒剂干后使用
胍类消毒剂（常用氯己定）	低效	1. 适用于手、皮肤、黏膜的消毒 2. 常用擦拭法或冲洗法。擦拭法：手术部位及注射部位皮肤和伤口创面消毒，用有效含量 ≥2g/L氯己定－乙醇（70%，体积比）溶液局部擦拭 2～3 遍；冲洗法：对口腔、阴道或伤口创面的消毒，用有效含量≥2g/L氯己定水溶液冲洗	1. 密闭存放于避光、阴凉、干燥处 2. 不适用于结核分枝杆菌，细菌芽孢污染物品消毒 3. 不能与阴离子表面活性剂如肥皂混合使用或前后使用

注：灭菌剂指能杀灭一切微生物（包括细菌芽孢）并达到灭菌效果的消毒剂。高效消毒剂指能杀灭一切细菌繁殖体（包括分枝杆菌）、病毒、真菌及其孢子和绝大多数细菌芽孢的消毒剂。中效消毒剂指能杀灭分枝杆菌、真菌、病毒及细菌繁殖体等微生物的消毒剂。低效消毒剂指只能杀灭细菌繁殖体和亲脂性病毒的消毒剂。

第三节 无菌技术

无菌技术是预防和控制医院感染的一项基本而重要的技术,医护人员在操作中必须加强无菌观念,正确熟练地掌握无菌技术,严格遵守操作规程,以确保医疗安全。

一、概　　念

1. 无菌技术（aseptic technique）　指在医疗、护理操作过程中,防止一切微生物侵入人体和防止无菌物品、无菌区域被污染的技术。

2. 无菌物品（aseptic supplies）　指经过灭菌处理后未被污染的物品。

3. 非无菌物品（non-aseptic supplies）　指未经过灭菌处理,或虽经过灭菌处理但又被污染的物品。

4. 无菌区（aseptic area）　指经过灭菌处理且未被污染的区域。

5. 非无菌区（non-aseptic area）　指未经过灭菌处理,或虽经过灭菌处理但又被污染的区域。

二、无菌技术操作原则

（一）操作前充分准备

1. 环境要求　操作室清洁、宽敞、定期消毒;无菌操作前半小时停止清扫工作,减少走动,避免尘埃飞扬;操作台清洁、干燥、平坦,物品布局合理。

2. 工作人员　着装整洁,修剪指甲并洗手,戴好帽子、口罩,必要时穿无菌衣、戴无菌手套。

（二）操作中保持无菌

1. 无菌操作时,应明确无菌区、非无菌区、无菌物品和非无菌物品,非无菌物品应远离无菌区。

2. 进行无菌操作时,操作者应面向无菌区,身体应与无菌区保持一定距离,手臂应保持在腰部或治疗台面以上,不可跨越无菌区,避免在无菌区内谈笑、咳嗽、打喷嚏。

3. 取、放无菌物品时,必须使用无菌持物钳;无菌物品一经取出,即使未用,也不可放回无菌容器内;未经消毒的手,不可接触无菌物品。

4. 无菌操作中,如无菌物品疑有污染或已被污染,不可再用,应予更换并重新灭菌。

5. 一套无菌物品只供一位病人使用一次,防止交叉感染。

（三）无菌物品规范保管

1. 标识清楚　无菌物品和非无菌物品应分开放置,并有明显标志;无菌包外需标明物品名称、灭菌日期。

2. 有序使用　无菌物品应存放于无菌包或无菌容器中,不可暴露于空气中,并按失效期先后顺序摆放取用。必须在有效期内使用,可疑污染、污染或过期应重新灭菌。

3. 保持有效　如符合存放环境要求,无菌包的有效期一般为 7d;使用纺织品材料包装的无菌物品有效期宜为 14d;医用一次性纸袋包装的无菌物品,有效期宜为 1 个月;使用一次性医用皱纹纸、一次性纸塑袋、医用无纺布或硬质容器包装的无菌物品,有效期宜为 6 个月;由医疗器械生产厂家提供的一次性使用无菌物品,遵循包装上标识的有效期。

4. 定期检查　定期检查无菌物品的保管情况。

三、无菌技术基本操作

（一）无菌持物钳的使用

【目的】

取放和传递无菌物品,保持无菌物品的无菌状态。

【操作程序】

1. 评估　操作环境,持物钳。

2. 计划

（1）护士准备:着装整洁、修剪指甲、洗手、戴口罩。

（2）环境准备:清洁、宽敞、明亮、定期消毒。

（3）用物准备:无菌持物钳、盛放无菌持物钳的容器。

1）无菌持物钳的种类（图 5-5）:临床上常用的无菌持物钳有三叉钳、卵圆钳和长镊子、短镊子 4 种。①三叉钳:下端较粗呈三叉形,并以一定幅度向内弯曲,常用于夹取较大或较重物品,如瓶、罐、盆、骨科器械等。②卵圆钳:下端有两个卵圆形小环,分直头和弯头,主要用于夹取刀、剪、镊、治疗碗、弯盘等。③镊子:分长、短两种,其尖端细小,轻巧方便,适用于夹取针头、棉球、纱布等。

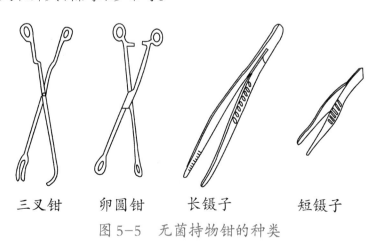

三叉钳　　卵圆钳　　长镊子　　　　短镊子

图 5-5　无菌持物钳的种类

2）无菌持物钳的存放：①干燥保存法，将持物钳及盛放容器打包，经压力蒸汽灭菌后成为无菌持物钳，于使用前开包取出，4h更换一次。②湿式保存法，将灭菌后持物钳浸泡在内盛消毒液的广口有盖无菌容器内，容器深度与钳长度比例合适，消毒液应浸泡至持物钳轴节以上2～3cm或镊子长度的1/2（图5-6），每个容器内只能放一把持物钳。无菌持物钳及其浸泡容器每周清洁、灭菌2次，同时更换消毒液；使用频率较高的部门，如门诊换药室、注射室、手术室等应每日清洁、灭菌；取、放无菌持物钳时不可触及液面以上部分的容器内壁；放入无菌持物钳后需松开轴节，以利于钳与消毒液充分接触。

3. 实施（表5-3）。

表5-3 无菌持物钳的使用

操作流程	操作步骤	要点解析
检查核对	● 检查并核对名称、有效期、灭菌标识 ● 做记录	● 确保在灭菌有效期内使用 ● 干燥保存法，第一次开包使用时，应记录打开日期、时间并签名，4h内有效
开盖取钳	● 打开盛放无菌持物钳的容器盖，手持无菌持物钳上1/3处，闭合钳端，将钳移至容器中央，垂直取出，关闭容器盖	● 手不可触及容器盖内面 ● 盖闭合时不可从盖孔中取、放无菌持物钳 ● 取、放时，钳端不可触及容器口边缘
正确使用	● 使用时保持钳端向下，在腰部以上视线范围内活动，不可倒转向上	● 保持无菌持物钳的无菌状态
及时放回	● 使用后闭合钳端，打开容器盖，快速垂直放回容器（图5-7），关闭容器盖	● 防止无菌持物钳在空气中暴露过久而污染

4. 评价

（1）使用无菌持物钳时，钳端闭合，未触及罐口边缘。

（2）使用过程中始终保持钳端向下，未触及非无菌区。

【注意事项】

1. 严格遵循无菌操作原则。

2. 无菌持物钳只能用于夹取无菌物品，不能触及非无菌物品。

3. 使用无菌持物钳应就地使用，到距离较远处取物时，应将持物钳和容器一起移至操作处。

4. 不可用无菌持物钳夹取油纱布，防止油粘于钳端而影响消毒效果；不可用无菌持物钳换药或消毒皮肤，以防被污染。

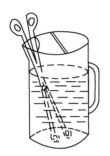

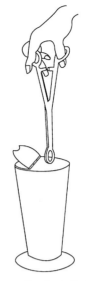

图 5-6　无菌持物钳浸泡在消毒液中　　　　图 5-7　取放无菌持物钳

（二）无菌容器的使用

【目的】

用于盛放无菌物品并保持其无菌状态。

【操作程序】

1. 评估　无菌容器的种类及有效期。

2. 计划

（1）护士准备：着装整洁、修剪指甲、洗手、戴口罩。

（2）环境准备：清洁、宽敞、明亮、定期消毒。

（3）用物准备

1）盛有无菌持物钳的无菌罐、盛放无菌物品的容器。

2）无菌容器：常用的无菌容器有无菌盒、罐、盘等。无菌容器内盛灭菌器械、棉球、纱布等。

3. 实施（表5-4）。

表5-4　无菌容器的使用

操作流程	操作步骤	要点解析
检查核对	● 检查并核对无菌容器名称、灭菌日期、有效期、灭菌标识 ● 做记录	● 应同时查对无菌持物钳以确保在有效期内 ● 第一次打开无菌容器应记录开启日期、时间并签名，24h 内有效
正确开盖	● 取物时，打开无菌容器盖，平移离开容器，将盖的内面向上拿在手中或置于稳妥处（图5-8）	● 开、关盖时，手不可触及盖的边缘及内面，防止污染

操作流程	操作步骤	要点解析
夹取物品	● 用无菌持物钳从无菌容器内夹取无菌物品 ● 置于无菌容器或区域内	● 垂直夹取物品,无菌持物钳及物品不可触及容器边缘
立即关盖	● 取物后,立即将盖盖严 ● 盖容器盖时,应先将盖的内面翻转向下,再移至容器口上方盖严	● 避免无菌物品在空气中暴露过久而污染
手持容器	● 手持无菌容器时,应托住容器底部(图5-9)	● 手指不可触及容器的边缘及内面

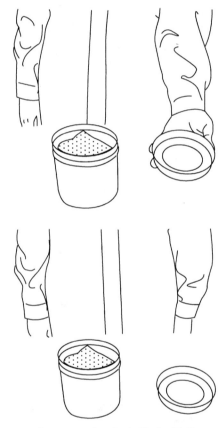

图 5-8 打开无菌容器盖

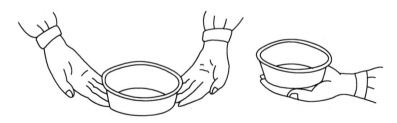

图 5-9 手持无菌治疗碗

4. 评价

（1）无菌持物钳使用时，钳及物品未触及容器边缘。

（2）手未触及无菌容器盖的内面及边缘。

【注意事项】

1. 严格遵循无菌操作原则。

2. 移动无菌容器时应托住底部，手指不可触及无菌容器的内面及边缘。

3. 从无菌容器内取出的物品，即使未用，也不可再放回无菌容器中。

4. 无菌容器应定期消毒灭菌，一经打开，使用时间不超过24h。

（三）无菌包的使用

【目的】

包裹无菌物品用以保持物品的无菌状态，供无菌操作使用。

【操作程序】

1. 评估　操作环境、台面，无菌包的名称及有效期。

2. 计划

（1）护士准备：着装整洁、修剪指甲、洗手、戴口罩。

（2）环境准备：清洁、宽敞、明亮、定期消毒。

（3）用物准备

1）无菌包布：选用质厚、致密、未脱脂的双层棉布制成，或使用医用无纺布。

2）待灭菌的物品：根据包的用途，内放无菌治疗巾、敷料、器械、治疗碗等。

3）其他：盛有无菌持物钳的无菌罐、盛放无菌包内物品的容器或区域、化学指示卡、化学指示胶带、笔等。

无菌包包扎法（图5-10）：将待灭菌的物品和化学指示卡放于包布中央，用包布近侧一角盖住物品，左右两角先后盖上并将角尖向外翻折，盖上最后一角，最后包外再贴上注明物品名称、灭菌日期、失效日期的化学指示胶带粘贴封包。对于手术器械包或较大的无菌包，包外两边可配合贴上灭菌封包胶带。

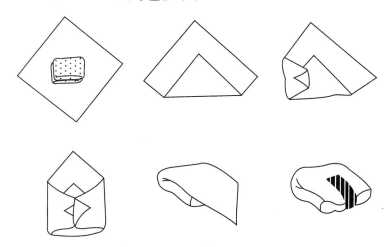

图5-10　无菌包包扎法

无菌包内无菌治疗巾的折叠有两种方法。①纵折法：治疗巾纵折2次，再横折2次，开口边向外（图5-11）。②横折法：治疗巾横折后纵折，再重复一次（图5-12）。

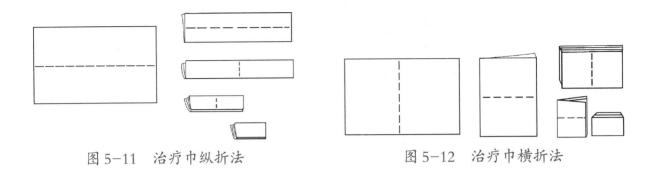

图5-11　治疗巾纵折法　　　　　　　　图5-12　治疗巾横折法

3. 实施（表5-5）。

表5-5　无菌包的使用

操作流程	操作步骤	要点解析
检查核对	● 检查并核对无菌包名称、灭菌日期、有效期、灭菌标识，检查无菌包有无潮湿或破损	● 应同时查对无菌持物钳，以确保在有效期内 ● 如超过有效期或有潮湿破损不可使用
开包取物	● 将无菌包平放在清洁、干燥、平坦处，撕开粘贴的胶带，手接触包布四角外面，依次揭开包的四角，检视化学指示卡颜色，用无菌持物钳取出所需物品，放在准备好的无菌区内 ● 如取出包内全部物品，将无菌包托在手上打开，另一手打开包布四角并抓住，稳妥地将包内物品投入准备好的无菌区内（图5-13） ● 一次性无菌物品取用法：先核对一次性无菌物品的名称、灭菌有效期，检查包装密封后，方可打开。一次性无菌注射器或输液管：在封包特制标记处撕开（剪开），暴露物品后，可用手取；一次性敷料或导管：用两手拇指和示指揭开封包上下两层（或消毒封包边口后，用无菌剪刀剪开），暴露物品后，用无菌持物钳夹取。也可根据各物品的不同要求开启	● 不可放在潮湿处，以免污染；如为双层包布包裹的无菌包，内层则需用无菌持物钳打开 ● 投放时，手托住包布使无菌面朝向无菌区域，打开包布时，手不可触及包布内面，不可跨越无菌区

操作流程	操作步骤	要点解析
原样包盖	● 如包内物品一次未用完,应遵循无菌原则按原折痕依次包好	● 所剩物品在24h内可再使用
记时签名	● 注明开包日期及时间并签名	● 有效期24h

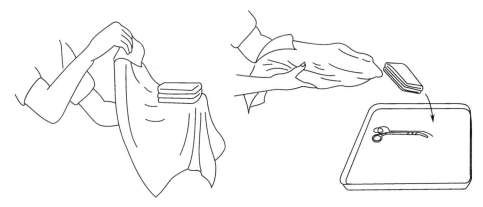

图5-13　一次性取出无菌包内物品

4. 评价

(1)包扎无菌包方法正确,松紧适宜。

(2)开包、还原包时手未触及包布内面及无菌物品。

(3)准确注明开包日期及时间。

【注意事项】

1. 严格遵循无菌操作原则。

2. 打开无菌包时,手只能接触包布四角的外面,不可触及包布内面,不可跨越无菌区。

3. 无菌包过期、潮湿或包内物品被污染时,均须重新灭菌。包布有破损时不能使用。

4. 打开过的无菌包,如包内物品一次未用完,在未污染的情况下,有效期为24h。

(四)铺无菌盘

【目的】

将无菌治疗巾铺在清洁、干燥的治疗盘内,形成无菌区,放置无菌物品,以供诊疗、护理使用。

【操作程序】

1. 评估　操作环境,检查和治疗项目,无菌物品有效期。

2. 计划

(1)护士准备:着装整洁、修剪指甲、洗手、戴口罩。

(2)环境准备:清洁、宽敞、明亮、定期消毒。

(3)用物准备:无菌治疗巾包、盛有无菌持物钳的无菌罐、无菌物品、治疗盘、记录纸、笔。

3. 实施(表5-6)。

表5-6　铺无菌盘

操作流程	操作步骤	要点解析
检查核对	● 检查并核对无菌包名称、灭菌日期、有效期、灭菌标识,有无潮湿及破损	● 如超过有效期或有潮湿破损不可使用,应同时查对无菌持物钳、无菌物品以确保在有效期内
开包取巾	● 打开无菌包,用无菌持物钳取出一块治疗巾,放在清洁干燥的治疗盘内	● 如包内治疗巾未用完,应按原折痕回包,注明开包时间并签名,限24h内使用
铺无菌盘		
	◆ **单层底铺盘法**	
	● 铺巾:双手捏住无菌治疗巾一边外面两角,轻轻抖开,双折平铺于治疗盘上,将上层呈扇形折至对侧,开口向外(图5-14)	● 手不可触及无菌巾内面 ● 不可跨越无菌区
	● 盖巾:放入无菌物品后,双手捏住扇形折叠层治疗巾的左右角外面,将无菌巾拉平遮盖于物品上,对齐上下层边缘,将开口处向上翻折两次,两侧边缘分别向下折一次,露出治疗盘边缘	● 在不污染的情况下,调整无菌物品的位置,使之尽可能居中
	◆ **双层底铺盘法**	
	● 铺巾:双手捏住无菌治疗巾上层外面两角,轻轻抖开,从远到近三折成双层底,上层呈扇形折叠,开口向外(图5-15)	● 同上
	● 盖巾:放入无菌物品后,双手捏住扇形折叠层治疗巾的左右角外面,将无菌巾拉平遮盖于物品上,对齐边缘	
记时签名	● 注明铺盘日期及时间并签名	● 铺好的无菌盘4h内有效

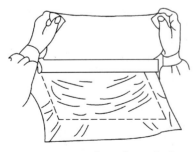

图5-14　单层底铺盘法

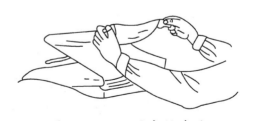

图5-15　双层底铺盘法

4. 评价

（1）无菌巾的位置恰当，放入无菌物品后上、下两层的边缘能对齐。

（2）无菌巾上物品放置有序，取用方便。

（3）夹取、放置无菌物品时，手臂未跨越无菌区。

（4）操作中无菌巾内面未被污染。

【注意事项】

1. 严格遵循无菌操作原则。

2. 铺无菌盘的区域及治疗盘必须清洁干燥，无菌巾避免潮湿、污染。

3. 铺盘时非无菌物品和身体应与无菌盘保持适当距离，手不可触及无菌巾内面，不可跨越无菌区。

4. 铺好的无菌盘尽早使用，有效期不超过 4h。

（五）取用无菌溶液

【目的】

保持无菌溶液在一定时间内处于无菌状态。

【操作程序】

1. 评估　操作环境，无菌溶液的名称及有效期。

2. 计划

（1）护士准备：着装整洁、修剪指甲、洗手、戴口罩。

（2）环境准备：光线适宜，清洁、宽敞、干燥。

（3）用物准备

1）无菌溶液、弯盘。

2）盛装无菌溶液的容器。

3）无菌棉签、消毒液、记录纸、笔等。

3. 实施（表 5-7）。

表 5-7　取用无菌溶液（以外用无菌生理盐水为例）

操作流程	操作步骤	要点解析
擦净瓶身	● 取外用塑料包装瓶的无菌溶液，擦净瓶外灰尘或撕开外塑料包装	
查对溶液	● 检查并核对瓶签上的药名、浓度、剂量和有效期；瓶盖有无松动；瓶身有无漏气	● 确定溶液正确，质量可靠，应同时查对其他无菌物品以确保在有效期内
	● 对光检查溶液质量	● 溶液有无沉淀、浑浊或变色
开盖启封	● 打开瓶盖，垫无菌纱布启封	● 手不可触及瓶口，防止污染，如有污染或疑似污染，消毒后使用

操作流程	操作步骤	要点解析
冲洗瓶口	● 手持溶液瓶,瓶签朝向掌心,倒出少量溶液旋转冲洗瓶口(图5-16A)	● 避免沾湿瓶签
倒取溶液	● 再由原处倒出所需溶液至无菌容器中(图5-16B)	● 倒溶液时高度适宜,勿使瓶口接触容器口周围,勿使溶液溅出
盖盖记录	● 如瓶中剩余溶液,应立即盖好瓶盖 ● 在瓶签上注明开瓶日期及时间并签名	● 必要时消毒后盖好,以防溶液污染 ● 已开启的无菌溶液,可保存24h
分类处理	● 按要求整理用物并处理	

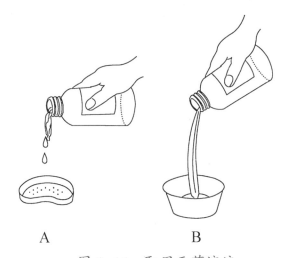

A   B

图5-16 取用无菌溶液

A. 冲洗瓶口;B. 倒无菌溶液至无菌容器中。

4. 评价

(1)无菌溶液未被污染。

(2)瓶签未被浸湿,瓶口未被污染,液体未溅至台面。

【注意事项】

1. 严格遵循无菌操作原则。

2. 不可将物品伸入无菌溶液瓶内蘸取溶液;倾倒液体时不可直接接触无菌溶液瓶口;已倒出的溶液不可再倒回瓶内,以免污染剩余溶液。

3. 已开启的无菌溶液瓶内的溶液,24h内有效。

(六)戴、脱无菌手套

【目的】

预防病原微生物通过医务人员的手传播疾病和污染环境,适用于医务人员进行严格的无菌操作时,接触病人破损皮肤、黏膜时。

1. 评估 操作环境,无菌手套的号码及有效期。

2. 计划

（1）护士准备：着装整洁、修剪指甲、洗手、戴口罩。

（2）环境准备：操作区域清洁、宽敞、干燥、定期消毒、物品放置合理。

（3）用物准备：无菌手套、弯盘。无菌手套一般包括天然橡胶、乳胶手套和人工合成的非乳胶产品，如乙烯、聚乙烯手套。

3. 实施（表5-8）。

表5-8　戴、脱无菌手套

操作流程	操作步骤	要点解析
检查核对	● 检查并核对无菌手套袋外的号码、灭菌日期、有效期，包装是否完整、干燥	● 确认在有效期内，选择适合操作者手掌大小的手套号码
打开手套	● 将手套袋平放于清洁、干燥的操作台上打开（图5-17）	
戴上手套		
	◆ **分次取、戴法**（图5-18）	
	● 一手掀开手套袋开口处，另一手捏住一只手套的反折部分（手套内面）取出手套，对准五指戴上	● 手不可触及手套外面（无菌面），手套取出时外面（无菌面）不可触及任何非无菌物品
	● 未戴手套的手掀起另一只袋口，再用戴好手套的手指插入另一只手套的反折内面（手套外面），取出手套，同法戴好	● 已戴手套的手不可触及未戴手套的手及另一只手套的内面（非无菌面）；未戴手套的手不可触及手套的外面
	● 同时，将后一只戴好的手套的翻边扣套在工作服衣袖外面，同法扣套好另一只手套	● 戴好手套的手始终保持在腰部以上水平、视线范围内
	◆ **一次性取、戴法**（图5-19）	
	● 两手同时掀开手套袋开口处，用一手拇指和示指同时捏住两只手套的反折部分（手套内面），取出手套	● 要点同分次取、戴手套法
	● 将两手套五指对准，先戴一只手，再用已戴好手套的手指插入另一只手套的反折内面（手套外面），同法戴好	
	● 同时，将后一只戴好的手套的翻边扣套在工作服衣袖外面，同法扣套好另一只手套	

操作流程	操作步骤	要点解析
检查调整	● 双手对合交叉检查是否漏气，并调整手套位置	● 手套外面（无菌面）不可触及任何非无菌物品
脱去手套	● 用戴着手套的手捏住另一手套腕部外面，翻转脱下；再将脱下手套的手伸入另一手套内，捏住内面边缘将手套向下翻转脱下	● 不可强拉手套，勿使手套外面（污染面）接触到皮肤
分类处理	● 整理用物并处理 ● 洗手	● 弃置手套于黄色医疗垃圾袋内

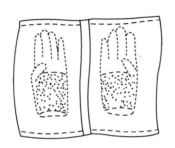

图 5-17　无菌手套的放置

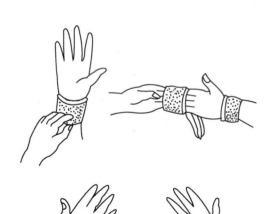

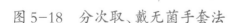

图 5-18　分次取、戴无菌手套法

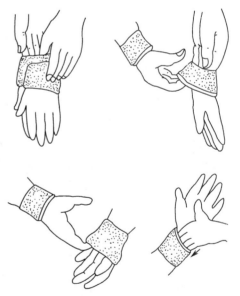

图 5-19　一次性取、戴无菌手套法

4. 评价

（1）戴、脱手套时未强行牵拉手套边缘，没有污染。

（2）操作始终在腰部或操作台面以上水平进行。

【注意事项】

1. 严格遵循无菌操作原则。

2. 选择合适手掌大小的手套尺码；修剪指甲以防刺破手套。

3. 戴手套时手套外面(无菌面)不可触及任何非无菌物品；已戴手套的手不可触及未戴手套的手及另一手套的内面；未戴手套的手不可触及手套的外面。

4. 戴手套后双手应始终保持在腰部或操作台面以上视线范围内的水平，如发现有破损或可疑污染应立即更换。

5. 脱手套时避免强拉，应翻转脱下，手套外面(污染面)在内，注意勿使手套外面(污染面)接触到皮肤；脱手套后应洗手。

6. 诊疗护理不同病人之间应更换手套；一次性手套应一次性使用；戴手套不能替代洗手，必要时进行手消毒。

第四节 隔 离 技 术

 工作情景与任务

导入情景：

病人，男性，64岁。10d前车祸导致右腿开放性损伤，在当地卫生院包扎处理，因近来伤口疼痛难忍入院。查体：伤口分泌物较多，淡绿色，有特殊的甜腥臭味。检查：T 39.5℃，P 96次/min，R 20次/min，BP 130/86mmHg。病人被诊断为铜绿假单胞菌感染，医嘱：实行接触隔离，伤口换药。

工作任务：

1. 护士在接触病人时，正确做好自身防护。

2. 划分病人所住病区的隔离区域。

隔离是预防和控制医院感染的重要措施之一，在隔离工作中护理人员应自觉遵守隔离制度，严格遵循隔离原则，认真执行隔离技术，同时应加强隔离知识教育，使出入医院的所有人员理解隔离的意义并能主动配合隔离工作。

一、隔离基本知识

（一）隔离的概念

隔离(isolation)是将传染源传播者和高度易感人群安置在指定的地方，暂时避免与周围人群接触，以达到控制传染源，切断传播途径，保护易感人群的目的；对前者采取传染源隔离，防止传染病病原体向外传播，对后者采取保护性隔离，保护高度易感人群免受感染。

（二）隔离区域的设置

传染病区与普通病区应分开，远离食堂、水源和其他公共场所，相邻病区楼房相隔大约30m，侧面防护距离为10m，以防止空气对流传播。病区设有工作人员与病人分别进出的门和通道，设有不同区域之间的缓冲间，并配置必要的卫生、消毒及隔离设备。

（三）隔离单位的划分

1. 以病人为隔离单位　每一个病人有独立的环境与用具，与其他病人及不同病种间进行隔离。

2. 以病室为隔离单位　同一病种病人安排在同一病室，但病原体不同的病人应分开收治。

3. 凡未确诊或发生混合感染、或有强烈传染性及病情危重的病人，应住单独隔离室。

（四）隔离区域的划分

1. 清洁区（cleaning area）　指未被病原微生物污染的区域，如医护人员的值班室、卫生间、男女更衣室、浴室以及储物间、配餐间等。

2. 半污染区（semi-contaminated area）　又称潜在污染区，指有可能被病原微生物污染的区域，如医护人员办公室、治疗室、护士站、病人用后的物品及医疗器械等的处理室、内走廊、化验室等。

3. 污染区（contaminated area）　指病人直接或间接接触、被病原微生物污染的区域，如病室、处置室、污染间等。

4. 两通道（two passages）　指进行传染病诊治的病区中的医务人员通道和病人通道。医务人员通道、出入口设在清洁区一端，病人通道、出入口设在污染区一端。

5. 缓冲间（buffer room）　指进行传染病诊治的病区中清洁区与潜在污染区之间、潜在污染区与污染区之间设立的两侧均有门的小室，为医务人员的准备间。

二、隔　离　原　则

（一）一般消毒隔离

1. 对工作人员的要求　工作人员进入隔离室应按规定戴帽子、口罩，穿隔离衣，必要时换隔离鞋；穿隔离衣前，须将所需物品备齐，各种护理操作应有计划并尽可能集中执行，以减少穿脱隔离衣的次数和刷手的频率；穿隔离衣后，只能在规定范围内活动；一切操作要严格遵守隔离规程，每接触一位病人或污染物品后必须消毒双手。

2. 对病室的要求

（1）病室门前及病床尾端悬挂隔离标志，门口放置用消毒液浸湿的脚垫，门外设立隔离衣悬挂架（柜或壁橱），流水洗手池，备有消毒液及手刷、干手设备、避污纸。

（2）病室每日进行空气消毒，可用紫外线照射或消毒液喷雾；每日晨间护理后，用消毒液擦拭病床及床旁桌椅。根据隔离类型确定每日消毒的频次。

3. 对病人的要求　病人应严格遵守隔离要求,未解除隔离前不得离开病室,如需外出检查或治疗,应由工作人员陪同,做好隔离措施后方可离开病室。

4. 分类处理隔离室内物品　①污染物品不得带入清洁区内,任何污染物品必须先严格消毒后再处理。②病人接触过的物品或落地的物品均视为污染,须严格消毒后方可递交。③病人的排泄物、分泌物、呕吐物及引流液须按规定消毒处理后方可排放。④需送出病区处理的物品,应放入专用污物袋,且袋外要有明显标识。

5. 加强被隔离病人的心理护理　了解病人的心理状态,严格执行探视及陪护制度,做好病人及探视者的宣教和解释工作,以解除病人的恐惧、孤独、自卑等心理反应。

6. 解除隔离的标准　病人的传染性分泌物 3 次培养结果均为阴性或已渡过隔离期,医生开具医嘱后,方可解除隔离。

(二)终末消毒

终末消毒(terminal disinfection)是指对出院、转科或死亡病人及其所住病室、用物、医疗器械等进行的消毒处理。

1. 病人的终末处理　病人出院或转科前应沐浴更衣,个人用物须消毒后方可带出。如病人死亡,衣物原则上一律焚烧,伤口更换敷料,须用消毒剂擦拭尸体,并用浸透消毒液的棉球填塞口、鼻、耳、阴道、肛门等孔道,最后用一次性尸单包裹尸体,装入尸袋内密封送传染科停尸房。

2. 病室及物品的终末处理　将污被服放入污物袋,经消毒处理后再清洗;关闭病室门窗、打开床旁桌的抽屉和柜门、摊开棉被、竖起床垫,用消毒液熏蒸或用紫外线照射消毒,消毒后打开门窗通风换气;用消毒液擦拭家具、地面等;病人接触过的其他物品按其种类选择相应的消毒方法(表5-9)。

表5-9　传染病污染物品消毒法

物品种类	消毒方法
医疗用金属、橡胶、搪瓷、玻璃类	压力蒸汽灭菌法、煮沸法、浸泡法
血压计、听诊器、手电筒	擦拭法、熏蒸法
体温计	浸泡法
餐具、茶具、药杯	煮沸法、浸泡法
信件、报纸、杂志、票证	熏蒸法
布类衣物	压力蒸汽灭菌法、煮沸法、浸泡法
化纤类衣物	浸泡法、熏蒸法
被褥、枕芯、毛纺织品	紫外线照射法、日光暴晒法、熏蒸法
便器、痰杯	浸泡法
排泄物、分泌物、呕吐物	漂白粉搅拌法、痰放于蜡纸盒内焚烧法
剩余食物	煮沸法
垃圾	焚烧法

三、隔离种类及措施

根据病原微生物传播途径的不同可将隔离分为不同种类,并按不同种类实施相应的隔离措施(表5-10)。

表5-10 隔离种类及措施

隔离种类	适用范围	隔离措施
严密隔离	● 适用于经飞沫、分泌物、排泄物直接或间接传播的烈性传染病,如霍乱、鼠疫等	1. 设专用隔离室,病人住单间,通向过道的门窗需关闭,禁止病人离开病室,禁止探视与陪护。室内用物力求简单、耐消毒,室外挂有醒目的严密隔离标志 2. 进入隔离室前必须戴帽子、口罩、穿隔离衣(必要时穿2～3层)、隔离鞋、戴手套、防护服、长筒胶靴、戴防护帽及护目镜。接触病人及被污染的物品后、护理另一病人前、离开病室前均须消毒双手 3. 病人的分泌物、排泄物、呕吐物及一切用过的物品均应严格消毒处理。污染的敷料需装专用隔离袋,做明显标记,焚烧处理 4. 室内空气、地面及物品表面每日消毒
接触隔离	● 适用于经体表或伤口直接或间接接触而感染的疾病,如破伤风、气性坏疽、狂犬病等	1. 病人住单间,室外挂有明显的隔离标志 2. 进入隔离室前必须戴好帽子、口罩,穿隔离衣,戴手套,工作人员的手或皮肤有破损者应避免接触病人,必要时戴双层手套 3. 污染的敷料应装袋标记后焚烧 4. 病人接触过的一切物品,均应先灭菌处理后再清洁、消毒、灭菌
呼吸道隔离	● 适用于经空气、飞沫传播的感染性疾病,如流行性脑脊髓膜炎(简称流脑)、肺结核、百日咳、水痘、腮腺炎、麻疹等	1. 相同病原体引起感染的病人可安置在同一病室居住,通向走道的门窗应关闭,室外挂有明显的隔离标志。条件允许时尽量使隔离病室远离其他病室 2. 进入隔离室前必须戴好帽子、口罩,并保持口罩清洁干燥,必要时穿隔离衣,戴护目镜或防护面罩,穿防护服,当接触病人及其体液、血液、分泌物、排泄物等时应戴手套。病人离开病室时也需要戴口罩 3. 病人口鼻分泌物需专用的痰杯盛放,需经消毒处理后方可排放。被病人污染的敷料应装袋做好标记后焚烧或按消毒—清洁—消毒处理 4. 每日室内空气消毒1次

隔离种类	适用范围	隔离措施
肠道隔离	● 适用于通过消化道分泌物及粪便间接或直接污染的食物或水源而传播的疾病,如细菌性痢疾、伤寒、甲型肝炎、戊型肝炎、病毒性胃肠炎、脑膜炎、心包炎、脊髓灰质炎等	1. 不同病种的病人最好分室而居,如条件不允许时也可住同一病室,但应做好床旁隔离,病人间禁止交换物品。病室应有防蝇设备,保持无鼠、无蝇、无蟑螂 2. 接触不同病种病人需要更换隔离衣及手套,消毒双手,接触污染物时需戴手套 3. 病人的食具、便器应专用并严格消毒处理。呕吐物、吃剩的食物及排泄物均应消毒处理后方可倒掉
血液、体液隔离	● 适用于经直接或间接接触血液或体液传播的疾病,如病毒性肝炎、获得性免疫缺陷综合征、梅毒、黄热病、登革热等	1. 同种病原体感染的病人可同室居住,必要时应单独隔离。室内应有防蚊虫,防虱蚤等设备。隔离室外应有明显隔离标志 2. 接触血液或体液时应戴口罩、手套;必要时戴防渗透的口罩及护目镜;血液或体液可能污染工作服时应穿隔离衣。操作完毕,脱去手套后应立即洗手。防止被注射器针头等利器刺伤,若手被血液、体液污染或可能污染时,应立即用消毒液洗手 3. 被血液或体液污染的室内物品表面,应立即用含氯消毒剂清洗消毒。被血液或体液污染的敷料及其他物品应装袋标记后送消毒或焚烧处理 4. 病人用过的针头等锐器应放入防水、防刺破且有标识的容器内,直接送焚烧处理
昆虫隔离	● 适用于以昆虫为媒介而传播的疾病,如流行性乙型脑炎、流行性出血热、疟疾、斑疹伤寒等	1. 对由蚊作为媒介传播的疾病如疟疾及流行性乙型脑炎病人,其所住病室应有严格的防蚊措施,经常进行灭蚊处理 2. 对由虱为媒介传播的疾病如斑疹伤寒及回归热病人,在病人入院时即应彻底清洗、更衣,做好灭虱处理 3. 对由野鼠和螨虫作为中间宿主传播的疾病如流行性出血热病人,入院时应进行彻底的清洗、更衣、灭螨虫处理,病室做好防鼠措施。对在野外工作的人员,要进行必要的宣传,使其做好防鼠、螨叮咬的防护措施

隔离种类	适用范围	隔离措施
保护性隔离	● 保护性隔离也称反向隔离。适用于抵抗力特别低下的病人，如器官移植、大面积烧伤、早产儿、白血病、免疫缺陷病人等	1. 设专用隔离病室，病人住单间，隔离室外应有明显隔离标志。病室内空气应保持正压通风，定时换气，地面、家具等均应每日严格消毒 2. 凡进入室内的人员，均应穿灭菌后的隔离衣，戴帽子、口罩、手套及穿拖鞋，未经消毒处理的物品不得带入隔离区。凡患有呼吸道疾病或咽部带菌者应避免接触病人 3. 禁止入室探视。特殊情况必须探视者，应采取相应的隔离措施

四、常用隔离技术

为保护医务人员和病人，避免感染和交叉感染，应加强手卫生，根据情况使用帽子、口罩、手套、鞋套、护目镜、防护面罩、防水围裙、隔离衣、防护服等防护用品。

（一）手卫生

手卫生（hand hygiene）是医务人员洗手、卫生手消毒和外科手消毒的总称。

【目的】

清除手部皮肤污垢、大部分暂住菌及病原微生物，预防感染和交叉感染，避免污染无菌物品及清洁物品。

【操作程序】

1. 评估 手污染的程度，病人的病情，目前采取的隔离种类。

2. 计划

（1）护士准备：着装整洁、修剪指甲、取下手表、卷袖过肘。

（2）环境准备：操作区域清洁、宽敞、安全。

（3）用物准备：流动水洗手设施、清洁剂、干手物品、手消毒液等。

3. 实施（表5-11）。

表5-11 手卫生

操作流程	操作步骤	要点解析
	◆ **洗手**	
润湿双手	● 打开水龙头，在流动水下，使双手充分淋湿	● 水龙头最好采用感应式、脚踏式或用肘、膝控制的开关

操作流程	操作步骤	要点解析
取洗手液	● 关闭水龙头,取适量洗手液均匀涂抹于双手及手腕上	● 如肥皂、皂液或含杀菌成分的洗手液,另备盛放清洁剂的容器,若为重复使用的容器,需每周清洁与消毒
揉搓双手	● 揉搓步骤(图 5-20) (1)掌心相对,手指并拢,相互揉搓 (2)手心对手背沿指缝相互揉搓,交换进行 (3)掌心相对,双手交叉指缝相互揉搓 (4)弯曲手指使关节在另一掌心旋转揉搓,交换进行 (5)一手握住另一手大拇指旋转揉搓,交换进行 (6)将五个手指尖并拢放在另一掌心中旋转揉搓,交换进行 (7)必要时增加手腕清洗,要求握住手腕回旋揉搓手腕部	● 认真揉搓双手至少 15s ● 注意清洗双手所有皮肤,包括指背、指尖、指缝,具体揉搓步骤不分先后
冲净双手	● 打开水龙头,在流动水下彻底冲净双手	● 冲净双手时注意指尖朝下
干燥双手	● 关闭水龙头,以擦手纸或毛巾擦干双手或在干手机下烘干双手;必要时取护手液护肤	● 干手巾应保持清洁干燥,一用一消毒,避免二次污染
◆ **卫生手消毒**		
清洗双手	● 按洗手步骤洗手并保持手的干燥	● 符合洗手的要求与要点
涂搽双手	● 取速干手消毒剂于掌心,均匀涂抹至整个手掌、手背、手指和指缝,必要时增加至手腕及手腕上 10cm ● 按照揉搓洗手的步骤揉搓双手,直至手部干燥	● 保证消毒剂完全覆盖于手部,皮肤揉搓时间至少 15s
◆ **外科手消毒**		
刷洗双手	● 调节水流,湿润双手,取适量清洁剂揉搓并刷洗双手、前臂和上臂下 1/3	● 注意使用毛刷清洁指甲下的污垢和手部皮肤皱褶处,揉搓用品应每人使用后消毒或者一次性使用;清洁指甲用品每日清洁与消毒

操作流程	操作步骤	要点解析
流水冲净	• 在流动水下冲净双手、前臂和上臂下 1/3	• 始终保持双手位于胸前并高于肘部
干燥双手	• 用干手物品擦干双手、前臂和上臂下 1/3	
消毒双手	• 免冲洗手消毒法：取适量的免冲洗手消毒剂涂抹至双手的每个部位、前臂和上臂下 1/3，认真揉搓直至消毒剂干燥	• 每个部位均需涂抹到消毒剂
	• 冲洗手消毒法：取适量的手消毒剂涂抹至双手的每个部位、前臂和上臂下 1/3，认真揉搓 3～5min，在流动水下冲净并用无菌巾彻底擦干双手、前臂和上臂下 1/3	• 水由手部流向肘部，流动水的水质应符合生活饮用水标准，如水质达不到要求，手术医师在戴手套前应用醇类手消毒剂，再消毒双手后戴手套；无菌巾擦干顺序：手部、前臂、上臂下 1/3

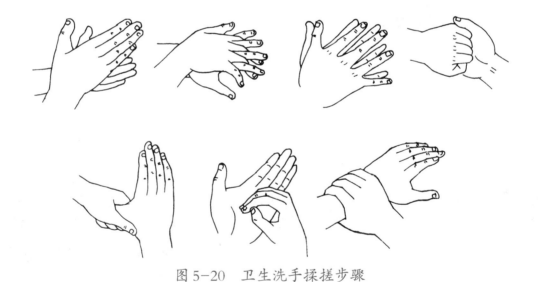

图 5-20　卫生洗手揉搓步骤

4. 评价

（1）方法正确，冲洗彻底，工作服未溅湿。

（2）准备充分，双手位置合适，操作顺序恰当。

【注意事项】

1. 洗手时双手揉搓不少于 15s，注意清洗指背、指尖，指缝和指关节等易污染部位。

2. 下列情况医务人员应洗手和／或使用手消毒剂进行卫生手消毒：①直接接触每个病人前后。②从同一个病人身体的污染部位移动到清洁部位时。③清洁、无菌操作前，包括进行侵入性操作前。④暴露病人体液风险后,包括接触病人黏膜、破损皮肤或伤口、血液、体液、分泌物、排泄物、伤口敷料等之后。⑤接触病人周围环境后,包括接触病人周围的医疗相关器械、用具等物体表面后。⑥穿脱隔离衣前后、脱手套之后。

3. 外科手消毒应遵循的原则 ①先洗手后消毒。②不同病人手术之间、手套破损或手被污染时,应重新进行外科手消毒。

(二)帽子、口罩的使用

帽子可防止工作人员的头发、头屑散落或头发被污染,分为一次性帽子和布制帽子。

口罩能阻止对人体有害的可见或不可见的物质吸入呼吸道,也能防止飞沫污染无菌物品或清洁物品。

【目的】

保护工作人员和病人,防止感染和交叉感染。

【操作程序】

1. 评估 帽子的大小、口罩的种类、有效期、病人病情、目前采取的隔离种类。

2. 计划

(1)护士准备:着装整洁、修剪指甲、洗手。

(2)环境准备:操作区域清洁、宽敞、安全。

(3)用物准备:根据需要备合适的帽子、口罩。

3. 实施(表5-12)。

表5-12 帽子、口罩的使用

操作流程	操作步骤	要点解析
戴工作帽	● 将帽子遮住全部头发,戴妥	● 帽子大小合适,能遮护全部头发
戴好口罩		● 根据用途及佩戴者脸型大小选择不同种类的口罩,口罩要求干燥、无破损、无污渍
	◆外科口罩的佩戴	
	● 将口罩罩住鼻、口及下颌,下方两条带子系于颈后,上方两条带子系于头顶中部	● 如系带是耳套式,分别将系带系于左右耳后
	● 双手指尖放在鼻夹上,从中间位置开始,用手指向内按鼻夹,并分别向两侧移动和按压,根据鼻梁的形状塑造鼻夹	● 不应一只手按压鼻夹
	● 调整系带的松紧度,检查密合性	● 确保不漏气

操作流程	操作步骤	要点解析
	◆ **医用防护口罩的佩戴**(图5-21)	
	● 一手托住防护口罩,有鼻夹的一面背向外	
	● 将防护口罩罩住鼻、口及下颌,鼻夹部位向上紧贴面部	
	● 用另一只手将下方系带拉过头顶,放在颈后双耳下,再将上方系带拉至头顶中部	● 不应一只手按压鼻夹
	● 双手指尖放在金属鼻夹上,从中间位置开始,用手指向内按鼻夹,并分别向两侧移动和按压,根据鼻梁的形状塑造鼻夹	● 每次佩戴医用防护口罩进入工作区域之前,应进行密合性检查
	● 检查:将双手完全盖住口罩,快速呼气,检查密合性,如有漏气应调整鼻夹位置	
摘下口罩	● 洗手后先解开下面系带,再解开上面的系带	● 不要接触口罩前面(污染面)
	● 双手握住口罩两侧带子,将污染面向内折叠,放于胸前清洁小口袋或小塑料袋内	● 一次性口罩,摘下后放入医疗垃圾袋集中处理
脱工作帽	● 洗手,取下帽子	● 布制帽子,每日更换,清洗消毒;如是一次性帽子,摘下后放入医疗垃圾袋集中处理

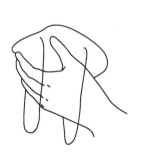
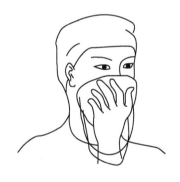
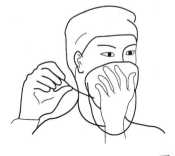
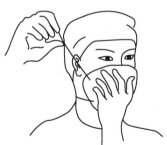
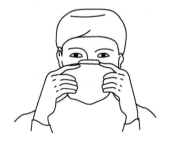

图5-21 医用防护口罩的佩戴

4. 评价

（1）戴帽子、口罩的方法正确。

（2）保持帽子、口罩的清洁与干燥并定时更换。

【注意事项】

1. 使用帽子的注意事项　①进入污染区和洁净环境前、进行无菌操作等应戴帽子。②帽子要大小合适，能遮住全部头发。③帽子被病人血液、体液污染后应及时更换。④一次性帽子应一次性使用后，放入医疗垃圾袋集中处理。⑤布制帽子保持清洁干燥，每次或每日更换与清洁。

2. 使用口罩的注意事项　①应根据不同的操作要求选用不同种类的口罩：一般诊疗活动、手术室工作或护理免疫功能低下病人、进行体腔穿刺等操作时应戴外科口罩；接触经空气传播或近距离接触经飞沫传播的呼吸道传染病病人时，应戴医用防护口罩。②始终保持口罩的清洁、干燥；口罩潮湿后、受到病人血液或体液污染后，应及时更换。③医用外科口罩只能一次性使用且不超过 4h。④正确佩戴口罩，不应只用一只手捏鼻夹；戴上口罩后不可悬于胸前，更不能用污染的手触摸口罩；每次佩戴医用防护口罩进入工作区域前，应进行密合性检查。⑤脱口罩前后应洗手，使用后的一次性口罩应放入医疗垃圾袋内，以便集中处理。

（三）穿、脱隔离衣

隔离衣是用于保护医务人员避免受到血液、体液和其他感染性物质污染，或用于保护病人避免感染的防护用品，分为一次性隔离衣和布制隔离衣。通常根据病人的病情、目前隔离种类和隔离措施，确定是否穿隔离衣，并选择其型号。下列情况应穿隔离衣：①接触经接触传播的感染性疾病病人时，如传染病病人、多重耐药菌感染病人等。②对病人实行保护性隔离时，如大面积烧伤、骨髓移植等病人的诊疗、护理时。③可能受到病人血液、体液、分泌物、排泄物喷溅时。

【目的】

保护医务人员和病人，避免交叉感染。

【操作程序】

1. 评估　病人病情，目前采取的隔离种类。

2. 计划

（1）护士准备：着装整洁、修剪指甲、取下手表、卷袖过肘、洗手、戴口罩。

（2）环境准备：操作区域清洁、宽敞、安全。

（3）用物准备：隔离衣、挂衣架、消毒手的设备、污衣袋。

3. 实施（表 5-13）。

表 5-13　穿、脱隔离衣

操作流程	操作步骤	要点解析
	◆**穿隔离衣法**（图 5-22）	
评估选择	● 评估病人的病情、治疗与护理、隔离的种类及措施、穿隔离衣的环境 ● 合理选择隔离衣	● 明确穿隔离衣的区域划分，根据隔离种类确定是否穿隔离衣 ● 选择隔离衣的型号，应能遮住全部衣服和外露的皮肤
准备工作	● 戴好帽子、口罩，备齐操作用物	● 避免穿隔离衣后到清洁区取物
取表卷袖	● 取下手表，卷袖过肘	
持领取衣	● 检查隔离衣 ● 手持衣领取下隔离衣，使清洁面朝向自己，将衣领两端向外折齐，对齐肩缝，露出肩袖内口	● 检查隔离衣是否干燥、完好，有无穿过 ● 如隔离衣已被穿过，隔离衣的衣领和内面视为清洁面，外面视为污染面
穿好衣袖	● 一手持衣领，另一手伸入一侧袖内，持衣领的手向上拉衣领，将衣袖穿好；换手持衣领，按上法穿好另一衣袖	● 需要时举起手臂将衣袖上抖，露出双手
扣好领扣	● 两手持衣领，由领子中央向后理顺领边，扣上领扣	● 污染的袖口不可触及衣领、面部和帽子
扣好袖扣	● 扣好袖扣或系上袖带	● 需要时用橡皮圈束紧袖口，此时手已被污染，带松紧的袖口则不需系袖口
折襟系腰	● 解开腰带活结，将隔离衣一边（约腰下 5cm 处）向前拉，见到边缘后用同侧手捏住隔离衣外面边缘，同法捏住另一侧；双手在背后将边缘对齐，向一侧折叠并以一手按住，另一手将同侧腰带拉至背后压住折叠处，换手拉另一侧腰带，双手将腰带在背后交叉，再回到前面打一活结	● 后侧边缘须对齐，折叠处不能松散；如隔离衣被穿过，手不可触及隔离衣的内面；隔离衣后侧下部边缘如有衣扣，则扣上；穿好隔离衣后，双臂保持在腰部以上、视线范围内；不得进入清洁区，避免接触清洁物品
	◆**脱隔离衣法**（图 5-23）	
松带打结	● 解开腰带，在前面打一活结	● 隔离衣后侧下部边缘如有衣扣，则先解开

操作流程	操作步骤	要点解析
解扣塞袖	● 解开袖口,在肘部将部分衣袖塞入工作服衣袖内,充分暴露双手	● 勿使衣袖外面塞入袖内
消毒双手	● 用刷手法或泡手法消毒双手并擦干 ● 用手刷蘸洗手液或肥皂液刷手 ● 刷洗顺序:前臂→腕部→手背→手掌→手指→指缝→指甲,每只手刷洗 30s,用流水冲净,换刷同法刷另一只手 ● 按上述顺序再刷洗一遍,共刷 2min ● 打开水龙头,让流水自腕部(前臂)流向指尖进行冲洗,洗净后关闭水龙头 ● 用擦手纸或毛巾擦干双手,或在干手机下烘干双手	● 不能沾湿隔离衣 ● 刷洗范围应超过被污染的部位 ● 流动水可避免污水污染双手,冲净双手时注意指尖向下 ● 自上而下擦干双手,一人一巾,一用一消毒
解开领扣	● 双手或单手解开领扣	● 污染的袖口不可触及衣领、面部和帽子,保持衣领清洁
脱袖退手	● 一手伸入另一侧袖口内,拉下衣袖裹住手,再用裹住的手握住另一衣袖的外面将袖拉下,两手在袖内对齐衣袖,并轮换从袖管中退至衣肩,用右手握住两肩缝,先退出左手,再用左手握住衣领,退出右手	● 衣袖不可污染手及手臂,双手不可触及隔离衣外面
持领挂衣	● 双手握住衣领,将隔离衣两边对齐,挂在衣钩上	● 如隔离衣还可使用,挂在半污染区时清洁面向外,挂在污染区则污染面向外
污衣处理	● 需更换的隔离衣,将隔离衣污染面向里,衣领及衣边卷至中央,一次性隔离衣投入医疗垃圾袋中,如为需换洗的布制隔离衣则放入污衣回收袋内,清洗消毒后备用	

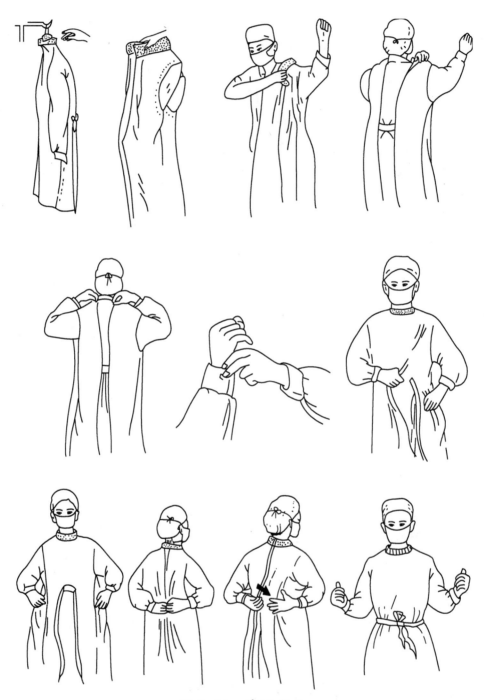

图 5-22　穿隔离衣

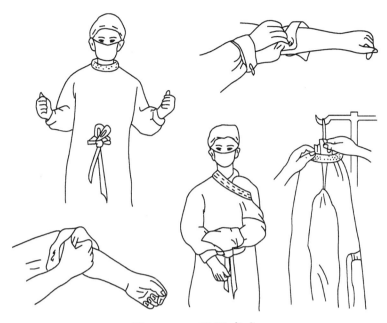

图 5-23　脱隔离衣

4. 评价

（1）隔离观念强，环境物品无污染。

（2）刷手方法正确，隔离衣未被溅湿，也未污染水池。

【注意事项】

1. 隔离衣的长短要合适，须全部遮盖工作服；有破损时则不可使用。

2. 隔离衣的衣领及内面为清洁面（如为反向隔离，则内面为污染面），穿脱时要避免污染。

3. 穿隔离衣后不得进入清洁区，双手应保持在腰部以上、视线范围以内，避免接触清洁物品。

4. 隔离衣应每日更换，如有潮湿、内面污染或接触严密隔离病人后，应立即更换。

（四）穿、脱防护用品

此处的防护用品指临床医务人员在接触甲类或按甲类传染病管理的传染病病人时所穿的一次性防护用品。常用的防护用品包括医用防护口罩、护目镜或防护面屏、防护服、手套、鞋套等。

下列情况应穿防护用品：①临床医务人员在接触甲类或按甲类传染病管理的传染病病人时。②接触经空气传播或飞沫传播的传染病病人，可能受到病人血液、体液、分泌物、排泄物喷溅时。

【目的】

保护医务人员和病人，避免交叉感染。

【操作程序】

1. 评估　病人病情，目前采取的隔离种类。

2. 计划

（1）护士准备：着装整洁、修剪指甲、取下手表、洗手、戴口罩。

（2）环境准备：操作区域清洁、宽敞、安全。

（3）用物准备：手消毒液、一次性帽子、医用防护口罩、外科口罩、防护服、护目镜或面屏、鞋套、靴套、手套和穿衣镜，必要时备一次性隔离衣、胶鞋等。

3. 实施（表5-14）。

表5-14　穿脱防护用品

操作流程	操作步骤	要点解析
	◆ **穿防护用品**	
检查核对	● 进行手卫生 ● 所有防护用品包装完整，在有效期内	● 搓揉时间大于15s ● 确保用品符合要求
戴工作帽	● 将帽子遮住全部头发，戴好	● 帽子大小合适，能遮护全部头发
戴好口罩	● 佩戴好医用防护口罩，进行口罩密封性测试	● 确保密封性良好
穿防护服	● 戴内层手套，选择合适型号防护服，检查有效期及密闭性 ● 取出并打开防护服，检查有无破损，将拉链拉至底端 ● 先穿下衣，再穿上衣，再将防护帽戴至头部后，拉上拉链，密封拉链口	● 根据需要戴内层手套 ● 防护服不能触及地面 ● 防护服帽子要完全盖住一次性帽子 ● 防护服的颈部不能遮挡医用防护口罩
戴上手套	● 戴外层手套，检查手套有效期及有无漏气 ● 将手套反折部分套于防护服袖口上并完全包裹袖口	
戴护目镜	● 佩戴前检查有无破损、系带是否牢固 ● 护目镜（面屏）置于眼部（头部）合适部位，调节舒适度，并检查有无戴牢固	● 必要时做防雾处理 ● 护目镜头带压在连体帽之外，并使眼镜下缘与口罩尽量结合紧密 ● 戴防护面屏，需覆盖整个面部
穿上鞋套、靴套	● 检查鞋套、靴套有无破损，穿好鞋套、靴套 ● 进行手卫生	● 根据需要穿一次性鞋套 ● 与防护服衔接紧密，无空隙 ● 搓揉时间大于15s
再次检查	● 检查有无皮肤暴露或防护服破损 ● 做拉伸、下蹲动作以检查防护服的延展性	● 确保穿戴符合规范要求后方可进入污染区

操作流程	操作步骤	要点解析
	◆脱防护用品	
摘护目镜	● 进行手卫生 ● 身体前倾,头向前伸,双手拉侧方系带,提起整根系带后闭眼轻轻向前提拉,脱下护目镜(面屏),进行手卫生	● 注意动作轻柔,减少触碰防护服,避免手触碰护目镜或面屏屏面,避免系带回弹 ● 可复用物品放入指定专用回收容器中,一次性物品则放入医疗垃圾袋内
脱防护服	● 揭开密封胶条,拉开拉链 ● 向上提拉帽子使其翻帽脱离头部 ● 双手从后方,由上向下边脱边卷,将污染面裹在里面,先脱袖子,裹至袖子末端时连同外层手套一起脱下,将防护服和靴套完全脱下后卷成包裹状 ● 进行手卫生	● 注意内裹外原则,脱下手套后避免双手和防护服的外面接触 ● 动作轻柔,将卷好的防护服侧身屏气放入医疗垃圾袋内 ● 搓揉时间大于15s
脱下鞋套	● 脱鞋套、进行手卫生,脱内层手套 ● 进行手卫生	
摘下口罩	● 先摘除颈后(下方)系带,提过头部,再脱上方(头/中)系带,将摘下的口罩放入医疗垃圾袋内 ● 进行手卫生	● 摘口罩时双手不触及口罩前面(污染面)
脱下帽子	● 摘除帽子放入医疗垃圾袋内 ● 进行手卫生	
戴好口罩	● 戴医用外科口罩	

4. 评价

(1)隔离观念强,环境物品无污染。

(2)脱防护用品方法正确,未污染。

【注意事项】

1. 防护服只能在规定区域内穿脱,穿之前检查防护服的有效期及完整性,选择适合型号。

2. 接触多个同类传染病病人时,防护服可连续使用;接触疑似病人时,防护服应每次更换。

3. 防护服如有潮湿、破损或污染,应立即更换。

4. 戴护目镜、防护面屏前应检查有无破损，佩戴装置有无松脱；佩戴后应调节舒适度。

5. 摘护目镜、防护面罩时应捏住靠头或耳朵的一边摘掉，放入医疗垃圾袋内，如需重复使用，放入回收容器内，以便清洁、消毒。

6. 鞋套应具有良好的防水性能，并一次性使用。应在规定区域内穿鞋套，离开该区域时应及时脱掉放入医疗垃圾袋内；发现鞋套破损应及时更换。

7. 穿好防护用品进入污染区前，必须全面检查防护用品的穿戴情况，确保穿戴符合规范要求。

（五）避污纸的使用

【目的】

保护双手或物品不被污染。

【操作程序】

1. 评估　病人病情，目前采取的隔离种类。

2. 计划

（1）护士准备：着装整洁、修剪指甲、洗手、戴口罩。

（2）环境准备：清洁、宽敞、安全。

（3）用物准备：避污纸。

3. 实施（表5-15）。

表5-15　避污纸的使用

操作流程	操作步骤	要点解析
抓取使用	● 用污染的手接触清洁物品或清洁的手接触污染物品时，可从页面抓取避污纸衬垫（图5-24），以保护清洁的物品或双手不被污染	● 不可掀页撕取
焚烧处理	● 避污纸用后丢入污物桶，集中焚烧处理	● 避污纸放入医院污物桶或污物袋内，不可随意丢弃

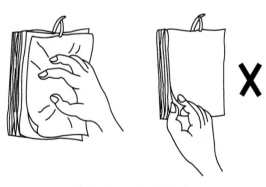

图5-24　取避污纸

4. 评价　避污纸使用方法正确,双手或物品未被污染。

【注意事项】

取避污纸时不可掀页撕取,以保持一面清洁。

 知识拓展

负压隔离病区、负压隔离舱

负压隔离病区(也称负压隔离病室),指通过特殊通风装置,使病区(病室)的空气按照由清洁区向污染区流动,使病区(病室)内的压力低于室外压力。负压病区(病室)排出的空气需经处理、确保对环境无害,适用于经空气传播疾病病人的隔离。

负压隔离舱(又名负压隔离担架),是急救担架与传染病病人隔离舱的整合体,是对新发、突发性、高传染性病人在转运过程中实施安全隔离的转运装置,防止病原体进一步扩散,使外界环境免受污染,降低健康公众的感染概率。

负压隔离舱是由负压生成系统建立并维持密闭舱体内负压环境,舱内的污染空气不经净化不能溢出,外界新鲜空气经净化可以实时补充到舱内,维持舱内合理的新鲜空气和氧气浓度,可为病人提供相对舒适的环境。

 知识拓展

特殊急性呼吸道传染性疾病的隔离

特殊急性呼吸道传染性疾病,通常采取甲类传染病的隔离措施。

1. 病人安置于有效通风的隔离病区或隔离区域内,必要时安置于负压隔离病区。

2. 严格限制探视者,如需探视,探视者应正确穿戴个人防护用品,并遵守手卫生规定。

3. 减少转运,需要转运时应注意医务人员的防护;限制病人活动范围,离开隔离病区或隔离区域时,病人应戴外科口罩。

4. 进入隔离区工作的医务人员应经过专门培训,掌握正确的防护技术;同时每日监测体温2次,体温超过37.5℃及时就诊。

5. 医务人员应严格执行区域划分的流程,按程序做好个人防护,严格按防护规定着装,方可进入病区。不同区域应穿不同服装,且服装颜色应有区别或有明显标志。

第五节　消毒供应中心

消毒供应中心(central sterilized supply department,CSSD)是承担医院各科室所有重复使用诊疗护理器械、器具和物品清洗消毒、灭菌以及无菌物品供应的部门。医院消毒供应中心的工作质量直接反映全院无菌物品的质量,关系到医疗安全,是医院预防与控制医院感染的重要部门。

一、消毒供应中心的设置与布局

(一)消毒供应中心的设置

医院应独立设置消毒供应中心,有条件的医院消毒供应中心应为附近基层医院提供消毒供应。

消毒供应中心宜接近手术室、产房和临床科室,或与手术室有物品直接传递专用通道,不宜建在地下室或半地下室;周围环境应清洁、无污染源,区域相对独立;内部通风、采光良好,工作区域温湿度、机械通风换气次数及照明应符合要求;建筑面积应符合医院建设方面的有关规定,并兼顾未来发展规划的需要。

(二)消毒供应中心的布局

应分为工作区域和辅助区域,各区域标志明显、界限清楚、通行路线明确。

1. 工作区域　包括去污区,检查、包装及灭菌区和无菌物品存放区。其划分应遵循"物品由污到洁,不交叉、不逆流;空气流向由洁到污;去污区保持相对负压,检查、包装及灭菌区保持相对正压"的原则。去污区,检查、包装及灭菌区和无菌物品存放区之间应设实际屏障;去污区与检查、包装及灭菌区之间应设洁、污物品传递通道;并分别设人员出入缓冲间(带);缓冲间(带)应设洗手设施,采用非手触式水龙头开关,无菌物品存放区内不应设洗手池。

(1)去污区:消毒供应中心内对重复使用的诊疗器械、器具和物品,进行回收、分类、清洗、消毒(包括运送器具的清洗消毒等)的区域,为污染区域。

(2)检查、包装及灭菌区:消毒供应中心内对去污后的诊疗器械、器具和物品,进行检查、装配、包装及灭菌(包括敷料制作等)的区域,为清洁区域。

(3)无菌物品存放区:消毒供应中心内存放、保管、发放无菌物品的区域,为清洁区域。

2. 辅助区域　包括工作人员更衣室、值班室、办公室、休息室、卫生间等。

二、消毒供应中心的工作内容

(一)回收

消毒供应中心应有专人专车对临床各科室使用过的污染物品及医疗器械进行回收,分门别类,进行处理。

(二)清洗消毒

清洗消毒是灭菌前准备工作的一个重要环节,是对回收的污染物品分类进行初洗、精洗。整个洗涤过程应规范、科学、有序,不能随意或变更程序。洗涤分4个步骤,即去污、去热原、去洗涤剂和精洗。精洗是选用新鲜流动的蒸馏水,冲去洗涤过程中附着的有害物。目前规范的医院消毒供应中心多采用超声自动清洗机对污染器具进行洗涤,整个过程都可以通过自动控制来完成,但清洗质量仍需人工监测。

(三)干燥、检查与保养

首选干燥设备根据物品性质进行干燥处理;无干燥设备及不耐热的器械、器具和物品使用消毒低纤维絮擦布进行干燥处理;管腔类器械使用压力气枪或95%乙醇进行干燥处理;不应使用自然干燥法进行干燥。器械保养时根据不同特性分类处理。

(四)包装

对经过清洗消毒的器具在灭菌前进行包装,有利于保证消毒物品的灭菌质量并维持无菌状态。包装采用的材料或盛装物品的容器,均应清洁干燥,大小适合所要包装的器材及消毒的要求。包装后的物品要在1~2h内进行灭菌,不可长时间放置,防止污染及致热原的产生。

(五)装载、灭菌及卸载

灭菌是消毒供应中心的重要工作内容。根据灭菌物品的不同,选择适宜、有效的灭菌方法,达到既不损坏物品的性能,又能彻底灭菌的目的。

(六)无菌物品的管理与发放

经过灭菌的无菌物品,从灭菌器取出后直接存放在无菌间内,不能有中间环节。

贮存无菌物品的放物架,应离地面30cm以上,物品按有效期的先后顺序摆放整齐、有序、不挤压。无菌物品上要有明显的灭菌指示标识、灭菌日期。

无菌间的工作人员应穿戴特定的衣帽、专用鞋,非本区工作人员不得随意入内。

无菌物品通过特定通道的窗口发放。

三、常用物品的保养

消毒供应中心不仅对回收的物品进行清洗、消毒,还负责对各类物品进行保养(表5-16),以延长其使用寿命。

表5-16 常用物品的保养

物品种类	保养方法
搪瓷类	注意保护瓷面,轻拿轻放,不碰撞;勿与强酸、强碱接触;勿与粗糙物摩擦,以防脱瓷生锈
玻璃类	轻拿轻放,防止碰撞;避免骤冷骤热;保管时放在纸盒中或用软纸包裹

物品种类	保养方法
橡胶类	勿放在过冷或过热处,以免过冷变硬,过热变形、变软;勿与挥发性液体或酸碱物质接触,防止被侵蚀变质;防止被锐利物品刺破;橡胶单保管时应晾干,撒上滑石粉卷起,不应折叠;导管类晾干后撒上滑石粉舒展放置,以防过度扭曲或粘连;橡胶袋类应倒挂晾干,吹入少量空气后旋紧塞子,防止粘连
金属器械类	用后洗净晾干,定期涂油,防止生锈;锐利器械与其他器械分别放置,刃面用棉花包裹,以防碰撞损坏锋刃
布类及毛织品类	布类保管时注意防霉、防火、防刺破;毛织品类应经常晾晒、防虫蛀,保管时放入防虫剂

边学边练

实践5:无菌技术基本操作

边学边练

实践6:隔离技术基本操作

章末小结

本章学习重点是常用消毒灭菌技术,无菌技术操作原则和隔离原则;学习难点为无菌技术和隔离技术基本操作。在学习过程中注意熟悉医院感染的分类、形成及预防措施;各种隔离的种类。在操作过程中为避免交叉感染要严格做到手卫生,进行无菌技术操作和隔离技术基本操作时,严格遵守无菌技术操作原则和隔离原则。

(张金丽)

 思考与练习

1. 病人,女性,52岁,宫颈癌术后2周。病人拟行化疗,选择经外周静脉穿刺中心静脉置管(PICC)。

请问:

(1)一次性PICC穿刺包的消毒灭菌宜选择哪种方式?

（2）进行穿刺部位皮肤消毒时应选择何种消毒液？

（3）在穿刺过程中，护士如何保持无菌手套不被污染？

2. 病人，男性，65岁，2d前因发热、乏力、恶心、呕吐、腹痛、腹泻、粪便稀薄到医院就诊，经全面检查，被诊断为"细菌性痢疾"收住入院。

请问：

（1）该病人应采取何种隔离？

（2）进入该病室进行诊疗护理时，医务人员需要如何进行自我防护？

第六章 │ 入院和出院护理

06章 数字内容

学习目标

1. 具有"以病人为中心"的人文关怀理念、高度的责任心,确保安全。
2. 掌握入病区后的初步护理、分级护理的适用对象及护理要点及出院护理。
3. 熟悉入院程序。
4. 了解担架运送的注意事项。
5. 熟练掌握轮椅运送技术、平车运送技术。

第一节 入院护理

工作情景与任务

导入情景:

病人,女性,77岁。原有高血压病史20年,近5年在活动后常出现心慌、胸闷、气急。最近3d因感冒气急加重,夜间不能平卧,咳嗽、咳痰,痰多为白色浆液性泡沫样,偶带血丝,伴有疲乏、头晕等不适。以高血压、左心衰竭收入院。

工作任务:

1. 执行该病人入病区前的入院程序工作。
2. 根据该病人病情,选用合适方式护送其入院。
3. 对该病人进行入病区后的初步护理。

入院护理(admitting the patient)是指病人经门诊或急诊医生诊查后,因病情需要住院做进一步的观察、检查和治疗时,经诊查医生建议并签发住院证后,由护士为病人提供的一系列护理工作。入院护理的目的包括协助病人了解和熟悉医院环境,消除紧张、焦虑等不良情绪；满足病人的各种合理需求，调动其配合治疗和护理的积极性；做好宣教，满足病人对疾病知识的需求。

一、入 院 程 序

入院程序是指门诊或急诊的病人根据医生签发的住院证，自到住院处办理住院手续至进入病区的过程。

（一）办理住院手续

病人或家属凭医生签发的住院证到住院处办理住院手续，包括填写住院登记表格、说明保险类别、缴纳住院保证金、填写病历首页和办理入院手续。手续办完后，由住院处通知病区值班护士，根据病人病情做好接受新病人入院的准备工作。对急、危重症病人，可先抢救或入院再补办住院手续。

（二）实施卫生处置

护士根据病人病情及身体状况，对病人进行卫生处置，如沐浴、更衣等。对年老体弱、急危重症病人或即将分娩者可酌情免浴；遇有虱虮者，应先行灭虱虮，再做常规卫生处置；对于传染病病人或疑似传染病的病人，应送隔离室处置。一般病人换下的衣服和不需要用的物品（包括贵重钱物），可交给家属带回或按保管手续暂存住院处。

（三）护送病人入病区

住院处护士携病历，自己或在家属协助下根据病人病情酌情选用步行、轮椅、平车或担架护送病人入病区。护送时注意安全和观察病人，不可停止必要的治疗与护理措施，如输液、导尿、给氧、牵引固定等。护送病人入病区后与病区值班护士认真交接病人病情、所采取的治疗和护理措施、病人当前的心理状态和物品等，并按要求做好记录。

二、入病区后的初步护理

（一）一般病人的入院护理

1. 准备床单位　病区值班护士接到住院处通知后，立即根据病人病情需要准备病人床单位。一般病人应将备用床改为暂空床，并备齐病人所需用物；急、危重症病人应安置在病区重症病室，在床单上加铺橡胶单和中单，并通知值班医生做好抢救准备；急诊手术病人应铺好麻醉床。同时备好病人所需常用物品，如脸盆、便器、暖瓶等，对于急、危重症和手术病人，应根据情况备好必要的急救药物及急救设备。

2. 迎接新病人　护士应以热情的态度迎接和指引新病人至指定的病室床位，并妥善安置病人。向病人作自我介绍，说明自己的工作职责及将为病人提供的护理服务，介绍主管医生、病区护士长和同室的病友，协助病人上床休息，取舒适卧位。护士应以自己的行动和语言消除病人的不安情绪，使病人感觉到温暖，增加病人的安全感及对护士的信任感。

3. 协助病人佩戴腕带标识　腕带上注有病人重要的识别信息,如病人的姓名、病区、床号、住院号、性别、年龄等。

4. 通知医生诊查　通知责任医生诊查病人,必要时协助医生为病人体检、治疗。

5. 测量生命体征　为病人测量体温、脉搏、呼吸、血压和体重,必要时测量身高。

6. 准备膳食　通知营养室为病人准备膳食。

7. 建立病人住院病历、填写有关护理表格。

(1)排列住院病历顺序为体温单、医嘱单、入院病历及入院记录、病史及体格检查、病程记录(手术、分娩记录单等)、会诊记录、各种检验检查报告单、护理病历、住院病历首页、住院证及门诊病历。

(2)用蓝(黑)钢笔逐项填写住院病历及各种表格眉栏项目。

(3)在体温单40~42℃相应的时间栏内,用红钢笔纵行填写入院时间。

(4)记录首次体温、脉搏、呼吸、血压、身高及体重值。

(5)填写病人入院登记本、诊断卡(插在住院病人一览表上)(图6-1)、床头(尾)卡(图6-2)等。

诊断卡			
姓名		床号	
性别		年龄	
住院号			
入院日期			
诊断			

图6-1　诊断卡

床头卡					
科室		住院号		床号	
姓名		性别		年龄	
入院日期			护理级别		
饮食			特殊事项		
诊断					

图6-2　床头卡

8. 介绍与指导　向病人及家属介绍病区环境、医院有关规章制度、床单位及相关设备的使用方法(如呼叫器的使用),指导常规标本(如粪便、尿液、痰液)的留取方法、时间及注意事项。

9. 执行入院医嘱及给予紧急护理措施。

(二)急危重症病人的入院护理

1. 通知医生　接到住院处电话通知后,护士应立即通知有关医生做好抢救准备。

2. 准备急救药物及设备　准备氧气、吸引器、输液物品、急救车及各种无菌包等,做好抢救准备。

3. 安置病人　将病人安置在已经备好床单位的危重病室或抢救室,为病人佩戴腕带标识。

4. 询问病史　对于不能正确叙述病情和需求的病人,如意识不清、语言障碍、听力障碍的病人及婴幼儿等，需暂留陪送人员，以便询问病人病史。

5. 配合抢救　密切观察病人病情变化，积极主动地配合医生进行救治，做好护理记录。如医生还未到达，护士应凭借自身的专业知识对病人病情做出初步判断，给予相应的紧急处理，如止血、吸氧、吸痰、建立静脉通道、心肺复苏等。

三、分 级 护 理

分级护理（levels of care）是指病人在住院期间，医护人员根据病人病情的轻、重、缓、急及自理能力的评估结果，给予不同级别的护理。通常需要在住院病人一览表和病人床头（尾）卡上用不同颜色标记护理级别。

自理能力的评估采用巴塞尔（Barthel）指数评定量表（附表6-1），对病人的进食、洗澡、修饰、穿衣、控制大便、控制小便、如厕、床椅转移、平地行走、上下楼梯10项日常生活活动功能状态进行评定，将各项得分相加即为总分，根据总分将自理能力分为重度依赖、中度依赖、轻度依赖和无须依赖4个等级（附表6-2）。分级护理通常可分为特级护理、一级护理、二级护理、三级护理4个等级，各级护理的适用对象和护理要点见表6-1。

表6-1　分级护理

护理级别	适用对象	护理要点
特级护理	1. 病情危重，随时可能发生病情变化而需要进行抢救的病人；重症监护病人 2. 各种复杂或大手术后病人 3. 严重创伤或大面积烧伤的病人 4. 使用呼吸机辅助呼吸，并需要严密监护病情的病人 5. 实施连续性肾脏替代治疗（CRRT），并需要严密监护生命体征的病人 6. 其他有生命危险，并需要严密监护生命体征的病人	1. 24h专人护理，严密观察病人病情变化，监测生命体征 2. 根据医嘱，正确实施治疗、给药措施 3. 根据医嘱，准确测量出入量 4. 根据病人病情，正确实施基础护理和专科护理，如口腔护理、压疮护理、气道护理及管路护理等，实施安全措施 5. 保持病人舒适，并处于功能体位 6. 实施床旁交接班
一级护理	1. 病情趋向稳定的重症病人 2. 手术后或治疗期间需要严格卧床的病人 3. 生活完全不能自理且病情不稳定的病人	1. 每小时巡视病人，观察病人病情变化 2. 根据病人病情，测量生命体征 3. 根据医嘱，正确实施治疗、给药措施

护理级别	适用对象	护理要点
	4. 生活部分自理,病情随时可能发生变化的病人。如各种大手术后,休克,昏迷,瘫痪,高热,大出血,肝、肾衰竭病人和早产儿	4. 根据病人病情,正确实施基础护理和专科护理,如口腔护理、压疮护理、气道护理及管路护理等,实施安全措施 5. 提供护理相关的健康指导
二级护理	1. 病情趋于稳定但仍需卧床的病人 2. 生活部分自理的病人,如大手术后病情稳定者、老年体弱者、慢性病不宜多活动者、幼儿等	1. 每2h巡视病人,观察病人病情变化 2. 根据病人病情,测量生命体征 3. 根据医嘱,正确实施治疗、给药措施 4. 根据病人病情,正确实施护理措施和安全措施 5. 提供护理相关的健康指导
三级护理	1. 生活完全自理且病情稳定的病人 2. 生活完全自理且处于康复期的病人,如一般慢性病人、疾病恢复期病人和择期手术前的病人	1. 每3h巡视病人,观察病人病情变化 2. 根据病人病情,测量生命体征 3. 根据医嘱,正确实施治疗、给药措施 4. 提供护理相关的健康指导

 知识拓展

分级护理的发展

1982 年,卫生部下发的《医院工作制度》规定应根据病情决定护理分级,分为特级、一级、二级、三级护理 4 个级别。2009 年,卫生部颁布实施了《综合医院分级护理指导原则(试行)》,提出确定护理级别的主体为医护人员,应根据病人疾病的轻重缓急和生活自理能力来确定护理级别。2013 年,国家卫生和计划生育委员会首次将《Barthel 指数评定量表》纳入护理级别评定之中,即依据日常生活活动评定总分来划分自理能力等级,颁布了中华人民共和国卫生行业标准《护理分级》(WS/T 431—2013)。分级护理为护士在临床工作中实施护理提供了一个很好的指南。

第二节　出　院　护　理

出院护理(discharging the patient)是指住院病人经住院治疗和护理,病情好转、稳定、痊愈,需出院或需转院、转科,或不愿意接受医生的建议而自动离院时,护士为病人进行的一系列出院护理工作。

出院护理的目的包括对病人进行出院指导,帮助病人尽快适应原工作和生活,恢复其社会功能,并能遵照医嘱继续按时接受治疗或定期复诊;指导病人办理出院手续;对病室及用物进行终末处理,准备迎接新病人。

一、出院前的护理工作

医院根据病人康复情况,决定出院日期,开具出院医嘱后,护士应做好下列工作:

(一)通知病人及家属

根据出院医嘱,护士通知病人及其家属出院日期,并协助病人做好出院准备。

(二)进行出院指导

护士评估病人身心需要,填写出院护理评估单,针对病人情况进行恰当的出院指导,告知病人出院后在饮食、休息、用药、功能锻炼、定期复查及心理调节等方面的注意事项。必要时可为病人或家属提供有关书面资料或网络资源,便于病人或家属掌握有关的护理知识和技能,提高自我护理能力。

(三)做好心理护理

护士应注意观察病人的情绪变化,特别是对病情无明显好转、转院、自动离院的病人,给予针对性的鼓励和安慰,增强其康复信心,以减轻其离开医院后的焦虑和恐惧。自动出院的病人应在出院医嘱上注明"自动出院",并要求病人及家属签名认可。

(四)征求病人意见

征求病人及家属对医疗和护理等各项工作的意见和建议,以便不断完善医院管理,改进工作方法、内容,提高医疗护理质量。

二、出院时的护理工作

护士在病人出院当日应根据出院医嘱停止相关治疗并处理各种医疗护理文件,协助病人或家属办理出院相关手续。

（一）医疗护理文件的处理

1. 执行出院医嘱

（1）停止一切医嘱，注销各种卡片，如服药卡、治疗卡、饮食卡、护理卡或有关表格上填写"出院"字样，注明时间并签名。

（2）撤去"病人一览表"上的诊断卡及床头（尾）卡。

（3）遵医嘱领取病人出院后需继续服用的药物，将药物交给病人或家属，同时给予用药知识指导。

（4）在体温单40～42℃相应的时间栏内，用红钢笔纵行填写出院时间。

（5）填写病人出院登记本。

2. 填写病人出院护理记录。

3. 按要求整理病历，交病案室保存。出院病历的排列顺序：住院病历首页、住院证（或死亡报告单）、出院（或死亡）记录、入院病历及入院记录、病史和体格检查、病程记录、会诊记录、各种检验检查报告单、知情同意书、护理病历、医嘱单、体温单。

（二）病人的护理

1. 协助病人解除腕带标识。

2. 协助病人或家属整理用物，归还寄存的物品，收回病人住院期间所借物品并消毒处理。

3. 协助病人或家属办理出院手续。护士收到住院处签写的出院通知单后，根据病人情况，采用步行、轮椅或平车护送病人出病区。

三、出院后的护理工作

护士应待病人离开病室后，方可进行用物和病室的终末处理，以免给病人造成心理上的不舒适。

（一）病室处理

病室开窗通风，进行空气消毒。

（二）床单位的处理

1. 撤去床上的污被服，放入污衣袋中，根据出院病人疾病种类进行清洗或消毒。

2. 床垫、床褥、枕芯、棉胎等用紫外线灯照射或使用臭氧机消毒，也可置于日光下暴晒至少6h。

3. 用消毒液擦拭床、床旁桌及床旁椅。非一次性使用的痰杯、脸盆须用消毒液浸泡。

4. 传染病病人离院后，需按传染病终末消毒法进行处理。

5. 铺好备用床，准备迎接新病人。

第三节 运送病人技术

 工作情景与任务

导入情景:

病人,男性,37岁,建筑工人,自高处坠落伤及头颈部,主诉头颈部疼痛,颈部活动受限,继而出现呕吐、烦躁、意识障碍。其同事紧急将其送往医院急诊室。医嘱:颅脑CT检查,颈椎CT检查。经检查病人被诊断为脑损伤,颈椎骨折,紧急行脑室引流术,颈部采用颈围领固定。手术后现需运送病人入病区。

工作任务:

1. 正确选择工具运送病人入病区。

2. 正确实施搬运病人。

3. 指出运送病人过程中的注意事项。

在病人入院、转科、出院、接受检查或治疗、手术或到室外活动时,凡活动受限的病人均需根据病人病情选择不同的运送工具,如轮椅运送、平车运送和担架运送。在转移和运送病人过程中,护士应将人体力学原理正确运用到操作中,以避免发生职业损伤,减少双方疲劳和病人痛苦,提高工作效率,并保证病人的舒适和安全。

一、轮椅运送技术

【目的】

1. 护送不能行走但能坐起的病人入院、出院、检查、治疗或室外活动。

2. 帮助病人离床活动,促进血液循环和体力恢复。

【操作程序】

1. 评估

(1)病人的体重、意识状态、病情与躯体活动能力。

(2)病人损伤的部位和理解合作程度。

(3)轮椅各部件性能是否完好。

(4)地面是否干燥、平坦及室内外的温度情况。

2. 计划

(1)护士准备:衣帽整洁,修剪指甲,洗手,戴口罩。

(2)用物准备:轮椅(性能良好)、毛毯及外套(根据季节酌情准备)、别针、软枕(根据病人需要准备)。

（3）病人准备：了解使用轮椅的目的、配合方法及注意事项，能主动配合。

（4）环境准备：移开障碍物，保证环境宽敞，便于轮椅通行。

3. 实施（表6-2）。

表6-2　轮椅运送技术

操作流程	操作步骤	要点解析
核对解释	● 备齐用物，携至床旁，仔细核对床头卡、手腕带 ● 解释操作目的、配合要点	● 核对病人床号、姓名、住院号，做到核对无误 ● 合理解释，取得配合
放置轮椅	● 将轮椅椅背与床尾平齐，面朝床头 ● 制动车闸，翻起脚踏板 ● 若天冷，将毛毯平铺于轮椅	● 缩短距离，便于病人坐入轮椅 ● 防止车轮滑动 ● 上端高过病人颈部15cm左右
协助起床	● 扶病人坐于床沿，嘱病人以手掌撑在床面上，维持坐姿，协助病人穿衣裤、鞋袜	● 观察和询问病人有无眩晕和不适
协助上椅	● 护士面向病人双脚前后分开站立，嘱病人双手置于护士肩上，护士双手环抱病人腰部，协助病人下床站立 ● 协助病人移向轮椅，坐于轮椅中（图6-3） ● 若用毛毯，则将上端围在病人颈部，用别针固定；两侧围裹病人双臂，别针固定在腕部；余下毛毯将身体、下肢包裹（图6-4） ● 翻下脚踏板，协助病人将脚置于脚踏板上 ● 系上安全带 ● 视病人情况，在后背或大腿上放置软枕支撑 ● 整理床单位，铺暂空床 ● 放松制动闸，推病人至目的地	● 注意节力原则、口令清晰明确 ● 嘱病人抓紧轮椅扶手，保证病人安全 ● 防止病人受凉 ● 嘱病人尽量靠后坐 ● 避免病人发生意外 ● 增加病人的舒适度 ● 保持病室整洁美观 ● 运送过程中注意观察病人病情变化

操作流程	操作步骤	要点解析
协助回床	• 推轮椅至病床尾,椅背与床尾平齐	• 病人面向床头,缩短距离
	• 轮椅制动,翻起脚踏板,双足置于地面	• 保证病人安全,便于病人上床
	• 解除病人身上固定的安全带、毛毯和别针	
	• 护士面向病人双脚前后分开站立,嘱病人双手置于护士肩上,护士双手环抱病人腰部	• 防止病人摔倒
	• 协助病人站起、转身、坐于床沿	
	• 嘱病人双手撑住床面,协助病人脱去鞋子、外衣	
	• 协助病人取舒适卧位,盖好盖被	• 使病人躺卧舒适
整理用物	• 整理床单位,观察病人病情	• 保持病室整洁美观
	• 推轮椅至原处放置	• 便于其他病人使用

4. 评价

（1）转移和运送过程中病人感觉安全、舒适。

（2）护士操作时动作轻稳、协调,注意遵守节力原则。

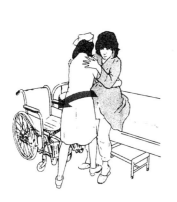
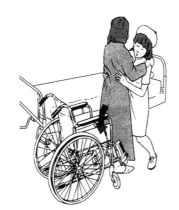
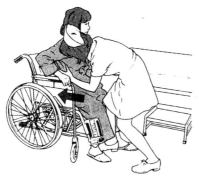

图 6-3 协助病人坐轮椅

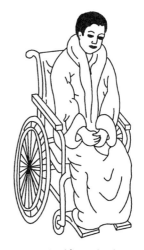

图 6-4 轮椅上包裹保暖法

【注意事项】

1. 使用轮椅前应检查各部件性能是否完好,确保病人安全。

2. 嘱病人在推行过程中身体不可前倾,尽量向后靠,不可自行站立或下轮椅;上下坡时,嘱病人抓好扶手,保证安全。

3. 推轮椅时应控制车速,保持平稳,使病人舒适;过门槛时,翘起前轮,避免震动过大。

4. 根据室外温度适当增加衣服、盖被,注意保暖,防止受凉。

5. 运送过程中注意观察病人病情变化,避免引起并发症或其他不适感。

6. 保证病人的持续性治疗不受影响。

二、平车运送技术

【目的】

运送不能起床的病人入院、做各种检查、治疗、手术或转运等。

【操作程序】

1. 评估

(1)病人的体重、意识状态、病情与躯体活动能力。

(2)病人损伤的部位和理解合作程度。

(3)平车各部件性能是否完好。

(4)地面是否干燥、平坦及室内外的温度情况。

2. 计划

(1)护士准备:衣帽整洁,修剪指甲,洗手,戴口罩。

(2)用物准备:平车(各部件性能良好,车上置以被单和橡胶单包好的垫子及枕头),带套的毛毯或棉被,按需要备木板、帆布单、中单。

(3)病人准备:了解使用平车的目的、配合方法及注意事项,能主动配合。

(4)环境准备:环境宽敞,便于平车通行。

3. 实施(表6-3)。

表6-3 平车运送技术

操作流程	操作步骤	要点解析
核对解释	● 备齐用物,携至床旁,仔细核对床头卡、手腕带	● 核对病人床号、姓名、住院号,做到核对无误
	● 解释操作目的、配合要点	● 合理解释,取得配合
安置导管	● 妥当安置病人身上的导管、输液装置	● 避免导管脱落、受压或液体逆流,保持通畅

操作流程	操作步骤	要点解析
	◆挪动法（图6-5）	适用于病情允许，能在床上配合的病人
放置平车	● 移开床旁桌椅，松开盖被	
	● 将平车与病床纵向紧靠，大轮靠近床头	● 使平车贴近床沿，便于挪动
	● 将平车制动	● 防止平车滑动，保证安全
协助上车	● 协助病人依次移动上身、臀部、下肢于平车上	● 病人头部枕于大轮端
	● 协助病人躺好，用盖被包裹病人（先将脚端向上反折，再反折近侧，后对侧，两侧颈部反折成衣领）	● 包裹整齐、美观，病人保暖、舒适（图6-6）
	● 拉起护栏	● 保证病人安全
铺暂空床	● 整理床单位，将床改为暂空床	● 保持病室整洁美观
运送病人	● 松开平车制动闸，保持均匀、缓慢的车速推病人到指定地点	● 注意观察病人，保证病人舒适、安全
协助回床	● 协助病人依次移动下肢、臀部、上身于床上	
	● 为病人安置舒适卧位，保持各管道通畅	● 保证病人舒适、安全
	● 整理病床单位，观察病人病情	● 保持病室整洁美观
	◆一人搬运（图6-7）	适用于体重较轻，且病情允许的病人
放置平车	● 移开床旁桌、椅，推平车至床尾，使平车头端与床尾呈钝角，将平车制动	● 缩短搬运距离，节力 ● 防止平车滑动，保证安全
	● 松开盖被，协助病人穿好衣服	
搬运病人	● 护士一手自病人近侧腋下伸至对侧肩部，另一手伸至病人大腿下；病人双臂交叉于护士颈部后；护士抱起病人，移步将病人放于平车中央	● 护士双脚前后分开站立，扩大支撑面；略屈膝、屈髋以降低重心，增加稳定度，便于转身
	● 盖好盖被，拉起护栏	● 保证病人舒适、保暖、安全
铺暂空床	● 整理床单位，将床改为暂空床	● 保持病室整洁美观
运送病人	● 松开平车制动闸，保持均匀、缓慢的车速推病人到指定地点	● 注意观察病人，保证病人舒适、安全

操作流程	操作步骤	要点解析
协助回床	● 回床搬运与离床搬运方法相同	
	◆**二人搬运**(图6-8)	适用于不能活动,体重较重者
放置平车	● 移开床旁桌、椅,推平车至床尾,使平车头端与床尾呈钝角,将平车制动 ● 松开盖被,协助病人穿好衣服	● 缩短搬运距离,节力 ● 防止平车滑动,保证安全
搬运病人	● 护士甲、乙站在床的同一侧,协助病人将上肢交叉置于胸腹前 ● 护士甲一手托住病人的头、颈、肩部,另一手托住病人腰部;护士乙一手托住病人臀部,另一手托住病人腘窝处,同时将病人移至床边 ● 二人同时抬起病人并移步转身至平车前,将病人放于平车中央 ● 盖好盖被,拉起护栏	 ● 使病人头部处于较高位置,减轻不适 ● 口令清晰准确,抬起病人时,尽量使病人身体靠近搬运者身体,减少重力线偏移,省力 ● 保证病人舒适、保暖、安全
铺暂空床	● 整理床单位,将床改为暂空床	● 保持病室整洁美观
运送病人	● 松开平车制动闸,保持均匀、缓慢的车速推病人到指定地点	● 注意观察病人,保证病人舒适、安全
协助回床	● 回床搬运与离床搬运方法相同	
	◆**三人搬运**(图6-9)	适用于不能活动、体重超重的病人
放置平车	● 移开床旁桌、椅,推平车至床尾,使平车头端与床尾呈钝角,将平车制动 ● 松开盖被,协助病人穿好衣服	● 缩短搬运距离,节力 ● 防止平车滑动,保证安全
搬运病人	● 护士甲、乙、丙站在床的同一侧,协助病人将上肢交叉置于胸腹前 ● 护士甲双手托住病人的头、颈、肩、背部;护士乙双手托住病人的腰、臀部;护士丙双手托住病人的腘窝及小腿处,同时将病人移至床边 ● 三人同时合力抬起病人并移步转身至平车前,将病人放于平车中央 ● 盖好盖被,拉起护栏	 ● 使病人头部处于较高位置,减轻不适 ● 操作中力气较大者站中间 ● 口令清晰准确,抬起病人时,尽量使病人身体靠近搬运者身体,减少重力线偏移,省力 ● 保证病人舒适、保暖、安全

操作流程	操作步骤	要点解析
铺暂空床	● 整理床单位,将床改为暂空床	● 保持病室整洁美观
运送病人	● 松开平车制动闸,保持均匀、缓慢的车速推病人到指定地点	● 注意观察病人,保证病人舒适、安全
协助回床	● 回床搬运与离床搬运方法相同	
	◆ **四人搬运**(图6-10)	适用于颈椎、腰椎骨折和病情危重的病人
放置平车	● 移开床旁桌、椅,松开盖被	
	● 将平车与病床纵向紧靠,大轮靠近床头	● 使平车贴近床沿,便于搬运
	● 将平车制动	● 防止平车滑动,保证安全
搬运病人	● 在病人腰部、臀部下铺帆布单或中单	● 帆布单或中单能承受病人的体重
	● 护士甲抬起病人的头、颈、肩;护士乙抬起病人的双腿;护士丙、丁分别站于病床及平车两侧,紧握帆布单或中单	● 搬运者动作应协调一致,护士甲应随时观察病人的病情变化
	● 四人同时抬起病人向平车移动,将病人放于平车中央	● 口令清晰准确,避免碰撞
	● 盖好盖被,拉起护栏	● 保证病人舒适、保暖、安全
铺暂空床	● 整理床单位,将床改为暂空床	● 保持病室整洁美观
运送病人	● 松开平车制动闸,保持均匀、缓慢的车速推病人到指定地点	● 护士应位于病人头部,随时注意观察病人病情变化,保证病人舒适、安全
协助回床	● 回床搬运与离床搬运方法相同	

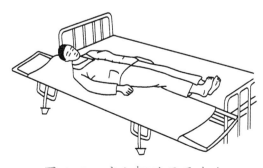

图6-5　病人挪动于平车上

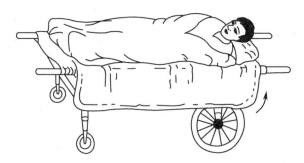

图 6-6 平车上病人包裹法

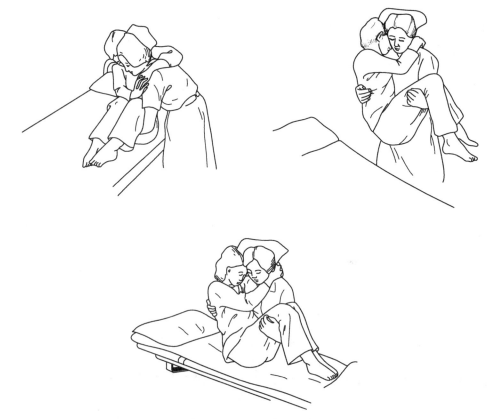

图 6-7 一人搬运法

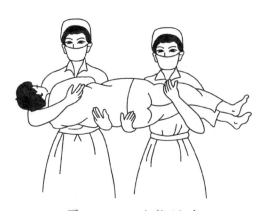

图 6-8 二人搬运法

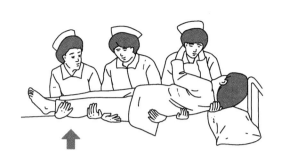

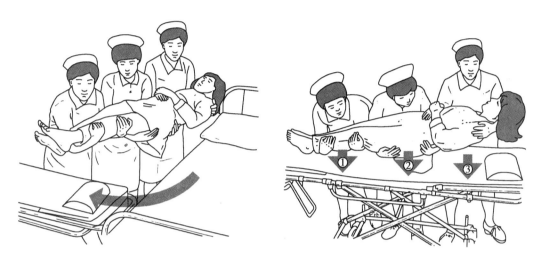

图 6-9 三人搬运法

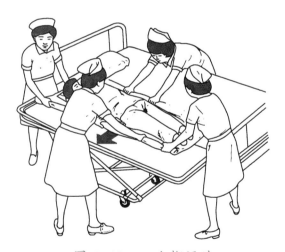

图 6-10 四人搬运法

4. 评价

（1）转移和运送过程中病人感觉安全、舒适。

（2）护士操作时动作轻稳、协调，注意遵守节力原则。

【注意事项】

1. 搬运病人时动作轻稳、准确、协调一致，保证病人安全和舒适。

2. 搬运病人前妥善安置各种导管，避免扭曲、脱落、受压，保持通畅。

3. 注意给病人保暖，避免受凉。

4. 病人卧于平车中央保证安全，头部位于大轮端以减少颠簸，上下坡保持病人头部始终在高处，以免引起不适。

5. 搬运骨折病人，平车上需垫木板，并固定好骨折部位；有输液管及引流管的病人，应保持通畅；脑损伤、颌面部外伤及昏迷病人，应将头偏向一侧。

6. 护士运送时站在病人头侧，便于观察病情，尽量减少途中停留。

7. 确保病人的持续性治疗不受影响。

8. 推平车进出门时，应先打开门，不可用车撞门，以免震动病人及损坏设施。

 知识拓展

一次性滑移垫

一次性滑移垫是在医用转移板基础上研发的一种新型病人转移护理耗材，由滑移垫、一次性中单、吸水垫构成。滑移垫既可单独使用，也可与一次性中单（床单）配合使用。其原理是利用两种不同特殊材料之间的滑动性，在外力的推动下形成类似传动带的效果，实现病人"不动式"平稳安全转移。滑移垫与一次性中单（床单）配合使用，能将病人整体过床，更能省力。适用于手术室、急诊、ICU、病房、CT室等科室，医护人员将病人在手术台、病床、推车、CT台之间过床，以及康复或重症病人护理中，病人被移位、侧身、清洁等。一次性滑移垫的应用改变了传统的转移方式，省时省力，方便快捷，避免病人二次损伤，增进病人的舒适度，提高了医疗护理质量。

三、担架运送技术

担架主要用于无条件使用平车时转运病人，如战地、野外、上下急救车等，其优点是上下交通工具方便，且不受地形、道路等条件限制。

使用时应注意：

1. 损伤或怀疑颈椎损伤病人应注意牵引、固定头颈部，保持头颈中立位，防止病人头颈部前屈后伸、左右摇摆或旋转。

2. 胸、腰椎损伤病人应使用硬板担架。

附表6-1　Barthel指数评定量表

序号	项目	完全独立	需部分帮助	需极大帮助	完全依赖
1	进食	10	5	0	—
2	洗澡	5	0	—	—
3	修饰	5	0	—	—
4	穿衣	10	5	0	—

序号	项目	完全独立	需部分帮助	需极大帮助	完全依赖
5	控制大便	10	5	0	—
6	控制小便	10	5	0	—
7	如厕	10	5	0	—
8	床椅转移	15	10	5	0
9	平地行走	15	10	5	0
10	上下楼梯	10	5	0	—

注：根据病人的实际情况，在每个项目对应的得分上划"√"。

附表6-2　自理能力分级

自理能力等级	等级划分标准	需要照护程度
重度依赖	总分≤40分	全部需要他人照护
中度依赖	总分41～60分	大部分需他人照护
轻度依赖	总分61～99分	少部分需他人照护
无须依赖	总分100分	无须他人照护

 边学边练

实践7：运送技术

章末小结

　　本章的学习重点是病人入院、出院的护理工作内容；分级护理的适用对象和护理要点；轮椅运送、平车运送技术的操作要点。本章的学习难点为急危重症病人的入院护理工作、分级护理的适用对象和护理要点、三人和四人平车运送技术。在学习过程中应注意比较入院护理和出院护理工作内容、一般病人和急危重症病人入院护理、住院病历和出院病历排序、不同平车运送技术的区别，结合临床实例理解不同级别护理的适用范围和护理要点，通过反复练习熟练掌握轮椅运送和平车运送技术，同时培养人文关怀素养，提高人际沟通和团队协作能力。

（梁芳恋）

思考与练习

1. 病人，女性，71岁，高血压病史二十余年，晚上跳广场舞时左边身体失去感觉，同时不能活动，继而失去意识，被"120"救护车送至医院急诊科。经医生检查，病人被初步诊断为"脑出血"，需住院治疗。

请问：

（1）病人家属办理住院手续的依据是什么？

（2）病人入院的程序有哪些？

（3）护士在病人入病区后需要做哪些护理工作？

2. 病人，女性，30岁，教师，因车祸急诊入院，左下肢开放性骨折并怀疑有颈椎损伤。病人经急诊室抢救后病情基本稳定。现需护送病人入病区。

请问：

（1）护士应使用什么工具运送病人入病区？

（2）如何搬运病人？

（3）护送病人过程中应注意什么？

3. 病人，男性，36岁，从高处坠落致腰椎骨折而急诊入院。

请问：

（1）护士应如何为病人做入院护理工作？

（2）护士在将病人移至平车时应采取何种搬运方法？

（3）病人送至手术室后护士应为其准备哪种床单位？

（4）术后病人病情趋向稳定，但仍需严格卧床，此时应对病人采用的护理级别是什么？该级别的护理要点有哪些？

第七章 | 卧位与安全的护理

07章 数字内容

07章 数字内容

学习目标

1. 具有高度的责任心,保证病人舒适与安全,能运用所学施予人性化医疗服务的能力。
2. 掌握卧位的种类;协助病人翻身侧卧及移向床头的方法。
3. 熟悉卧位的性质;保护具的适用范围、种类、使用技术及注意事项。
4. 了解卧位的概念。
5. 学会安置各种卧位,协助病人更换卧位,保护具的使用技术。

卧位(lying position)是指病人休息和适应医疗护理需要所采取的卧床姿势。维持正确的卧位姿势,不仅可以治疗疾病、提高病人的舒适感,还对预防并发症和增进安全均有积极的作用。护士根据病人的病情、治疗与护理的需要为之调整相应的卧位,满足其舒适、安全的需要。

第一节 临床常用卧位

一、卧位的性质

1. 主动卧位(active lying position) 指病人身体活动自如,能根据自己的意愿和习惯随意改变体位。常见于病情较轻、术前及恢复期病人。

2. 被动卧位(passive lying position) 指病人自身无变换卧位的能力,只能处于被安置的卧位。常见于极度衰弱、昏迷、瘫痪的病人。

3. 被迫卧位(compelled lying position) 指病人意识清晰,也有变换卧位的能力,但由于疾病的影响或因治疗而被迫采取的卧位。如支气管哮喘急性发作的病人,由于呼吸极度困难而被迫采取端坐位。

二、卧位的种类

卧位包括仰卧位（supine position）、侧卧位（side-lying position）、俯卧位（prone position）、半坐卧位（semi-fowler position）、端坐位（sitting position）、头低足高位（Trendelenburg position）、头高足低位（dorsal elevated position）、膝胸卧位（knee-chest position）、截石位（lithotomy position）。

仰卧位包括去枕仰卧位、中凹卧位（休克卧位）、屈膝仰卧位。

去枕仰卧位

【适用范围】

1. 昏迷或全身麻醉未清醒的病人，可避免呕吐物误入气管而引起窒息或肺部感染等并发症。

2. 椎管内麻醉或脊髓腔穿刺后的病人，可预防颅内压减低而引起的头痛。

知识拓展

椎管内麻醉或脊髓腔穿刺后的病人去枕仰卧位以防头痛

病人在脊髓腔穿刺或蛛网膜下腔麻醉后1~3d内会出现头痛。由于蛛网膜和硬脊膜被穿破，脑脊液从穿刺孔漏入硬脊膜外腔，受重力作用而出现外漏，脑脊液的漏失超过它的生成速度，导致脑脊液减少，颅内压下降，脑组织失去支撑而下沉，造成对脑膜、脑神经和血管的牵拉，从而产生头痛。一般蛛网膜下腔麻醉约12h后，破损的蛛网膜可自行修复，病人可逐步抬高头部，但如果出现头痛则应继续去枕仰卧。病人在椎管内麻醉或脊髓腔穿刺后采取去枕仰卧位约6h，可预防术后头痛的发生。

【安置卧位】

协助病人去枕仰卧，头偏向一侧，两臂放于身体两侧，两腿自然放平，将枕头横立于床头（图7-1）。

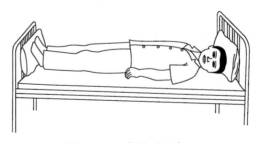

图7-1　去枕仰卧位

中凹卧位（休克卧位）

【适用范围】

用于休克病人。抬高头胸部，保持气道通畅，有利于通气，从而改善缺氧症状。抬高下肢，有利于静脉血液回流，增加心排出量而缓解休克症状。

【安置卧位】

抬高病人头胸部 10°～20°，抬高下肢 20°～30°（图 7-2）。

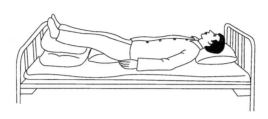

图 7-2　中凹卧位

屈膝仰卧位

【适用范围】

用于胸腹部检查、实施导尿术及会阴冲洗的病人。此卧位可使腹部肌肉放松，便于检查或暴露操作部位，方便操作。

【安置卧位】

病人仰卧，头下垫枕，两臂放于身体两侧，两膝屈曲，并稍向外分开（图 7-3）。检查或操作时注意保暖及保护病人隐私。

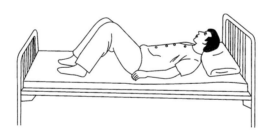

图 7-3　屈膝仰卧位

侧卧位

【适用范围】

1. 灌肠、肛门检查以及配合胃镜、肠镜检查等。

2. 臀部肌内注射。

3. 预防压疮　侧卧位与仰卧位交替，可避免局部组织长期受压，防止压疮发生，同时便于擦洗和按摩受压部位，使病人舒适。

4. 对单侧肺部病变者，根据病情采取患侧卧位或健侧卧位。

【安置卧位】

病人侧卧，两臂屈肘，一手放于胸前，一手放于枕旁，上腿弯曲，下腿稍伸直（臀部肌内注射时应上腿稍伸直,下腿弯曲,使臀部肌肉放松)。必要时在两膝之间、胸腹部、背部可放置软枕,以扩大支撑面稳定卧位,增进病人的舒适和安全(图7-4)。

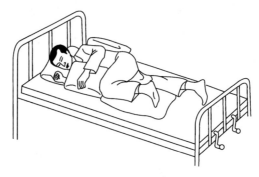

图7-4 侧卧位

俯卧位

【适用范围】

1. 腰背部检查或配合胰、胆管造影检查。

2. 脊椎手术后或腰、背、臀部有伤口,不能平卧或侧卧的病人。

3. 胃肠胀气所致腹痛的病人。采取俯卧位时,腹腔容积增大,可用于缓解胃肠胀气所致的腹痛。

【安置卧位】

病人俯卧,头偏向一侧,两臂屈曲放于头的两侧,两腿伸直,胸下、髋部及踝部各放一软枕,酌情在腋下用小枕支托(图7-5)。如果为俯卧病人臀部肌内注射时,病人足尖相对,足跟分开,保持肌肉放松。

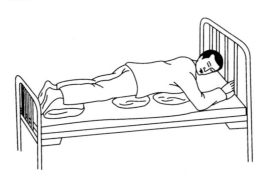

图7-5 俯卧位

半坐卧位

【适用范围】

1. 某些面部及颈部手术后的病人 此卧位可减少局部出血。

2. 心肺疾病引起呼吸困难的病人 此卧位借助重力作用,可使膈肌位置下降,胸腔容量扩大,减轻腹腔内脏器对心、肺的压力,肺活量增加,有利于气体交换。同时,也使部分血液滞留于下肢和盆腔脏器内,使回心血量减少,从而减轻肺部淤血和心脏负担,使呼吸困难的症状得到改善。

3. 腹腔、盆腔手术后或有炎症的病人　此卧位一方面可使腹腔渗出液流入盆腔,以减少炎症扩散和毒素吸收,减轻中毒反应,便于引流。另一方面盆腔腹膜抗感染性较强,而吸收性较弱,采取半坐卧位可防止感染向上蔓延引起膈下脓肿。此外,腹部手术后病人采取半坐卧位可松弛腹肌,减轻腹部切口缝合处的张力,缓解疼痛,增进舒适感,有利于切口愈合。

4. 疾病恢复期体质虚弱的病人　此卧位有利于病人向站立过渡,使其有一个适应过程。

 知识拓展

术后早期采取正确的半坐卧位预防膈下脓肿

从解剖学的角度来看,膈下有丰富的血液循环及淋巴网与腹腔脏器淋巴网吻合,因为膈肌的运动形成上腹腔的负压,有助于腹腔脏器淋巴液的回流,而这也是引起膈下感染的因素。如果病人仰卧位,膈下间隙处于人体腹膜腔的最低点,容易使渗出液积聚于此。因此腹腔术后病人应早期采取半坐卧位,可防止感染向上蔓延,以利脓液、血液及渗出液的吸收引流。例如:脾切除术后膈下脓肿是较常见且严重的并发症,如发现晚,治疗护理不及时,可引起脓肿破溃致弥漫性腹膜炎,或破溃入胸致脓胸,甚至败血症、脓毒症休克而危及生命,给病人造成很大的痛苦及经济损失。

【安置卧位】

1. 摇床法　病人仰卧,先摇起床头支架使上半身抬高,与床成 30°~50° 角,再摇起膝下支架,以防病人下滑。必要时,床尾可置一软枕,垫于病人的足底,增进病人舒适感,防止足底触及床尾栏杆。放平时,先摇平膝下支架,再摇平床头支架(图7-6)。

2. 靠背架法　如无摇床,可将病人上半身抬高,在床头垫褥下放一靠背架,病人下肢屈膝,用大单包裹软枕,垫在膝下,大单两端固定于床沿,以防病人下滑,床尾足底垫软枕。放平时,先放平下肢,再放平床头(图7-7)。

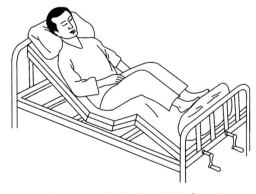

图 7-6　半坐卧位(摇床法)

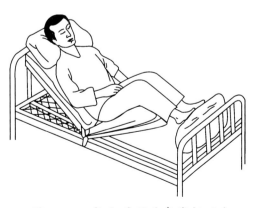

图 7-7　半坐卧位(靠背架法)

端坐位

【适用范围】

急性肺水肿、心力衰竭、心包积液及支气管哮喘发作时的病人。由于呼吸极度困难，病人被迫端坐。

【安置卧位】

病人坐起，并用床头支架或靠背架将床头抬高 70°～80°，病人身体稍向前倾，床上放一跨床小桌，桌上放一软枕，病人可伏桌休息；同时病人背部放置一软枕，使其背部能向后依靠，膝下支架抬高 15°～20° 以防身体下滑（图 7-8）。必要时加床挡，保证病人安全。如用于急性肺水肿病人时，在病情允许情况下可使病人两腿向一侧床沿下垂，由于重力作用，可减少下肢静脉血回流，减轻心脏负荷。

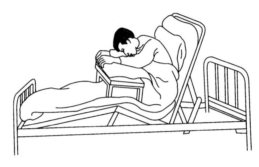

图 7-8　端坐位

头低足高位

【适用范围】

1. 肺部分泌物引流，使痰液顺位向低处引流，易于咳出。
2. 十二指肠引流术，有利于胆汁引流。
3. 妊娠时胎膜早破，可防止脐带脱垂。
4. 下肢骨折牵引时，可利用人体重力作为反牵引力。

【安置卧位】

病人仰卧，枕横立于床头，以防碰伤头部。床尾用支托物垫高 15～30cm（图 7-9）。这种体位易使病人感到不适，使用时间不宜过长，颅内压增高病人禁用。

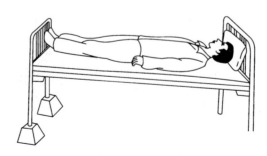

图 7-9　头低足高位

头高足低位

【适用范围】

1. 颈椎骨折病人作颅骨牵引时,作为反牵引力。

2. 颅脑损伤或颅脑术后的病人,采取此卧位可降低颅内压,预防脑水肿。

【安置卧位】

病人仰卧,床头用支托物垫高 15～30cm 或根据病情而定,枕横立于床尾,以防足部触及床尾栏杆(图7-10)。如使用电动床,可调节整个床面向床尾倾斜。

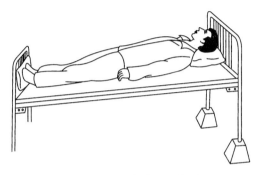

图 7-10　头高足低位

膝胸卧位

【适用范围】

1. 肛门、直肠、乙状结肠镜检查及治疗。

2. 矫正胎位不正或子宫后倾,如将胎儿臀先露转为头先露。

3. 促进产后子宫复原。

【安置卧位】

病人跪卧,两小腿平放于床上,稍分开,大腿和床面垂直,胸贴床面,腹部悬空,臀部抬起,头转向一侧,两臂屈肘,放于头的两侧(图7-11)。如果孕妇采取此卧位矫正胎位时,每次不应超过 15min。安置这种卧位时,注意病人保暖,要做好解释工作,以取得合作。

对于子宫后倾病人,因臀部抬起,腹部悬空,由于重力作用使腹部脏器前倾,对子宫后倾的矫正也起到良好作用。

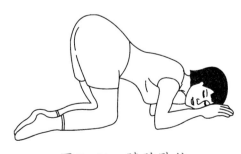

图 7-11　膝胸卧位

截石位

【适用范围】

1. 会阴与肛门部位的检查、治疗或手术,如膀胱镜检查、阴道灌洗、妇产科检查等。

2. 产妇分娩。

【安置卧位】

病人仰卧于检查台上,两腿分开,放于支腿架上,支腿架上放软垫,臀部齐台边,两手放在胸前或身体两侧(图7-12)。安置这种卧位时,病人会有不安情绪,需耐心解释,同时适当遮挡病人,尽量减少暴露,并注意保暖。

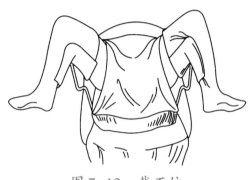

图7-12 截石位

第二节 协助病人更换卧位

 工作情景与任务

导入情景:

病人,女性,26岁,已婚,持续腹痛近7h,同时伴有畏寒、恶心、呕吐等症状,急诊入院,经查体和辅助检查被诊断为"急性化脓性阑尾炎",随即在硬膜外麻醉下实施阑尾切除术。手术顺利,回到病房。

工作任务:

1. 3h后,护士小吴巡视病房时发现病人身体下移,一只脚伸出床面,护士应该如何处理?

2. 术后第2d,病人主诉切口疼痛,请为病人更换合适的卧位。

病人由于疾病或治疗的限制,需长期卧床,使之无法自由翻身更换体位,长此以往导致身心压力很大,容易出现精神萎靡、消化不良、便秘、肌肉萎缩等;由于局部皮肤长期受压,血液循环障碍,呼吸道分泌物不易咳出,有些病人易出现压疮、坠积性肺炎等。因此,护士应定时协助病人更换体位,以保持病人舒适安全和预防并发症的发生。

一、协助病人翻身侧卧

【目的】

1. 协助长期卧床、颅骨牵引、脊椎术后等不能自行翻身的病人变换姿势,增进舒适。

2. 预防并发症,如压疮、坠积性肺炎等。

3. 满足治疗、护理的需要,如背部皮肤护理、肌内注射以及更换大单或整理床单位。

【操作程序】

1. 评估

(1)病人的年龄、目前健康状况、需变换卧位的原因。

(2)病人的神志状况、生命体征、躯体及四肢活动能力、局部皮肤受压情况、手术部位、伤口及引流情况、有无身体创伤、骨折固定、牵引、留置导管等情况。

(3)病人的心理状况、合作程度等。

2. 计划

(1)病人准备:病人及家属了解更换卧位的目的、过程及注意事项,建立安全感,便于配合工作。

(2)护士准备:着装整洁,修剪指甲,洗手,戴口罩。

(3)用物准备:根据所需卧位准备好软枕。

(4)环境准备:安静整洁,光线适宜,根据需要使用屏风或帷帘遮挡。

3. 实施(表7-1,表7-2)。

表7-1 协助病人翻身侧卧

操作流程	操作步骤	要点解析
核对解释	● 备齐用物,携至床旁,仔细核对床头卡、手腕带	● 核对病人床号、姓名、住院号,做到核对无误
	● 解释操作目的、配合要点	● 合理解释,取得配合
固定装置	● 固定床脚轮,将各种导管及输液装置等安置妥当,必要时将盖被折叠至床尾或床的一侧	● 防止翻身时床身晃动病人出现意外 ● 各种管道整理妥当,以免翻身时引起导管连接处脱落或扭曲受压
病人准备	● 病人仰卧,两手放于腹部,双腿屈曲	● 利于操作进行
协助翻转		
	◆ **一人协助**(图7-13)	适用于病情较轻或体重较轻的病人
	● 移至床沿:先将病人肩部、臀部向护士侧移动,再将病人双下肢移向靠近护士侧的床沿	● 使病人尽量靠近护士,以缩短重力臂达到省力,不可拖拉,以免擦破皮肤

操作流程	操作步骤	要点解析
	● 翻向对侧:一手扶病人肩,另一只手扶膝,轻轻将病人背向护士侧卧	● 翻身时用力均匀
	◆ **二人协助**(图7-14)	适用于体重较重或病情较重的病人
	● 移至床沿:两名护士站在床的同一侧,一人托病人颈肩部和腰部,另一人托病人臀部和腘窝部。两人同时将病人稍抬起移向近侧	● 病人的头部应予以托持
	● 转至对侧:两人分别托扶病人的肩、腰部和臀、膝部,轻轻将病人转向对侧,使病人背向护士	● 两人的动作要协调轻稳
放置软枕	● 在病人的背部、胸前及两膝间放置软枕	● 增进舒适,扩大支撑面,确保卧位稳定
	● 必要时使用床挡	● 确保安全
整理记录	● 洗手,记录	● 记录翻身时间和皮肤状况

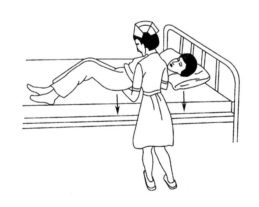
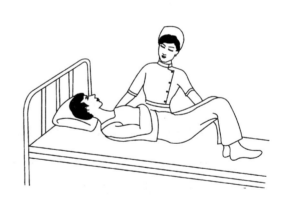

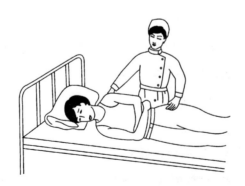

图7-13 一人协助病人翻身侧卧

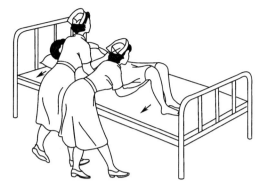

图 7-14　二人协助病人翻身侧卧

表 7-2　轴线翻身

操作流程	操作步骤	要点解析
核对解释	● 备齐用物,携至床旁,仔细核对床头卡、手腕带	● 核对病人床号、姓名、住院号,做到核对无误
	● 解释操作目的、配合要点	● 合理解释,取得配合
固定装置	● 固定床脚轮	● 防止翻身时床身晃动病人出现意外
	● 将各种导管及输液装置等安置妥当	● 避免翻身时引起导管连接处脱落或扭曲受压
病人准备	● 病人仰卧位,移去枕头,松开床尾盖被并折叠至床的一侧	● 利于操作的进行
协助翻转		
	◆ **两人协助**	适用于脊椎受损或脊椎手术后病人
	● 移动病人:两名护士站在床的同侧,小心地将大单置于病人身下,分别抓紧靠近病人肩、腰背、髋部、大腿等处的大单,将病人拉至近侧	● 使病人尽量靠近护士,以缩短重力臂、达到省力
	● 放置床挡	● 防止病人在翻身过程中坠床
	● 安置体位:护士绕至对侧,将病人近侧手臂放在头侧,远侧手臂放于胸前	● 翻转时勿让病人身体屈曲,以免脊柱错位
	● 两膝间放一软枕,使双膝呈自然弯曲状	
	● 协助翻身:护士双脚前后分开,两人双手抓紧病人肩、腰背、髋部、大腿等处的远侧大单,由一名护士发口令,两人同时将病人整个身体翻转至侧卧	● 翻身时两人动作协调一致,用力均匀
		● 翻身时注意以圆滚轴式翻转

操作流程	操作步骤	要点解析
	◆ **三人协助**	适用于颈椎损伤的病人
	● 移动病人：由甲、乙、丙三名护士完成	
	● 甲护士固定病人头部，纵轴向上略加牵引，使头、颈部随躯干一起慢慢移动	● 勿扭曲或旋转病人的头部，以免加重神经损伤，引起呼吸肌麻痹而死亡
	● 乙护士将双手分别置于肩、背部	
	● 丙护士将双手分别置于腰部、臀部，使头、颈、肩、腰、髋保持在同一水平线上，移至近侧	● 移动时病人头、颈、腰、髋保持在同一水平线上
	● 转至对侧：保持病人脊椎平直，其中一人发口令，三人同步翻转至侧卧位	● 翻身过程中注意保暖
	● 翻转角度不超过60°	● 可避免由于脊柱负重增大而引起关节突骨折
放置软枕	● 在病人的背部、胸前及两膝间放置软枕，必要时使用床挡，使病人安全、舒适	● 促进舒适，避免局部组织长期受压
	● 使膝部自然弯曲	● 扩大支撑面，避免关节强直
检查安置	● 检查病人身上放置的多种导管并保持通畅	● 避免导管连接处脱落或扭曲受压
	● 安置好病人，肢体各关节处于功能位	
整理记录	● 观察病人背部情况并护理。洗手，记录	● 记录翻身时间和皮肤状况

4. 评价

（1）护患沟通有效，病人配合护理，皮肤受压情况得到改善。

（2）操作过程轻稳协调，病人舒适、安全，未发生并发症。

【注意事项】

1. 护士应注意节力原则。如翻身时，尽量让病人靠近护士，使重力线通过支撑面来保持平衡，缩短重力臂而省力。

2. 移动病人时动作应轻稳，协调一致，不可拖拉，以免擦伤皮肤，应将病人身体稍抬起，再行翻身。轴线翻身法翻转时，维持躯干的正常生理弯曲，以避免加重脊柱骨折、脊髓损伤和关节脱位。移动体位后，需用软枕垫好肢体，以维持其舒适体位。

3. 石膏固定和伤口较大的病人，翻身后将患处放于适当位置，防止受压。

4. 翻身时注意为病人保暖并防止坠床。

5. 根据病情及皮肤受压部位情况确定翻身间隔时间，如发现皮肤发红，应增加翻身次数以防压疮发生，同时做好交接班。

6. 若病人身上置有多种导管及输液装置时，翻身时应先将导管安置妥当，翻身后检查各导管是否扭曲、连接处是否脱落，注意保持导管通畅。

7. 为手术后病人翻身时，翻身前先检查敷料是否脱落或潮湿，如脱落或被分泌物浸湿，应先换药再翻身；颅脑手术后的病人，头部翻动过剧可引起脑疝，压迫脑干，导致突然死亡，故一般只能卧于健侧或取平卧位；颈椎和颅骨牵引的病人，翻身时不可放松牵引；石膏固定或伤口较大的病人，翻身后应将患处放于适当位置，防止受压。

二、协助病人移向床头

【目的】
协助滑向床尾而自己不能移动的病人移向床头，恢复安全而舒适的卧位。
【操作程序】
1. 评估
（1）病人的年龄、目前健康状况、需变换卧位的原因。
（2）病人的神志状况、生命体征、躯体及四肢活动能力、局部皮肤受压情况、手术部位、伤口及引流情况、有无身体创伤、骨折固定、牵引、留置导管等情况。
（3）病人的心理状况及合作程度等。
2. 计划
（1）病人准备：让病人及家属了解更换卧位的目的、过程及注意事项，建立安全感，便于配合工作。
（2）护士准备：着装整洁，修剪指甲，洗手，戴口罩。
（3）用物准备：根据所需卧位准备好枕头等物品。
（4）环境准备：安静整洁，光线适宜，根据需要使用屏风或帷帘遮挡。
3. 实施（表7-3）。

表7-3　协助病人移向床头

操作流程	操作步骤	要点解析
核对解释	● 备齐用物，携至床旁，仔细核对床头卡、手腕带	● 核对病人床号、姓名、住院号，做到核对无误
	● 解释操作目的、配合要点	● 合理解释，取得配合
固定装置	● 固定床脚轮，将各种导管及输液装置等安置妥当，必要时将盖被折叠至床尾或床的一侧	● 防止移动时床身晃动病人出现意外
	● 根据病情放平床头支架，枕横立于床头	● 避免撞伤病人

操作流程	操作步骤	要点解析
病人准备	● 病人仰卧屈膝	
移向床头		
	◆ **一人协助**（图7-15）	适用于生活能部分自理或体重较轻的病人
	● 嘱病人双手握住床头栏杆，护士靠近床侧，两腿适当分开，一手托住病人肩背部，一手托住臀部，嘱病人脚蹬床面，或护士一手稳住病人双脚，另一手在臀部提供助力，使其移向床头	● 病人脚蹬床面，减少病人与床之间的摩擦力，避免组织受损
	◆ **两人协助**	适用于生活不能自理或体重较重的病人
	● 一种方法是护士两人站于同侧，一人托病人颈肩及腰部，另一人托臀部及腘窝部	● 两名护士协助移向床头时既可站在同侧，也可站在两侧，但手托的位置不同，根据环境及病人状况选择操作方法
	● 另一种方法是护士两人分别站在床的两侧，两人双手交叉，托住病人颈肩部和臀部（图7-16）	
	● 两位护士同时用力，将病人移向床头	● 两人需动作协调一致，用力均匀抬起病人
安置整理	● 放回枕头，按需要抬高床头，安置病人舒适卧位，整理床单位	● 促进舒适
	● 洗手记录，做好交接班	● 记录时间和皮肤状况

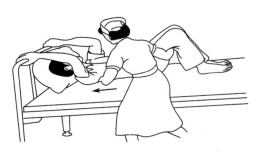

图7-15 一人协助病人移向床头

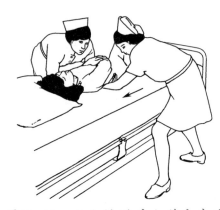

图7-16 二人协助病人移向床头

4. 评价

（1）护患沟通有效，彼此需要得到满足。

（2）病人积极配合，感到安全舒适。

（3）操作过程轻稳协调。

【注意事项】

1. 护士应运用人体力学原理，操作轻稳、节力、安全，两人的动作应协调统一，移动病人时不可有拖、拉、推等动作，以减少病人与床之间的摩擦力，避免擦伤皮肤及关节脱位。

2. 枕头横立于床头，避免撞伤病人。

第三节　保　护　具

 工作情景与任务

导入情景：

病人，男性，77 岁，因脑血栓形成后遗症、左侧肢体偏瘫在家坠床 1h 后由家人送至医院就诊。入院时，病人躁动不安，T 39.0℃，P 100 次 /min，R 28 次 /min，BP 162/100mmHg。医嘱：一级护理。

工作任务：

1. 分析该病人发生坠床的原因。

2. 正确为该病人选择合适的保护措施。

保护具（protective device）是用来限制病人身体或机体某部位的活动或为保护受压部位而采取的必要措施，以达到维护病人安全与治疗效果的器具。其目的是防止年幼、高热、谵妄、昏迷、躁动及危重病人因意识不清而发生坠床、撞伤及抓伤等意外，确保病人安全和治疗护理工作的顺利进行。

一、适　用　范　围

1. 儿科病人　因认知及自我保护能力尚未发育完善，尤其是未满 6 岁的儿童，易发生坠床、撞伤、抓伤等意外或不配合治疗等行为。

2. 易发生坠床的病人　如麻醉后未清醒者、意识不清、躁动不安、失明、痉挛或老年人。

3. 施行了某些手术的病人　如白内障摘除术后病人、虹膜牵张术后病人。

4. 精神病病人　如躁狂症病人、自我伤害者。

5. 长期卧床、极度消瘦、虚弱及其他压疮易发生者。

二、保护具的种类

1. 床挡(side rail) 也称床栏。用于保护病人安全,预防坠床。医院常用的床挡根据不同设计有多种,如多功能床挡、半自动床挡、木杆床挡。

2. 约束带(restraint) 用于保护躁动病人,约束失控的肢体或治疗时需要固定身体某一部位,限制其身体及肢体的活动。根据使用部位的不同,可分为宽绷带约束、肩部约束带、手肘约束带、约束手套、约束衣、膝部约束带、尼龙搭扣约束带等。

3. 支被架(quilt frame) 主要用于肢体瘫痪或极度衰弱的病人,防止盖被压迫肢体而造成足下垂、足尖压疮和不舒适,影响肢体的功能位置,而造成永久性伤害。也可用于烧伤病人采用暴露疗法需保暖时。

三、保护具的使用

(一)床挡

1. 多功能床挡(图7-17) 使用时插入两侧床沿,不用时插于床尾。必要时可将床挡取下垫于病人背部,做胸外心脏按压时使用。

2. 半自动床挡(图7-18) 可按需升降。

3. 木杆床挡(图7-19) 使用时将床挡稳妥固定于两侧床边。床挡中间为活动门,护理操作时将门打开,平时关闭。儿科床配有高位床挡,符合病儿的安全需要。

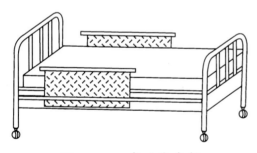

图 7-17 多功能床挡

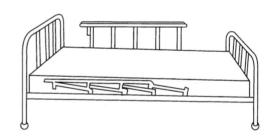

图 7-18 半自动床挡

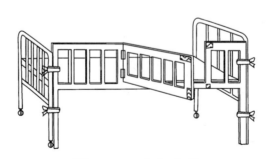

图 7-19 木杆床挡

（二）约束带

1. **宽绷带约束**　常用于固定手腕和踝部（图7-20）。使用时先将棉垫包裹手腕部或踝部，再用宽绷带打成双套结（图7-21），套在棉垫外稍拉紧，使肢体不易脱出，松紧度以不影响血液循环为宜，然后将宽绷带的两端系于床沿。

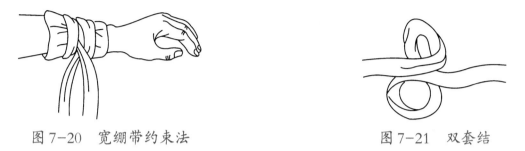

图7-20　宽绷带约束法　　　　　　　　　　　　　图7-21　双套结

2. **肩部约束带**　用于固定肩部，限制病人坐起（图7-22）。使用专用肩部约束带时，病人两侧肩部套上袖筒，腋窝衬好棉垫，两袖筒上的细带在胸前打结固定，把两条宽的长带尾端系于床头。

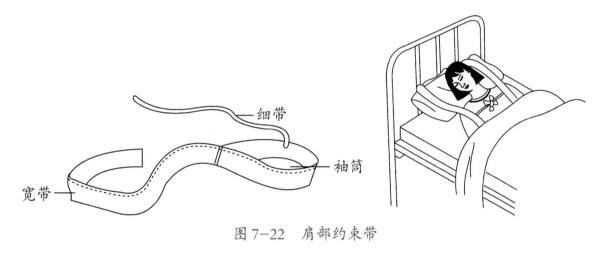

图7-22　肩部约束带

3. **膝部约束带**　用于固定膝部，限制病人下肢活动（图7-23）。使用时，两膝腘窝处衬好棉垫，将约束带横放于两膝上，宽带下的两头带各缚住一侧膝关节，然后将宽带两端系于床沿。

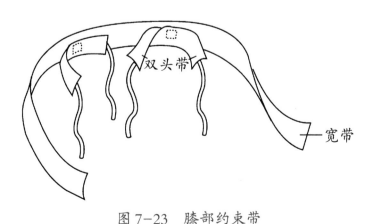

图7-23　膝部约束带

4. 尼龙搭扣约束带　可用于固定手腕、上臂、膝部、踝部(图7-24)。使用时,将约束带置于关节处,被约束部位衬好棉垫,松紧度适宜地对合约束带上的尼龙搭扣,然后将带子系于床沿。操作简便、安全。

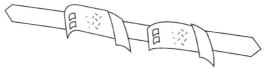

图7-24　尼龙搭扣约束带

(三)支被架

根据需保护的部位及损伤大小选择合适的支被架,使用时将支被架罩于防止受压的部位,盖好盖被(图7-25)。

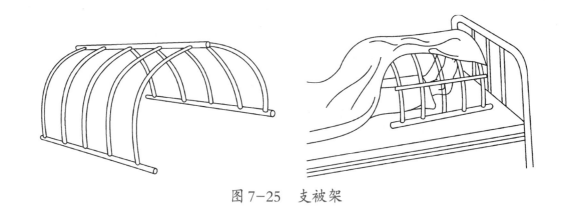

图7-25　支被架

四、注 意 事 项

1. 严格掌握保护具应用的适应证,维护病人的自尊。使用前要向病人及家属解释使用保护具的目的、操作要点,以取得理解和配合,使用时做好心理护理。

2. 保护具只能短期使用,约束带要定时松解,每2h放松一次,并协助病人翻身,保证病人安全、舒适。

3. 使用时病人肢体及关节处于功能位,约束带下应垫衬垫,固定时松紧适宜。每15min观察1次约束肢体的末梢循环情况,注意约束部位的皮肤颜色、温度、活动及感觉,若发现肢体苍白、麻木、冰冷时,应立即放松约束带。必要时进行局部按摩,促进血液循环。

4. 记录使用保护具的原因、时间、部位、每次观察结果、相应的护理措施及解除约束的时间。

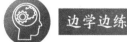

 边学边练

实践8：安置各种卧位

 边学边练

实践9：协助病人更换卧位

 边学边练

实践10：保护具的使用技术

章末小结　　　本章的学习重点是卧位的种类、协助病人翻身侧卧及移向床头法；学习难点是各种卧位的安置。在学习过程中注意要求熟练掌握协助病人更换卧位技术；学会应用根据病人和治疗的需要，为其选择并安置合适的卧位，协助其更换卧位，促进病人的舒适和安全；安全是人类生存的基本条件，掌握保护病人安全的措施及保护具的常用方法和使用原则。

（杨建英）

❓ 思考与练习

1. 病人，女性，56岁，退休工人，因支气管哮喘急性发作，呼吸极度困难，不能平卧，病人焦虑不安。

请问：

（1）应帮助病人采取什么卧位？

（2）病人的卧位属于什么性质？

（3）采取此种卧位的目的是什么？

（4）如何为病人安置卧位？

2. 病人，男性，68岁，肝癌晚期。入院后病人神志恍惚，躁动。

请问：

（1）如何正确实施保证病人安全的护理措施？

（2）护理的目的是什么？

（3）在使用过程中有哪些注意事项？

3. 病人,女性,50岁,因患急性胆囊炎入院做手术,手术后置有T管引流。

请问:

（1）应帮助病人采取什么卧位?

（2）采取此种卧位的目的是什么?

（3）护士帮助病人更换卧位时,应注意什么?

第八章 │ 生命体征的评估及护理

08章

08章 数字内容

1. 具有严谨求实的工作态度及较强的人际沟通能力,操作中尊重关怀病人,准确测量。
2. 掌握生命体征的正常值、异常生命体征的评估与护理。
3. 熟悉生命体征的生理性变化。
4. 了解体温的形成与调节。
5. 熟练掌握生命体征测量技术。

生命体征(vital sign)是体温、脉搏、呼吸及血压的总称。生命体征受大脑皮质控制,是机体内在活动的客观反映,是衡量机体身心状况的重要指标。正常情况下,生命体征在一定范围内相对稳定,变化很小且相互之间存在内在联系。但是在病理情况下,其变化极为敏感。护士通过对生命体征的评估,可以掌握机体生理状态的基本情况,了解重要脏器的功能,并可预测疾病的发生、发展及转归,为预防、诊断、治疗和护理提供依据。因此,正确掌握生命体征的观察与护理是临床护理工作中重要的内容之一。

 工作情景与任务

导入情景:

病人,男性,27岁,1d前被大雨淋湿受凉,晨起后头晕、恶心、全身肌肉酸痛,因反复发热、咳嗽伴胸痛收治入院。

工作任务:

1. 正确为病人测量体温、脉搏、呼吸、血压。
2. 针对该病人情况,采取正确的护理措施。

第一节 体温的评估及护理

体温(body temperature)通常指身体内部胸腔、腹腔和中枢神经系统的温度,也称体核温度,具有相对稳定且较皮肤温度高的特点。皮肤温度也称体表温度,低于体核温度,可受环境温度和衣着情况的影响。基础体温指人体在持续较长时间(6~8h)的睡眠后醒来,尚未进行任何活动之前所测量到的体温。医学上所说的体温是指机体深部的平均体温,相对恒定的体温是机体进行新陈代谢和生命活动的必要条件,因此体温被视为观察生命活动的重要体征之一。

一、正常体温及生理性变化

(一)体温的形成

体温是由三大营养物质即碳水化合物、脂肪、蛋白质氧化分解而产生。三大营养物质在体内氧化时释放能量,其总能量的50%以上迅速转化为热能,以维持体温,并不断地散发到体外;其余不足50%的能量贮存于腺苷三磷酸(ATP)内,供机体利用,最终仍转化为热能散发到体外。

(二)产热与散热

1. 产热过程　人体通过化学方式产热,主要的产热部位是肝脏和骨骼肌。产热的方式为战栗产热和非战栗产热(也称代谢产热)。体液因素和神经因素参与产热调节过程。

2. 散热过程　人体通过物理方式散热,主要散热部位是皮肤,呼吸、排尿、排便也能散发部分热量。人体的散热方式有辐射、传导、对流和蒸发4种。

(1)辐射:指热由一个物体表面通过电磁波的形式传至另一个与它不接触物体表面的一种方式。人体在安静状态下处于低温环境中,辐射是主要散热方式。

(2)传导:指机体的热量直接传给与它接触的温度较低物体的一种散热方式。如高热时用冰袋、冰帽等降温,就是利用传导散热原理。

(3)对流:指通过气体或液体的流动来交换热量的一种散热方式。如开窗通风就是利用对流原理。

(4)蒸发:指水分由液态转变为气态,同时带走大量热量的一种散热方式。在环境温度等于或高于皮肤温度时,蒸发是主要散热方式。临床上常用乙醇拭浴为高热病人降温就是利用蒸发原理。

(三)体温的调节

人体的体温是相对恒定的,它通过大脑与下丘脑体温调节中枢的调节和神经体液的作用,使产热和散热保持动态平衡。

（四）正常体温

由于体核温度不易测试，临床上常以口腔、直肠、腋下等处的温度来代表体温。在3种测量方法中直肠温度（即肛温）最接近于人体深部温度，而日常工作中采用口腔、腋下测量温度更为方便。正常体温的范围如表8-1所示。

表8-1　成人体温正常范围及平均值

部位	正常范围	平均温度
口温	36.3～37.2 ℃	37.0℃
腋温	36.0～37.0℃	36.5℃
肛温	36.5～37.7℃	37.5℃

（五）生理性变化

体温可随昼夜、年龄、性别、运动、药物等因素而出现生理性波动，但其变化范围很小，一般为0.5～1.0℃。

1. 昼夜　正常人体温在24h内呈周期性波动，一般清晨2～6时最低，午后1～6时最高。这种昼夜周期性变化与下丘脑的生物钟功能有关。

2. 年龄　儿童体温略高于成年人，成年人体温略高于老年人。新生儿尤其是早产儿，由于体温调节功能尚未发育完善，调节功能差，体温极易受环境温度的影响而变化。因此对新生儿应加强护理，做好防寒保暖措施。不同年龄者其体温有所不同，与机体基础代谢水平不同有关。

3. 性别　一般成年女性体温比男性平均高0.3℃，女性的基础体温随月经周期而发生规律性变化。在排卵前体温较低，排卵日体温最低，排卵后体温逐渐升高，这与体内孕激素水平周期性变化有关。

4. 运动　人体活动时体温升高，与肌肉活动时代谢增强，产热量增加有关。因此，临床上应在病人安静状态下测量体温，小儿测温时应防止哭闹。

5. 药物　麻醉药物可抑制体温调节中枢或影响传入路径的活动，使体温调节发生障碍，并能扩张血管，导致散热增加，故对术中、术后病人要注意保暖；有些药物则可通过抑制汗腺分泌而使体温升高。

6. 其他　情绪激动、紧张、进食、环境温度的变化等都会对体温产生影响，在测量体温时应加以考虑。

二、异常体温的评估及护理

（一）体温过高

体温过高（hyperthermia）是指机体体温升高超过正常范围。

病理性体温过高包括发热和过热。发热指机体在致热原作用下，使体温调节中枢的调定点上移而引起的调节性体温升高。发热可分为感染性发热和非感染性发热两大类。过热指调定点并未发生移动，而是由于体温调节障碍、散热障碍、产热器官功能异常等，体温调节机构不能将体温控制在与调定点相适应的水平上，是被动性体温升高。一般而言，当腋下温度超过37℃或口腔温度超过37.3℃，一昼夜体温波动在1℃以上可称为发热。

1. 临床分级（以口腔温度为例） 发热程度可划分为：

（1）低热：37.3～38.0℃。

（2）中等热：38.1～39.0℃。

（3）高热：39.1～41.0℃。

（4）超高热：41℃以上。

2. 发热过程及表现 发热过程一般包括三期：

（1）体温上升期：其特点是产热大于散热。病人主要表现为疲乏无力、皮肤苍白、干燥无汗、畏寒，甚至寒战。体温上升有骤升和渐升两种方式。如体温在数小时内迅速升至高峰称为骤升，见于肺炎球菌性肺炎、疟疾等；如体温在数日内逐渐上升称为渐升，见于伤寒等。

（2）高热持续期：其特点是产热和散热在较高水平上趋于平衡，体温维持在较高状态。病人主要表现为面色潮红、皮肤灼热、口唇干燥、呼吸和脉搏加快、尿量减少、头痛头晕、食欲下降、全身不适、软弱无力等。

（3）退热期：其特点是散热增加而产热趋于正常，体温恢复至正常水平。此期病人表现为大量出汗、皮肤潮湿。体温下降有骤退和渐退两种方式，骤退是指体温在数小时内降至正常，常见于肺炎球菌性肺炎、疟疾等。骤退时由于体温急剧下降，大量出汗体液丧失，年老体弱和心血管病人易出现血压下降、脉搏细速、四肢厥冷等虚脱或休克现象，护理中应严密观察。渐退是指体温在数日内降至正常，常见于伤寒、风湿热等。

3. 常见热型 各种体温曲线的形态称为热型。不同的发热性疾病可表现出不同的热型，加强观察有助于疾病的诊断。常见热型如下（图8-1）。

（1）稽留热（continued fever）：体温持续在39～40℃，达数日或数周，24h波动范围不超过1℃。常见于肺炎球菌性肺炎、伤寒等。

（2）弛张热（remittent fever）：体温在39℃以上，24h内温差超过1℃，但最低体温仍高于正常水平。常见于败血症、风湿热、化脓性疾病等。

（3）间歇热（intermittent fever）：体温骤升至39℃以上，持续数小时或更长，然后下降至正常或正常以下，经过一段时间的间歇体温又升高，并反复发作，即高热期和无热期交替出现。常见于疟疾等。

（4）不规则热（irregular fever）：发热无一定规律，且持续时间不定。常见于流行性感冒、癌性发热等。

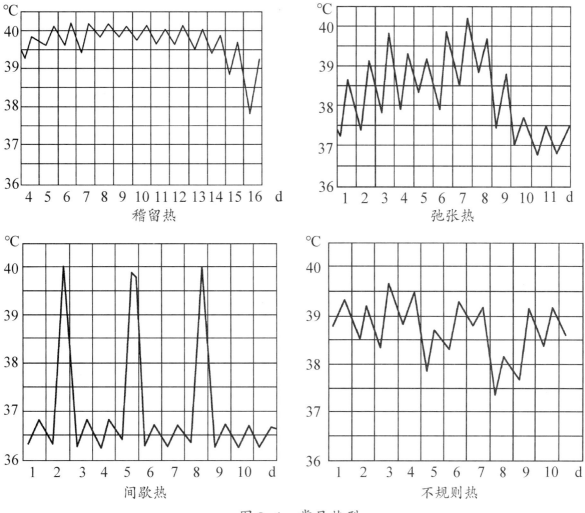

图 8-1 常见热型

4. 护理措施

（1）降低体温：根据病情采用物理降温或药物降温方法。物理降温有局部和全身冷疗两种方法。体温超过 39℃选用局部冷疗，可用冰袋冷敷头部，通过传导方式散热；体温超过 39.5℃选用全身冷疗，可用温水拭浴或乙醇拭浴，以达到降温目的。根据医嘱给予药物降温时应注意药物剂量，防止退热时大量出汗引起虚脱或休克。采取降温措施30min 后应测量体温，并做好记录和交接班。病人出现寒战时应注意保暖。

（2）加强病情观察：定时测量体温，一般每日测量 4 次，高热病人每 4h 测量一次，待体温恢复正常 3d 后，改为每日 1～2 次。同时注意观察呼吸、脉搏、血压、发热类型、发热程度及出汗情况。此外还应注意观察是否有淋巴结肿大、出血、肝脾大、结膜充血、关节肿痛、单纯疱疹及意识障碍等伴随症状。小儿高热易出现惊厥，应密切观察，如有异常及时报告医生。

（3）补充营养和水分：给予高热量、高蛋白、高维生素、易消化的流质或半流质饮食。注意食物的色、香、味，鼓励病人少量多餐，以补充高热的消耗，提高机体抵抗力。鼓励病人多饮水，每日摄入量以 3 000ml 为宜，以补充消耗的大量水分，促进毒素和代谢产物的排出。对不能进食者遵医嘱给予静脉输液或鼻饲，以补充水分、电解质及营养物质。

（4）保证休息：发热病人由于消耗多，进食少，可酌情减少活动，适当休息。高热者应绝对卧床休息，并提供安静舒适、空气流通、温湿度适宜的休养环境。

（5）预防并发症：发热病人机体抵抗力降低，加之唾液分泌减少，口腔黏膜干燥，有利于病原体生长、繁殖，易发生口腔感染。护士应协助病人在晨起、餐后及睡前漱口，保持口腔清洁，如口唇干裂者可涂润唇油保护；对出汗较多的高热病人应及时擦干汗液，更换衣服和床单，保持皮肤清洁、干燥，防止着凉；对长期高热卧床的病人，应协助其更换卧位，预防压疮和坠积性肺炎等并发症。

（6）心理护理：观察了解发热各期病人的心理反应，对体温变化及伴随症状等问题耐心解答，关心体贴病人，尽量满足病人需要，以缓解其紧张情绪，消除躯体不适。

（二）体温过低

体温过低（hypothermia）是指体温低于正常范围。若体温低于 35℃ 以下称为体温不升。常见于早产儿、重度营养不良及极度衰竭的病人。此外，长时间暴露在低温环境中使机体散热过多、过快，导致体温过低；颅脑外伤、脊髓受损、药物中毒等导致的体温调节中枢功能受损也是造成体温过低的常见原因。体温过低是一种危险的信号，常提示疾病的严重程度和不良预后。

1. 临床分级

（1）轻度：32.1～35.0℃。

（2）中度：30.0～32.0℃。

（3）重度：＜30.0℃，瞳孔散大，对光反射消失。

（4）致死温度：23.0～25.0℃。

2. 临床表现　皮肤苍白、四肢冰冷、发抖、心跳和呼吸减慢、血压下降、躁动不安、嗜睡、意识障碍，甚至昏迷等。

3. 护理措施

（1）保暖措施：采取适当的保暖措施，首先应维持室温在 22～24℃。其次可采取局部保暖措施，如给病人加盖被、电热毯、给予热饮料、足部放置热水袋、添加衣服等方法，以提高机体温度。

（2）病情观察：密切观察病人的生命体征，加强体温监测，至少每小时测量体温一次，直至体温恢复正常并稳定，同时注意呼吸、脉搏、血压的变化。

（3）病因治疗：采取积极的治疗措施，祛除引起体温过低的原因，使体温逐渐恢复至正常。

（4）配合抢救：随时做好抢救准备工作。

（5）积极指导：教会病人避免导致体温过低的因素，如营养不良、衣服穿着过少、供暖设施不足等。

三、体温测量的技术

（一）体温计的种类及构造

1. 水银体温计　又称玻璃体温计，为临床最常用的体温计。它是一种外标刻度的真空毛细玻璃管，玻璃管末端为贮水银槽，当贮水银槽受热后，水银膨胀沿毛细玻璃管上行，其上行高度与受热程度成正比。毛细玻璃管和贮水银槽之间有一狭窄部分，使水银遇热膨胀后不能自动回缩，从而保证体温测试值的准确性。摄氏体温计温度范围为35~42℃，每1℃之间分成10小格，每小格为0.1℃，在0.5℃和1℃处用较粗的线标记，在37℃处则以红线标记以示醒目。

水银体温计分口表、肛表和腋表3种（图8-2）。口表和肛表的玻璃管呈三棱柱状，腋表的玻璃管则呈扁平状。口表和腋表的贮水银槽较细长，有利于测体温时扩大接触面；肛表的贮水银槽较粗短，可防止插入肛门时折断或损伤直肠黏膜。

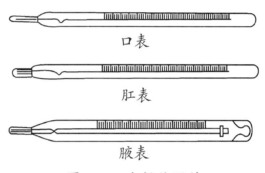

口表

肛表

腋表

图8-2　水银体温计

2. 电子体温计　采用电子感温探头测量体温，温度值由数字显示器显示，读数直观，使用方便，测量准确，灵敏度高。电子体温计分医院和个人使用两种（图8-3），医院用电子体温计使用时需将探头放入外套内，单人单套使用，以防止交叉感染；个人用电子体温计形状如钢笔，携带较方便。

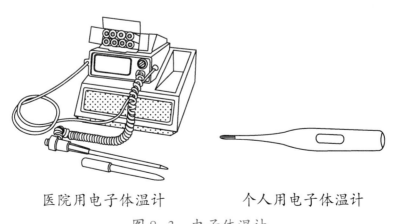

医院用电子体温计　　　　　　个人用电子体温计

图8-3　电子体温计

红外线测温仪

通过红外线传感器接收人体辐射出的红外线信号而进行温度测量,主要包括以下3种:

1. 耳温计 通过收集鼓膜及其周围组织红外线信号而获取人体体温,由于鼓膜与体温调节中枢——下丘脑的血供均来自颈动脉的分支,因此耳温更能反映人体核心温度。

2. 额温计 通过接收额部皮肤辐射出的红外线信号而获取人体温度,不需接触人体,可有效避免交叉感染。常用于人员密集而又需快速筛查和测量时,如在车站、机场、码头的测量等。

3. 红外线热像仪 利用光电型成像传感器摄取人体温度分布的热图像,可以测量出人体表面任意一点的温度。红外线热像仪可以是手持式,也可以固定在人行通道旁、闸机入口处,甚至无人机上,实现体温大规模实时动态筛查以及检测的无人化。

(二)体温计的消毒与检查

1. 体温计的消毒 为了防止交叉感染,体温计应一人一用,用后的体温计应进行消毒处理,常用的消毒溶液有75%乙醇、1%过氧乙酸、含氯消毒剂等。采用有盖容器浸泡方式进行消毒。消毒液应每日更换一次,容器、离心机等每周消毒一次。

(1)口表、腋表消毒法:使用后浸泡于消毒液中,5min后取出并用清水冲净、擦干,用手或离心机将体温计的水银柱甩至35℃以下,再放入另一消毒液容器中浸泡30min,取出后用冷开水冲洗干净,擦干后存放于清洁容器内备用。

(2)肛表消毒法:先用消毒纱布将肛表擦净,再按上述方法单独进行消毒。

(3)电子体温计消毒法:仅消毒电子感温探头部分。应根据制作材料的性质选用不同的消毒方法,如熏蒸、浸泡等。

2. 体温计的检查 为保证测量准确,应定期进行准确性检查。检查时,先将全部体温计的水银柱甩至35℃以下,再同时放入已测好的40℃水中,3min后取出检查。如误差在0.2℃以上、玻璃柱出现裂隙或水银柱自行下降,则不能再使用。合格体温计用纱布擦干后,放入清洁容器内备用。

(三)体温测量技术

【目的】

1. 判断体温有无异常。

2. 监测体温变化,分析热型,观察伴随症状。

3. 协助诊断,为预防、治疗、康复和护理提供依据。

【操作程序】

1. 评估

(1)病人的年龄、病情、意识状态、治疗情况、心理状况及合作程度。

（2）测量部位(口腔、腋下、肛门)的皮肤黏膜情况。

（3）病人情绪是否稳定,测量前 20～30min 有无剧烈运动、进食、冷热饮、冷热敷、洗澡、坐浴、灌肠等影响体温的因素。

2. 计划

（1）病人准备:了解测量体温的目的、方法、注意事项及配合要点。

（2）护士准备:衣帽整洁,修剪指甲,洗手,戴口罩。

（3）用物准备

1）治疗车上层:①治疗盘内备容器 2 个(一为清洁容器盛放已消毒的体温计,另一为盛放测温后的体温计)、含消毒液纱布、秒表、笔、记录本和手消毒液。②若测肛温,另备润滑油、棉签、卫生纸。

2）治疗车下层:生活垃圾桶、医用垃圾桶。

（4）环境准备:病室安静、整洁,光线充足,必要时拉上窗帘或用屏风遮挡。

3. 实施(表8-2)。

表8-2　体温测量技术

操作流程	操作步骤	要点解析
核对解释	● 清点、检查体温计 ● 备齐用物,携至床旁,仔细核对床头卡、手腕带 ● 解释操作目的、配合要点	● 体温计无破损,水银柱在35℃以下 ● 核对病人床号、姓名、住院号,做到核对无误 ● 合理解释,取得配合
安置体位	● 安置病人于舒适体位 ● 直肠测温采取侧卧、俯卧或屈膝仰卧位	● 暴露肛门
测量体温		● 根据病情、年龄、意识状态等选择测量技术
	◆**口温测量法** ● 将口表水银端斜放于舌下热窝处(图8-4) ● 指导病人闭唇含住口表,用鼻呼吸 ● 测量3min	● 测量方法方便 ● 舌下热窝是口腔中温度最高的部位,位于舌系带两侧,左右各一,由舌动脉供血 ● 勿用牙咬体温计,避免咬碎造成损伤,勿说话 ● 获得准确的测量结果

操作流程	操作步骤	要点解析
	◆ **腋温测量法** ● 擦干腋下汗液,将腋表水银端放于腋窝正中 ● 指导病人夹紧体温计,紧贴皮肤,屈臂过胸(图8-5) ● 测量10min	● 安全易接受,用于婴儿或其他无法测量口温者 ● 腋下有汗,导致散热增加,影响测温准确性 ● 形成人工体腔,保证测量准确性 ● 获得准确的测量结果
	◆ **肛温测量法** ● 润滑肛表水银端,轻轻插入肛门3~4cm ● 婴幼儿可取仰卧位,护士一手握住病儿双踝,提起双腿;另一手将已润滑的肛表插入肛门(婴儿1.25cm,幼儿2.5cm)并握住肛表,用手掌根部和手指将双臀轻轻捏拢,固定 ● 测量3min	● 准确但不方便,用于婴幼儿、昏迷、精神异常者 ● 用肥皂液或油剂润滑,避免擦伤或损伤肛门及直肠黏膜 ● 婴儿只需将贮水银槽轻插入肛门即可,护士注意扶持固定肛表 ● 获得准确的测量结果
检测记录	● 取出体温计用消毒纱布擦拭,正确读数 ● 告知测量结果,合理解释并感谢病人的合作 ● 将数值记录在记录本上	● 擦拭方向由清洁端至污染端 ● 评估体温是否正常,若与病情不符应重新测量,有异常及时处理 ● 肛表取出后,用卫生纸擦净病人肛门处 ● 体温单位:℃
安置病人	● 整理床单位,协助病人取舒适体位	
消毒用物	● 按体温计消毒法进行消毒	● 防止交叉感染,以留备用
绘制或录入	● 洗手后绘制体温单或录入到护理信息系统	● 注明测定的部位(体温曲线绘制见第十八章医疗与护理文件)

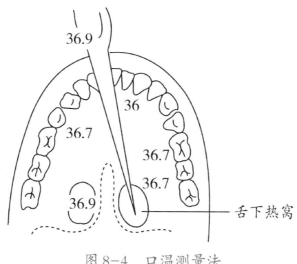

图 8-4　口温测量法

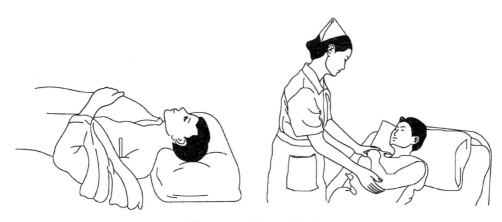

图 8-5　腋温测量法

4. 评价

（1）测量时无各种影响因素，测量结果准确。

（2）护患沟通有效，病人能积极配合操作，了解体温的正常范围及测量的注意事项。

（3）病人安全、舒适，测量过程中无意外发生。

【注意事项】

1. 测量体温前应认真清点体温计的数量，并检查有无破损，水银柱是否在35℃以下。甩体温计时要用手腕部力量，勿触及他物，以防撞碎。

2. 根据病人病情选择合适的体温测量方法　婴幼儿、精神异常、昏迷、口腔疾患、口鼻手术或呼吸困难及不能合作者，不宜测口温；腋下出汗较多，腋下有创伤、手术、炎症者，肩关节受伤或极度消瘦而夹不紧体温计者不宜测腋温；直肠或肛门手术、腹泻者禁忌测肛温；心肌梗死病人不宜测肛温，以免刺激肛门引起迷走神经反射，导致心动过缓。

3. 进食、饮水或冷热饮、坐浴或灌肠、面部、腋窝局部冷热敷等情况时，应间隔30min后测量相应部位的体温。

4. 如病人不慎咬破体温计，应立即清除玻璃碎屑，以免损伤唇、舌、口腔、食管和胃肠道黏膜，再口服蛋清或牛奶以延缓水银的吸收。若病情允许，可食用粗纤维食物，以促进水银的排出。

5. 如发现体温与病情不相符合，应在床边监测，必要时测口温和肛温作对照。

6. 婴幼儿、昏迷、危重病人及精神异常者测体温时应有专人守护，防止意外。

7. 严格做好体温计的清洁消毒工作，防止交叉感染。传染病病人的体温计应固定使用。

第二节　脉搏的评估及护理

脉搏（pulse）又称动脉脉搏，是指在每个心动周期中，随着心脏的节律性收缩和舒张，动脉内的压力和容积发生周期性变化，导致动脉管壁产生有节律的搏动。正常情况下脉率与心率是一致的，当脉搏微弱不易测定时，应测心率。

一、正常脉搏及生理性变化

（一）正常脉搏

1. 脉率　指每分钟脉搏搏动的次数。正常成人在安静状态下，脉率为60～100次/min，受诸多因素影响而发生一定范围的波动。

2. 脉律　指脉搏的节律性。它在一定程度上反映了心脏的功能，正常脉搏搏动均匀规则，间隔时间相等。但在正常小儿、青年和部分成年人中可出现吸气时增快，呼气时减慢的现象，表现为脉搏跳动的间隔时间不等，称为窦性心律不齐，一般无临床意义。

3. 脉搏的强弱　指血流冲击血管壁力量强度的大小。它是触诊时血液流经血管的一种感觉，正常情况下每搏强弱相同。脉搏的强弱取决于动脉的充盈程度、每搏输出量、外周血管阻力、脉压大小及动脉壁的弹性。

4. 动脉壁的情况　正常动脉管壁光滑、柔软，富有弹性。

（二）生理性变化

1. 年龄　一般新生儿、幼儿的脉率较快，而后随年龄的增长而逐渐减慢，到老年时轻度增快（表8-3）。

2. 性别　女性脉搏比男性稍快，通常相差5次/min左右。

3. 体型　身材瘦高者常比矮壮者的脉率慢，因体表面积越大，脉率越慢。

4. 活动、情绪　一般在运动、兴奋、恐惧、愤怒及焦虑时可使脉率增快；休息、睡眠时则脉率减慢。

5. 饮食、药物　进食、使用兴奋剂、饮浓茶或咖啡可使脉率加快；禁食、使用镇静剂、洋地黄类药物可使脉率减慢。

表 8-3　脉率的正常范围与平均脉率

年龄	正常范围（次·min^{-1}）		平均脉率（次·min^{-1}）	
出生～1个月	70～170		120	
1～12个月	80～160		120	
1～3岁	80～120		100	
3～6岁	75～115		100	
6～12岁	70～110		90	
	男	女	男	女
12～14岁	65～105	70～110	85	90
14～16岁	60～100	65～105	80	85
16～18岁	55～95	60～100	75	80
18～65岁	60～100		72	
65岁以上	70～100		75	

二、异常脉搏的评估及护理

（一）异常脉搏

1. 脉率异常

（1）速脉：指在安静状态下成人脉率超过100次/min，又称心动过速。常见于发热、甲状腺功能亢进、心力衰竭、大出血、疼痛等病人。它是机体的一种代偿机制，以增加心排出量、满足机体新陈代谢的需要。一般体温每升高1℃，成人脉率约增加10次/min，儿童则增加15次/min。

（2）缓脉：指在安静状态下成人脉率少于60次/min，又称心动过缓。常因迷走神经兴奋而引起，常见于颅内压增高、房室传导阻滞、甲状腺功能减退或服用某些药物如地高辛等。当脉率＜40次/min时，还需注意有无完全性房室传导阻滞。

2. 节律异常

（1）间歇脉：在一系列正常均匀的脉搏中，出现一次提前而较弱的脉搏，其后有一较正常延长的间歇（代偿间歇），称间歇脉，亦称过早搏动。如每隔1个或2个正常搏动后出现一次过早搏动，前者称二联律，后者称三联律。常见于各种器质性心脏病或洋地黄中毒等病人。正常人在过度疲劳、精神兴奋、体位改变时偶尔也出现间歇脉。

（2）脉搏短绌：在同一单位时间内脉率少于心率，称为脉搏短绌，简称绌脉。其特点是心律完全不规则，心率快慢不一，心音强弱不等。常见于心房纤颤的病人。绌脉越多，心律失常越严重，如果病情好转，绌脉可以消失。

3. 强弱异常

（1）洪脉：当心输出量增加，周围动脉阻力较小，动脉充盈度和脉压较大时，脉搏搏动强大有力，称洪脉。常见于高热、甲状腺功能亢进、主动脉瓣关闭不全等病人。

（2）丝脉：又称细脉，当心输出量减少，周围动脉阻力较大，动脉充盈度降低时，脉搏搏动细弱无力，扪之如细丝，称丝脉。常见于心功能不全、大出血、休克、主动脉瓣狭窄等病人。

（3）交替脉：指节律正常而强弱交替出现的脉搏。主要由于心室收缩强弱交替出现而引起，为心肌损害的一种表现。常见于高血压心脏病、冠心病、主动脉瓣关闭不全等病人。

（4）奇脉：当平静吸气时脉搏明显减弱或消失称为奇脉。由于左心室排血量减少所致，是心脏压塞的重要体征之一。常见于心包积液、缩窄性心包炎的病人。

（5）水冲脉：脉搏骤起骤落，急促而有力，如潮水涨落样称水冲脉。主要由于收缩压偏高，舒张压偏低使脉压增大所致。常见于甲状腺功能亢进、先天性动脉导管未闭、主动脉瓣关闭不全、严重贫血等病人。触诊时，如将病人手臂抬高过头并紧握其手腕掌面，就可感到急促有力的冲击。

4. 动脉壁异常　正常动脉用手指压迫时，其远端动脉管不能触及，若仍能触及提示动脉硬化。早期动脉硬化表现为动脉壁变硬，失去弹性，呈条索状，触诊如同按在琴弦上，严重者出现动脉迂曲或结节。

（二）护理措施

1. 休息与活动　根据病情指导病人适量活动，必要时增加卧床时间，以减少心肌耗氧量。

2. 加强观察　观察脉搏的频率、节律、强弱及动脉壁的弹性；观察药物疗效及不良反应。

3. 急救准备　各种急救物品齐全，抢救仪器处于良好的备用状态。

4. 心理护理　进行针对性的心理护理，以缓解病人的紧张、恐惧情绪。

5. 健康教育　指导病人及家属合理饮食，戒烟限酒；注意劳逸结合，生活有规律；善于控制情绪，勿用力排便；认识脉搏监测的重要性，学会自我监测脉搏及观察药物的不良反应。指导病人服用抗心律失常药物期间，不可自行随意调整药物剂量。

三、脉搏测量的技术

（一）脉搏的测量部位

浅表、靠近骨骼的大动脉均可作为测量脉搏的部位。临床上最常选择的触诊部位是桡动脉，其次是颞动脉、颈动脉、肱动脉、腘动脉、足背动脉、胫骨后动脉和股动脉等（图8-6）。

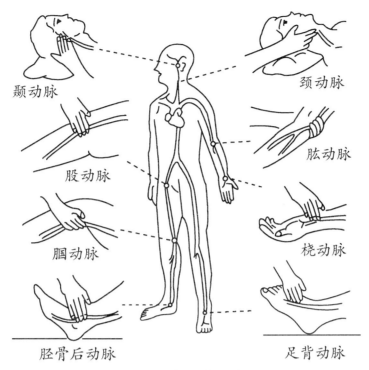

颞动脉

颈动脉

肱动脉

股动脉

腘动脉

桡动脉

胫骨后动脉

足背动脉

图 8-6　常用诊脉部位

（二）脉搏测量技术

【目的】

1. 判断脉搏有无异常。

2. 监测脉搏变化，间接了解心脏的功能状况。

3. 协助诊断，为预防、治疗、康复和护理提供依据。

【操作程序】

1. 评估

（1）病人的年龄、病情、意识、治疗及护理情况、心理状态及合作程度。

（2）病人有无影响测量脉搏准确性的因素存在。

（3）测脉搏部位的肢体活动度及皮肤完整性。

2. 计划

（1）病人准备：了解测量脉搏的目的、方法、注意事项及配合要点；测量前若有剧烈运动、紧张、恐惧、哭闹等，应休息 20～30min 后再测量；体位舒适，情绪稳定。

（2）护士准备：衣帽整洁，修剪指甲，洗手，戴口罩。

（3）用物准备

1）治疗车上层：有秒针的表、记录本、笔，手消毒液。必要时备听诊器。

2）治疗车下层：生活垃圾桶、医用垃圾桶。

（4）环境准备：病室安静、整洁，光线充足，室温适宜。

3. 实施（表 8-4）。

表8-4　脉搏测量技术(以桡动脉为例)

操作流程	操作步骤	要点解析
核对解释	● 备齐用物,携至床旁,仔细核对床头卡、手腕带 ● 解释操作目的、配合要点	● 核对病人床号、姓名、住院号,做到核对无误 ● 合理解释,取得配合
安放手臂	● 取卧位或坐位,手腕伸展,手臂放于舒适位置	● 病人舒适,便于护士测量
测量脉搏	● 护士以示指、中指、无名指的指端按压在桡动脉搏动处(图8-7) ● 正常脉搏测量30s,将所测数值乘以2,异常脉搏、危重病人应测1min ● 若发现病人脉搏短绌,应由2名护士同时测量。一人听心率,另一人测脉率,由听心率者发出"起"与"停"的口令,计数1min(图8-8)	● 力量适中,以清晰触及脉搏为宜(压力太大阻断脉搏搏动,压力太小感觉不到脉搏搏动) ● 同时注意脉律、脉搏强弱、动脉壁弹性等情况;脉搏细弱而触摸不清时,可用听诊器在心尖部测心率1min ● 心脏听诊部位可选择左锁骨中线内侧第5肋间
准确记录	● 将数值记录在记录本上	● 脉搏单位:次/min,如80次/min ● 脉搏短绌:以分数式记录,记录方式为心率/脉率,如110/70次/min
安置病人	● 整理床单位,协助病人取舒适体位	
绘制或录入	● 洗手后绘制体温单或录入到护理信息系统	● 脉搏曲线绘制见第十八章医疗与护理文件

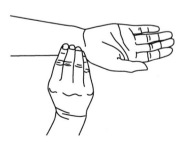

图8-7　桡动脉测量法

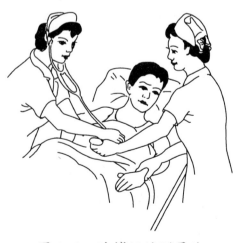

图8-8　脉搏短绌测量法

4. 评价

（1）病人理解脉搏测量的意义、目的。

（2）病人了解脉搏的正常值及测量过程中的注意事项。

（3）测量时无各种影响因素，测量结果准确。

（4）有效沟通，病人能很好地配合操作。

【注意事项】

1. 不可用拇指诊脉，因拇指小动脉搏动较强，易与病人的脉搏相混淆。

2. 为偏瘫或肢体有损伤的病人测脉率应选择健侧肢体，以免患侧肢体血液循环不良而影响测量结果的准确性。

3. 测量脉率的同时，还应注意脉搏的节律、强弱及动脉管壁的弹性、紧张度等，发现异常及时报告医生并详细记录。

4. 异常脉搏应测量 1min；脉搏细弱难以触诊应测心尖冲动 1min。

第三节　呼吸的评估及护理

机体在新陈代谢过程中，需要不断地从外界环境中摄取氧气，并把自身产生的二氧化碳排出体外，这种机体与环境之间进行气体交换的过程，称为呼吸（respiration）。呼吸是维持机体新陈代谢和生命活动所必需的基本生理过程之一。护士准确测量呼吸可以了解病人呼吸系统功能状况，以满足病人的生理需要。

一、正常呼吸及生理性变化

（一）正常呼吸

正常成人安静状态下呼吸频率为 16～20 次/min，节律规则，呼吸运动均匀平稳，无声且不费力。呼吸与脉搏的比例为 1:4。男性及儿童以腹式呼吸为主，女性以胸式呼吸为主。

（二）生理性变化

1. 年龄　年龄越小，呼吸频率越快。如新生儿呼吸约 44 次/min。

2. 性别　女性较同龄男性呼吸稍快。

3. 运动　剧烈运动可使呼吸加深加快，而休息、睡眠时呼吸减慢。

4. 情绪　强烈的情绪变化，如恐惧、愤怒、害怕、悲伤或兴奋等可刺激呼吸中枢，引起呼吸加快或屏气。

5. 血压　血压大幅度变动时，可以反射性地影响呼吸，血压升高，呼吸减慢减弱；血压降低，呼吸加快加强。

6. 其他　环境温度升高可使呼吸加深加快；海拔增高，人处于低氧环境，吸入的氧气不足以维持机体的耗氧量，呼吸代偿性加深加快。

二、异常呼吸的评估及护理

（一）异常呼吸

1. 频率异常

（1）呼吸过速：成人在安静状态下呼吸频率超过 24 次 /min，称为呼吸过速或气促。常见于发热、疼痛、甲状腺功能亢进、贫血等病人。一般体温每升高 1℃，呼吸频率增加 3 ~ 4 次 /min。

（2）呼吸过缓：成人在安静状态下呼吸频率低于 12 次 /min，称为呼吸过缓。常见于颅内压增高、巴比妥类药物中毒等。

2. 深浅度异常

（1）深度呼吸：又称库斯莫尔呼吸，是一种深而规则的大呼吸，可伴有鼾音。常见于糖尿病酮症酸中毒、尿毒症酸中毒等，以便机体排出较多的二氧化碳，调节血中的酸碱平衡。

（2）浅快呼吸：是一种浅表而不规则的呼吸，有时呈叹息样。可见于呼吸肌麻痹、某些肺与胸膜疾病，也可见于濒死的病人。

3. 节律异常

（1）潮式呼吸：又称陈－施呼吸，是一种周期性的呼吸异常，其表现为呼吸由浅慢逐渐变为深快，再由深快转为浅慢，经一段时间的呼吸暂停(5 ~ 20s)后，又开始重复以上过程的周期性变化，其型态犹如潮水起伏。潮式呼吸的周期可达 30s 至 2min。多见于中枢神经系统疾病，如脑炎、脑膜炎、颅内压增高、巴比妥类药物中毒等病人。发生机制是由于呼吸中枢的兴奋性降低，只有当缺氧严重，二氧化碳积聚到一定程度，才能刺激呼吸中枢，使呼吸恢复或加强。当积聚的二氧化碳呼出后，呼吸中枢又失去有效的兴奋，呼吸又再次减弱继而暂停，从而形成了周期性变化。

（2）间断呼吸：又称比奥呼吸。表现为有规律地呼吸几次后突然停止，间隔一段时间后又开始呼吸，如此反复交替。其产生机制同潮式呼吸，是呼吸中枢兴奋性显著降低的表现，但比潮式呼吸更为严重，预后更为不良。多见于颅内病变或呼吸中枢衰竭的病人，常在临终前发生。

4. 声音异常

（1）蝉鸣样呼吸：即吸气时产生一种极高的音响，似蝉鸣样。多因声带附近受压、空气吸入困难所致。常见于喉头水肿、喉头异物等。

（2）鼾声呼吸：即呼吸时发出一种粗大的鼾声。由于气管或支气管内有较多的分泌物积蓄所致，多见于昏迷病人，也可见于睡眠呼吸暂停综合征病人。

5. 型态异常

（1）胸式呼吸减弱，腹式呼吸增强：正常女性以胸式呼吸为主。由于肺、胸膜或胸壁的疾病,如肺炎、胸膜炎、肋骨骨折、肋骨神经痛等产生剧烈的疼痛,均可使胸式呼吸减弱,腹式呼吸增强。

(2)腹式呼吸减弱,胸式呼吸增强:正常男性及儿童以腹式呼吸为主。如由于腹膜炎、大量腹水、肝脾极度肿大,腹腔内巨大肿瘤等,使膈肌下降受限,造成腹式呼吸减弱,胸式呼吸增强。

6. 呼吸困难 是指呼吸频率、节律和深浅度的异常。病人主观上感到空气不足,胸闷,客观上表现为呼吸费力,可出现发绀、鼻翼扇动、端坐呼吸、辅助呼吸肌参与呼吸活动等。主要由于气体交换不足、机体缺氧所致。临床上可分为:

(1)吸气性呼吸困难:病人表现为吸气困难,吸气时间延长,伴有明显的三凹征(胸骨上窝、锁骨上窝、肋间隙出现凹陷)。由于上呼吸道部分梗阻,气流进入肺部不畅,吸气时呼吸肌收缩,肺内负压极度增高所致。常见于气管阻塞、气管异物、喉头水肿等。

(2)呼气性呼吸困难:病人表现为呼气费力、呼气时间延长。由下呼吸道部分梗阻,气流呼出不畅所致。常见于支气管哮喘、阻塞性肺气肿等。

(3)混合性呼吸困难:病人表现为吸气、呼气均感费力,呼吸表浅、频率增加。由于广泛性肺部病变使呼吸面积减少,影响换气功能所致。常见于重症肺炎、广泛性肺纤维化、大量胸腔积液、大面积肺不张等。

正常呼吸与异常呼吸类型的特点比较见表8-5。

表8-5 正常呼吸与异常呼吸类型的特点比较

呼吸类型	呼吸型态	呼吸特点
正常呼吸	吸气 呼气	规则、平稳
呼吸过速		规则、快速
呼吸过缓		规则、缓慢
深度呼吸		深而大
潮式呼吸		潮水般起伏
间断呼吸		呼吸和呼吸暂停交替出现

（二）护理措施

1. 保持呼吸道通畅 及时清除呼吸道分泌物,指导病人有效咳嗽,协助翻身拍背,进行体位引流,对痰液黏稠者给予雾化吸入以稀释痰液,必要时采取吸痰等措施,保持呼吸道通畅。

2. 配合治疗 遵医嘱给药,给予氧气吸入或使用呼吸机,提高动脉血中的氧含量,促进气体交换,以改善呼吸困难。

3. 环境舒适 调节病室内温湿度,保持空气清新、湿润,以减少呼吸道不适感;提供安静环境以利于病人休息,减少耗氧量。

4. 加强观察 观察呼吸频率、节律及深浅度的变化;有无咳嗽、咳痰、咯血、发绀、呼吸困难及胸痛表现;观察药物疗效和不良反应。

5. 心理护理 紧张、恐惧的情绪因素可加重缺氧,应细心安慰和呵护病人,使病人情绪稳定,保持良好心态。

6. 健康教育 指导病人戒烟限酒,养成良好的生活方式;认识呼吸监测的重要性,学会正确测量呼吸及自我护理。教会病人缩唇呼吸、腹式呼吸等呼吸训练的方法。

三、呼吸测量的技术

【目的】

1. 判断呼吸有无异常。

2. 监测呼吸变化,间接了解呼吸系统功能状态。

3. 协助诊断,为预防、治疗、康复和护理提供依据。

【操作程序】

1. 评估

(1)病人的年龄、病情、意识、治疗及护理情况。

(2)病人的呼吸状况、心理状态及合作程度。

(3)病人有无影响测量呼吸准确性的因素存在。

2. 计划

(1)病人准备:了解测量呼吸的目的、方法、注意事项及配合要点;体位舒适,情绪稳定,保持自然呼吸状态;测量前若有剧烈运动、情绪激动等,应休息20～30min后再测量。

(2)护士准备:衣帽整洁,修剪指甲,洗手,戴口罩。

(3)用物准备

1)治疗车上层:有秒针的表、记录本、笔和手消毒液,必要时备棉花。

2)治疗车下层:生活垃圾桶、医用垃圾桶。

(4)环境准备:病室安静、整洁,温湿度适宜,光线充足。

3. 实施(表8-6)。

表 8-6　呼吸测量技术

操作流程	操作步骤	要点解析
核对病人	● 备齐用物,携至床旁,仔细核对床头卡、手腕带	● 核对病人床号、姓名、住院号,做到核对无误(呼吸受意识控制,因此测量呼吸前不必解释,注意不要让病人察觉)
选择体位	● 协助病人取舒适体位,精神放松	● 避免引起病人的紧张
正确测量	● 护士保持诊脉手势(图 8-9) ● 观察病人胸部或腹部的起伏 ● 一般测量 30s,将所测数值乘以 2;异常呼吸病人或婴儿应测 1min	● 分散病人注意力,使病人处于自然呼吸的状态 ● 一起一伏为一次呼吸 ● 同时应观察呼吸的节律、深浅度、声音、有无呼吸困难
准确记录	● 将呼吸数值记录在记录本上	● 呼吸单位:次 /min,如 18 次 /min
安置病人	● 整理床单位,协助病人取舒适体位	
绘制或录入	● 洗手后绘制体温单或录入到护理信息系统	● 呼吸曲线绘制见第十八章医疗与护理文件

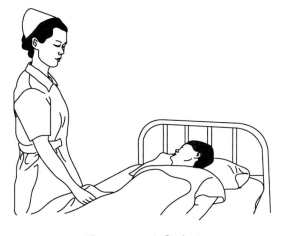

图 8-9　测量呼吸

4. 评价

(1)病人理解测量呼吸的意义、目的。

(2)病人了解呼吸的正常值及测量过程中的注意事项。

(3)操作方法正确,测量结果准确。

(4)护患沟通有效,病人能主动配合。

【注意事项】

1. 呼吸受意识控制,测量呼吸时应转移病人的注意力,使其处于自然呼吸状态,以保持测量的准确性。

2. 测量呼吸前如有剧烈运动、情绪激动等,应休息20~30min后测量。

3. 危重病人呼吸微弱不易观察时,可用少许棉花置于病人鼻孔前(图8-10),观察棉花被吹动的次数,计时1min。

4. 在测量呼吸频率时,应同时注意观察呼吸的节律、深浅度、音响及气味等变化,以准确评估病人的整体呼吸状况。

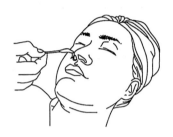

图8-10 危重病人呼吸测量

第四节 血压的评估及护理

血压(blood pressure,BP)是指血液在血管内流动时对血管壁的侧压力,分为动脉血压、毛细血管压和静脉血压,一般所说的血压是指动脉血压。血压随着心室的收缩和舒张而发生规律性的变化。在一个心动周期中,当心室收缩时,血液射入主动脉,动脉血压上升达到的最高值称为收缩压(systolic pressure)。当心室舒张时,动脉管壁弹性回缩,动脉血压下降达到的最低值称为舒张压(diastolic pressure)。收缩压与舒张压的差值称为脉搏压,简称为脉压。一个心动周期中动脉血压的平均值称为平均动脉压,约等于舒张压加1/3脉压。

一、正常血压及生理性变化

(一)正常血压

以肱动脉血压为标准,正常成人安静状态下的血压范围为收缩压90~139mmHg(12.0~18.5kPa),舒张压60~89mmHg(8.0~11.8kPa),脉压30~40mmHg(4.0~5.3kPa)。血压的计量单位有kPa和mmHg两种,kPa和mmHg之间的换算公式为:

$$1mmHg = 0.133kPa \qquad 1kPa = 7.5mmHg$$

(二)生理性变化

正常人的血压经常在小范围内波动,保持着相对的恒定。但可因各种因素的影响而有所改变,并且以收缩压的改变为主。

1. 年龄　血压随年龄增长而逐渐增高，并以收缩压的升高更为显著（表8-7）。

表8-7　各年龄组的血压平均值

年龄	血压/mmHg	年龄	血压/mmHg
1个月	84/54	14～17岁	120/70
1岁	95/65	成年人	120/80
6岁	105/65	老年人	140～160/80～90
10～13岁	110/65		

2. 性别　更年期以前女性血压略低于男性，更年期后无明显差别。

3. 昼夜和睡眠　血压呈明显的昼夜波动。表现为夜间血压低，清晨起床活动后血压迅速升高。大多数人的血压凌晨2～3时最低，在上午6～10时及下午4～8时各有一个高峰，晚上8时后血压呈缓慢下降趋势。此外，过度劳累或睡眠不佳时血压可略有升高。

4. 环境　在寒冷环境中由于末梢血管收缩，血压可略升高；高温环境下由于皮肤血管扩张，血压可略下降。

5. 体型　高大、肥胖者血压较高。

6. 体位　立位血压高于坐位，坐位血压高于卧位，这与重力引起的代偿机制有关。但长期卧床、贫血或使用降压药物的病人，若由卧位变成立位时可出现头晕、心慌、站立不稳甚至晕厥等直立性低血压的表现。

7. 测量部位　一般右上肢血压高于左上肢10～20mmHg，其原因是右侧肱动脉来自主动脉弓的第一大分支无名动脉，而左侧肱动脉来自主动脉的第三大分支左锁骨下动脉。下肢收缩压比上肢高20～40mmHg，其原因与股动脉的管径较肱动脉粗，血流量大有关。

8. 其他　剧烈运动、情绪激动、疼痛、排泄、吸烟等活动均可能导致血压升高。此外，饮酒、摄盐过多及药物等对血压也有影响。

二、异常血压的评估及护理

（一）异常血压

1. 高血压（hypertension）　指在未使用降压药物的情况下，成人收缩压≥140mmHg和/或舒张压≥90mmHg。根据血压升高水平，又进一步将高血压分为1级、2级和3级（表8-8）。一般需要数周内多次测量来判断血压升高情况，尤其对于1级、2级高血压。

2. 低血压（hypotension）　指成人血压低于90/60mmHg。常见于大量失血、休克、急性心力衰竭等。

3. 脉压异常

（1）脉压增大：脉压超过 40mmHg 称脉压增大。常见于主动脉硬化、主动脉瓣关闭不全、甲状腺功能亢进等。

（2）脉压减小：脉压低于 30mmHg 称脉压减小。常见于心包积液、缩窄性心包炎、末梢循环衰竭等。

表8-8　中国高血压分类标准

分级	收缩压/mmHg		舒张压/mmHg
正常血压	<120	和	<80
正常高值	120～139	和/或	80～89
高血压	≥140	和/或	≥90
1级高血压（轻度）	140～159	和/或	90～99
2级高血压（中度）	160～179	和/或	100～109
3级高血压（重度）	≥180	和/或	≥110
单纯收缩期高血压	≥140	和	<90

注：若收缩压、舒张压分属不同等级，则以较高的分级为准。

（二）护理措施

1. 加强观察　如发现血压有异常时，应加强血压监测，及时了解血压变化，同时密切观察其伴随症状。

2. 合理饮食　选择低盐、低脂、低胆固醇、高维生素、富含纤维素的易消化食物。高血压病人应减少钠盐摄入，每人每日食盐摄入量逐步降至<6g，适当增加钾摄入。

3. 劳逸结合　根据血压情况合理安排休息与活动，避免劳累；鼓励高血压病人采用步行、慢跑、游泳、骑自行车等中等强度的运动，一般每周 4～7 次，每次持续 30～60min。病人血压较高时应嘱其卧床休息，如血压过低，应迅速安置病人平卧位，并针对病因给予应急处理。

4. 良好环境　提供安静整洁、温湿度适宜、通风良好的舒适环境。

5. 心理护理　精神紧张、情绪激动、烦躁、焦虑、忧愁等都是诱发高血压的精神因素，因此应有针对性地进行心理疏导，帮助病人预防和缓解精神压力，控制情绪，保持心理平衡。

6. 健康指导　教会病人自我监测血压与紧急情况的处理方法；指导病人采取科学的生活方式，如作息规律、合理营养、戒烟限酒、控制体重、适度加强运动、保持大便通畅等。

三、血压测量的技术

（一）血压计的种类

常用的血压计主要有汞柱式血压计（台式和立式两种）、表式血压计（弹簧式）和电子血压计3种（图8-11）。

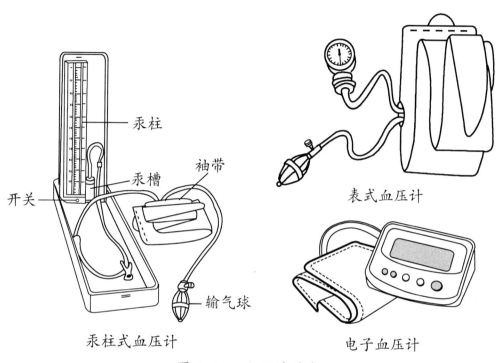

图 8-11　血压计种类

（二）血压计的构造

血压计主要由3部分组成。

1. 输气球及压力阀门　输气球可向袖带气囊充气；压力阀门可调节压力大小。全自动电子血压计没有输气球及压力阀门，由一个按钮来启动加压过程。

2. 袖带　由内层长方形扁平的橡胶气囊和外层布套组成。气囊袖带的长度和宽度应符合标准，气囊至少应包裹80%上臂。大多数成年人的臂围为25~35cm，可使用气囊长22~26cm、宽12cm的标准规格袖带。肥胖者或臂围大者应使用大规格气囊袖带；儿童应使用小规格气囊袖带。因袖带过窄，须加大力量才能阻断动脉血流，测得数值偏高；袖带过宽，使大段血管受压，致搏动音在到达袖带下缘之前已消失，测得的数值偏低。袖带上有两根橡胶管，一根连输气球，另一根与压力表相通。

3. 测压计

（1）汞柱式血压计：又称水银血压计，由玻璃管、标尺、水银槽3部分组成。血压计盒盖内壁上固定有一根玻璃管，管面上标有双刻度为0~300mmHg（0~40kPa），每小格相当于 2mmHg（0.5kPa），玻璃管上端盖以金属帽和大气相通，其下端和水银槽相通。水银槽内装有水银 60g，输气球送入空气后，水银由玻璃管底部上升，水银柱上缘所指即为压力刻度。汞柱式血压计的优点是测得数值准确可靠，但较重且玻璃管易碎。

（2）表式血压计：又称无液血压计、弹簧式血压计。外形似表，呈圆盘状，正面盘上标有刻度及读数，盘中央有一指针，以指示血压数值。其优点是体积小，便于携带，但可信度较差，应定期和汞柱式血压计校验。

（3）电子血压计：袖带内有一换能器，有自动采样计算机控制数字运算及自动放气程序，数秒钟内可得到收缩压、舒张压、脉搏数值。其优点是清晰直观，使用方便，不用听诊器，可排除测量者听觉不灵敏、噪声干扰等造成的误差，但准确性较差，需定期校验。

（三）血压测量技术

【目的】

1. 判断血压有无异常。

2. 监测血压变化，间接了解循环系统的功能状况。

3. 协助诊断，为预防、治疗、康复和护理提供依据。

【操作程序】

1. 评估

（1）病人的年龄、病情、治疗情况、既往血压情况、服药情况、心理状态及合作程度。

（2）被测肢体功能及测量部位皮肤状况。

（3）病人有无影响测量血压准确性的因素存在。

2. 计划

（1）病人准备：了解测量血压的目的、方法、注意事项及配合要点；测量前若有运动、吸烟、情绪变化等影响血压的因素，应休息 15～30min 后再测量。

（2）护士准备：衣帽整洁，修剪指甲，洗手，戴口罩。

（3）用物准备

1）治疗车上层：血压计、听诊器、记录本、笔和手消毒液。

2）治疗车下层：生活垃圾桶、医用垃圾桶。

（4）环境准备：病室安静、整洁，光线充足。

3. 实施（表8-9）。

表8-9　血压测量技术

操作流程	操作步骤	要点解析
核对解释	● 备齐用物，携至床旁，仔细核对床头卡、手腕带 ● 解释操作目的、配合要点	● 核对病人床号、姓名、住院号，做到核对无误 ● 合理解释，取得配合

操作流程	操作步骤	要点解析
	◆ **上肢肱动脉测量技术**	
选择体位	● 病人取坐位或仰卧位,被测肢体(肱动脉)应和心脏处于同一水平。坐位平第4肋,仰卧位平腋中线	● 避免血压受血流重力作用的影响。若肱动脉高于心脏水平,测得血压值偏低;肱动脉低于心脏水平,测得血压值偏高
安置手臂	● 卷袖露臂,手掌向上,肘部伸直,必要时脱袖	● 袖口不宜过紧,以免阻断血流,影响所测血压准确性
开血压计	● 垂直放妥血压计,开启水银槽开关	● 血压计"0"点应与肱动脉、心脏位于同一水平,避免倾倒,以免水银溢出
缠绕袖带	● 驱尽袖带内空气,将袖带橡胶管向下正对肘窝平整地缠于上臂中部,袖带下缘距肘窝2~3cm,松紧以能放入一指为宜	● 袖带过紧使血管在未充气前已受压,测得血压值偏低;袖带过松,充气后呈气球状,有效测量面积变窄,测得血压值偏高
加压充气	● 触摸肱动脉搏动,将听诊器胸件置于肱动脉搏动最明显处(图8-12),一只手固定,另一只手握输气球 ● 关闭气门,均匀充气至肱动脉搏动消失再升高20~30mmHg	● 听诊器胸件不可塞在袖带下,以免局部受压较大和听诊时出现干扰声 ● 肱动脉搏动消失表示袖带内压力大于心脏收缩压,血流被阻断 ● 充气不可过快、过猛,以免水银溢出和病人不适,充气不足或充气过度都会影响测量结果
缓慢放气	● 以每秒4mmHg的速度缓慢放气,注意肱动脉搏动声音和水银柱刻度的变化 ● 视线应与水银柱弯月面保持同一水平	● 放气太慢,使静脉充血,舒张压值偏高;放气太快,未注意到听诊间隔,影响数值的准确性 ● 视线低于水银柱弯月面读数偏高,反之读数偏低
判断测值	● 当听到第一声搏动音时水银柱所指刻度为收缩压,当搏动声突然减弱或消失,此时水银柱所指刻度为舒张压	● 第一声搏动音出现表示袖带内压力降到与心脏收缩压相等,血流能通过受阻的肱动脉 ● WHO规定成人应以动脉搏动音的消失作为判断舒张压的标准

操作流程	操作步骤	要点解析
整理归位	• 测量后排尽袖带内余气,拧紧阀门,整理后放入盒内	• 避免玻璃管破裂,水银溢出
	• 将血压计盒盖右倾45°,关闭水银槽开关,平稳放置	• 右倾使水银全部回流槽内
	• 协助病人取舒适体位,正确解释测量结果,感谢病人配合	
记录数值	• 将所测血压值按收缩压/舒张压mmHg记录在记录本上或输入到护理信息系统,如120/80mmHg	• 如变音与消失音之间有差异时,两个读数都应记录,记录方法为:收缩压/变音/消失音mmHg,如120/80/60mmHg

◆ 下肢腘动脉测量技术

操作流程	操作步骤	要点解析
选择体位	• 病人取仰卧、俯卧或侧卧位	• 使腘动脉与心脏呈同一水平线
安放下肢	• 协助病人卷裤,露出大腿	• 必要时脱一侧裤子,以免过紧而影响血压准确性
缠绕袖带	• 将袖带缠于大腿下部,其下缘距腘窝3~5cm,将听诊器置腘动脉搏动最明显处(图8-13)	• 不可用上肢袖带测量,因袖带相对过窄,将导致所测血压值偏高
加压充气至记录数值	• 同肱动脉测量技术	• 记录数值时下肢血压应注明,以免误解

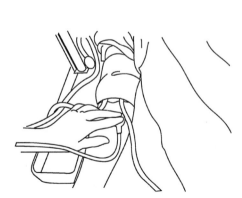

图8-12　听诊器放置部位(肱动脉搏动最明显处)

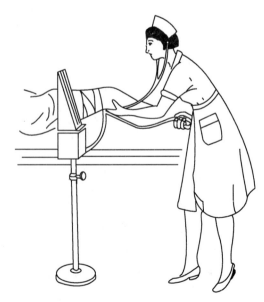

图8-13　下肢血压测量法

4. 评价

（1）病人理解血压测量的目的、意义。

（2）病人了解血压的正常值及测量的注意事项。

（3）操作方法正确，测量结果准确。

（4）护患沟通有效，病人能主动配合。

【注意事项】

1. 定期检查、校对血压计。测量前应检查血压计：玻璃管无裂损，刻度清晰，输气球和橡胶管无老化、不漏气，袖带宽窄合适，水银充足、无断裂；检查听诊器：橡胶管无老化、衔接紧密，听诊器传导正常。

2. 对需密切观察血压的病人应做到"四定"，即定时间、定部位、定体位、定血压计，有助于测定的准确性和对照的可比性。

3. 为偏瘫、肢体外伤或手术的病人测血压时应选择健侧肢体测量。

4. 发现血压异常或听不清时，应重新测量。重测时，应先将袖带内空气驱尽，水银柱降至"0"点，稍待片刻后再测量。必要时，作双侧对照。

5. 对血压测量的要求：应至少测量2次，间隔1～2min重复测量，取2次读数的平均值记录。如果收缩压或舒张压的2次读数相差5mmHg以上，应再次测量，取3次读数的平均值记录。首诊时测量两上臂血压，以血压读数较高的一侧作为测量的上臂。

6. 排除影响血压测量值的干扰因素（表8-10）。

表8-10 血压测量值的干扰因素与其变化

干扰因素	血压值变化	干扰因素	血压值变化
袖带过宽	偏低	袖带过窄	偏高
袖带过紧	偏低	袖带过松	偏高
被测肢体位置过高	偏低	被测肢体位置过低	偏高
测试者视线高于水银柱	偏低	测试者视线低于水银柱	偏高
水银不足	偏低	放气过慢	偏高

 知识拓展

动态血压监测

动态血压监测（ambulatory blood pressure monitoring, ABPM）是将24h血压和心率每隔一段时间记录在特制的记录盒上，通过专用计算机软件分析24h血压、心率变化情况及其与临床表现关系的一项临床监测技术。相较于常规血压监测无法客观反映病人的全天血压变化及平均水平，ABPM 已成为识别和诊断高血压、评估心脑血管疾病风险、评估降压疗效、指导个体化降压治疗不可或缺的检测手段。ABPM 指标包括 24h、白天（觉醒活动）、夜间（睡眠）的收缩压和舒张压的平均值，诊断高血压的标准是 24h 血压 ≥130/80mmHg，或白天血压≥135/85mmHg，或夜间血压≥120/70mmHg。

 边学边练

实践 11：生命体征测量技术

章末小结

　　本章学习重点是能正确描述并解释稽留热、弛张热、间歇热、间歇脉、脉搏短绌、潮式呼吸、间断呼吸、呼吸困难、高血压、低血压的概念；掌握体温、脉搏、呼吸、血压的正常值、测量方法及注意事项；掌握高热病人、呼吸困难病人和血压异常病人的护理。本章学习难点为脉搏短绌、血压的正确测量和记录。在学习过程中注意联系自身经历理解和记忆发热的过程和表现，结合图示识别并比较各种热型的特点，区别不同部位测量体温的方法、适用人群及正常范围，利用图表比较正常呼吸和异常呼吸的型态及特点，归纳总结影响血压测量的干扰因素。

（郑　渊）

 思考与练习

　1. 病人，男性，70 岁，患肺炎球菌性肺炎。脉搏 120 次 /min，口唇干燥，测口温时不慎将体温计咬碎。

请问：

（1）病人不慎咬碎体温计该如何处理？

（2）针对发热应采取哪些护理措施？

　2. 病人，男性，3 岁，玩耍时不慎将一粒花生米误入气管，出现"三凹征"。

请问：

（1）该病人属于哪种呼吸困难类型？

（2）"三凹征"的具体表现是什么？

　3. 病人，女性，65 岁，高血压、冠心病病史 5 年，入院血压 190/140mmHg，经治疗后稍有下降，但时有波动，病人精神紧张焦虑。

请问:

（1）护士为病人测量血压时应做到哪"四定"?

（2）若护士需要重复测量血压,应注意什么?

（3）针对病人情况,应采取哪些护理措施?

第九章 | 清洁护理

09章 数字内容

1. 具有高度的责任心、爱伤观念,确保病人安全。
2. 掌握常用漱口溶液及其作用;压疮的概念、好发部位、各期的临床表现、预防和护理。
3. 熟悉口腔健康维护;头发健康与保养;晨晚间的护理。
4. 熟练掌握口腔护理技术;床上擦浴技术;卧床病人更换床单技术。
5. 学会梳发和洗发技术、淋浴或盆浴。

清洁是人类的基本需要之一,是维持和获得健康的重要保证。通过清洁可清除身体表面的微生物及其污垢,防止微生物繁殖,促进血液循环,预防感染和并发症的发生。同时,清洁可使病人感到舒适、愉快,维持良好的自我形象,增强自信。

第一节 口腔护理

口腔是病原微生物侵入人体的主要途径之一,口腔内的温湿度和食物残渣适宜微生物的生长繁殖。正常人的口腔内存有大量的致病性和非致病性微生物。当身体处于健康状态时,机体抵抗力强,通过每日的咀嚼、进食、饮水、刷牙等活动,对微生物具有一定的清除作用,通常不会出现口腔健康问题。当患病时,由于机体抵抗力下降,进食、饮水、刷牙等活动相对减少,口腔内微生物得以大量繁殖,常可以引起口腔溃疡、炎症,甚至继发腮腺炎、中耳炎等并发症;口腔疾患可导致个体食欲下降,影响营养物质的消化吸收;出现龋齿、口臭等问题影响病人的自我形象。因此,保持病人的口腔清洁十分重要。

一、口腔护理技术

临床上对禁食、昏迷、高热、鼻饲、大手术后、口腔疾患、血液病及生活不能自理的病人常采用特殊口腔护理(special oral care),一般每日2~3次,也可酌情增加次数。

【目的】

1. 保持口腔清洁、湿润,预防口腔感染等并发症。

2. 预防或减轻口腔异味,清除牙垢,增进食欲,确保病人舒适。

3. 评估口腔内的变化(如黏膜、舌苔及牙龈等),提供病人病情动态变化的信息。

【操作程序】

1. 评估

(1)病人口腔卫生状况:观察口唇的色泽、湿润度,有无干裂、出血、疱疹等;口腔黏膜的颜色,有无溃疡、疱疹及不正常的渗出液;有无义齿、龋齿;口腔有无异常气味如氨臭味、烂苹果味等。

(2)病人心理状况及合作能力:评估病人对保持口腔健康的重要性及预防口腔疾病知识的了解情况;病人的病情、意识状态及配合程度。

(3)病人自理能力:病人配合口腔护理的程度。

2. 计划

(1)病人准备:取舒适安全且易于操作的体位;病人了解口腔护理的目的、方法、注意事项及配合要点。

(2)护士准备:着装整洁,修剪指甲,洗手,戴口罩。

(3)用物准备

1)治疗车上层:治疗盘、一次性口腔护理包(基本配置:塑料钳和镊、纱布、压舌板、手套、治疗巾或围裙、棉球、方盘或弯盘)、治疗碗、漱口杯、吸水管、棉签、手电筒,需要时备张口器;常用漱口溶液(表9-1)。按需准备口腔外用药(常用的有液状石蜡、冰硼散、锡类散、西瓜霜、金霉素甘油、制霉菌素甘油等),手消毒液。

2)治疗车下层:生活垃圾桶、医用垃圾桶。

表9-1 口腔pH与漱口溶液的选择

名称	浓度	作用	口腔pH
0.9%氯化钠溶液		清洁口腔,预防感染	中性
复方硼砂溶液(朵贝尔溶液)		轻度抑菌,除臭	中性
呋喃西林溶液	0.02%	清洁口腔,广谱抗菌	中性
碳酸氢钠溶液	1%~4%	碱性溶液,适用于真菌感染	偏酸性

名称	浓度	作用	口腔 pH
过氧化氢溶液	1%～3%	抗菌,除臭	偏酸性
醋酸溶液	0.1%	适用于铜绿假单胞菌感染	偏碱性
硼酸溶液	2%～3%	酸性防腐溶液,有抑制细菌作用	偏碱性
甲硝唑溶液	0.08%	适用于厌氧菌感染	偏酸性

（4）环境准备:病室宽敞、整洁、安静、光线充足。

3. 实施(表9-2)。

表9-2 口腔护理技术

操作流程	操作步骤	要点解析
核对解释	● 备齐用物,携至床旁,仔细核对床头卡、手腕带 ● 解释操作目的、配合要点	● 核对病人床号、姓名、住院号,做到核对无误 ● 合理解释,取得配合
安置体位	● 协助病人侧卧或仰卧,头偏向一侧,面向护士	● 便于分泌物及多余水分从口腔流出,防止反流造成误吸
铺巾置盘	● 打开口腔护理包,铺治疗巾于病人颌下,弯盘置于病人口角旁,清点棉球数量 ● 倒取少量0.9%氯化钠溶液浸湿棉球	● 防止床单、枕头及病人衣服被浸湿
湿润口唇	● 用棉签或棉球湿润口唇	● 防止口唇干裂的病人直接张口时破裂出血
观察口腔	● 嘱病人张口,护士一手持手电筒,一手用压舌板轻轻撑开颊部,观察口腔情况(图9-1),取下活动义齿。昏迷及牙齿紧闭、无法自行张口的病人,可用张口器助其张口	● 观察口腔黏膜有无出血、溃疡等现象 ● 有活动义齿者,取下义齿并用冷水刷洗后浸于冷开水中备用
协助漱口	● 协助病人用吸水管吸温开水漱口,漱口水吐入弯盘,纱布擦净口唇	● 昏迷病人禁忌漱口
擦洗口腔	● 牙外侧:嘱病人咬合上下齿,一手用压舌板轻轻撑开颊部,另一手以弯血管钳夹取含有漱口液的棉球放入颊部内侧,由内向门齿纵向擦洗牙齿的外侧面。同法擦洗另一侧	● 棉球应包裹止血钳尖端,防止钳端直接触及口腔黏膜和牙龈 ● 每次一个,以不滴水为度

操作流程	操作步骤	要点解析
	● 牙内面：嘱病人张口，依次擦洗一侧牙齿的上内侧面、上咬合面、下内侧面、下咬合面，再以 Z 形擦洗一侧颊部。同法擦洗另一侧	● 每次更换一个棉球，一个棉球擦洗一个部位
	● 硬腭、舌面、舌下：由内向外横向擦洗	● 勿触及咽部，以免引起恶心
漱口涂药	● 再次协助病人漱口 ● 清点棉球 ● 检查口腔情况，有溃疡、真菌感染等，酌情涂药	● 有义齿者，协助佩戴 ● 保证棉球数量与操作前一致 ● 口唇干裂者可涂液状石蜡
整理记录	● 清理用物，取舒适卧位，整理床单位 ● 洗手，记录	● 保持床单位的整洁 ● 记录执行时间和病人反应

4. 评价

（1）病人感到口腔湿润，口腔清洁无异味，自感舒适。

（2）病人和家属了解口腔清洁的知识、技能。

（3）护患沟通有效，病人积极配合。

【注意事项】

1. 擦洗时动作要轻柔，特别是对凝血功能障碍的病人，要防止损伤口腔黏膜及牙龈。

2. 昏迷病人禁忌漱口；需用张口器时，应从臼齿处放入（牙关紧闭者不可暴力助其张口）；擦洗时需用血管钳夹紧棉球，每次 1 个，防止棉球遗留在口腔内；棉球不可过湿，防止因水分过多造成误吸。

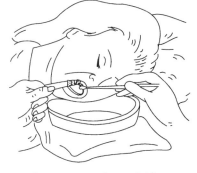

图 9-1　观察口腔情况

3. 长期使用抗生素的病人，应注意观察其口腔内有无真菌感染。

4. 传染病病人的用物按消毒隔离原则处理。

二、口腔健康维护

护士应向病人及家属宣传口腔卫生的重要性，介绍口腔健康维护的相关知识，使病人及家属自觉有效地维护口腔健康，预防口腔感染等并发症的发生。

（一）口腔卫生指导

1. 培养口腔卫生习惯　指导病人早、晚刷牙，餐后漱口，以减少龋齿的发生。睡前不应进食对牙齿有刺激性或腐蚀性的食物。当口腔过于干燥时，鼓励病人多饮水，保持口腔湿润，勤刷牙、勤漱口。

2. 选择口腔清洁用具　牙刷应尽量选用外形较小、质地较软、表面平滑的尼龙毛刷。不可使用已磨损的牙刷或硬毛牙刷,不仅清洁效果欠佳,且易导致牙齿磨损及牙龈损伤,应每隔3个月更换一次。牙膏应无腐蚀性,以防损伤牙齿。牙膏不宜常用一种,应轮换使用。

3. 指导正确刷牙方法　刷牙一般都在早晨起床后或晚上临睡前进行。正确的刷牙方法是:将牙刷与牙齿成45°角,以快速环形震颤来回刷动,每次只刷2~3颗牙。门齿的内面可用牙刷毛面的尖端刷洗,刷洗牙齿的咬合面时,牙刷的毛面与牙面平行来回反复刷洗。刷完牙齿后再刷舌面,之后漱口,使口腔完全清洁。每次刷牙以3min为宜(图9-2)。另一种刷牙方法是上、下竖刷法,即沿牙齿的纵向刷洗,牙齿的内、外、咬合面都应刷洗干净。

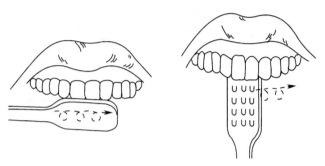

图9-2　刷牙方法

4. 正确使用牙线剔牙　若刷牙时不能彻底清除牙齿周围的牙菌斑和碎屑,可使用牙线清除牙间隙食物残渣。牙线可选用尼龙线、丝线、涤纶线。取牙线40cm,中间预留14~17cm,两端分别绕在两手中指上,拇指和示指夹住牙线,将牙线以拉锯的动作穿过牙缝的接触面,上下移动,将食物残渣剔出,每个牙缝反复数次,之后漱口(图9-3)。

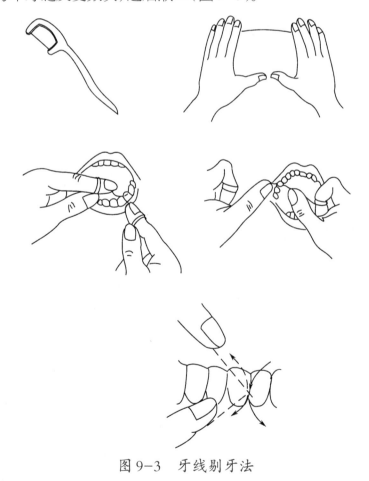

图9-3　牙线剔牙法

5. 指导牙龈保健按摩　按摩方法是用一只手的四个指尖(拇指除外)轻敲口部四周, 先顺时针敲9次, 后逆时针敲9次, 用力大小以自己感觉适宜为度, 再用示指蘸盐按摩牙根, 先上后下, 从左到右, 每日3次。

（二）义齿清洁护理

义齿也需要清洁护理。每次餐后应及时取下义齿并认真清洗, 可用小的软毛刷涂牙膏或义齿清洗液轻轻刷洗义齿的各面, 冷水冲洗干净, 病人漱口后戴上(昏迷病人清醒后方可戴上义齿)。取下的义齿刷洗干净后放于冷开水杯中, 每日换水一次。义齿不可放入乙醇或热水中浸泡、刷洗, 以免变色、变形和老化。

第二节　头　发　护　理

 工作情景与任务

导入情景：

病人, 女性, 产后5d, 有寒战、高热、脉速、腹胀及下腹剧痛等症状, 被诊断为产褥感染。由于体弱、出汗, 头发粘结成团, 散发出难闻气味。

工作任务：

1. 评估病人的头发卫生状况。

2. 正确为病人洗头、梳头。

头部是人体皮脂腺分布最多的部位。皮脂、汗液伴灰尘常黏附于头发、头皮上, 形成污垢, 除散发难闻气味外, 还可引起脱发和其他皮肤疾病。清洁、整齐、外观美丽的头发与健康、自信及自尊密切相关。梳理和清洗头发, 可去除头皮屑和尘埃, 按摩头皮, 促进头发血液循环, 维护头发健康并能预防感染。因此, 对于病情较重, 自我完成头发护理受限的病人, 护士应予以适当协助。

一、头发护理技术

（一）床上梳发
【目的】

1. 去除头皮屑及污垢, 保持头发整齐、清洁, 减少感染的机会。

2. 按摩头皮, 刺激头部血液循环, 促进头发的生长和代谢。

3. 维护病人的自尊, 使病人舒适、美观, 增强自尊和自信。

【操作程序】

1. 评估

（1）头发卫生状况：评估头发的分布、长度、清洁状况、有无光泽、有无虱子等；头发的脆性与韧性、干湿度、尾端有无分叉；头发有无瘙痒、破损、病变或皮疹等。

（2）自理能力状况：评估病人是否卧床，有无肢体活动受限，自行梳发或洗发的能力，梳发或洗发时需要部分协助还是完全协助。

（3）头发护理知识：评估病人及家属对头发清洁护理重要性和相关知识的了解程度，如梳发、洗发的正确方法及头发护理用具的选择等。

2. 计划

（1）病人准备：了解梳发的目的、方法、注意事项及配合要点，愿意合作。

（2）护士准备：着装整洁，修剪指甲，洗手，戴口罩。

（3）用物准备

1）治疗车上层：治疗盘、梳子、治疗巾、30%乙醇、纸袋，手消毒液。必要时备发夹和橡皮筋。

2）治疗车下层：生活垃圾桶、医用垃圾桶。

（4）环境准备：安静、整洁、明亮，必要时关闭门窗，调节室温。

3. 实施（表9-3）。

表9-3 床上梳发技术

操作流程	操作步骤	要点解析
核对解释	● 备齐用物，携至床旁，仔细核对床头卡、手腕带 ● 解释操作目的、配合要点	● 核对病人床号、姓名、住院号，做到核对无误 ● 合理解释，取得配合
安置体位	● 协助病人取坐位、半坐卧位或平卧位，头偏向一侧 ● 铺治疗巾于枕头上或围于颈部	● 根据病人情况而定，如病人不能坐起，可选择平卧 ● 避免脱发或碎发掉落床单上
梳理头发	● 短发者将头发从中间梳向两边，一手握住一股头发，一手持梳子，由发梢梳向发根 ● 长发或头发打结时，可将头发绕在示指上慢慢梳理，同法梳理另一侧 ● 长发可酌情编辫或扎成束	● 最好用圆钝齿梳子，以防损伤头皮 ● 如头发粘结成团，可用30%乙醇湿润后，再小心梳顺 ● 不能太紧，以免病人不适 ● 发型尽量满足病人的要求

操作流程	操作步骤	要点解析
整理用物	● 将脱落的头发置于纸袋中,撤去治疗巾	● 将纸袋弃于生活垃圾桶内
	● 协助病人取舒适卧位,整理床单位	● 促进病人舒适,保持床单位整齐
	● 洗手,记录	● 记录执行时间及病人反应

4. 评价

(1)病人外观整洁、自我感觉舒适,心情愉快。

(2)护士操作方法轻柔,护患沟通有效。

【注意事项】

1. 尊重病人的习惯,尽可能满足个人喜好。

2. 梳发时避免强行梳拉,以免造成病人不适或疼痛。

3. 发现头虱及时清除。

(二)床上洗发

【目的】

1. 去除头皮屑及污物,清洁头发,消除头发异味,减少感染机会。

2. 按摩头皮,促进头部血液循环,利于头发的生长和代谢。

3. 促进病人舒适、美观,增进病人身心健康,维护病人自尊和自信,建立良好的护患关系。

【操作程序】

1. 评估

(1)病人的年龄、病情、意识、心理状态及配合程度。

(2)病人的自理能力和头发情况,个人的卫生情况,有无头皮瘙痒、损伤及虱、虮传染等。

2. 计划

(1)病人准备:了解洗发的目的、方法、注意事项及配合要点,愿意合作。

(2)护士准备:着装整洁,修剪指甲,洗手,戴口罩。

(3)用物准备

1)治疗车上层:橡胶单、浴巾、毛巾、眼罩或纱布、别针、耳塞或干棉球、量杯、洗发液或肥皂、梳子、镜子、护肤品等;水壶(内盛 40～45℃热水)、脸盆或污水桶、手消毒液,需要时备电吹风。

马蹄形垫(或马蹄形卷)洗发:另备马蹄形垫(或马蹄形卷)。

扣杯式洗发:另备搪瓷杯、橡胶管。

洗头车洗发:另备洗头车。

2）治疗车下层：生活垃圾桶、医用垃圾桶。

（4）环境准备：关闭好门窗，调节好室温至24℃±2℃。

3. 实施（表9-4）。

表9-4　床上洗发技术

操作流程	操作步骤	要点解析
核对解释	● 备齐用物，携至床旁，仔细核对床头卡、手腕带 ● 解释操作目的、配合要点	● 核对病人床号、姓名、住院号，做到核对无误 ● 合理解释，取得配合
移开桌椅	● 移开床旁桌椅	● 用物放于方便取用之处
围巾铺单	● 将病人衣领松开向内折，将毛巾围于颈下，用别针固定，铺橡胶单和浴巾于枕上	● 保护床单、枕头及盖被不被沾湿
安置体位		● 方便操作，使病人安全舒适
	● 马蹄形垫洗发（图9-4）：置马蹄形垫于病人后颈下，使病人颈部枕于马蹄形垫的突起处，头部置于水槽中，马蹄形垫下端置于脸盆或污水桶中	● 如无马蹄形垫，可自制马蹄形卷替代（图9-5） ● 防止水倒流
	● 扣杯式洗发（图9-6）：协助病人取仰卧位，枕垫于病人肩下。铺橡胶单和浴巾于病人头部位置。取脸盆一只，盆底放一条毛巾，倒扣搪瓷杯于盆底，杯上垫折成四折并外裹防水薄膜的毛巾。将病人头部枕于毛巾上，脸盆内置一根橡胶管，下接污水桶	● 利用虹吸原理，将污水引入桶内
	● 洗头车洗发（图9-7）：协助病人取斜角仰卧位，头部枕于洗头车的头托上，将接水盘置于病人头下	
保护眼耳	● 用耳塞或棉球塞两耳，纱布或眼罩遮盖双眼或嘱病人闭上眼睛	● 防止水流入眼内和耳内
洗净头发	● 松开头发，用温水充分湿润头发，取适量洗发液于掌心，均匀涂遍头发，由发际到脑后部反复揉搓，同时用指腹轻轻按摩头皮，一手抬起头部，另一手洗净枕后头发 ● 温水冲洗头发，直至冲净	● 确保水温合适 ● 用力适中，避免用指甲损伤头皮 ● 洗发液残留会刺激头皮和头发，使头发变干燥

操作流程	操作步骤	要点解析
擦干梳发	● 洗发毕,解下颈部毛巾包住头发,撤去洗头用具,协助病人仰卧于床正中,用包头的毛巾揉搓头发,再用浴巾擦干或电吹风吹干	● 避免病人着凉
	● 取下眼部的纱布或眼罩及耳内的耳塞或棉球	● 确保病人安全,使病人整洁舒适
	● 梳理成病人喜欢的发型,擦干病人面部	● 酌情使用护肤品
整理记录	● 撤去用物,协助病人躺卧舒适	● 促进病人舒适,保持床单位整齐
	● 整理床单位,还原床旁桌椅	
	● 洗手,记录	● 记录执行时间及病人反应

4. 评价

(1)病人头发清洁、感觉舒适、个人形象良好。

(2)护士操作熟练规范,动作轻稳,关心病人。

(3)护患沟通有效,病人安全、满意。

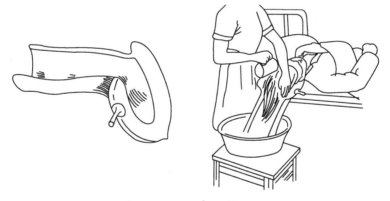

图 9-4　马蹄形垫洗发

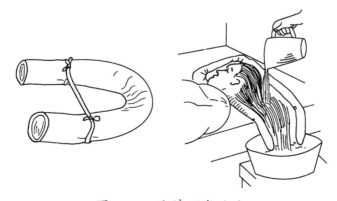

图 9-5　马蹄形卷洗发

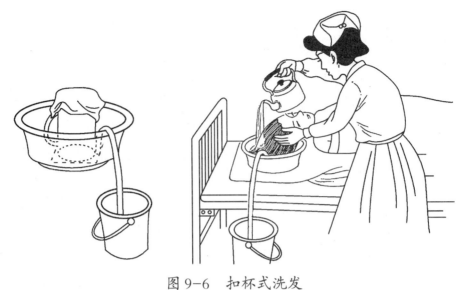

图 9-6　扣杯式洗发

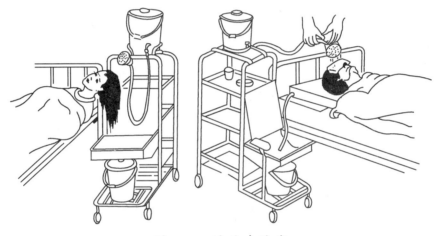

图 9-7　洗头车洗发

【注意事项】

1. 操作中随时与病人交流，观察病情变化，如面色、脉搏、呼吸有异常时应停止操作。

2. 掌握室温与水温，避免病人着凉或烫伤。

3. 洗发时间不宜过久，避免引起病人头部充血或疲劳不适。

4. 病情危重，身体虚弱的病人不宜洗发。

5. 护士为病人洗发时，应运用人体力学原理，身体尽量靠近床边，保持良好姿势，避免疲劳。

（三）灭头虱、虮法

头虱生长于头发和头皮上，体型小，呈卵圆形，浅灰色，其卵（虮）系固态颗粒，紧紧地粘在头发上，不易去掉。虱子可导致局部皮肤瘙痒，抓破后可引起皮肤感染，还可传播疾病，如流行性斑疹伤寒、回归热。发现病人感染虱、虮，护士应立即给予灭虱、除虮。

体　温　单

姓名 张× 性别 女 年龄 45 入院日期 2022年8月28日 科别 普外 病室 一 床号 2 住院号 13846

日期	2022-8-28	29	30	31	9-1	2	3	
住院天数	1	2	3	4	5	6	7	
手术后天数		1	2	1/3	2/4	3/5	4/6	
时间	4 8 12 16 20 0	4 8 12 16 20 0	4 8 12 16 20 0	4 8 12 16 20 0	4 8 12 16 20 0	4 8 12 16 20 0	4 8 12 16 20 0	脉搏

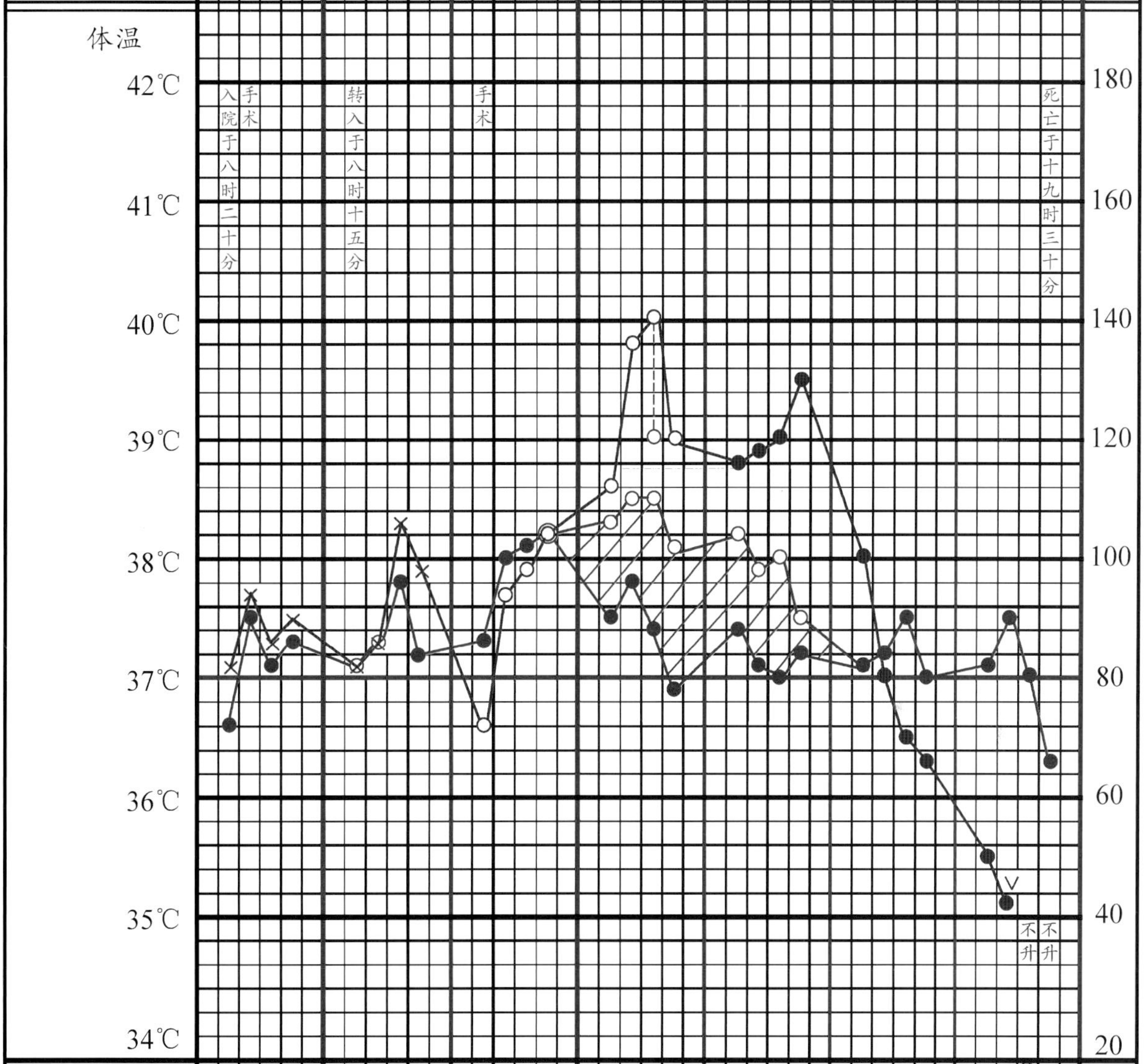

体温

（图表：体温、脉搏、呼吸曲线）

入院于八时二十分　手术
转入于八时十五分　手术
死亡于十九时三十分
不升　不升

呼吸	18 18 24 20	18 22 22 20	20 26 28 24	26 24 28 24	24 26 24 24	22 24 22 20	18 20 ® ®	
大便次数	1	1 2/E	0	1	1	1	※	
总入量ml	2 000	2 350	2 700	2 300	2 100	2 000		
总出量ml	1 900	2 250	2 500	1 500	1 700	1 450		
引流量ml								
血压mmHg	120/80	130/90	136/96	124/80	136/80 140/90	126/76 110/70	90/60 60/40	
身高cm	170							
体重kg	51							
过敏药物	青霉素(+)							

图 18-1　体温单

【目的】

消灭头虱、虮,预防交叉感染和传播疾病的发生。

【操作程序】

1. 评估

（1）病人的病情、意识、自理能力、配合程度等。

（2）了解头发长、短、清洁度,头虱、虮情况。

2. 计划

（1）病人准备:了解灭头虱、虮法的目的,愿意合作。

（2）护士准备:穿隔离衣,戴手套、帽子、口罩。

（3）用物准备

1）治疗车上层:洗发用物、治疗巾（2～3块）、治疗碗、篦子、塑料帽子、纱布（数块）、纸袋、布口袋、隔离衣、清洁衣裤、清洁被套、枕套、大单。

常用灭虱药液:① 30% 含酸百部酊,百部 30g 放入瓶中,加 50% 乙醇 100ml、纯乙酸 1ml,盖严瓶口,48h 后即可使用。②灭虱香波,其主要成分是 1% 二氯苯醚菊酯。

2）治疗车下层:生活垃圾桶、医用垃圾桶。

（4）环境准备:病情许可的情况下,可在处置室进行,以维护病人的自尊。根据季节关窗,调节室温。

3. 实施（表9-5）。

表9-5　灭头虱、虮法

操作流程	操作步骤	要点解析
核对解释	● 备齐用物,携至床旁,仔细核对床头卡、手腕带 ● 解释操作目的、配合要点	● 核对病人床号、姓名、住院号,做到核对无误 ● 合理解释,取得配合
剃头剪发	● 病人若为男性或儿童,应动员剃去头发,女性病人先将头发剪短 ● 剪下的头发,可用纸包好烧毁	● 便于彻底灭虱、虮,预防传染病的传播
蘸药涂搽	● 将头发分成若干小股 ● 用纱布蘸灭虱药液,按顺序涂遍头发,直至湿透全部头发,再戴上帽子或用治疗巾严密包裹头发	● 反复揉搓 10min 以上
篦虱洗发	● 24h 后取帽,用篦子篦去死的虱、虮,并洗发	● 发现仍有活虱须重复用药

操作流程	操作步骤	要点解析
更换衣裤	● 完毕后,协助病人更换衣裤、被服,将污衣裤和被服放入布袋内,封口扎紧	● 布类污物送压力蒸汽灭菌处理
整理记录	● 整理床单位,清理用物 ● 协助病人取舒适卧位 ● 洗手,记录	● 除去篦子上的缠绕物,用火焚烧,梳子和篦子消毒后刷净 ● 记录执行时间及病人反应

4. 评价

(1)病人头发清洁,感觉舒适,保持良好的个人形象。

(2)操作方法轻稳、节力,保证病人安全。

(3)护患沟通有效,保护病人自尊,满足其身心需要。

【注意事项】

1. 操作中应防止灭虱药液沾污面部及眼部。

2. 用药后,应注意观察病人局部及全身有无反应。

3. 严格执行消毒隔离制度,以防感染发生。

二、头发健康与保养

健康的头发离不开平时的保养和护理,护士应指导病人进行头发的养护。定期洗发,每周洗发1~2次;指导梳发,选择合适的梳子,以胶木、木质和牛角梳较好,梳齿以钝圆为宜。每日梳发2~3次;根据需要选用洗发剂和护发素。

 知识拓展

头皮按摩的方法

按摩头皮可促进头皮血液循环,保证头发的健康生长。头部按摩可结合洗发进行,也可单独进行。如能结合穴位或药物护发素进行则效果更为理想。头部的按摩,主要是用手指对头皮进行揉(摩)、搓(擦)、推(捏)、叩(打)等,使头皮肌肉放松,血液循环流畅,生理功能得以充分发挥。基本方法是:五指分开,手呈弓形,指腹放于头皮上,手掌离开头皮,稍用力向下按,轻轻揉动,每次手指停留在一个部位揉动数次后再换另一个部位。按摩顺序是从前额到头顶,再从颞部至枕部,反复揉搓至头皮发热。每日1~2次。

第三节　皮　肤　护　理

 工作情景与任务

导入情景：

病人，男性，72岁，因脑出血卧床2个月，大小便失禁，不能自行翻身。近日骶尾部皮肤呈紫红色，压之不褪色。此后，此处皮肤出现大小不等水疱。

工作任务：

1. 指出导致病人发生并发症的原因。

2. 如何预防此并发症的发生？

3. 应采取何种治疗和护理措施？

完整的皮肤具有保护机体，调节体温，吸收、分泌、排泄及感觉等功能，具有天然的屏障作用，可避免微生物的入侵。皮肤护理有助于维持身体的完整性，促进舒适，预防感染，防止压疮及其他并发症的发生。

一、皮肤护理技术

（一）淋浴和盆浴

淋浴和盆浴适用于病情较轻，能自行完成沐浴过程的病人。护士可根据其自理能力给予协助。

【目的】

1. 去除皮肤污垢，保持皮肤清洁，使病人舒适。

2. 促进皮肤血液循环，增强皮肤的排泄功能，预防皮肤感染、压疮等并发症。

3. 使紧张的肌肉得以放松，增强皮肤对外界刺激的敏感性。

4. 观察和了解病人的情况，满足病人的身心需要。

【操作程序】

1. 评估

（1）病人的年龄、病情、意识、自理能力、心理状态及配合程度。

（2）病人的皮肤情况及日常沐浴习惯。

2. 计划

（1）病人准备：了解淋浴和盆浴的目的、方法及注意事项。

（2）护士准备：着装整洁，修剪指甲，洗手，戴口罩。

（3）用物准备

1）治疗车上层：脸盆、毛巾、浴巾、浴皂或浴液、清洁衣裤、防滑拖鞋、手消毒液。

2）治疗车下层：生活垃圾桶、医用垃圾桶。

（4）环境准备：调节浴室温度至24℃±2℃，水温保持在40～45℃；浴室内有信号铃、扶手、浴盆，地面有防滑设施。必要时备椅子。

3. 实施（表9-6）。

表9-6 淋浴或盆浴

操作流程	操作步骤	要点解析
核对解释	● 备齐用物，携至床旁，仔细核对床头卡、手腕带	● 核对病人床号、姓名、住院号，做到核对无误
	● 交代有关注意事项：浴室呼叫器使用法，水温调节法，勿用湿手接触电源开关等	● 防止病人着凉、烫伤或发生其他意外事故，代为保存贵重物品
进入浴室	● 携带用物送病人入浴室，并安置好病人	● 确保病人安全，保护病人隐私
	● 嘱其勿闩门，可在门外挂牌示意	● 发生意外时护士能及时入内
协助洗浴	● 如为盆浴，先调好水温，浴盆中的水位不可超过心脏水平	● 以免引起胸闷
	● 协助病人进出浴盆	● 防止滑倒
	● 注意入浴时间，浸泡时间不可超过20min	● 浸泡过久容易导致疲倦
观察记录	● 浴后观察病人情况，协助病人回病室休息	● 若遇病人发生意外，应迅速救治和护理
	● 洗手，记录	● 记录执行时间及病人反应

4. 评价

（1）病人沐浴过程安全，无意外发生。

（2）沐浴后病人感到舒适、清洁、精神放松和愉快。

（3）病人皮肤温暖、无刺激，血液循环良好。

【注意事项】

1. 沐浴应在进餐1h后进行，以免影响消化功能。

2. 沐浴中防止病人受凉、晕厥、烫伤、滑倒等意外情况发生。

3. 妊娠7个月以上的孕妇禁用盆浴；衰弱、创伤和患心脏病需要卧床休息的病人不宜淋浴或盆浴。

4. 传染病病人根据病种、病情,按隔离消毒原则进行。

(二)床上擦浴

床上擦浴适用于病情较重、长期卧床、制动或活动受限(如使用石膏、牵引)及身体衰弱而无法自行沐浴的病人。

【目的】

协助病人活动肢体,防止关节僵硬和肌肉挛缩等并发症的发生。其余同淋浴和盆浴。

【操作程序】

1. 评估

(1)病人的年龄、病情、意识、心理状态及合作程度。

(2)病人皮肤卫生状况。

2. 计划

(1)病人准备:了解床上擦浴的目的、方法、注意事项及配合要点;病情稳定,全身皮肤情况较好。

(2)护士准备:着装整洁,修剪指甲,洗手,戴口罩。

(3)用物准备

1)治疗车上层:脸盆、足盆各一只,水桶两只(一桶盛50～52℃热水,一桶接污水);治疗盘内置毛巾(两条)、浴巾、小橡胶单、浴皂或浴液、梳子、小剪刀、50%乙醇、润滑剂(不主张使用爽身粉)、清洁衣裤和被服、手消毒液。

2)治疗车下层:便盆及便盆巾、生活垃圾桶、医用垃圾桶。

(4)环境准备:关好门窗,调节室温24℃±2℃,用帷帘或屏风遮挡。

3. 实施(表9-7)。

表9-7 床上擦浴技术

操作流程	操作步骤	要点解析
核对解释	● 备齐用物,携至床旁,仔细核对病人床号、姓名、住院号	● 核对床头卡、手腕带并询问,做到核对无误
	● 解释操作目的、配合要点	● 合理解释,取得配合
调温摆位	● 关门窗,调节室温	● 防止病人受凉
	● 用帷帘或屏风遮挡,按需给予便器	● 维护病人自尊
	● 调试水温,将脸盆放于床尾椅上,倒入热水2/3满	● 可以促进病人身体舒适和肌肉放松,避免受凉
	● 调节病床高度,放平床头及床尾支架,放下或移去近侧床挡,松开床尾盖被	
	● 病人身体移向床沿	● 尽量靠近护士,方便操作

操作流程	操作步骤	要点解析
清洗面部	● 将微湿的热毛巾包在右手上 ● 洗眼部：由内眦擦向外眦，同法擦洗另一侧 ● 洗脸、鼻、颈部：手套式持巾，依"3"形擦洗一侧额部、面颊部、鼻翼、人中、耳后、下颌直至颈部，同法擦洗另一侧	● 毛巾折叠成手套状（图9-8） ● 防止眼部分泌物进入鼻泪管 ● 注意擦净耳郭、耳后及皮肤皱褶处
擦洗上肢	● 为病人脱去上肢衣服，暴露一侧上肢 ● 浴巾铺于一侧上肢下面，一手支托病人肘部及前臂，另一手先用涂沐浴液的小毛巾由远心端向近心端擦洗 ● 再用湿毛巾拭去浴液，直至擦净浴液为止，最后用大浴巾边按摩边擦干 ● 同法擦洗另一侧上肢	● 先脱近侧，再脱对侧，如有外伤或活动障碍，先脱健侧后脱患侧，防止患侧关节过度活动 ● 注意擦净腋窝等皮肤皱褶处 ● 擦洗力度以能够刺激肌肉组织并促进血液循环为宜 ● 碱性残留液可破坏皮肤正常菌群生长
泡洗双手	● 将病人双手浸泡于盆内热水中	● 浸泡可软化皮肤角质层，便于清除指甲下污垢
擦洗胸腹	● 换水，将浴巾铺于病人胸腹部，一手略掀起浴巾，另一手依次擦洗胸部及腹部	● 防止病人受凉 ● 注意脐部及乳房下部的清洁
擦洗背部	● 协助病人翻身侧卧，浴巾铺于病人背侧身下 ● 依次擦洗后颈部、背部和臀部，按需要背部护理，安置病人平卧 ● 协助病人穿上清洁上衣	● 背向护士，方便操作 ● 必要时，擦洗后用50%乙醇按摩受压部位 ● 先穿对侧后穿近侧，如肢体有外伤或活动障碍，先穿患侧再穿健侧
擦洗下肢	● 为病人脱裤，将浴巾一半铺于一侧腿下，另一半覆盖腿上 ● 依次擦洗踝部、小腿、大腿、腹股沟、髋部，用浴巾轻拍或拭干，同法擦洗另一侧下肢	● 减少身体暴露 ● 从远端至近端擦洗可促进静脉血液回流

操作流程	操作步骤	要点解析
泡洗双足	● 协助病人两腿屈膝,置小橡胶单、浴巾于病人脚下,足盆放于小橡胶单之上 ● 护士一手把持足盆,一手将病人两脚分别放于热水中浸泡、洗净擦干	● 确保足底接触盆底,以保持稳定 ● 洗净趾间分泌物并擦干,防止细菌滋长
擦洗会阴	● 铺浴巾于病人臀下,换盆、换水 ● 协助或指导病人清洗会阴部 ● 为病人换上清洁裤子	 ● 女性病人由耻骨联合向肛门方向清洗
整理记录	● 根据病人需要梳发、修剪指甲等 ● 取舒适卧位,清理用物,整理床单位 ● 洗手,记录	● 50% 乙醇按摩足跟促进病人舒适 ● 必要时更换床单 ● 记录执行时间及病人反应

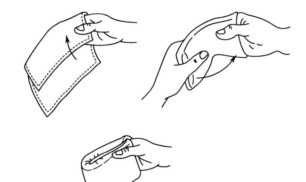

图 9-8　包毛巾法

4. 评价

(1)病人感到身体清洁、舒适,身心愉快。

(2)操作稳妥,护患沟通有效,病人安全、满意。

【注意事项】

1. 擦浴时注意病人保暖,控制室温,随时调节水温。

2. 动作轻柔、敏捷,注意遮挡,保护病人自尊。

3. 注意脐部的清洁,擦净腋窝、腹股沟等皮肤皱褶处。

4. 观察病情变化及全身状况,如出现寒战、面色苍白等应立即停止擦洗,并给予适当处理。

5. 擦浴过程中遵循节力原则,两脚分开,降低身体重心。端盆时尽量靠近身体。

（三）背部按摩

【目的】

1. 促进背部血液循环，预防压疮等并发症的发生。

2. 观察病人的一般情况、皮肤有无破损，满足病人的身心需要。

3. 促进病人的舒适，减轻病人体位性疲劳。

【操作程序】

1. 评估

（1）病人病情、意识状况、活动能力、自理能力。

（2）卧床时间、卧位、皮肤状况。

（3）病人对压疮知识的理解程度和要求。

2. 计划

（1）病人准备：了解背部护理的目的、方法及配合要点。

（2）护士准备：着装整洁，修剪指甲，洗手，戴口罩。

（3）用物准备

1）治疗车上层：浴巾、毛巾、脸盆（内盛 50～52℃ 热水）、50% 乙醇、润滑剂、清洁衣裤。

2）治疗车下层：按需备便盆、便盆巾、生活垃圾桶、医用垃圾桶。

（4）环境准备：关好门窗，调节室温 24℃±2℃。必要时用帷帘或屏风遮挡。

3. 实施（表9-8）。

表9-8　背部按摩

操作流程	操作步骤	要点解析
核对解释	● 备齐用物，携至床旁，仔细核对床头卡、手腕带 ● 解释操作目的、配合要点	● 核对病人床号、姓名、住院号，做到核对无误 ● 合理解释，取得配合
调温遮挡	● 关门窗，调节室温，用帷帘或屏风遮挡病人 ● 放下或移去近侧床挡，松开床尾盖被，按需要给病人使用便器	● 保护理病人隐私，利于病人放松
翻身观察	● 协助病人俯卧或侧卧（背向护士），病人身体靠近床沿，露出背部，观察受压部位 ● 浴巾铺病人背部（侧卧时铺浴巾于病人身下，未铺压的部分浴巾则遮盖背部）	● 利于背部按摩 ● 保暖，减少身体暴露 ● 防止液体浸湿床单
清洁背部	● 将面盆放于床尾椅上 ● 将浸湿的毛巾拧成半干包在手上，掀起浴巾，依次擦洗颈部、肩部、背部及臀部，至擦净为止	● 倒入热水 2/3 满，调试水温

操作流程	操作步骤	要点解析
按摩背部	● 用 50% 乙醇或润滑剂以各种方法促进血液循环, 如按摩法、揉捏法、叩击法	● 同一部位每个动作执行 3~5 次, 时间 4~6min
	● **按摩法**: 护士站于病人右侧, 双手掌蘸少许 50% 乙醇或润滑剂, 用双手手掌的鱼际和小鱼际, 从病人骶尾部开始, 以环形动作沿脊椎两侧边缘向上按摩(力量要足够刺激肌肉组织), 至肩部后, 向下至腰部, 按摩后手再轻轻滑至臀部及尾骨处。如此反复有节奏地按摩数次。再用拇指指腹由骶尾部开始沿脊柱按至第 7 颈椎处(图 9-9)	● 促进皮肤血液循环
	● **揉捏法**: 用大拇指及其余四指一连串抓起或捏起大块肌肉, 采取有节律的抓起或压缩动作, 先揉捏病人的一侧背部及上臂, 由臀部往上至肩部	● 同法揉捏另一侧
	● **叩击法**: 用两手掌小指侧, 轻轻叩击臀部、背部及肩部	
整理记录	● 按摩完毕, 用浴巾拭干皮肤, 涂上润滑剂, 移去浴巾, 协助病人穿衣, 取舒适体位	
	● 整理床单位, 清理用物	
	● 洗手, 记录	● 记录执行时间及病人反应

4. 评价

(1)护理措施恰当, 没有发生受凉、皮肤损伤等情况。

(2)病人背部放松, 感觉舒适。

(3)病人和家属获得压疮及背部按摩知识和技能, 护患关系好。

【注意事项】

1. 操作中保护病人隐私, 注意保暖, 防止着凉。

2. 背部护理前了解病人病情, 施力大小适中, 如为背部手术或肋骨骨折的病人则禁止背部按摩。

3. 按摩背部时, 可与病人交谈, 分散注意力, 使其感觉自然、舒适, 减少心理困扰。

4. 按摩背部时, 注意节力原则, 根据按摩部位的变化调整身体姿势。

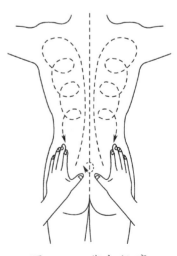

图 9-9 背部按摩

5. 若受压部位皮肤出现红、肿等淤血红润期表现时则不能按摩,以防皮肤破损,引起感染,可用拇指指腹以环形动作围绕压疮周围正常皮肤处进行按揉,以增进局部皮肤的血液循环,改善缺氧。

二、压疮的预防和护理

压疮(pressure sore)也称压力性溃疡,是身体局部组织长期受压,血液循环障碍,局部组织持续缺血、缺氧、营养缺乏,引起的组织破损和坏死。

(一)压疮发生的主要原因

1. 局部组织持续受压

(1)卧床病人长时间不改变体位:局部组织受压过久,出现血液循环障碍。引起压疮发生的力学因素主要是垂直压力、摩擦力和剪切力,通常是2~3种力联合作用所致。

1)垂直压力:是引起压疮最主要的原因。单位面积承受的压力越大,组织发生压疮所需要的时间越短。研究提示,若外界施于局部的压强超过终末毛细血管的2倍,且持续1~2h,即可阻断毛细血管对组织的灌流,引起组织缺氧;若持续受压2h以上,就会引起组织不可逆的损害,从而发生压疮。

2)摩擦力:当病人长期卧床,皮肤可受到床单表面的逆行阻力摩擦,如皮肤被擦伤后受到汗液、尿液、粪便等浸渍时,易发生压疮。

3)剪切力:是由两层组织相邻表面间的滑行而产生进行性的相对移位所引起的,是由摩擦力和压力相加而成。剪切力的产生与体位关系密切,如当病人半卧位时,由于重力的作用可使身体下滑,皮肤与床铺出现平行的摩擦力,加上皮肤垂直方向的压力,从而导致剪切力发生,引起局部皮肤血液循环障碍,而发生压疮(图9-10)。

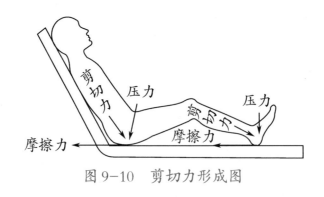

图9-10 剪切力形成图

(2)医疗措施使用不当:使用石膏绷带、夹板固定,衬垫不当,松紧不适宜,致使局部血液循环不良。

2. 局部潮湿或排泄物对皮肤的刺激 皮肤经常受到汗液、尿液、各种渗出液、引流液等物质的刺激,引起皮肤酸碱度的改变,致使表皮角质层的抵抗力下降,皮肤组织破损,容易继发感染。

3. 营养状况 全身营养不良和水肿者，皮肤变薄，抵抗力减弱，受力后容易破损；营养摄入不足，则蛋白质合成减少，皮下脂肪减少，肌肉萎缩，受压处缺乏肌肉和脂肪组织的保护，引起血液循环障碍，因而易发生压疮。

4. 其他 年龄、体温过高、机体活动障碍等都会导致皮肤抵抗力下降，导致压疮发生率增高。

（二）压疮的易发部位

压疮好发于受压和缺乏脂肪组织保护，无肌肉包裹或肌层较薄的骨骼隆突处。卧位不同，受压点及好发部位也不同（图9-11）。

侧卧位：好发于耳郭、肩峰部、肋骨、肘部、髋部、膝关节的内外侧、内外踝处。

仰卧位：好发于枕骨粗隆、肩胛部、肘部、脊椎体隆突处、骶尾部、足跟部。

俯卧位：好发于耳郭、面颊部、肩部、女性乳房、男性生殖器、髂嵴、膝部、脚趾处。

坐位：好发于坐骨结节。

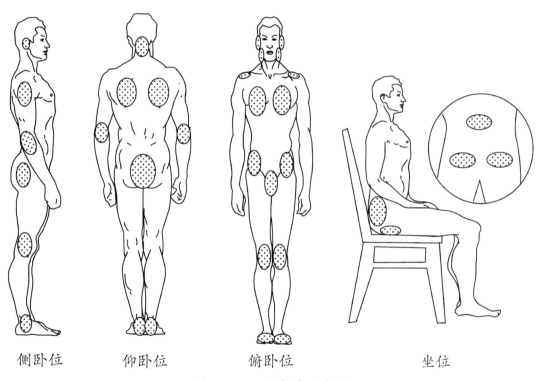

侧卧位　　　　仰卧位　　　　俯卧位　　　　坐位

图 9-11　压疮易发部位

（三）压疮的预防

 知识拓展

压疮发生的高危人群

压疮发生的高危人群包括昏迷瘫痪的病人、机体极度消瘦病人、肥胖病人、脱水病人、疼痛病人、使用矫形器病人、体温过高病人、使用镇静剂病人、老年人、大小便失禁的病人等。

压疮预防的关键在于加强管理,消除危险因素,因此,要求做到"七勤一好",即勤观察、勤翻身、勤擦洗、勤按摩、勤更换、勤整理、勤交班、营养好。

1. 避免局部组织长时间受压

(1)定时翻身:翻身可间歇性解除局部组织承受的压力。应鼓励和协助卧床病人经常更换卧位。可采用人工手动或电动翻身床协助病人翻身,翻身的间隔时间视病情及受压处皮肤情况而定,一般每2h翻身一次,必要时每1h翻身一次。建立床头翻身记录卡(表9-9)。

表9-9 翻身记录卡

姓名:　　　　　　　　床号:

日期/时间	卧位	皮肤情况	备注	执行者

(2)保护骨隆突处和支持身体空隙处:对易发生压疮者,使用各种床垫,如海绵垫褥、气垫褥、水褥或软枕、羊皮垫等,可使支撑体重的面积增大,降低骨隆突处皮肤所受的压强。骨隆突部位还可以使用透明贴或减压贴保护。

(3)正确使用石膏绷带及夹板固定:对使用石膏绷带、夹板、牵引的病人,衬垫应平整,松软适度,并严密观察局部状况及指(趾)端的皮肤颜色、温度、运动及感觉;认真听取病人的反映,如发现石膏绷带凹凸不平,应立即报告医生,及时处理。

2. 避免局部潮湿或排泄物对皮肤的刺激 对有大小便失禁、出汗及分泌物较多的病人应及时擦洗皮肤;床铺要经常保持清洁干燥,平整无渣屑;被服污染要及时更换,不可让病人直接卧于橡胶单或塑料布上;小儿要勤换尿布。

3. 促进局部血液循环 对长期卧床的病人,最有效的促进血液循环的方法是使病人做主动或被动的肢体运动,如每日进行全范围关节运动,维持关节的活动性和肌肉张力,促进肢体的血液循环。协助病人定时更换卧位;室内温度适宜;盆浴或用湿热毛巾擦背;常规检查受压处皮肤情况,对受压部位的皮肤进行按摩等均可以改善该部位血液循环,促进静脉回流,起到预防压疮的作用。

(1)手法按摩

1)局部按摩:蘸少许50%乙醇或润滑剂,以手掌鱼际和小鱼际紧贴受压皮肤,作向心方向按摩,力量由轻到重,再由重到轻,每次3~5min。

2）全背按摩：协助病人侧卧或俯卧，露出背部，先用热水进行擦洗，再以两手或一手蘸50%乙醇或润滑剂按摩。可采用按摩法、揉捏法、叩击法等。

（2）电动按摩器：电动按摩器是依靠电磁作用引导按摩器头振动，以代替各种手法按摩。操作者应根据不同部位选择合适的按摩头，并将按摩器头紧贴皮肤进行按摩。

（3）红外线灯照射：可达到消炎、干燥作用，利于组织的再生和修复。如婴幼儿易发生红臀，可采用臀部烤灯法。

4. 改善机体营养状况　营养不良是导致压疮的内因之一，也是直接影响压疮愈合的因素。良好的膳食是改善病人营养状况、促进疮面愈合的重要条件。因此在病情许可下，应给予高蛋白、高热量、高维生素、富含矿物质饮食，以增强机体抵抗力和组织修复能力，促进慢性溃疡的愈合。必要时还可采取支持疗法，如补液、肠外高营养等。

（四）压疮的分期及临床表现

压疮的发生为渐进性过程，目前常用的分类系统是依据其损伤程度将压疮分为4期。

1. 淤血红润期　此期为压疮的初期。局部皮肤出现暂时性血液循环障碍，表现为红、肿、热、麻木或有触痛，解除压力30min后，皮肤颜色不能恢复正常。此期皮肤的完整性未受到破坏，为可逆性改变，若能及时祛除原因，可阻止压疮的发展。

2. 炎性浸润期　红肿部位如继续受压，血液循环仍得不到改善，静脉回流受阻，局部静脉淤血。受压表面可呈紫红色，皮下产生硬结，表皮水疱形成，极易破溃，病人有疼痛感。此期若及时解除受压，改善血液循环，清洁创面，仍可防止压疮进一步发展。

3. 浅度溃疡期　全层皮肤破坏，可深及皮下组织和深层组织。表皮水疱逐渐扩大、破溃，真皮创面有黄色渗出物，感染后脓液流出，浅层组织坏死，溃疡形成，疼痛加重。

4. 坏死溃疡期　为压疮严重期。表现为坏死组织侵入真皮下层和肌肉层，感染向周围及深部组织扩展，可深达骨骼。脓性分泌物增多，坏死组织发黑，有臭味，严重者细菌入血可引起脓毒败血症，造成全身感染，危及病人生命（图9-12）。

（五）压疮的治疗与护理

压疮发生后，应在积极治疗原发病的同时实施全身治疗，增加营养摄入，增强机体抵抗力，给予平衡饮食，增加蛋白质、维生素及微量元素的摄入，加强局部治疗和护理。

1. 淤血红润期　此期护理原则是祛除致病原因，加强护理，防止压疮继续发展。如增加翻身次数，避免局部组织受压过久；避免潮湿、摩擦的刺激；改善全身营养状况等。

2. 炎性浸润期　此期护理原则是保护皮肤，避免感染。除继续加强上述措施外，对未破的小水疱要减少摩擦，防止破裂感染，使其自行吸收；大水疱可在无菌操作下用注射器抽出疱内液体（不必剪去表皮），然后涂以消毒液，用无菌敷料包扎。若水疱已破溃并露出创面，需消毒创面及周围皮肤，并根据创面类型选择合适的伤口敷料。另外配合使用红外线或紫外线照射治疗，可起到消炎、干燥，促进血液循环的作用，或遵医嘱局部使用治疗压疮的药物，使创面干燥，防止感染。

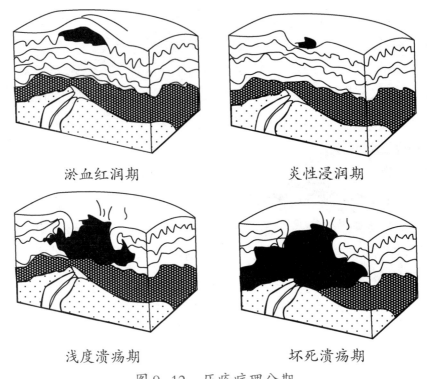

淤血红润期 炎性浸润期

浅度溃疡期 坏死溃疡期

图 9-12 压疮病理分期

3. 浅度溃疡期 此期护理的重点是解除压迫,清洁创面,处理伤口渗出液,促进肉芽组织生长,并预防和控制感染。采用物理方法,如用红外线或紫外线灯照射疮面,每日1～2次,每次 10～15min,然后按外科无菌换药方法处理;还可用保湿敷料为疮面的愈合创造一个适宜的环境,便于新生的上皮细胞覆盖在伤口上,逐渐使疮面愈合,如透明膜、水凝胶、水胶体等。

另外,为控制感染和增加局部营养供给,可于局部创面采用药物治疗,如碘伏、胰岛素、碱性成纤维因子等。

4. 坏死溃疡期 此期护理原则是解除压迫,清洁创面,去除坏死组织,保持引流通畅,促进肉芽组织生长。可用无菌等渗盐水或 0.02% 呋喃西林溶液清洗创面,溃疡较深引流不畅者,应用 3% 过氧化氢溶液冲洗,抑制厌氧菌生长。必要时用外科方法切开引流,清除坏死组织、植皮、修补缺损组织等,以缩短压疮的病程,促进愈合。

第四节　晨晚间护理

晨晚间护理是优质护理服务的重要组成内容,是根据人们的日常生活习惯,为满足病人日常清洁和舒适需要而于晨起和就寝前执行的护理措施。危重、昏迷、瘫痪、高热、大手术后或年老体弱等自理能力受限的病人,护士需要根据病人病情协助其进行晨晚间护理,以满足病人身心需要,促进舒适。

一、晨间护理

晨间护理(morning care)是基础护理的一项重要工作内容,一般于每日清晨醒来后、诊疗工作前完成。

(一)晨间护理目的

1. 促进病人清洁、舒适,预防压疮、肺炎等并发症的发生。
2. 观察和了解病情,为诊断、治疗及调整护理计划提供依据。
3. 进行心理和卫生指导,满足病人心理需求,促进护患沟通。
4. 保持病室和床单位的整洁、美观。

(二)晨间护理内容

1. 协助洗漱　根据病人病情和自理能力,协助病人排便、洗漱及进食等。
2. 预防压疮　帮助病人翻身,根据病人病情合理摆放体位,如腹部手术病人采取半卧位。检查局部皮肤情况,酌情进行皮肤按摩。
3. 观察病情　了解夜间病人睡眠情况及感受,观察病情变化,根据需要进行心理护理及健康教育。
4. 整理床单位　扫净床单并铺好,需要时更换。整理病房内环境,征求病人意见。酌情开窗通风。

二、晚间护理

晚间护理(evening care)是指晚间入睡前为病人提供的护理。

(一)晚间护理目的

1. 确保病室安静、清洁,为病人创造良好的夜间睡眠条件,促进病人入睡。
2. 观察和了解病情,满足病人身心需要,促进护患沟通。
3. 预防压疮的发生。

(二)晚间护理内容

1. 睡前指导　指导病人睡前进食不宜过饱,饮水不宜过多,不饮浓茶和咖啡;避免过度兴奋,养成定时就寝的良好习惯。
2. 协助洗漱　根据病人病情和自理能力,协助病人排便、洗漱等,女性病人给予会阴清洗。放置便盆时,一只手托起腰和骶尾部,同时嘱病人抬高臀部,另一只手将便盆扁平部放于臀下,开口向下。不可使用破损便盆,天冷时可用热水加热便盆。
3. 预防压疮　根据病情协助翻身取舒适卧位,检查病人全身皮肤有无受压情况,按摩背部及受压骨隆突处皮肤。
4. 管道护理　检查导管有无打折、扭曲或受压,妥善固定并保持导管通畅。

5. 整理床单位　按需更换衣裤,盖被、大单及中单,根据室温增减盖被,保持床单位平整。

6. 保持安静　病室内电视机应按时关闭,督促家属离院。夜间巡视时,护士要注意做到"四轻"(说话轻、走路轻、操作轻、关门轻)。

7. 观察病情　经常巡视病房,了解病人睡眠情况,观察病情变化并酌情处理。

三、卧床病人更换床单技术

【目的】

1. 保持床铺的清洁、干燥、平整,使病人感觉舒适。

2. 观察病人的病情变化,预防压疮等并发症的发生。

3. 保持病室的整洁美观。

【操作程序】

1. 评估

(1)病人的年龄、病情、意识、心理状态及合作程度。

(2)卧床时间、皮肤状况。

(3)病室环境是否安全、保暖,有无其他需要。

(4)身体有无引流管,肢体活动度,有无伤口等。

2. 计划

(1)病人准备:病情稳定,了解更换床单的目的、配合方法及所需用时,愿意合作。

(2)护士准备:着装整洁,修剪指甲,洗手,戴口罩。

(3)用物准备

1)治疗车(或护理车)上层:清洁的大单、中单、被套、枕套、床刷和床刷套(略湿)、污物袋、手消毒液,需要时备清洁衣裤。

2)治疗车(或护理车)下层:便盆和便盆巾、生活垃圾桶、医用垃圾桶。

(4)环境准备:根据病人需要调节室温,关门窗,以帷帘或屏风遮挡,周围无人进餐及进行治疗。

3. 实施(表9-10)。

表9-10　卧床病人更换床单技术

操作流程	操作步骤	要点解析
核对解释	● 备齐用物,携至床旁,仔细核对床头卡、手腕带	● 核对病人床号、姓名、住院号,做到核对无误
	● 解释操作目的、配合要点	● 合理解释,取得配合

操作流程	操作步骤	要点解析
摆置用物	● 移开床旁椅,放于床尾处,移开床旁桌,距床20cm左右 ● 将清洁被服按使用顺序放于床尾椅上	● 如病情允许,放平床头和床尾支架 ● 遵守节力原则
更换床单		
	◆侧卧式(图9-13)	适用于卧床不起,病情允许翻身侧卧的病人
	● 松被翻身:松开床尾盖被,协助病人侧卧于对侧,背向护士,枕头和病人一起移向对侧	● 卧位安全,防止坠床,注意身上导管
	● 松单扫床:松开近侧各层床单,将中单向内卷入病人身下,扫净橡胶单,搭于病人身上,将大单向内卷入病人身下,扫净褥垫上的渣屑	● 从床头至床尾扫净渣屑,注意扫净枕下及病人身下 ● 污染面向上内卷
	● 铺近侧单:将清洁大单中线和床中线对齐,一半塞入病人身下,靠近侧半幅大单,自床头、床尾、中间按顺序铺好	● 对侧一半大单正面向内翻卷,包紧床角,使病床平整,舒适
	● 拉平橡胶单,铺上清洁中单,一半塞入身下,半幅中单连同橡胶单一起塞入床垫下	● 橡胶单有破损时重新更换 ● 中单清洁面向内翻转
	● 翻身转移:协助病人侧卧于铺好的一边,转至对侧	● 确保病人安全
	● 铺对侧单:松开各层床单,撤去污中单放于污物袋中,扫净橡胶单,搭于病人身上,撤污大单放于污物袋中	● 注意观察病人,安置好各种导管
	● 扫净床褥上的渣屑,依次将清洁大单、橡胶单、中单逐层拉平、铺好 ● 协助病人平卧	● 包紧床角,使病床平整,舒适
	◆平卧式(图9-14)	适用于病情不允许翻身侧卧的病人,如下肢牵引病人
	● 取枕卷单:一手托起病人头部,另一手迅速取出枕头,放于床尾椅上,松开床尾盖被,将床头污大单横卷成筒状	● 骨科病人可利用牵引架上的拉手抬起上半身

操作流程	操作步骤	要点解析
	● 铺单撤单：清洁大单横卷成筒状铺在床头，叠缝中线和床中线对齐，铺好床头大单，然后抬起病人的上半身，将污大单、中单及橡胶单一起从床头卷至病人臀下，同时将清洁大单随着污单从床头拉至臀部	● 注意动作协调，清洁与污染区分
	● 放下病人上半身，抬起臀部迅速撤去污大单、中单及橡胶单，同时将清洁大单拉至床尾	● 注意观察病人的面色、脉搏、呼吸等情况
	● 将污大单及中单放于污物袋中	● 橡胶单放于床尾椅背上
	● 展平铺好：铺好清洁大单。先铺好一侧橡胶单及中单，将余下半幅塞于病人身下，转至床对侧，将橡胶单、中单铺好	

更换被套

◆ **方法一**

	● 松开被套，解开被尾带子，将污被套自被尾翻卷至被头，取出棉胎，平铺于床上	● 如果病人能够配合，可请病人抓住被套两角，方便操作，避免被头空虚，注意保护病人避免受凉
	● 将正面向内的清洁被套铺于棉胎上，翻转拉出被套和棉胎的被角，套清洁被套同时卷出污被套，直至床尾	● 避免棉胎接触病人皮肤
	● 污被套放于污物袋中	
	● 系好被套尾端带子，叠成被筒，尾端向内折叠与床尾平齐	● 盖被头端充实，距床头15cm左右

◆ **方法二**

● 棉胎在污被套内竖折三折后按S形折叠拉出，放于床尾椅上

● 将清洁被套正面向外铺于污被套之上，其尾端向上打开1/3，将棉胎套入清洁被套内

● 拉平已套好的棉胎和被套，同时卷出污被套放于污物袋中，系好被套尾端带子。余同方法一

操作流程	操作步骤	要点解析
更换枕套	● 撤下污枕套,换上清洁枕套,枕头整理松软后放于病人头下	● 迅速套好以免引起病人不适
整理用物	● 协助病人取舒适卧位 ● 整理床单位,开窗通风,清理用物 ● 洗手,记录	● 使病人睡卧舒适 ● 保持室内空气清新 ● 记录执行时间及护理效果

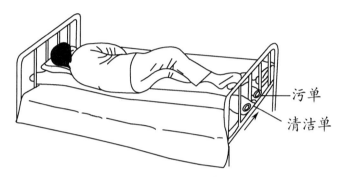

图 9-13　卧床病人更换床单方法(侧卧式)

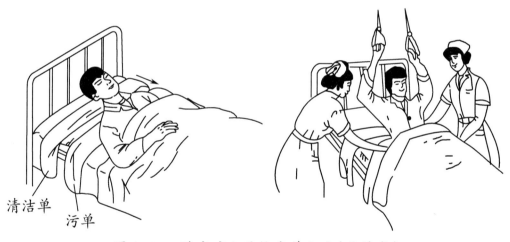

图 9-14　卧床病人更换床单方法(平卧式)

4. 评价

(1)病人感觉舒适、安全。

(2)操作轻稳、节省体力,床单位整洁、美观。

(3)护患沟通有效,满足病人身心需要。

【注意事项】

1. 操作时动作轻稳,注意节力,若两人配合应动作协调。

2. 保证病人舒适与安全,不宜过多翻动和暴露病人,维护病人隐私,必要时可用床挡,保护病人。

3. 病人的衣服、床单、被套等一般每周更换 1~2 次，如被血液、便液等污染时，应及时更换。

4. 病床应湿式清扫，一床一巾一消毒。禁止在病区走廊地面上堆放更换下来的衣物。

 边学边练

实践 12：口腔护理技术

 边学边练

实践 13：压疮的预防及护理技术

 边学边练

实践 14：卧床病人更换床单技术

 边学边练

实践 15：床上擦浴技术

 章末小结　本章学习重点是口腔护理的目的及口腔护理技术，压疮的概念、预防、治疗及护理；学习难点是卧床病人更换床单技术。在学习过程中注意可通过教师讲授、示教，结合微课、实训、角色扮演等方式进行操作技能练习，熟练掌握病人清洁的护理技术，培养良好的工作作风。

（刘　丹）

 思考与练习

1. 病人，男性，40 岁，因肺炎应用抗生素数周，近日发现口腔黏膜和舌苔出现乳白色片状分泌物，不易拭去。

请问：

（1）护士在为其进行口腔护理时需要评估哪些内容？

（2）该病人出现了什么问题？

（3）护士应为其选择何种口腔护理溶液？其作用是什么？

（4）护士在为其进行口腔护理时应注意什么问题？

2. 病人，女性，68岁，3周前因脑出血导致左侧肢体瘫痪，大小便失禁。晨间护理时发现其骶尾部皮肤呈紫红色，有大小不等的水疱，皮下可触及硬结。

请问：

（1）病人处于压疮的哪一期？

（2）如何为其进行护理？

3. 病人，女性，66岁，心肌梗死，已卧床3周，护士在为其进行床上洗发时，病人突然感到胸痛、心悸、出冷汗。

请问：

（1）如何为病人正确洗发？

（2）出现上述症状应如何处理？

（3）若病人头上出现头虱后，如何为其灭虱？

第十章 │ 饮 食 护 理

10章 数字内容

饮食(diet)是营养的来源,营养是健康的根本,是维持人体生命机能的源泉。科学合理的饮食供给不仅能维持机体正常生理功能,促进生长发育,提高机体的抵抗力和免疫力,保持和增进健康,提高生命质量,还能协助临床诊断和治疗,是促进疾病康复的有效手段。因此,护士必须具备较全面的营养和饮食方面的相关知识,才能正确评估病人的营养状况、饮食习惯,制订合理的饮食护理计划并有效实施,给予合理的饮食指导,满足病人对营养的需要。

第一节 医 院 饮 食

食物中能被人体消化、吸收和利用的成分称为营养素。人体需要的营养素包括蛋白质、脂肪、碳水化合物、矿物质、微量元素、维生素和水。人的生命活动需要消耗能量,而人体所需要的能量是由蛋白质、脂肪、碳水化合物三大营养素在体内酶的作用下,经过生物氧化释放出来的能量所提供的。因此,蛋白质、脂肪、碳水化合物被称为"热能营养素",他们的产热量分别为蛋白质16.7kJ/g(4kcal/g)、脂肪37.6kJ/g(9kcal/g)、碳水化合物16.7kJ/g(4kcal/g)。

热能常用兆焦耳(MJ)或千卡(kcal)来表示,两者的换算关系:

$$1\ 000kcal = 4.184MJ \qquad 1MJ = 239kcal$$

为适应病人不同病情的需要,帮助诊断、治疗、促进疾病的康复,医院饮食可分为基本饮食、治疗饮食和试验饮食3大类。

一、基 本 饮 食

基本饮食(basic diet)适合大多数病人的需要,包括普通饮食、软质饮食、半流质饮食、流质饮食4种(表10-1)。

表10-1　基本饮食

类别	适用范围	饮食原则	用法及热量
普通饮食	消化功能正常;病情较轻或疾病恢复期;体温正常	营养平衡,美观可口;易消化、无刺激性食物	每日进餐3次 蛋白质70~90g/d 总热量2 200~2 600kcal/d
软质饮食	低热;消化功能差;咀嚼不便、老幼病人;口腔疾患或消化道术后恢复期等病人	营养均衡;食物碎、软、烂;无刺激性、易消化、易咀嚼;少油炸、少油腻、少粗纤维及强烈刺激性调料,如面条、软饭、菜和肉要切碎、煮烂	每日进餐3~4次 蛋白质60~80g/d 总热量2 200~2 400kcal/d
半流质饮食	中等发热、消化道疾患、体弱、吞咽咀嚼困难、手术后等病人	少食多餐;无刺激性、易咀嚼吞咽和消化;纤维少,营养丰富;食物呈半流质状,如泥、末、粥、羹、面条、馄饨、蒸鸡蛋、肉末、豆腐、碎嫩菜叶等	每日进餐5~6次,每次300ml 蛋白质50~70g/d 总热量1 500~2 000kcal/d
流质饮食	高热、口腔疾患、各类大手术后、急性消化道疾患、危重或全身衰竭等病人	食物呈液体状,如奶类、豆浆、米汤、稀藕粉、肉汁、菜汁、果汁等;此类饮食所含热量及营养不足,只能短期使用;通常辅以肠外营养以补充热能和营养	每日进餐6~7次,每次200~300ml 蛋白质40~50g/d 总热量836~1 195kcal/d

二、治 疗 饮 食

治疗饮食(therapeutical diet)是在基本饮食的基础上,适当调整热能和营养素的摄入量,以适应病情需要,达到治疗的目的(表10-2)。

表 10-2 治疗饮食

类别	适用范围	饮食原则及用法
高热量饮食	用于热能消耗较高的病人,如甲状腺功能亢进、大面积烧伤、结核、肝炎、胆道疾患、体重不足、高热病人及产妇等	在基本饮食的基础上加餐 2 次,可进食牛奶、豆浆、鸡蛋及甜食等。总热能约为 3 000kcal/d
高蛋白质饮食	用于高代谢性疾病,如恶性肿瘤、结核、贫血、烧伤、肾病综合征、甲状腺功能亢进、低蛋白血症、大手术后等病人及孕妇、哺乳期妇女	增加蛋白质的含量,如肉类、鱼类、蛋类、乳类、豆类等。按体重计算 1.5～2g/(kg•d),每日总量不超过 120g,总热能为 2 500～3 000kcal/d
低蛋白质饮食	用于限制蛋白质摄入的病人,如急性肾炎、尿毒症、肝性昏迷等病人	成人蛋白质摄入总量在 40g/d 以下,视病情需要也可在 20～30g/d,多给予蔬菜和含糖量较高的食物以维持热量。肾功能不全病人应多摄入动物性蛋白,忌用豆制品;肝性昏迷的病人应以植物蛋白为主
低脂肪饮食	用于肝、胆、胰疾病,高脂血症、动脉硬化、冠心病、肥胖症及腹泻等病人	成人脂肪摄入量 <50g/d,肝、胆、胰疾患的病人 <40g/d,尤其要限制动物脂肪的摄入,少用油,禁食肥肉、蛋黄等食物。高脂血症及动脉硬化病人不必限制植物油(椰子油除外)
低盐饮食	用于急慢性肾炎、心脏病、先兆子痫、肝硬化伴腹水、重度高血压但水肿较轻等病人	成人食盐摄入量 <2g/d(含钠 0.8g)或酱油 10ml/d,但不包括食物内自然存在的氯化钠。禁食腌制品,如香肠肉、咸菜、皮蛋、火腿、香肠、咸肉、虾米等
无盐低钠饮食	适用范围同低盐饮食,但水肿较重者	无盐饮食,除食物内自然含钠量外,不放食盐烹调,饮食中的含钠量 <0.7g/d 低钠饮食,除无盐外,还应控制摄入食物中自然存在的钠含量(<0.5g/d),禁用腌制品。对于无盐低钠者,还应禁用含钠多的食物和药物,如含碱食品(馒头、油条、挂面、汽水)和碳酸氢钠药物等,烹调时可采用增加糖、醋、无盐酱油、少钠酱油等调味

类别	适用范围	饮食原则及用法
低胆固醇饮食	用于高胆固醇血症、高脂血症、动脉粥样硬化、冠心病、高血压等病人	胆固醇的摄入量<300mg/d,禁用或少用含胆固醇高的食物。如动物内脏、蛋黄、肥肉和动物油等
高纤维素饮食	用于便秘、肥胖、高脂血症、糖尿病等病人	选择含纤维素多的食物,如韭菜、芹菜、粗粮、竹笋、香蕉、菠菜等,成人食物纤维素量>30g/d
少渣饮食	用于伤寒、痢疾、肛门疾病、腹泻、肠炎、食管-胃底静脉曲张、咽喉部及消化道手术后的病人	少用含纤维素多的食物,如粗粮、竹笋、芹菜等,不用强刺激性调味品和坚硬的食物,肠道疾患病人少用油

三、试 验 饮 食

试验饮食(test diet)是指在特定的时间内,通过调整饮食的内容而协助疾病的诊断和提高实验室检查准确性的一类饮食(表10-3)。

表10-3　试验饮食

饮食种类	适用范围	饮食要求	实施时间
胆囊B超检查饮食	用于需行B超检查胆囊、胆管、肝胆管有无结石、慢性炎症及其他疾病病人	检查前3d最好禁食牛奶,豆制品、糖类等易于发酵产气食物,检查前1d晚餐进无脂肪、低蛋白、高糖类清淡饮食以减少胆汁分泌。晚餐后口服对比剂,禁食、禁水、禁烟至次日上午。检查当日早晨禁食,第1次B超检查,若胆囊显影良好,还需了解胆囊收缩的功能,则进食高脂肪餐(如油煎荷包蛋2个或高脂肪方便餐40~50g,脂肪含量25~50g),以刺激胆囊收缩和排空,有助于显影剂进入胆囊;30~45min后,进行第2次B超检查,若效果不明显,可等待30~45min后再次检查	试验前3d以及试验期间
隐血试验饮食	用于协助诊断有无消化道出血	禁食肉类、肝脏、血类食物、含铁剂药物及大量绿色蔬菜等,以免产生假阳性反应。可食牛奶、豆制品、白菜、冬瓜、土豆、白萝卜、菜花、山药等,第4d起连续留取3d粪便做潜血检查	试验前3d以及试验期间

饮食种类	适用范围	饮食要求	实施时间
甲状腺 ¹³¹I试验饮食	用于协助测定甲状腺功能	试验期间禁用含碘食物及其他一切影响甲状腺功能的药物及食物,如海带、紫菜、海参、虾、鱼、加碘食盐等。禁用含碘消毒剂做局部消毒。2周后做¹³¹I功能测定	试验期为2周
肌酐试验饮食	用于协助检查、测定肾小球的滤过功能	禁食肉类、禽类、鱼类、茶与咖啡,限制蛋白质的摄入;全天主食<300g、蛋白质<40g,以排除外源性肌酐的影响,蔬菜、水果、植物油不限制,热量不足可增加藕粉和含糖的食物,第3d留取尿液做肌酐试验(内生肌酐清除率及血肌酐含量)	试验期为3d
尿浓缩功能试验饮食(干饮食)	用于检查肾小管的浓缩功能	全天饮食中水分摄入量控制在500~600ml,可食用含水分少的食物,如米饭、面包、土豆、豆腐干、馒头、炒鸡蛋等,烹调时尽量不加水或少加水;避免食用过甜、过咸或含水量高的食物;蛋白质摄入量为1g/(kg·d)	试验期为1d

第二节　一般饮食的护理

饮食护理(diet nursing)是满足病人基本生理需要的重要护理措施。护士通过对病人饮食与营养的全面评估,确认病人在营养方面存在的健康问题,并采取适宜的饮食护理,帮助病人改善营养状况,以促进早日康复。

一、营养状况评估

(一)影响因素的评估

1. 生理因素

(1)年龄与活动:年龄不同,对食物的喜好、每日所需的食物量和特殊营养素均有所差异。如婴幼儿、青少年生长发育速度较快,需要高蛋白、高维生素、高热量及高矿物质饮食;老年人由于新陈代谢逐渐减慢,每日所需热量减少,但对钙的需求增加。同时,年龄也可影响人们对食物质地的选择,如婴幼儿咀嚼及消化功能尚未完善、老年人咀嚼及消化功能减退,应供给他们质地柔软、易于消化的食物。由于职业、性格等不同,活动量也不同,活动量大者所需的热能及营养素高于活动量小者。

（2）身高与体重：身高与体重是人体生长发育及营养状况的综合反映。

实测体重占标准体重的百分数计算公式（身高：cm；体重：kg）：

$$\frac{实测体重-标准体重}{标准体重}\times100\%$$

百分数在±10%以内为正常范围，在10%～20%为超重，超过20%为肥胖，在-20%～-10%为消瘦，低于-20%则为明显消瘦。

我国常用的标准体重的计算公式：

男性：标准体重（kg）=身高（cm）-105

女性：标准体重（kg）=身高（cm）-105-2.5

（3）特殊生理状况：妊娠和哺乳期妇女对营养需求明显增加，并有饮食习惯的改变。妊娠期妇女摄入营养素的比例应均衡，同时需要增加蛋白质、铁、碘、叶酸的摄入量。在妊娠的后3个月尤其要增加钙的摄入量。哺乳期妇女在每日饮食的基础上再增加500kcal热量，蛋白质的需要量为65g/d。同时应注意维生素B及维生素C的摄入。

2. 心理、社会因素

（1）心理因素：不良的情绪，如焦虑、抑郁、烦躁或过度兴奋、悲哀、恐惧等均可引起交感神经兴奋，抑制胃肠蠕动和消化液的分泌，使病人食欲减退，甚至厌食。而愉快轻松的心理状态会促进食欲。进食环境的整洁，食品的清洁美观，食物的感官性状，色、香、味、美等可增进食欲。

（2）社会文化因素：人的饮食受经济状况、文化背景、信仰、地域环境等因素影响。

3. 病理因素

（1）疾病：许多疾病可以影响病人的食欲和对食物的摄取、消化、吸收、排泄等。某些高代谢性疾病如发热、甲状腺功能亢进、烧伤等，以及慢性消耗性疾病如结核等，机体所需营养素较正常增加。某些疾病可引起机体营养素流失，如肾炎病人，通过尿液流失大量蛋白质，所需营养也应增加。

（2）药物：有的药物可以促进或抑制食欲，从而影响消化吸收。如盐酸赛庚啶、类固醇类、胰岛素等药物可以增进食欲；非肠溶性红霉素、氯贝丁酯等可降低食欲；苯妥英钠干扰叶酸和维生素C的吸收与代谢等。

（3）食物：某些人会对某种特定食物发生过敏反应或不耐受，如虾、蟹等海产品可引起腹泻和/或哮喘。人体对食物不耐受的原因主要是由于人体内特定酶的遗传缺陷而导致对食物中的色素、添加剂或天然含有物质的不耐受，如由于乳糖酶缺乏而引起对乳制品的不耐受，食用后可发生腹泻及酸性便等。

（4）饮酒：长期大量饮酒可导致食欲减退，对营养素的摄入造成影响，另外，也会对全身各系统和器官造成危害，如酒精性肝病、胰腺炎、心肌病等，严重时会危及生命。

（二）营养状况的身体征象

营养状况的身体征象，见表10-4。

表 10-4　营养状况的身体征象

评价项目	营养良好	营养不良
体重	正常范围	肥胖或低于正常体重
毛发	浓密、有光泽	干燥、稀疏、无光泽、易脱落
面色	滋润、平滑、无肿胀	暗淡无光泽、弹性差、肿胀
皮肤	有光泽、弹性好	无光泽、干燥、弹性差、肤色过淡或过深
黏膜	红润	苍白、干燥
皮下脂肪	丰满	菲薄
指甲	粉色、坚实	粗糙、无光泽、反甲、易断裂
肌肉和骨骼	肌肉结实、骨骼无畸形	肌肉松弛无力，肋间隙、锁骨上窝凹陷，肩胛骨和髂骨嶙峋突出

二、病人的饮食护理

【目的】

依据对病人营养状况的评估，结合疾病的特点，护士确定护理诊断，制订有针对性的饮食护理计划，实施相应护理，可帮助病人摄入适量、合理的营养素，促进疾病康复。

【操作程序】

1. 评估

（1）进食情况：包括每日用餐次数、时间、摄食种类、摄入量、有无规律等。

（2）饮食习惯：喜好或厌恶的食物、有无食物过敏、烟酒嗜好。

（3）食欲状况：食欲有无增加或减少，以及引起变化的原因。

（4）其他：有无影响营养需求和饮食摄入的因素，如咀嚼不便、口腔疾患等。

2. 计划

（1）护士准备：着装整洁，修剪指甲，洗手，戴口罩。

（2）饮食准备：尊重病人的饮食习惯，在病情允许的情况下，尽可能给病人提供喜好的食物，保证色、香、味、形美。

（3）病人准备：协助病人做好进食前的准备，消除病人的焦虑、忧郁、恐惧、烦躁等不良情绪，使病人愉快进餐。

（4）环境准备：营造良好的进食环境，以整洁、安静、舒适、空气清新为原则。

3. 实施

（1）进食前护理

1）通风清除：进食前半小时开窗通风，收拾床旁桌椅及床单位，去除一切不良气味及视觉印象,如粪、尿、便器、呕吐物等及同室病友需要用便器,用后及时撤除,以免进餐时不良气味影响食欲。

2)暂停遮挡:进食前暂停非紧急的治疗、检查、护理。对病室的危重病人或呻吟的病人,以屏风遮挡或拉上帷帘。

3)提供安排:提供清洁美观的餐具,病情允许的条件下可鼓励病人在餐厅集体就餐,利于沟通,促进食欲。

4)督促协助:督促或协助病人洗手、漱口,病情严重者应做口腔护理。

5)安置体位:协助病人采取舒适的进食姿势,如病情许可,协助病人下床进食;不能下床者可安置坐位或半坐位,摆好跨床桌(图10-1);卧床病人可取侧卧位或仰卧位,头偏向一侧,并给予适当的支托。将治疗巾或餐巾围于病人胸前,以保持衣服和被单的清洁,做好就餐准备。

6)解除不适:尽量减少或祛除各种不舒适的因素,疼痛者于饭前半小时遵医嘱给予止痛药;高热病人适时降温;敷料包扎固定过紧、过松者适当调整;因特定卧位引起疲劳时,帮助病人更换卧位或相应部位给予按摩。

(2)进食时护理

1)核对分发:核对饮食单,协助配餐员及时、准确地将饭菜分发给每位病人。

2)解释观察:对进食有特殊要求的病人,如限量或禁食者,应告知原因,以取得合作,挂上标记,做好口头及书面交班,防止差错。观察病人的进食情况,检查与督促治疗饮食、试验饮食的实施情况,鼓励病人进食。对访客带来的食物,需经护士检查,符合治疗护理原则的方可食用。

3)协助进餐

A. 不能自行进食的病人,根据病人的饮食习惯耐心喂食(图10-2),做到喂食适量,一般用汤匙盛1/3满;速度适中,便于咀嚼吞咽,不催促病人;温度适宜,避免过热过冷,如病人感到饭菜已凉,必须加热后再喂;顺序合理,固态和液态交替喂,进流质饮食,可用吸管或水壶吸吮。

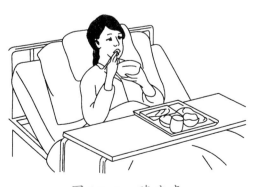

图10-1　跨床桌

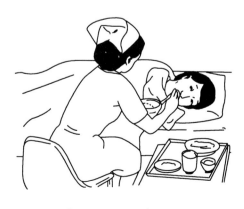

图10-2　喂食方法

B. 双目失明或双眼遮盖的病人,除遵循上述喂食要求外,应告知病人食物名称及位置(图10-3),以增加其进食兴趣,促进消化液的分泌;如病人要求自己进食,可设置时钟平面图放置食物(图10-4),并告知方位、名称,有利于病人按顺序摄取。

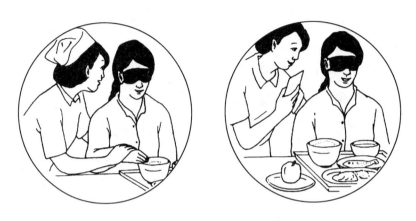

图 10-3　告知食物名称及位置

（3）进食后护理

1）及时清理:及时撤去餐具,清理食物残渣,整理床单位。

2）督促协助:督促并协助病人进食后洗手、漱口或进行口腔护理。

3）记录评价:根据需要做好记录,如进食的种类、量,病人进食时和进食后的反应,以评价病人进食是否达到营养需求。

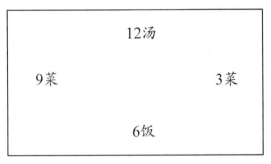

图 10-4　食物摆置平面

4）做好交接班:对进食的特殊情况,如暂时需要禁食、延迟进食等应做好交接班工作。

（4）饮食指导:护士可在协助病人进食的同时,适时讲述和解答有关饮食营养与健康的相关知识,帮助病人纠正不良饮食习惯及违反医疗原则的饮食行为。

4. 评价

（1）病人体重维持在理想体重的±10%内,能保持水电解质平衡且无并发症的发生。

（2）病人的饮食营养需要得到满足。

（3）病人了解饮食营养对健康与疾病的重要性。

【注意事项】

1. 在进食过程中如病人出现恶心,应鼓励其做深呼吸,并暂停进食。

2. 如发生呕吐、溢食,应及时给予帮助,提供盛装呕吐物的容器,将头偏向一侧,尽快清理,及时更换被服等,开窗通风换气,去除异味,帮助病人漱口,不能自理者给予口腔护理。同时,应观察呕吐物的性质、颜色、量和气味等并做好记录。

3. 对不愿意进食者应妥善保存,待需要进食时加热后再食用。

4. 当病情需要调整饮食种类时，护士根据医嘱更改或停止饮食通知单，送交订餐人员或营养室，由其做出相应处理。

第三节　特殊饮食的护理

工作情景与任务

导入情景：

病人，男性，67 岁，劳累后于清晨突然跌倒，意识模糊，右侧肢体活动受限，伴言语不清，恶心、呕吐 2 次，急诊入院。经头颅 CT 提示"左基底节区脑出血破入脑室"。现处于昏迷状态，经抢救后病情逐渐稳定，现给予鼻饲供给营养。

工作任务：

1. 正确为病人鼻饲。

2. 插入所需刻度时，用 3 种方法确认胃管在胃内。

3. 正确为病人灌注鼻饲饮食。

一、鼻　饲　技　术

鼻饲法（nasogastric feeding）是将胃管经一侧鼻腔插入胃内，从管内灌注流质饮食、水分和药物的方法。

知识拓展

管饲导管插入的途径

管饲饮食是对不能由口进食者或拒绝进食者通过导管供给营养丰富的流质饮食或营养液，以保证病人摄入所需的营养物质、水分和药物。根据导管插入的途径，可分为：

1. 口胃管　导管由口腔插入胃内。

2. 鼻胃管　导管经鼻腔插入胃内。

3. 鼻肠管　导管由鼻腔插入小肠。

4. 胃造口管　导管经胃造口插入胃内。

【目的】

供给食物、营养液和药物以维持不能经口进食病人的营养和治疗的需要。适应于：

1. 昏迷病人。

2. 口腔疾患或口腔手术后、吞咽功能障碍的病人。

3. 不能张口的病人，如破伤风病人。

4. 其他病人，如早产儿、病情危重、厌食症、拒绝进食等。

【操作程序】

1. 评估

（1）病人的年龄、病情、治疗情况、意识状态。

（2）鼻腔情况（如是否通畅，有无肿胀、炎症、畸形、阻塞、鼻中隔偏曲、鼻腔息肉、鼻黏膜损伤等）。

（3）病人的心理状态、合作程度。

2. 计划

（1）病人准备：了解鼻饲法的相关知识，包括鼻饲的目的、操作中的配合方法及注意事项，如戴眼镜或有活动义齿者应取下，妥善放置。

（2）护士准备：着装整洁，修剪指甲，洗手，戴口罩。

（3）用物准备

1）治疗车上层：①治疗盘、无菌胃管包（基本配置为胃管、手套、治疗巾、纱布、石蜡棉球或纱布、镊子、注射器、压舌板、弯盘），50ml 注射器、水温计、量杯、温开水、医用棉签、无痕胶布、夹子或橡皮圈、安全别针、听诊器、手电筒、鼻饲液（200ml、38～40℃）、医用灭菌手套、胃管标识、手消毒液。②拔管时备治疗盘、治疗碗、纱布、弯盘、治疗巾、漱口杯（内盛温开水）、手套、纸巾或毛巾、手消毒液等。

2）治疗车下层：锐器盒、生活垃圾桶、医用垃圾桶。

（4）环境准备：安静整洁，光线适宜，无异味、无流动探视人员。

3. 实施（表 10-5）。

表 10-5　鼻饲技术

操作流程	操作步骤	要点解析
插管灌注		
核对解释	● 备齐用物，携至床旁，仔细核对床头卡、手腕带 ● 解释操作目的、配合要点	● 核对病人床号、姓名、住院号，做到核对无误 ● 合理解释，取得配合
安置卧位	● 取下活动义齿 ● 取坐位、半坐卧位，无法坐起者取右侧卧位 ● 昏迷病人取去枕仰卧位，头向后仰	● 防止脱落、误咽 ● 避免胃管误入气管
铺巾置盘	● 确定病人剑突位置，做好标志 ● 打开一次性使用胃管包，将治疗巾铺于病人颌下，弯盘置于口角旁	● 为测量胃管长度做准备 ● 防止污染被服

操作流程	操作步骤	要点解析
清洁鼻腔	● 选择通畅的一侧鼻孔 ● 用湿棉签清洁鼻腔,备好胶布	● 再次确认有无鼻腔疾患 ● 防止导管被鼻腔内容物堵塞
测量长度	● 戴好无菌手套 ● 从胃管末端注入少量空气,关闭胃管末端 ● 测量插管的长度(图10-5),并做标记。成人鼻尖经耳垂再至剑突或前额发际至剑突的距离,小儿眉间到剑突与脐中点的距离	● 注重无菌原则 ● 检查是否通畅 ● 成人45～55cm
润滑胃管	● 用液体石蜡棉球或纱布润滑胃管前端10～20cm	● 以减少插管时的摩擦力
规范插管		

◆ 为清醒病人插管

	操作步骤	要点解析
	● 再次核对病人 ● 一只手持纱布托住盘曲的胃管,另一只手持镊子或血管钳夹持胃管的前端,沿着一侧鼻孔缓缓插入 ● 插至咽喉部(10～15cm)处,嘱病人做吞咽动作,让病人随"咽"的口令边咽边插,顺势将胃管推进至预定刻度	● 吞咽动作便于胃管迅速插入食管 ● 如插入不畅,应检查胃管是否盘在口中 ● 如病人出现恶心、呕吐应暂停片刻,嘱病人做深呼吸或做吞咽动作随后将胃管插入,以减轻不适,深呼吸可分散注意力,缓解紧张 ● 如出现呛咳、呼吸困难、发绀等情况,表示误入气管,应立即拔出,休息片刻后重新插入胃管

◆ 为昏迷病人插管

	操作步骤	要点解析
	● 插管前先安置去枕仰卧位,头向后仰 ● 当胃管插至15cm时,用左手将病人头部托起,使下颌尽量靠近胸骨柄,缓缓插至预定刻度	● 下颌靠近胸骨柄,以增大咽喉部通道的弧度,便于胃管顺利通过会厌,提高插管成功率(图10-6)
初步固定	● 脱手套,用胶布将胃管固定在鼻翼两侧	● 防止验证时胃管脱出

操作流程	操作步骤	要点解析
验证入胃	● 抽,注射器接胃管末端抽吸	● 有胃液抽出
	● 看,将胃管开口端置于盛水的治疗碗中	● 无气泡逸出
	● 听,将听诊器置于病人胃区,用注射器注入10ml空气(图10-7)	● 听到气过水声
再次固定	● 将胃管固定在同侧面颊部	● 注意胶布位置,不可遮挡病人视线
灌注食物	● 连接注射器于胃管末端抽吸见有胃液吸出	● 每次灌注食物前应抽吸胃液以确定胃管在胃内及胃管是否通畅
	● 先注少量温开水(约10ml)	● 温开水润滑管腔,防止鼻饲液黏附于管壁
	● 再缓慢注入鼻饲液(每次鼻饲量不超过200ml,间隔时间大于2h,温度38~40℃)或药物	● 每次抽吸鼻饲液应反折胃管末端,免灌入空气,引起腹胀
	● 灌注食物完毕,再注入少量温开水	● 防止鼻饲液积存于管腔中变质,造成胃肠炎或堵塞管腔
反折固定	● 关闭胃管塞并反折胃管末端,用纱布包好,橡皮圈系紧或用夹子夹紧,贴胃管标识	
	● 用别针固定于病人枕旁、大单或衣领处(图10-8)	● 防止胃管脱出,留出的胃管长度应不影响翻身
整理记录	● 协助清洁口鼻面部	● 长期鼻饲时每日2次口腔护理
	● 撤去治疗巾,整理床单位,清理用物	● 鼻饲用物每日更换消毒
	● 嘱病人维持原卧位20~30min	● 维持原卧位,防止呕吐
	● 再次核对,告知注意事项	● 确认无误,理解配合
	● 洗手,记录	● 鼻饲液种类、量,插管及灌注时间,病人反应等
	● 拔管	● 用于停止鼻饲或长期鼻饲需要更换胃管时
拔管前准备	● 携用物至床旁,核对解释,戴手套,铺治疗巾,放置弯盘,松开别针,揭去胶布	● 取得病人合作,使病人精神放松
	● 移动胃管	● 防止胃管粘连而损伤黏膜
	● 反折胃管末端,切断空气压	● 预防管内液体反流

操作流程	操作步骤	要点解析
拔管清洁	● 一手用纱布包裹近鼻处的胃管	
	● 嘱咐病人深呼吸,呼气时拔管,边拔边擦	
	● 至咽喉处时嘱病人屏气,快速拔出	● 以免管内残留的液体滴入气管
	● 将胃管置入医用垃圾桶,移至病人视线外	● 防止污染床单位,减少病人的视觉刺激
	● 清洁病人口鼻及面部,协助病人漱口	● 维持病人形象,必要时做口腔护理
整理记录	● 清理用物,整理床单位	● 保持床单位的整洁
	● 观察反应,再次核对,告知注意事项	● 确认无误,理解配合
	● 协助病人取舒适卧位	● 满足病人舒适需求
	● 洗手,记录	● 记录拔管时间及病人反应

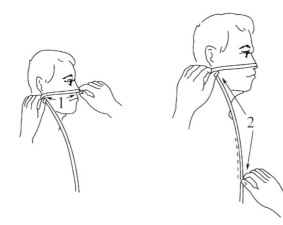

图 10-5　测量插管的长度

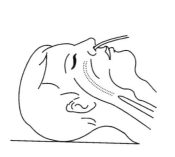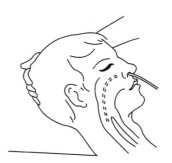

图 10-6　为昏迷病人插胃管

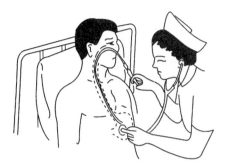

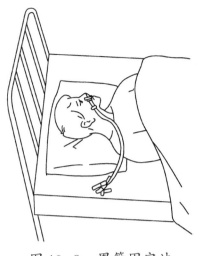

图 10-7　证实胃管插入胃内的方法　　　　　图 10-8　胃管固定法

4. 评价

（1）病人获得基本热能、营养、水及药物，无黏膜损伤及并发症。

（2）护士操作熟练规范，动作轻柔，关爱病人，插管顺利。

（3）护患沟通有效，清醒病人有身心准备，能积极配合。

【注意事项】

1. 有效沟通　向病人解释鼻饲的目的及配合方法，消除病人的疑虑及不安全感。

2. 动作轻稳　在通过食管3个狭窄处时（环状软骨水平处、平气管分叉处、食管通过膈肌处）要特别小心，避免损伤鼻腔及食管黏膜。

3. 灌注饮食

（1）灌注前：每次证实胃管在胃内，检查胃管是否通畅，先注入少量温开水冲管，每次灌注前应先用水温计测试鼻饲液温度。

（2）灌注时：鼻饲混合流食应当间接加温，以免蛋白凝固；每次鼻饲量不超过200ml，间隔时间大于2h。果汁、奶汁分别灌注，防止产生凝块；药片应先研碎溶解后注入。

（3）灌注后：再次注入少量温开水，防止鼻饲液残留而致凝结变质；不要立即翻动病人，以免引起呕吐及呕吐物逆流入气管。记录饮食量。

4. 长期鼻饲

（1）每日进行2次口腔护理。

（2）普通胃管每周更换1次，硅胶胃管每个月更换1次，于晚间末次喂食后拔管，次晨从另一侧鼻腔插入。

5. 三个避免

（1）避免灌入空气，以防造成腹胀。

（2）避免灌注速度过快，防止不适应。

（3）避免鼻饲液过热或过冷，防止烫伤黏膜和胃部不适。

6. 禁忌鼻饲　食管-胃底静脉曲张，食管癌和食管梗阻的病人禁忌鼻饲。

二、要素饮食

要素饮食（elemental diet）是一种化学精制食物，含有全部人体所需的易于消化吸收的营养成分，包含游离氨基酸、单糖、必需脂肪酸、维生素、无机盐类和微量元素。其特点是营养成分明确，营养价值高，无须经过消化过程可直接被肠道吸收和利用。要素饮食可通过口服、鼻饲、滴注等方法供给病人。操作步骤以滴注法为例，适用于经空肠喂食的危重病人（图10-9）。

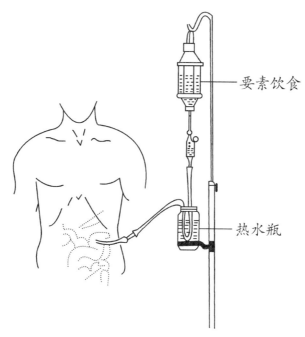

图 10-9　空肠造口滴入饮食

【目的】

供给化学精制食物，可保证危重病人的能量及氨基酸等营养素的摄入，促进伤口愈合，改善营养状况，达到辅助治疗的目的。适用于：

1. 严重烧伤及创伤、严重化脓性感染、多发性骨折等病人。

2. 外科手术前后需营养支持者。

3. 肿瘤或其他消耗性疾病引起的营养不良病人。

4. 肠炎及其他腹泻、消化道瘘、急性胰腺炎等病人。

5. 其他病人，如脑外伤、免疫功能低下。

【操作程序】

1. 评估　病人的病情、营养状况及对营养素的需求等。

2. 计划

（1）病人准备：了解要素饮食的相关知识，以取得合作。

（2）护士准备：着装整洁,修剪指甲,洗手,戴口罩。

（3）用物准备

1）治疗车上层：治疗盘、碘伏、无菌棉签、液状石蜡、棉签、弯盘、适量温开水、等渗盐水或蒸馏水、治疗碗(内盛纱布)、橡胶圈、别针、70%乙醇等;手消毒液。滴入器具：无菌有盖吊瓶、输液器、瘘管等,输液泵、输液架、热水瓶、夹子等。要素饮食：液态要素饮食、果汁、菜汤;粉状要素饮食应按比例添加水,配制成5%、10%、15%、20%或25%的液体。

2）治疗车下层：生活垃圾桶、医用垃圾桶。

（4）环境准备：病室安静、整洁,光线充足。必要时用帷帘遮挡。

3. 实施(表10-6)。

表10-6　要素饮食滴注法

操作流程	操作步骤	要点解析
核对解释	● 备齐用物,携至床旁,仔细核对床头卡、手腕带 ● 解释操作目的、配合要点	● 核对病人床号、姓名、住院号等,做到核对无误 ● 合理解释,取得配合
检查准备	● 检查要素饮食、输液器 ● 衔接输液器,将要素饮食袋挂在输液架上	● 均在有效期内
排尽空气	● 排尽输液器内的气体	
消毒冲管	● 消毒造口的皮肤及造口管口 ● 温开水冲注造口管	● 少量温开水可湿润管腔
管饲滴注	● 将头皮针取下弃掉,润滑输液器前端 ● 再次排气,与造口管连接 ● 间歇滴注：每日4~6次,每次400~500ml,每次输注持续30~60min ● 连续滴注：12~24h内持续滴入,浓度宜从5%开始逐渐调至20%~25%,速度由40~60ml/h开始渐增至120ml/h,最高可达150ml/h或用输液泵保持恒定滴速	● 保持输液器前端无菌 ● 排尽空气,避免引起腹胀 ● 此法反应少,多数病人能忍耐 ● 此法多用于经空肠造口喂养的危重病人 ● 浓度、速度应逐渐增加,利于病人耐受 ● 温度应保持在41~42℃,避免过低引起腹泻
拔管固定	● 滴注毕,分离输液器和造口管,用温开水冲注造口管,并将造口管反折,用无菌纱布包好固定	● 温开水湿润管腔,防止食物黏附于管壁 ● 防止灌入食物反流、造口管脱出

操作流程	操作步骤	要点解析
整理记录	● 清理用物,整理床单位 ● 观察反应,再次核对,告知注意事项 ● 协助病人取舒适卧位 ● 洗手,记录	● 保持床单位的整洁 ● 确认无误,理解配合 ● 满足病人舒适需求 ● 记录拔管时间及病人反应

4. 评价

(1)病人的饮食营养需要得到满足。

(2)护患沟通有效,病人理解操作目的,能积极配合。

(3)操作熟练规范、动作轻柔、插管顺利,病人未发生并发症。

【注意事项】

1. 无菌配制　要素饮食需新鲜配制并严格执行无菌操作,所有配制用物应严格灭菌后使用。每日配制一次,置冰箱冷藏保存,应于24h内用完,防止时间过长而变质。

2. 逐渐增减　应用原则一般是由低、少、慢开始,逐渐增加。停用时需逐渐减量,不可骤停,以免引起低血糖反应。使用期间定期检查血糖、尿糖、大便潜血、出凝血时间、凝血酶原、氮排出量和肝功能、电解质等,定期测量体重。

3. 加强巡视　滴注过程中应加强巡视,如病人出现恶心、呕吐、腹胀等症状时应及时查明原因,根据病人反应与轻重程度适当调整速度、温度及量,反应严重者可暂停滴入。

4. 及时补充　长期使用者应补充维生素和矿物质。

5. 禁用慎用　消化道出血病人、3个月内婴儿应禁用。糖尿病病人、胃切除术后病人应慎用。

 临床应用

完全肠外营养

完全肠外营养(total parenteral nutrition, TPN),又称人工胃肠,是通过胃肠道以外的途径——从中心静脉或周围静脉以浓缩的形式输入病人所需的热能和全部营养素,预防与纠正热量和蛋白质缺乏所致的营养不良,达到促进病人康复的作用。完全肠外营养普遍应用于临床,凡是营养不良或潜在的营养不良且胃肠道无功能的病人可接受完全肠外营养支持治疗;严重呼吸、循环衰竭病人,严重水电解质紊乱病人禁用完全肠外营养。全营养混合液需按严格的配制程序,尽量现配现用,如配制好后暂不输注可置于4～10℃冰箱内冷藏,保存时间不超过24h。

肠内营养输注泵

肠内营养输注泵是一种肠内营养输注系统,通过鼻胃管或鼻肠管连接泵管及其附件,以微型计算机精确控制输注的速度、剂量、温度、输注总量等一套完整、封闭、安全、方便的系统(图 10-10)。应用于昏迷状态或需要准确控制营养输入的管饲饮食病人,如严重创伤、大手术后的病人等。该系统可以按照需要定时、定量对病人进行肠道营养液输入,达到维持病人生命、促进术后康复的目的。

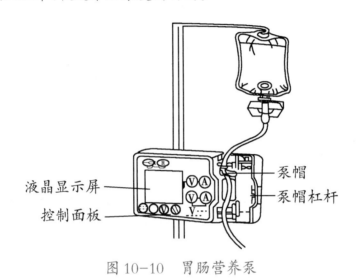

液晶显示屏

控制面板

泵帽

泵帽杠杆

图 10-10 胃肠营养泵

边学边练

实践 16:鼻饲技术

章末小结

本章学习重点是医院饮食种类、适用范围、原则,一般饮食护理,鼻饲技术的目的、禁忌证、注意事项;学习难点为鼻饲技术的操作程序、注意事项。在学习过程中注意比较基本饮食和治疗饮食的适用范围、饮食原则、用法,结合解剖知识学习和练习鼻饲管的正确插入方法,归纳总结鼻饲技术的注意事项。

(贾丽萍)

 思考与练习

1. 病人,女性,45 岁,平素无其他不适,1 个月前发现舌尖有一肿块,经全方位检查,被诊断为"舌癌"。昨天下午进行手术切除肿物,术后神志清,合作,伤口无渗血、渗液。

请问：

（1）此病人应给予何种饮食？为什么？

（2）采用什么途径给予进食？

（3）操作中注意哪些问题？

2. 病人，男性，55岁，平素健康，3d前因脑血管意外急诊入院。病人浅昏迷状态，医嘱为：鼻饲。

请问：

（1）怎样操作才能提高插管的成功率？为什么？

（2）注意观察病人的反应，当出现呛咳、呼吸困难、发绀等情况，应如何处理？

（3）如何验证胃管在胃内？

3. 病人，男性，58岁，因"恶心、呕吐、腹痛、腹胀"来院就医，被诊断为"胆囊炎"后入院。

请问：

（1）病人入院后给予何种饮食？

（2）病人需要进一步做胆囊造影试验，如何指导病人的饮食？

第十一章 | 排泄护理

11章

11章 数字内容

　　排泄（elimination）是机体将新陈代谢的终产物从体内排出体外的生理过程，是人体的基本生理需要之一，也是维持生命、提高生命质量的必要条件之一。人体排泄的途径有皮肤、呼吸道、消化道及泌尿道，其中泌尿道和消化道是主要的排泄途径。病人因疾病的影响丧失自理能力或因自身缺乏有关的保健知识，致使机体不能正常进行排尿、排便活动，护理人员应运用与排泄有关的护理知识和技能，帮助并指导病人维持和恢复正常的排泄功能，满足病人排泄的生理需要，使其获得最佳的健康和舒适状态。

 工作情景与任务

导入情景：

病人，女性，80岁，膀胱高度膨胀至脐部。护士遵医嘱给予病人导尿。

工作任务：

1. 正确实施导尿技术。
2. 指出导尿技术的注意事项。

第一节 排尿护理

机体通过排尿活动,可将其代谢的终末产物、有毒物质和药物等排出体外,同时调节水电解质及酸碱平衡,以维持人体内环境的相对稳定。护理人员在工作中应密切观察病人的排尿活动,了解其身心需要,提供恰当的护理措施,解决病人存在的排尿问题,促进其身心健康。

一、排尿状况评估

(一)正常排尿的评估

1. 尿量与次数 正常成人 24h 尿量 1 000~2 000ml,平均约 1 500ml。一般日间排尿 3~5 次,夜间排尿 0~1 次,每次尿量 200~400ml。

2. 颜色、透明度 新鲜尿液呈淡黄色、澄清、透明,放置后可出现微量絮状沉淀物,系黏蛋白、核蛋白、盐类及上皮细胞凝结而成。新鲜尿液发生浑浊主要是尿液含有大量尿盐时,尿液冷却后可出现浑浊,但加热、加酸或加碱后,尿盐溶解,尿液即可澄清。

3. 比重、酸碱性 尿比重波动在 1.015~1.025,pH 为 4.5~7.5,平均为 6,呈弱酸性。

4. 气味 新鲜尿液的气味来自尿中的挥发性酸,静置后因尿素分解产生氨,故有氨臭味。

(二)异常排尿的评估

1. 尿量与次数

(1)多尿(polyuria):指 24h 尿量超过 2 500ml。常见于糖尿病、尿崩症、急性肾功能不全(多尿期)等病人。

(2)少尿(oliguria):指 24h 尿量少于 400ml 或每小时尿量少于 17ml。常见于心、肾疾病和休克等病人。

(3)无尿(anuria)或尿闭(ischuria):指 24h 尿量少于 100ml 或 12h 内无尿。常见于严重休克、急性肾衰竭及药物中毒等病人。

(4)膀胱刺激征:主要表现为尿频、尿急、尿痛。尿频(frequent micturition)是指单位时间内排尿次数增多;尿急(urgent micturition)是指病人突然有强烈尿意,不能控制需立即排尿;尿痛(dysuria)是指排尿时感到尿道疼痛,可以发生在排尿初、中、末或排尿后。疼痛呈烧灼感,与膀胱、尿道或前列腺感染有关。男性多发生于尿道远端,女性发生于整个尿道。膀胱刺激征常见于膀胱及尿道感染和机械性刺激。

2. 颜色

(1)血尿:是指尿液内含有一定量的红细胞,其颜色的深浅与尿液中含有红细胞数量的多少有关。血尿轻者尿色正常,仅显微镜下红细胞>3 个 / 高倍镜,称为镜下血尿;当出血量多者尿色呈洗肉水色、浓茶色或红色,称为肉眼血尿。常见于急性肾小球肾炎、输尿管结石、泌尿系统肿瘤、结核及感染等病人。

(2)血红蛋白尿:由于各种原因导致大量红细胞在血管内被破坏,血红蛋白经肾排出形成血红蛋白尿,尿液呈酱油色或浓茶色,隐血试验阳性。常见于溶血反应、恶性疟疾和阵发性睡眠性血红蛋白尿症等病人。

(3)胆红素尿:尿液中含有胆红素,呈黄褐色或深黄色。常见于肝细胞性黄疸及阻塞性黄疸等病人。

(4)脓尿:呈白色絮状浑浊。常见于泌尿系结核、非特异性感染等病人。

(5)乳糜尿:因尿液中含有大量淋巴液,排出的尿液呈乳白色。常见于丝虫病。

3. 透明度　当尿液中含有大量脓细胞、红细胞和上皮细胞、管型时,新鲜尿液即为浑浊状,常见于泌尿系感染等病人。蛋白尿不影响尿液的透明度,振荡尿液时可产生不易消失的泡沫。

4. 比重　如尿比重经常固定于 1.010 左右的低水平,提示肾功能严重障碍。

5. 气味　泌尿道感染时,其新鲜尿液有氨臭味;糖尿病酮症酸中毒时,因尿液含有丙酮,故有烂苹果味。

(三)影响排尿因素的评估

1. 年龄与性别　婴儿因大脑发育不完善,其排尿不受意识支配,2～3岁后才能自我控制;老年人因膀胱肌肉张力减弱,会出现尿频;妇女在妊娠期和月经周期中排尿形态也有改变。

2. 个人习惯　大多数人会根据各自的作息时间形成排尿习惯,而儿童期的排尿训练对成年后的排尿形态也有影响。排尿姿势、时间是否充裕、环境是否合适也会影响排尿的完成。

3. 饮食与气候　大量饮水、食用含水量多的水果和蔬菜可增加尿量;饮用咖啡、浓茶及酒类饮料可利尿;食用含钠量多的食物可导致机体水钠潴留而致尿量减少。气温高时,人体大量出汗,可使尿量减少;气温低时,身体外周血管收缩,循环血量增加,反射性抑制抗利尿激素的分泌,可使尿量增多。

4. 治疗与检查　手术中使用麻醉剂会导致尿潴留;某些诊断性检查要求病人暂时禁食禁水,体液减少影响尿量;某些泌尿道的检查可能造成水肿、损伤或不适,导致排尿形态的改变。

5. 疾病　泌尿系统的结石、肿瘤或狭窄,可导致泌尿道阻塞,出现尿潴留;泌尿系统的感染可引起尿频、尿急、尿痛;神经系统的损伤或病变会导致尿失禁;老年男性因前列腺肥大压迫尿道而造成尿滴沥及排尿困难。

6. 心理因素　情绪紧张、焦虑、恐惧可引起尿频、尿急,有时也会抑制排尿而出现尿潴留。排尿还可受听觉、视觉或身体其他感觉的刺激而诱导排尿。

7. 环境因素　当排尿活动在隐蔽的环境下发生了改变,病人就会产生诸多压力,影响排尿的正常进行。

二、排尿异常的护理

（一）尿失禁病人的护理

尿失禁(urinary incontinence)是指排尿失去意识控制或不受意识控制,尿液不自主地流出。

1. 分类及原因　根据临床表现,尿失禁一般分为4种类型:

（1）真性尿失禁:指膀胱完全不能贮存尿液,处于空虚状态,持续发生滴尿现象。其原因:①排尿中枢与大脑皮质之间联系受损,排尿反射活动失去大脑皮质的控制,膀胱逼尿肌出现无抑制性收缩,如昏迷、截瘫。②各种原因造成的膀胱括约肌损伤或支配括约肌的神经损伤,如分娩、手术或病变。

（2）假性尿失禁(充溢性尿失禁):指膀胱充盈达一定压力时,尿液不自主地溢出或滴出,当膀胱内压力降低时排尿立即停止,但膀胱仍呈胀满状态而不能排空。其原因:①神经系统病变,如脊髓损伤早期的脊髓休克阶段、脊髓肿瘤等导致的膀胱瘫痪等。②下尿路梗阻,如前列腺增生、膀胱颈梗阻及尿道狭窄等。

（3）压力性尿失禁:指腹部压力增加(如咳嗽、打喷嚏、大笑)时出现不自主的排尿,多见于中老年女性,由阴道前壁和盆底支持组织张力减弱或缺失所致;也常见于根治性前列腺切除术的病人,因该手术可能会损伤尿道外括约肌。这类尿失禁多在直立体位时发生。

（4）急迫性尿失禁:由于膀胱局部炎症、出口梗阻的刺激,使病人反复地低容量不自主排尿,常伴有尿频和尿急;或由于大脑皮质对脊髓排尿中枢的抑制减弱,引起膀胱逼尿肌不自主收缩或反射亢进,使膀胱收缩不受限制。其原因:①膀胱局部炎症或激惹致膀胱功能失调,如下尿路感染、前列腺增生症及子宫脱垂等。②中枢神经系统疾病,如脑血管意外、脑瘤及帕金森病等。

2. 护理措施

（1）心理护理:尿失禁病人的心理压力较大,常表现为自卑、忧郁、丧失自尊等,期望得到他人的理解和帮助。护士应理解、尊重病人,消除病人焦虑情绪,积极配合治疗和护理。

（2）皮肤护理:保持局部皮肤的清洁和干燥。床上铺橡胶单和中单,也可使用尿垫或一次性纸尿裤;经常用温水清洗会阴部,勤换衣裤、床单、衬垫等;定期按摩受压部位,防止发生压疮。

（3）外部接尿:男性病人可用尿壶接尿,也可用阴茎套连接集尿袋接尿,此法使用时间宜短,每日需定时取下尿壶或阴茎套,用温水清洗阴茎、会阴部,将其暴露在空气中干燥。女性病人也可用女式尿壶紧贴外阴部接取尿液,同时保证外阴周围的清洁卫生。

（4）导尿管留置术：对于长期尿失禁的病人,给予导尿管留置术持续导尿或定期放尿,避免尿液的浸渍刺激皮肤发生压疮。根据病人情况,定时夹闭和引流尿液,锻炼膀胱壁肌肉张力,重建膀胱储存尿液的功能。

（5）改善环境：定期开门窗通风换气,保持室内空气清新,使病人感觉舒适。

（6）健康指导

1）鼓励多饮水：如病情允许,嘱病人每日摄入液体2 000～3 000ml,促进排尿反射,预防泌尿系统感染。入睡前限制饮水,减少夜间尿量,以免影响病人休息。

2）训练膀胱功能：定时使用便盆建立排尿习惯,初起每隔1～2h送一次便器,以训练有意识地排尿。指导病人用手掌以柔力自膀胱上方持续向下压迫,使膀胱内尿液被动排出,以后逐渐延长排尿时间,以增强控制排尿的能力,促进其功能的恢复。

3）锻炼盆底肌：指导病人进行收缩和放松盆底肌肉的锻炼,以增强控制排尿的能力。方法是病人取立、坐或卧位,试做排尿动作,先慢慢收紧盆底肌肉,再缓缓放松,每次10s左右,连续10遍,每日锻炼5～10次,以不感疲乏为宜。

（二）尿潴留病人的护理

尿潴留（retention of urine）指膀胱内潴留大量尿液而又不能自主排出。膀胱容积可增至3 000～4 000ml,膀胱高度膨胀,可至脐部。病人主诉下腹胀痛,排尿困难。体检可见耻骨上膨隆,扪及囊样包块,叩诊呈实音,有压痛。

1. 分类及原因

（1）机械性梗阻：尿道或膀胱颈部有梗阻性病变,如前列腺肥大或肿瘤压迫尿道,造成排尿受阻。

（2）动力性梗阻：由于排尿功能障碍引起,如外伤、疾病或使用麻醉剂所致初级排尿中枢活动发生障碍或受到抑制,不能形成排尿反射,膀胱、尿道无器质性梗阻病变。其他各种原因引起的不能用力排尿或不习惯卧床排尿,还有焦虑、窘迫等心理因素导致不能及时进行排尿等。由于膀胱过度充盈,膀胱收缩无力,造成尿潴留。

2. 护理措施

（1）心理护理：尿潴留病人常表现为急躁、紧张和焦虑,护士应针对病人的心态给予安慰和解释,鼓励其树立战胜疾病的信心。

（2）创设环境：通过关闭门窗、屏风遮挡、请无关人员回避等形式,为病人提供隐蔽的排尿环境。适当调整治疗和护理时间,使病人安心排尿。

（3）调整姿势：在病情许可的情况下,抬高病人的上身或让其坐起排尿,也可使病人按个人的习惯姿势排尿。对需绝对卧床休息或某些手术病人,应有计划地提前训练床上排尿,以免因改变排尿姿势而发生尿潴留。

（4）诱导排尿：利用条件反射诱导排尿,如让病人听流水声或是用温水冲洗会阴部等。

（5）热敷与按摩：通过热敷、按摩下腹部（膀胱高度膨胀时按摩应注意力度,以免造成膀胱破裂），促使肌肉放松，利于排尿。

（6）药物或针灸：根据医嘱肌内注射卡巴胆碱。采用针灸中极、三阴交、曲骨穴或艾灸关元、中极穴等方法，刺激排尿。

（7）健康指导：指导病人养成定时、及时排尿的习惯，以预防尿潴留。前列腺肥大病人勿过度劳累和饮酒，并注意预防感冒等。

（8）导尿术：经上述措施处理无效后，根据医嘱实施导尿术。

三、导 尿 技 术

导尿术（urethral catheterization）是指在严格无菌操作下，将无菌导尿管经尿道插入膀胱引出尿液的方法。

【目的】

1. 为尿潴留病人引流出尿液，以减轻痛苦。

2. 协助临床诊断，如留取未受污染的尿标本作细菌培养；测量膀胱容量、压力及检查残余尿液；进行尿道或膀胱造影等。

3. 为膀胱肿瘤病人进行膀胱内化疗。

【操作程序】

1. 评估

（1）病人的年龄、病情、临床诊断、治疗情况、意识状态、生命体征。

（2）病人生活自理能力、膀胱充盈度、会阴部的皮肤黏膜情况及清洁度。

（3）病人的心理状态、合作程度。

（4）病室环境是否符合病人要求。

2. 计划

（1）病人准备：向病人和家属说明导尿术的目的、方法、注意事项、配合要点及安全性，做好心理准备；根据病人的自理能力嘱其清洁外阴，不能自理者给予协助。

（2）护士准备：着装整洁、修剪指甲、洗手、戴口罩；关心体贴病人，做好解释工作。

（3）物品准备

1）治疗车上层：一次性无菌导尿包（初步消毒物品，包括小方盘、消毒液棉球袋、镊子、纱布、手套；再次消毒及导尿物品，包括弯盘、气囊导尿管、消毒液棉球袋、镊子2把、10ml注射器、润滑油棉球袋、标本瓶、纱布、集尿袋、方盘、孔巾、手套、外包治疗巾）、弯盘、手消毒液、小橡胶单和治疗巾1套或一次性尿垫、必要时备浴巾。

2）治疗车下层：便盆及便盆巾、医用垃圾桶、生活垃圾桶。

（4）环境准备：保证室内清洁，调节合适室温，酌情关闭门窗，用屏风或帷幕遮挡病人。

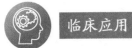

导尿管的种类

1. 单腔导尿管　用于一次性导尿,如留取无菌尿标本。

2. 双腔导尿管　用于留置导尿。

3. 三腔导尿管　用于膀胱冲洗或膀胱内药物滴入治疗。

后两种导尿管均有一个气囊,以达到将尿管头端固定在膀胱内防止脱落的目的。针对病人的具体情况,选择作用符合、型号适合的导尿管。

3. 实施(表11-1、表11-2)。

表11-1　女性病人导尿术

操作流程	操作步骤	要点解析
核对解释	● 备齐用物,携至床旁,仔细核对床头卡、手腕带	● 核对病人床号、姓名、住院号,做到核对无误
	● 解释操作目的、配合要点	● 合理解释,取得配合
移椅备盆	● 移床旁椅于操作者同侧的床尾	● 便于操作,省力、省时
	● 将便盆放于床旁椅上,打开便盆巾	
安置卧位	● 松开床尾盖被,站在病人右侧,帮助病人脱去对侧裤腿,盖在近侧腿上,必要时加盖浴巾,上身和对侧腿部用盖被遮盖	● 关心病人,防止着凉
	● 女性病人取屈膝仰卧位,两腿略外展	● 暴露外阴,便于操作
	● 将小橡胶单、治疗巾或一次性尿垫铺于臀下	● 保持床单位清洁
前期准备	● 弯盘放于近外阴处,洗手	● 严格按照无菌技术原则实施
	● 核对检查、打开导尿包,取出初次消毒物品	
	● 戴左手手套,取出无菌消毒液棉球倒入小方盘内	
初次消毒	● 操作者右手持血管钳夹取消毒液棉球,初步消毒阴阜、大阴唇,左手分开大阴唇,消毒小阴唇、尿道口	● 女性病人初次消毒顺序:由外向内,自上而下。先对侧再近侧,血管钳不可接触肛门周围
	● 污棉球放于弯盘内	● 每个棉球限用一次
	● 消毒毕,脱下手套置弯盘内,将初次消毒物品撤离,弃于医用垃圾桶内	

操作流程	操作步骤	要点解析
开导尿包	• 洗手,将导尿包放于病人两腿之间,按无菌技术操作原则打开治疗巾	• 请病人保持安置的体位勿动,避免污染无菌区
戴好手套	• 按无菌技术操作原则取出并戴好无菌手套	• 防止手套污染
铺巾整理	• 打开孔巾,铺在病人外阴处,暴露出会阴部	• 孔巾和治疗巾内层形成一连续无菌区,扩大无菌区域,利于无菌操作
	• 按操作顺序摆放好包内物品,检查尿管气囊	• 证实尿管气囊完好无破损
润滑尿管	• 用润滑液棉球润滑导尿管前段	• 减轻尿管对黏膜的刺激和插管阻力
	• 根据需要将导尿管和集尿袋的引流管连接,取消毒液棉球放于弯盘内	• 方便操作,避免污染床单位及环境
再次消毒	• 弯盘置于外阴处,左手分开并固定小阴唇,右手持镊子夹取消毒液棉球,分别消毒尿道口、两侧小阴唇、尿道口	• 女性病人再次消毒顺序:内→外→内,自上而下。消毒后左手始终固定小阴唇,消毒尿道口时稍停片刻,充分发挥消毒液的消毒效果
	• 污棉球、弯盘、镊子放床尾	• 每个棉球限用一次,不可跨越无菌区
插管导尿	• 将方盘置于外阴处,嘱病人张口呼吸,用另一镊子夹持导尿管对准尿道口轻轻插入尿道 4~6cm(图 11-1),见尿液流出再插入 1cm,松开固定小阴唇的手,下移固定导尿管	• 嘱病人张口呼吸,使尿道括约肌松弛,有助于插管 • 插管时动作轻柔,避免损伤尿道黏膜
夹管倒尿	• 将尿液引流入集尿袋内至合适量	• 注意观察病人的反应
留取标本	• 若需作尿培养,用无菌标本瓶接取中段尿液 5ml,盖好瓶盖	• 防止碰洒或污染
拔导尿管	• 导尿完毕,夹闭导尿管并拔出置于弯盘内 • 撤下孔巾,擦净会阴	• 动作轻柔

操作流程	操作步骤	要点解析
整理记录	● 收拾导尿用物弃于医用垃圾桶内 ● 脱手套,协助病人穿裤子,取舒适体位,整理床单位 ● 洗手,记录 ● 将尿标本瓶贴好标签连同化验单送检	● 撤下的小橡胶单放治疗车下层 ● 保护病人隐私,满足病人舒适的需求,保持整洁 ● 记录导尿时间、引流量、尿液性状及病人反应 ● 标本及时送检,以防污染

表 11-2　男性病人导尿术

操作流程	操作步骤	要点解析
核对解释,前期准备	● 同女性病人导尿术	
初次消毒	● 操作者右手持血管钳夹取消毒液棉球,按顺序消毒阴阜、阴茎、阴囊,左手取无菌纱布裹住阴茎,将包皮向后推以暴露尿道口,自尿道口向外、向后旋转擦拭尿道口、龟头及冠状沟 ● 污棉球、纱布放于弯盘内 ● 消毒毕,将初次消毒物品撤离,脱手套	● 自阴茎根部向尿道口消毒,每个棉球限用一次 ● 包皮和冠状沟易藏污垢,应注意仔细擦拭,预防感染 ● 严格无菌技术原则
开导尿包	● 同女性病人导尿术	
戴好手套	● 同女性病人导尿术	
铺巾整理	● 打开孔巾,铺在病人的外阴处,暴露出阴茎 ● 按操作顺序整理好包内物品	● 使孔巾和治疗巾的内层形成一连续无菌区 ● 注意物品无污染
润滑尿管	● 同女性病人导尿术	
再次消毒	● 弯盘移至近外阴处,左手用纱布包住阴茎将包皮向后推,暴露出尿道口,右手持镊子夹取消毒液棉球消毒尿道口、龟头及冠状沟 ● 污棉球、弯盘、镊子放床尾	● 男性病人再次消毒方法:由内向外,消毒后左手始终固定包皮 ● 每个棉球限用一次

操作流程	操作步骤	要点解析
插管导尿	● 左手继续持无菌纱布固定阴茎并提起,与腹壁成60°角(图11-2)	● 为了使耻骨前弯消失,利于插管
	● 嘱病人张口呼吸,用另一镊子夹持导尿管对准尿道口轻轻插入20~22cm,见尿液流出后再插入1~2cm	● 男性尿道有3个狭窄,以防用力过猛损伤尿道黏膜
	● 将尿液引流入集尿袋内	
夹管倒尿,整理记录	● 同女性病人导尿术	

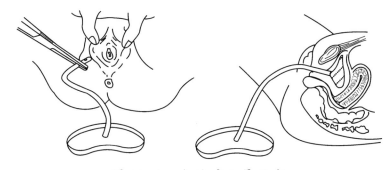

图 11-1　女性病人导尿术

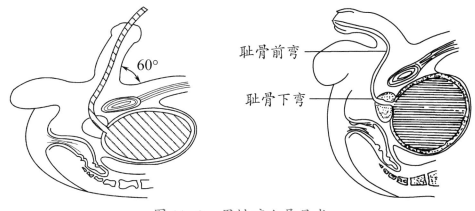

耻骨前弯

耻骨下弯

图 11-2　男性病人导尿术

4. 评价

(1)病人痛苦减轻,感觉舒适。

(2)护士操作熟练规范,符合无菌技术操作原则,动作轻柔,尊重病人,插管顺利。

(3)护患沟通有效,清醒病人能理解操作的意义,并积极配合。

【注意事项】

1. 核对解释　严格执行查对制度,作好解释与沟通,取得病人合作。

2. 保证无菌 严格遵守无菌技术操作原则,防止尿路感染。

3. 维护自尊 保护病人隐私,维护病人自尊,遮挡操作环境,规劝探视及无关人员,并采取适当措施以防病人着凉。

4. 正确插管 选择光滑和粗细适宜的导尿管。插管时动作要轻柔、准确,避免损伤尿道黏膜。为男性病人插导尿管时,因膀胱颈部肌肉收缩产生阻力,应稍停片刻,嘱其做深呼吸后再慢慢插入。为女性病人导尿时,若导尿管误入阴道,必须更换导尿管后重新插入。老年女性尿道口回缩,插管时应仔细观察、辨认,避免误入阴道。

5. 放尿方法 对膀胱高度膨胀且又极度虚弱的病人,首次放尿量不得超过1 000ml。因大量放尿可导致腹腔内压力突然降低,大量血液滞留在腹腔血管内,引起病人血压突然下降产生虚脱,还会使膀胱内压突然降低,引起膀胱黏膜急剧充血而发生血尿。

四、导尿管留置技术

导尿管留置术是在导尿后,将导尿管保留在膀胱内持续引流出尿液的技术。

【目的】

1. 抢救休克、危重病人时,准确记录尿量、测量尿比重,以密切观察病情变化。

2. 为盆腔手术前的病人引流尿液,以排空膀胱,避免术中误伤。

3. 为某些泌尿系统手术后的病人留置导尿管,便于持续引流和冲洗,并可减轻手术切口的张力,以利于愈合。

4. 为昏迷、瘫痪等尿失禁病人或会阴部有伤口的病人留置导尿管,以保持会阴部的清洁干燥。

5. 为尿失禁病人进行膀胱功能训练。

【操作程序】

1. 评估

(1)病人的病情、治疗情况、意识状态。

(2)病人的自理能力、心理状态、合作程度。

(3)膀胱充盈度、会阴部的皮肤黏膜情况。

(4)病室环境是否适合病人做导尿管留置术。

2. 计划

(1)病人准备:了解操作目的、过程、注意事项,学会配合;根据病人的自理能力自行或协助清洁外阴。

(2)护士准备:着装整洁、修剪指甲、洗手、戴口罩。

(3)物品准备:同导尿技术。

(4)环境准备:保持合适的室温及光线,酌情关闭门窗,用屏风或帷幕遮挡。

3. 实施(表11-3)。

表 11-3　导尿管留置术

操作流程	操作步骤	要点解析
核对解释，铺巾整理	● 同导尿术	
接集尿袋	● 将导尿管末端与无菌集尿袋的引流管接头相连	
润滑尿管，再次消毒	● 同导尿术	
插管导尿	● 带气囊的导尿管插入膀胱后，见尿液流出再插入 7~10cm	
固定尿管	● 连接注射器，根据导尿管上注明的气囊容积向气囊注入等量的无菌溶液	
	● 轻拉导尿管有阻力感，即证实导尿管已固定于膀胱内（图 11-3）	● 导尿管气囊膨大可将导尿管头端固定于膀胱内，防止尿管滑脱
固定尿袋	● 导尿成功后，夹闭导尿管，撤下孔巾，擦净外阴，用安全别针将集尿袋的引流管固定在床单上	● 避免刺伤病人，并防止引流管滑脱 ● 防止因翻身牵拉造成尿管脱出，故引流管要留出足够的长度
	● 集尿袋固定在床沿下（图 11-4），开放导尿管	● 低于膀胱的高度，防止尿液逆流引起泌尿系统感染
整理记录	● 同导尿术 ● 洗手，记录	● 记录留置导尿管的时间及病人的反应
拔导尿管	● 同导尿术	

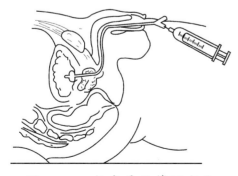

图 11-3　气囊导尿管固定法

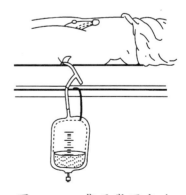

图 11-4　集尿袋固定法

4. 评价

（1）动作轻柔，尊重病人，操作熟练规范，严格无菌技术操作。

（2）尿液引流通畅，未发生泌尿系感染，拔管后能自行排尿。

（3）护患沟通有效，病人能理解操作的意义，并积极配合。

【注意事项】

1. 引流通畅　将引流管放置妥当，以免受压、扭曲、堵塞等造成引流不畅。

2. 防止泌尿系统逆行感染

（1）保持尿道口清洁：女性病人用消毒棉球擦拭尿道口及外阴，男性病人擦拭尿道口、龟头及包皮，每日1~2次。排便后及时清洗肛门及会阴部皮肤。

（2）集尿袋更换：每日定时更换集尿袋，更换时引流管及集尿袋不可高于膀胱和耻骨联合，及时排空并记录尿量。

（3）尿管更换：一般导尿管每周更换一次，硅胶导尿管可酌情适当延长更换时间。

（4）妥善安置：病人离床活动时，导尿管和集尿袋应固定妥当，不可高于耻骨联合，以防尿液逆流。

（5）多饮水：如病情允许，应鼓励病人多饮水，以达到自然冲洗尿道的目的。

3. 训练膀胱反射功能　可采用间歇性夹管方式来阻断引流，使膀胱定时充盈、排空，以促进膀胱功能的恢复。一般每3~4h开放一次。

4. 异常处理　每周检查尿常规一次。如发现尿液浑浊、结晶或有沉淀，及时送检并进行膀胱冲洗。

五、膀胱冲洗技术

膀胱冲洗（bladder irrigation）指通过三通的导尿管，将无菌溶液灌入膀胱内，然后运用虹吸原理将灌入的液体引流出来的方法。

【目的】

1. 对留置导尿管的病人，保持其尿液引流通畅。

2. 清除膀胱内的血凝块、黏液、细菌等异物，预防感染。

3. 治疗某些膀胱疾病，如膀胱炎，膀胱肿瘤。

【操作程序】

1. 评估

（1）病人的病情、临床诊断、治疗情况、意识状态、排尿情况。

（2）病人自理能力、心理状态、合作程度。

2. 计划

（1）病人准备：向病人说明膀胱冲洗的目的、方法、注意事项、配合要点及安全性。

（2）护士准备：着装整洁、修剪指甲、洗手、戴口罩。

（3）物品准备

1）治疗车上层：按导尿技术准备导尿用物，遵医嘱准备冲洗液、无菌膀胱冲洗器1套、消毒液、无菌棉签、手消毒液。

2）治疗车下层：便盆及便盆巾、生活垃圾桶、医用垃圾桶。

3）其他：常用冲洗溶液有生理盐水、0.02% 呋喃西林溶液、3% 硼酸溶液及 0.1% 新霉素溶液。灌入溶液的温度为 38～40℃。若为前列腺摘除术后病人，用 4℃左右的 0.9% 氯化钠溶液灌洗。

（4）环境准备：调节室温，酌情关闭门窗，用屏风或帷帘遮挡病人。

3. 实施（表 11-4）。

表 11-4　膀胱冲洗

操作流程	操作步骤	要点解析
核对解释	● 备齐用物，携至床旁，仔细核对床头卡、手腕带	● 核对病人床号、姓名、住院号，做到核对无误
	● 解释操作目的、配合要点	● 合理解释，取得配合
导尿固定	● 按导尿管留置术插管并固定	● 严格按照无菌技术原则实施，防止泌尿系统感染
排空膀胱	● 打开引流管，引流出尿液并排空	● 有利于药液与膀胱壁充分接触，并保持有效浓度，达到冲洗目的
准备冲洗	● 冲洗液体与膀胱冲洗器连接，将冲洗液倒挂于输液架上，排气后关闭导管	
	● 分开导尿管与集尿袋引流管接头的连接处，消毒导尿管尾端开口和引流管接头，将导尿管和引流管分别与 Y 形管的两个分管相连接，Y 形管的主管连接冲洗导管	● 膀胱冲洗装置与静脉输液导管类似，其末端与 Y 形管主管连接，Y 形管的一个分管连接引流管，另一个分管连接导尿管。应用三腔管导尿时，可免用 Y 形管
实施冲洗	● 关闭引流管，开放冲洗管，使溶液滴入膀胱，调节滴速。待病人有尿意或滴入 200～300ml 溶液后，关闭冲洗管，放开引流管，将冲洗液全部引流出来后，再关闭引流管（图 11-5）	● 瓶内液面距床面约 60cm，以便产生一定的压力，使液体能够顺利滴入膀胱
	● 依照上法，按需要反复冲洗	● 一般滴速为 60～80 滴/min，滴速不宜过快，防止病人尿意强烈，导致冲洗液从导尿管侧溢出尿道外
		● 若病人出现不适或有出血情况，立即停止冲洗，并与医生及时联系
		● 在冲洗过程中，询问病人感受，观察其反应及引流液的性状

操作流程	操作步骤	要点解析
整理记录	● 冲洗完毕,取下冲洗管,消毒导尿管口和引流接头并连接	
	● 清洁外阴部,固定好导尿管	● 减少外阴部细菌的数量
	● 协助病人取舒适体位	
	● 整理床单位,清理用物,洗手、记录	● 记录冲洗液名称、冲洗量、引流液性质、冲洗过程中病人反应等

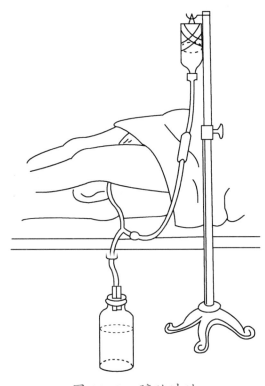

图 11-5　膀胱冲洗

4. 评价

(1)尿液引流通畅,满足病人治疗膀胱疾病的需要。

(2)操作熟练规范,严格无菌技术操作,无异常情况发生。

(3)护患沟通有效,清醒病人能理解操作的意义,并积极配合。

【注意事项】

1. 防止感染　严格无菌技术操作原则,避免逆行性尿路感染。病情允许的情况下,病人每日可饮水2 000ml左右,使产生足够多的尿量冲洗尿路。

2. 关心病人　冲洗时,嘱病人放松、深呼吸,若病人出现腹痛、腹胀、膀胱剧烈收缩等情形,应暂停冲洗。

3. 密切观察　避免用力回抽造成黏膜损伤。若引流的液体少于灌入的液体量,应考虑是否有血块或脓液阻塞,可增加冲洗次数或更换导尿管予以解决。冲洗后,如出血较多或血压下降,应立即报告医生及时处理,并注意准确记录冲洗液量及性状。

第二节　排　便　护　理

 工作情景与任务

导入情景:

病人,女性,32 岁,伤寒,入院数天来体温持续在 39～40℃。护士遵医嘱为病人灌肠降温。

工作任务:

1. 正确实施大量不保留灌肠技术。

2. 灌肠过程中出现腹胀或便意时的处理措施。

当食物经口进入胃和小肠消化吸收后,残渣贮存于大肠内,除一部分水分被大肠吸收外,其余经过细菌发酵和腐败作用后形成粪便。粪便的性质与形状可以反映消化系统的功能状况。因此,护理人员通过对病人排便活动及粪便的观察,及早发现和鉴别消化道疾患,有助于诊断、治疗和制订相应的护理计划。

一、排便状况评估

（一）正常排便的评估

1. 量与次数　排便是人体基本生理需要,每日排便量与食物的种类、数量及消化器官的功能有关。一般成人每日排便 1～3 次,婴幼儿 3～5 次,平均排便量 100～300g。

2. 形状与颜色　正常粪便柔软成形,呈黄褐色或棕黄色,婴儿的粪便呈黄色或金黄色。粪便的颜色可因摄入食物和药物的不同而发生变化,如大量摄入绿色蔬菜,粪便颜色呈暗绿色;食用铁制剂或动物血,粪便颜色呈无光样黑色。

3. 气味与混合物　粪便的气味是由于蛋白质经过细菌的分解发酵而产生的,其气味又因摄入食物的种类而有所不同。粪便中含有少量黏液,有时可伴有未消化的食物残渣、脱落的大量肠上皮细胞、细菌及代谢后的废物。

（二）异常排便的评估

1. 次数　成人每日排便超过 3 次或每周少于 3 次且形状发生改变,为排便异常。

2. 形状　粪便呈糊状或水样,见于消化不良或急性肠炎;粪便干结坚硬,有时呈栗子样,见于便秘;粪便呈扁条状或带状,见于直肠、肛门狭窄或肠道部分梗阻。

3. 颜色　柏油样便见于上消化道出血;暗红色血便见于下消化道出血;陶土色便见

于胆道梗阻；果酱样便见于阿米巴痢疾或肠套叠；粪便表面有鲜血或便后有鲜血滴出见于肛裂或痔疮；白色"米泔水"样便见于霍乱、副霍乱。

4. 气味 严重腹泻的病人粪便呈恶臭味；下消化道溃疡、恶性肿瘤病人粪便呈腐败臭味；上消化道出血病人粪便呈腥臭味；消化不良、乳儿因糖类未消化或吸收脂肪酸产生气体，使粪便呈酸败臭味。

5. 混合物 粪便中混有大量黏液常见于肠炎；粪便中伴有脓血常见于直肠癌、痢疾；肠道寄生虫感染的粪便中可检出蛔虫、蛲虫等。

（三）影响排便因素的评估

1. 年龄 2～3岁以下的婴幼儿，由于神经肌肉系统发育不全，不能控制排便；老年人由于腹壁肌肉张力降低，肠蠕动减弱，肛门括约肌松弛等，导致排便功能异常。

2. 饮食 食物是影响排便的主要因素，如果饮食不均衡、摄食量过少、食物中缺少纤维或水分不足等，均会引起排便困难或便秘。

3. 运动 适当运动可刺激肠蠕动，有助于维持正常的排便功能。但长期卧床，缺乏活动，可使肌肉张力减退导致排便困难或便秘。

4. 个人排泄习惯 每个人都有自己的排便习惯，如在固定的时间和场所排便、使用习惯的便具、排便时喜好阅读等。

5. 心理因素 心理因素是影响排便的重要因素。精神抑郁时身体活动减少，肠蠕动减少可导致便秘；情绪紧张、焦虑可导致迷走神经兴奋，肠蠕动增加而引起吸收不良、腹泻。

6. 治疗因素 长期应用抗生素，肠内正常菌群受到干扰可造成腹泻；大剂量使用镇静药可导致便秘；手术时使用麻醉药物可使肠蠕动暂停，一般腹部手术24～48h后胃肠功能才趋于恢复；服用止痛药也可使肠运动减弱，导致便秘。

7. 疾病因素 腹部和会阴部的伤口疼痛，可抑制便意；肠道感染时肠蠕动增加可发生腹泻；脊髓损伤、脑卒中等可导致排便失禁。

二、排便异常的护理

（一）便秘病人的护理

便秘（constipation）指正常排便形态发生改变，排便次数减少，粪质干硬，排便不畅、困难。表现为腹胀、腹痛、食欲不佳、消化不良、乏力、舌苔变厚、头痛等。另外便秘者粪便干硬，触诊腹部较硬实且紧张，有时可触及包块，肛诊可触及粪块。

1. 原因

（1）不良的饮食、生活习惯：如长期摄入低纤维素、高脂肪饮食；常抑制便意的不良习惯；饮水量不足；长期卧床或缺少活动等。

（2）药物不合理的应用：如滥用缓泻药导致正常排泄反射消失。

（3）各种直肠、肛门术后。

（4）其他疾病：如肠道器质性病变、甲状腺功能减退、低钙血症和低钾血症、神经系统功能障碍导致神经冲动传导受阻等。

（5）情绪消沉或强烈的情绪反应。

2. 护理措施

（1）心理护理：了解病人心态和排便习惯，向病人解释便秘的原因及护理措施，消除病人思想顾虑。

（2）排便环境：为病人提供隐蔽的环境及充裕的排便时间，如拉上帷帘或用屏风遮挡，避开查房、治疗、护理和进餐时间，使病人安心排便。

（3）选取适宜的排便姿势：床上使用便盆时，病人取坐位或抬高床头，利用重力作用增加腹压利于排便。病情允许时病人可入厕排便。对手术病人，在术前应有计划地训练其在床上使用便盆。

（4）腹部环形按摩：按结肠解剖位置自右向左做环形按摩，以此增加腹压，促使降结肠的内容物向下移动，利于肠蠕动，促进排便。

（5）口服缓泻剂：遵医嘱给予口服缓泻剂，如蓖麻油、植物油、液状石蜡、硫酸镁等，起到导泻的作用。

（6）使用简易通便剂：指导病人或家属学会正确使用简易通便剂，达到软化粪便，润滑肠壁，刺激肠蠕动以促进排便的作用。

1）开塞露：是一种常用的通便剂，由50%甘油或小量山梨醇制成，装在密封塑料壳内，成人用量20ml，小儿用量10ml。用时剪去封端口，挤出少量液体润滑开口处，病人取左侧卧位，嘱其做排便动作，以放松肛门括约肌，再轻轻插入肛门，将药液全部挤入后退出，嘱病人忍耐5～10min后再排便（图11-6）。

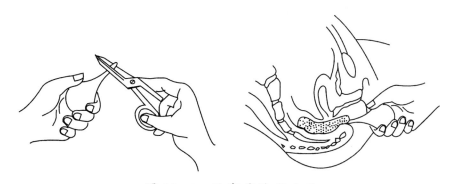

图11-6 开塞露使用方法

2）甘油栓：是用甘油和明胶制成的栓剂，适用于小儿及年老体弱的便秘病人。使用时手垫纱布或戴指套，捏住栓剂底部，嘱病人张口呼吸，轻轻插入肛门至直肠内，并用纱布轻轻按揉，嘱病人忍耐5～10min后再排便。

（7）健康指导

1）养成习惯：向病人讲解有关排便知识，养成定时排便习惯，不随意使用缓泻剂及灌肠的方法排便，避免产生依赖。

2）合理食谱：多食蔬菜、粗粮等富含膳食纤维的食物；病情允许的情况下可多饮水；适当摄取油脂类食物；也可食用具有润肠通便作用的食物，如蜂蜜、香蕉、梅子汁等。

3）鼓励活动：通过散步、打太极拳等促进肠蠕动，利于排便；指导病人加强腹肌、盆底部肌肉的锻炼，增强肌张力利于排便。

（8）如经上述措施处理无效，则需采用灌肠技术。

（二）腹泻病人的护理

腹泻（diarrhea）指正常排便形态改变，肠蠕动增快，排便次数增多，粪便稀薄而不成形。表现为腹痛、肠痉挛、疲乏、恶心、呕吐、肠鸣、有急于排便的需要和难以控制的感觉。

1. 原因

（1）饮食不当或食物过敏：如食用不洁食物，饮用牛奶后出现腹泻。

（2）肠道疾患：如急性肠炎、消化不良等。

（3）消化系统发育不成熟：常见于婴幼儿。

（4）内分泌疾病：如甲状腺功能亢进病人等。

（5）其他：经常大量使用过量缓泻剂或情绪紧张、焦虑等。

2. 护理措施

（1）心理护理：维护病人因腹泻污染衣裤、被服等产生的心理问题，及时做好皮肤清洁护理及更换衣裤、被服。

（2）卧床休息：减少体力消耗，注意腹部保暖。对不能自理的病人应及时给予便盆。

（3）饮食护理：鼓励病人多饮水，可酌情给予淡盐水。饮食以清淡的流质或半流质食物为宜，避免油腻、辛辣、高纤维食物。腹泻严重时暂禁食。

（4）维持皮肤完整性：每次便后用软纸擦净肛门，再用温水清洗，肛门周围涂油膏，以保护局部皮肤，特别是婴幼儿、老年人及体弱者。

（5）遵医嘱给药：如止泻药、抗感染药物，口服补盐液或静脉输液以维持体液和电解质平衡。

（6）观察记录：观察粪便的次数和性质，及时记录，需要时留取标本送检。疑为传染病时，按肠道隔离原则护理。病情危重者注意生命体征的变化。

（7）健康指导：向病人解释引起腹泻的原因和防治措施，指导病人多饮水，饮食宜清淡并注意饮食卫生。

（三）排便失禁病人的护理

排便失禁（fecal incontinence）指肛门括约肌不受意识控制而不自主地排便。表现为病人不自主地排出粪便。

1. 原因　神经肌肉系统的病变或损伤如瘫痪；胃肠道疾患；精神障碍、情绪失调等。

2. 护理措施

（1）心理护理：排便失禁的病人心情紧张而窘迫，常感到自卑和忧郁。护理人员应尊重和理解病人，鼓励病人树立信心。

（2）保持室内空气清新：定时开窗通风换气，除去不良气味，使病人舒适。

（3）皮肤护理：床上铺橡胶单和中单或一次性尿布，及时更换污染的被单和衣裤；保护肛周皮肤清洁，必要时涂润滑油保护；注意病人骶尾部皮肤情况，定时翻身按摩，防止压疮的发生。

（4）重建控制排便的能力：了解病人排便时间、规律，观察排便的表现，定时给予便盆，促使病人按时自己排便；教会病人进行肛门括约肌及盆底部肌肉收缩锻炼。指导病人取立、坐或卧位，试做排便动作，先慢慢收缩肌肉，然后再慢慢放松，每次 10s 左右，连续 10 次，每次锻炼 20～30min，每日数次，以病人感觉不疲乏为宜。

（5）在病情允许的情况下，保证病人每日摄入足量的液体。

（6）健康指导：向病人及家属解释排便失禁的原因及护理方法；指导病人及家属有关饮食卫生的知识；教会病人进行肛门括约肌及盆底肌肉收缩锻炼的方法。

（四）粪便嵌塞病人的护理

粪便嵌塞（fecal impaction）指粪便持久滞留堆积在直肠内，坚硬不能排出。常发生于慢性便秘的病人。表现为病人有排便冲动，腹部胀痛，直肠肛门疼痛，肛门处有少量液化的粪便渗出，但不能排出粪便。

1. 原因　便秘未能及时解除，粪便滞留在直肠内，水分被持续吸收而乙状结肠排下的粪便又不断加入，最终使粪块变得又大又硬不能排出，发生粪便嵌塞。

2. 护理措施

（1）润肠：早期可使用栓剂、口服缓泻剂来润肠通便。

（2）灌肠：必要时先行油类保留灌肠，2～3h 后再做清洁灌肠。

（3）人工取便：通常在清洁灌肠无效后按医嘱执行。具体方法为术者戴上手套，将涂润滑剂的示指慢慢插入病人直肠内，触到硬物时注意大小、硬度，然后机械地破碎粪块，一块一块地取出。操作时应注意动作轻柔，避免损伤直肠黏膜。人工取便易刺激迷走神经，故心脏病、脊椎受损者须慎重使用。操作中如病人出现心悸、头晕时须立刻停止。

（4）健康教育：向病人及家属讲解有关排便的知识，建立合理的膳食结构。协助病人建立并维持正常的排便习惯，防止便秘的发生。

三、灌　肠　技　术

灌肠法（enema therapy）是将一定量的溶液由肛门经直肠灌入结肠，以帮助病人清洁肠道、排便、排气或由肠道供给药物或营养，达到确定诊断和进行治疗目的的技术。

根据灌肠的目的可分为不保留灌肠和保留灌肠，不保留灌肠又可分为大量不保留灌肠和小量不保留灌肠。为了达到清洁肠道的目的,反复进行的大量不保留灌肠则为清洁灌肠。

(一)大量不保留灌肠

【目的】

1. 解除便秘和肠胀气。

2. 清洁肠道,为手术、检查或分娩做准备。

3. 稀释并清除肠道内有害物质,减轻中毒。

4. 为高热病人降温。

【操作程序】

1. 评估

(1)病人的病情、临床诊断、治疗情况、意识状态。

(2)病人生活自理能力、排便情况、肛门周围皮肤情况及清洁度。

(3)病人的心理状态、合作程度。

2. 计划

(1)病人准备:了解大量不保留灌肠的目的、方法、注意事项、配合要点。

(2)护士准备:着装整洁、修剪指甲、洗手、戴口罩。

(3)物品准备

1)治疗车上层:灌肠溶液、一次性治疗巾、水温计、卫生纸、棉签、一次性灌肠袋、弯盘、一次性手套、手消毒液。

常用灌肠溶液:0.1%~0.2%肥皂液、0.9%氯化钠溶液。成人每次用量为500~1 000ml,小儿200~500ml。溶液温度以39~41℃为宜,降温时用28~32℃,中暑病人用4℃的0.9%氯化钠溶液。

2)治疗车下层:便盆及便盆巾、医用垃圾桶、生活垃圾桶。

3)其他:输液架、屏风。

(4)环境准备:酌情关闭门窗,保持合适的室温,照明充足,遮挡病人。

3. 实施(表11-5)。

表11-5 大量不保留灌肠

操作流程	操作步骤	要点解析
核对解释	● 备齐用物,携至床旁,仔细核对床头卡、手腕带	● 核对病人床号、姓名、住院号,做到核对无误
	● 解释操作目的、配合要点	● 合理解释,取得配合
安置卧位	● 协助病人取左侧卧位,双膝屈曲,退裤至膝部,臀部移至床沿	● 对不能自控排便者可取仰卧位,臀下放便盆
	● 盖好盖被,暴露臀部	● 防止着凉,维护病人隐私

操作流程	操作步骤	要点解析
	● 检查一次性使用无菌灌肠袋并打开，取出一次性治疗巾铺于病人臀下，臀边放弯盘	● 确认灌肠袋完好无损 ● 防止污染被服
备灌肠袋	● 先关闭调节器，再将灌肠液倒入灌肠袋内 ● 灌肠袋挂于输液架上，液面距肛门40～60cm ● 利用重力作用使灌肠液顺利流入降结肠、乙状结肠	● 防止灌肠液流失 ● 灌肠袋过高，压力大，灌肠液流入速度过快，不易保留，还易造成病人肠道黏膜损伤。为伤寒病人灌肠时灌肠液液面低于肛门30cm，液体量不得超过500ml
润管排气	● 戴手套 ● 润滑肛管前端 ● 排净肛管内空气 ● 关闭开关	● 保护操作者 ● 减轻插管时引起的疼痛 ● 避免气体进入直肠 ● 防止灌肠液流失
插管灌液	● 一手分开臀部，显露肛门 ● 嘱病人深呼吸，另一手持肛管轻轻插入直肠7～10cm（图11-7） ● 固定肛管 ● 打开开关，使灌肠液缓缓流入	● 顺应肠道解剖，勿用力，以防损伤肠黏膜。如插入受阻，可退出少许，旋转后缓缓插入。小儿插入4～7cm ● 防止肛管脱落
注意观察	● 观察灌肠袋内液面下降的速度 ● 密切观察病人的反应	● 液面下降过慢或停止，说明肛管前端的孔道被粪便或肠壁阻塞，可通过转动肛管或挤捏肛管解除 ● 病人出现腹胀或有便意，嘱其张口深呼吸，转移病人注意力，放松腹部肌肉；降低灌肠袋高度使流速减慢或暂停片刻，减少灌注压，减轻腹压
拔出肛管	● 灌肠完毕，关闭开关 ● 轻轻拔出肛管，弃于医疗垃圾桶内，擦净肛门 ● 脱手套，洗手，协助病人取舒适卧位	● 不可将液体滴尽，避免空气进入

操作流程	操作步骤	要点解析
告知病人	● 嘱病人尽量保留5~10min	● 使灌肠液充分软化粪便,便于排出 ● 降温灌肠时,灌肠液保留30min,排便后30min,测量体温并记录
	● 排便,排便后及时取出便盆,擦净肛门	● 能下床的病人协助其入厕排便;不能下床的病人,将便盆、纸巾、呼叫器放在易取处
整理记录	● 撤去一次性治疗巾,协助病人穿裤,整理床单位,开窗通风	● 保暖,保持病房整洁,去除异味
	● 注意观察粪便的性质、颜色和量,必要时留取标本送检	
	● 洗手,记录,在体温单"大便"栏处记录灌肠结果	● 以"E"表示灌肠,如灌肠后排便一次,表示为1/E;如灌肠后未排便,表示为0/E;如自行排便一次,灌肠后又排便一次,表示为1^1/E

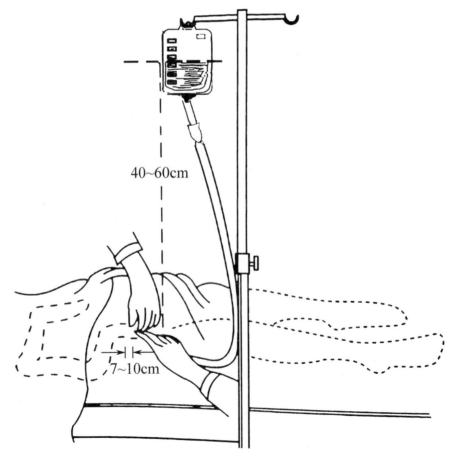

40~60cm

7~10cm

图11-7 大量不保留灌肠

4. 评价

（1）解除便秘和肠胀气，清洁病人肠道，使发热病人的体温降低。

（2）护士操作熟练规范，护理措施有效，动作轻柔，体贴病人。

（3）护患沟通有效，病人积极配合。

【注意事项】

1. 特殊情况　消化道出血、妊娠、急腹症、严重心血管疾病等病人禁忌灌肠。肝性脑病病人如用碱性溶液灌肠，易破坏肠内 pH 5～6 的偏酸环境，使肠腔内的铵盐（NH_4^+）形成氨（NH_3）进入脑内，加重肝性脑病，故灌肠禁用肥皂水，以减少氨的产生和吸收；伤寒病人可先用等渗盐水低压灌肠，无效时改用 50% 甘油或液状石蜡 100ml 灌肠。禁用泻药或高压灌肠，以免引发肠出血、肠穿孔等并发症，故灌肠时的溶液量少于 500ml，压力要低（即液面不得超过肛门 30cm）；充血性心力衰竭或水钠潴留的病人禁用生理盐水灌肠，减少钠的吸收，以免增加心脏负担。

2. 准确掌握　准确掌握灌肠溶液的温度、浓度、流速、压力和溶液量。

3. 注意观察　当病人出现脉速、面色苍白、出冷汗、剧烈腹痛、心慌气急等病情变化时应立即停止，并与医生联系给予紧急处理。

（二）小量不保留灌肠

【目的】

1. 为年老体弱、幼儿、孕妇及腹部或盆腔手术后病人软化粪便，解除便秘。

2. 排出肠道积气，减轻腹胀。

【操作程序】

1. 评估

（1）病人的年龄、病情、临床诊断、意识状态、心理状态、理解合作程度。

（2）病人生活自理能力、排便情况、肛门周围皮肤情况及清洁度。

2. 计划

（1）病人准备：了解小量不保留灌肠的目的、方法、注意事项、配合要点，学会取适合操作卧位的方法。

（2）护士准备：着装整洁、修剪指甲、洗手、戴口罩。

（3）物品准备

1）治疗车上层：注洗器、量杯或一次性灌肠袋、肛管（14～16 号）、灌肠液、润滑剂、温开水 5～10ml、止血钳、棉签、弯盘、一次性手套、纸巾、一次性治疗巾、水温计、手消毒液。

常用灌肠溶液："1、2、3"溶液（50% 硫酸镁 30ml、甘油 60ml、温开水 90ml）；甘油 50ml 加等量温开水；各种植物油 120～180ml；溶液温度 38℃。

2）治疗车下层：便盆及便盆巾、医用垃圾桶、生活垃圾桶。

（4）环境准备：关闭门窗，调节室温，用帷帘或屏风遮挡病人。

3. 实施(表 11-6)。

表 11-6　小量不保留灌肠

操作流程	操作步骤	要点解析
核对解释	● 备齐用物,携至床旁,仔细核对床头卡、手腕带 ● 解释操作目的、配合要点	● 核对病人床号、姓名、住院号,做到核对无误 ● 合理解释,取得配合
安置卧位	● 协助病人取左侧卧位,双膝屈曲,退裤至膝部,臀部移至床沿 ● 盖好盖被,暴露臀部 ● 臀下垫一次性治疗巾,臀边放弯盘	● 利用重力作用使灌肠液顺利流入乙状结肠 ● 关心病人,防止着凉,维护病人隐私 ● 防止被服污染
润管排气	● 戴手套,用注洗器抽吸灌肠液 ● 连接肛管,润滑肛管前端 ● 排气,止血钳夹管	● 减轻插管时引起的疼痛 ● 防止气体进入肠道
插管灌液	● 一手分开臀部,显露肛门 ● 嘱病人深呼吸,另一手持肛管轻轻插入直肠 7~10cm ● 固定肛管,松开止血钳,缓慢注入灌肠液 ● 注毕夹管,取下注洗器再抽吸灌肠液,直至灌肠液注完(图 11-8) ● 注入温开水 5~10ml,抬高肛管末端,使溶液全部灌入	● 利于病人放松,便于插管,勿用力以防止损伤肠道黏膜 ● 注入速度不可过快过猛,以免刺激肠黏膜,引起排便反射;液面距肛门小于 30cm ● 注意观察病人反应 ● 防止气体进入肠道
拔出肛管	● 同大量不保留灌肠	
安置病人	● 嘱病人尽量保留 10~20min ● 排便,排便后及时取出便盆,擦净肛门 ● 撤去一次性治疗巾	● 使灌肠液充分软化粪便,利于排便
整理记录	● 协助病人穿裤,整理床单位,开窗通风 ● 洗手,记录	● 保暖,保持病房整洁,去除异味 ● 记录灌肠时间、灌肠液的种类、液量及病人的反应

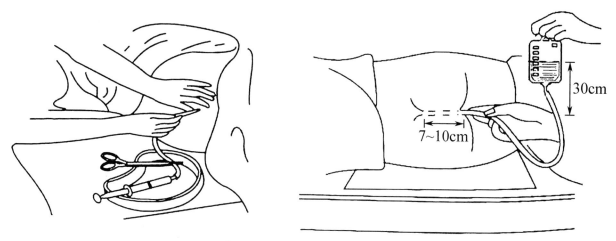

图 11-8 小量不保留灌肠

4. 评价

（1）排出病人肠道积气，减轻腹胀，自述感觉舒适。

（2）护士动作熟练规范，措施有效，动作轻柔，体贴病人。

（3）护患沟通有效，病人能积极配合。

【注意事项】

1. 操作正确　灌肠时插管深度为 7 ~ 10cm，压力宜低，灌肠液注入的速度不宜过快。

2. 勿进空气　每次抽吸灌肠液时应夹住肛管，防止空气进入肠道，引起腹胀。

（三）保留灌肠

保留灌肠（retention enema）是将药液灌入直肠或结肠内，通过肠黏膜吸收以达到治疗疾病目的的技术。

【目的】

1. 用于镇静、催眠。

2. 治疗肠道感染。

【操作程序】

1. 评估

（1）病人的病情、临床诊断、意识状态、心理状态、理解合作程度。

（2）病人的排便情况、肛门周围皮肤情况和清洁度以及生活自理能力。

2. 计划

（1）病人准备：了解保留灌肠的目的、方法、注意事项、配合要点及安全性，做好心理准备。

（2）护士准备：着装整洁、修剪指甲、洗手、戴口罩。

（3）物品准备

1）治疗车上层：同小量不保留灌肠。应选择较细的肛管（20 号以下），另备抬高臀部的小垫枕。

常用溶液：镇静催眠用 10% 水合氯醛；肠道炎症用 2% 小檗碱、0.5%～1% 新霉素或其他抗生素溶液。药物量遵医嘱，灌肠溶液量不超过 200ml，温度为 38℃。

2）治疗车下层：便盆及便盆巾、医用垃圾桶、生活垃圾桶。

（4）环境准备：关闭门窗，保持合适室温，用帷帘或屏风遮挡病人。

3. 实施（表 11-7）。

表 11-7　保留灌肠

操作流程	操作步骤	要点解析
核对解释	● 备齐用物，携至床旁，仔细核对床头卡、手腕带 ● 解释操作目的、配合要点	● 核对病人床号、姓名、住院号，做到核对无误 ● 合理解释，取得配合
安置卧位	● 协助病人排空尿液、粪便 ● 根据病情协助病人取合适卧位 ● 臀部移至床沿，退裤至膝部，臀下铺一次性治疗巾 ● 抬高臀部约 10cm，臀边放弯盘	● 慢性细菌性痢疾病变部位在直肠或乙状结肠，取左侧卧位；阿米巴痢疾病变在回盲部，取右侧卧位 ● 抬高臀部防止药液流出
润管排气	● 戴手套，用注洗器抽吸药液 ● 连接肛管，润滑肛管前端 ● 排气，止血钳夹管	● 减轻插管时引起的疼痛 ● 防止气体进入肠道
插管注药	● 一手垫纸巾，分开臀部显露肛门 ● 嘱病人深呼吸 ● 另一手持肛管轻轻插入肛门 15～20cm ● 固定肛管，松开止血钳，缓慢注入药液 ● 药液注完，注入温开水 5～10ml，抬高肛管末端，使溶液全部灌入	● 有利于病人放松，便于插管 ● 使药液充分吸收达到治疗目的 ● 注入速度不可过快过猛，注意观察病人反应
拔出肛管	● 同大量不保留灌肠	
告知病人	● 嘱病人尽量保留 1h 以上	● 使药液达到治疗目的
整理记录	● 整理床单位，开窗通风 ● 洗手，记录	● 保持病房整洁，去除异味 ● 记录时间、药液的名称、药量及病人反应

4. 评价

（1）疾病症状减轻，达到灌肠的目的。

（2）护士操作熟练规范，措施有效，动作轻柔，注入药物的速度合适。

（3）护患沟通有效，清醒病人和家属能理解操作的意义，能积极配合。

【注意事项】

1. 评估病人　护士要正确评估病人，了解灌肠的目的和病变部位，以便掌握灌肠的卧位和插管的深度。

2. 特殊情况　肠道感染的病人，最好选在临睡前灌肠，因此时活动量小，药液易于保留吸收。肛门、直肠、结肠等手术后及排便失禁病人均不宜保留灌肠。

3. 操作正确　灌肠前嘱病人排便，选用的肛管要细，插管要深，液量要小，压力要低，液面距肛门不超过30cm，灌入速度要慢，利于肠黏膜对药液的充分吸收。

 临床应用

清洁灌肠

清洁灌肠是反复多次进行大量不保留灌肠的方法。其目的是：①彻底清除滞留在结肠内的粪便，为直肠、结肠X射线检查和手术前的肠道准备。②排出体内毒素。常用的灌肠液有0.1%～0.2%肥皂液，0.9%氯化钠。第一次用0.1%～0.2%肥皂液灌肠，再用0.9%氯化钠溶液灌肠数次，直至排出液清洁无粪质为止。

注意事项：

1. 清洁灌肠禁忌用清水反复灌洗，以防水电解质紊乱。

2. 灌肠时压力要低，每次灌肠后让病人休息片刻。

 知识拓展

甘油灌肠剂

甘油灌肠剂是一种润滑性通便药，主要适用于清洁灌肠或便秘病人。用法用量：肛门注入；便秘时，一次60ml，小儿用量酌减；清洁灌肠时，一次110ml，重复2～3次。取下本品包装帽盖，让少量药液流出滋润管口，病人侧卧位插入肛门内（小儿插入3～7cm，成人插入6～10cm）。用力挤压容器，将药液缓慢注入直肠内，注完后将注入管缓缓拔出，然后用清洁棉球按住肛门1～2min，通常5～15min后可以排便。

四、排气护理

（一）肠胀气病人的护理

肠胀气（intestinal tympanites）是指胃肠道内有过多的气体积聚，不能自行排出。

1. 原因　食入过多产气性食物；吞入大量空气；肠蠕动减少；肠道梗阻及肠道手术后。

2. 症状和体征　病人表现为腹部膨隆，叩诊呈鼓音、腹胀、痉挛性疼痛、呃逆、肛门排气过多。当肠胀气压迫膈肌和胸腔时，可出现气急和呼吸困难。

3. 护理措施

（1）心理护理：耐心向病人解释肠胀气的原因、治疗及护理措施，缓解病人紧张情绪。

（2）适当活动：卧床病人应经常更换卧位，在病情许可下鼓励并协助病人下床散步。

（3）健康指导：肠胀气与饮食有关，应为病人制订科学的饮食计划，少食或勿食豆类、糖类等产气食品，嘱病人少饮碳酸饮料，进食速度不宜过快。指导病人腹部热敷或按摩。

（4）必要时遵医嘱给予药物治疗或行肛管排气。

（二）肛管排气技术

肛管排气技术是将肛管经肛门插入直肠，以排除肠道内积存气体的技术。

【目的】

帮助病人排出肠腔积气，减轻腹胀。

【操作程序】

1. 评估

（1）病人的意识状态、心理状况、排气情况、肛门周围皮肤情况。

（2）腹胀的原因及程度。

2. 计划

（1）病人准备：了解肛管排气技术的目的、方法、注意事项、配合要点。

（2）护士准备：着装整洁、修剪指甲、洗手、戴口罩。

（3）物品准备

1）治疗车上层：肛管（26号）、玻璃接头、橡胶管、玻璃瓶（内盛水3/4满，瓶口系带）、润滑剂、一次性手套、棉签、胶布（1cm×15cm）、橡皮圈及别针、纸巾、弯盘、手消毒液。

2）治疗车下层：医用垃圾桶、生活垃圾桶。

（4）环境准备：关闭门窗，保持合适室温。遮挡病人，保护其隐私。

3. 实施（表11-8）。

表 11-8　肛管排气技术

操作流程	操作步骤	要点解析
核对解释	● 备齐用物，携至床旁，仔细核对床头卡、手腕带 ● 解释操作目的、配合要点	● 核对病人床号、姓名、住院号，做到核对无误 ● 合理解释，取得配合
安置卧位	● 根据病情协助病人取左侧卧位 ● 注意遮盖病人，暴露肛门	● 有利于肠腔内气体排出 ● 保暖，维护病人隐私
系瓶连管	● 将瓶系在床边（图 11-9） ● 橡胶管一端插入瓶内液面以下，另一端与肛管相接	● 防止空气进入直肠内，加重腹胀 ● 利于观察气体排出情况
插管固定	● 戴手套，润滑肛管前端 ● 左手分开臀部，嘱病人张口呼吸，将肛管轻轻插入直肠 15～18cm ● 用胶布固定肛管于臀部 ● 橡胶管留出一定的长度，用别针固定于床单上（图 11-10）	● 减少肛管对直肠的刺激 ● 有利于病人放松，便于插管 ● 便于病人翻身
观察处理	● 观察排气情况	● 如瓶中见气泡逸出，说明有气体排出；如瓶中气泡很少或无，则说明排气不畅，应帮助病人更换卧位或按摩腹部
拔出肛管	● 肛管保留时间 <20min ● 拔出肛管，擦净肛门，脱手套	● 防止肛门括约肌永久性松弛
整理记录	● 协助病人取舒适卧位，询问病人有无腹胀 ● 整理床单位，开窗通风 ● 洗手，记录	 ● 记录排气时间及效果，病人的反应

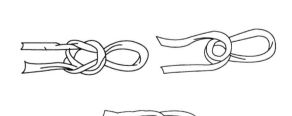

图 11-9　瓶口系带法

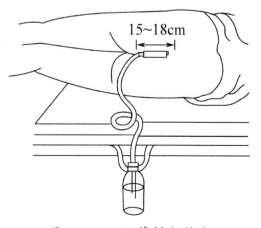

图 11-10　肛管排气技术

4. 评价

（1）能有效解除病人肠腔积气的痛苦。

（2）护士操作熟练规范，肛管按时拔除，健康指导贯穿操作始终。

（3）护患沟通有效，病人能积极配合操作。

【注意事项】

1. 关心病人　注意遮挡，保护病人的隐私，维护病人自尊。

2. 保留方法　保留肛管的时间少于 20min，否则会减弱肛门括约肌反应，甚至导致肛门括约肌永久性松弛，必要时可间隔 2～3h 后重新插管排气。

实践 17：导尿技术

实践 18：导尿管留置技术

实践 19：灌肠技术

实践 20：肛管排气技术

章末小结

　　本章学习重点是尿液、粪便的观察，排尿异常、排便异常的护理措施，导尿技术、灌肠技术的注意事项；学习难点是女性病人导尿管留置技术和大量不保留灌肠技术，在学习过程中注意比较大量不保留灌肠、小量不保留灌肠、保留灌肠、肛管排气的异同点。结合解剖知识正确辨认女性病人尿道和阴道，正确插入导尿管。

（蒋　琼）

 思考与练习

1. 病人，女性，45 岁，行胃大部切除术后，12h 未排尿，诉下腹胀痛，排尿困难。护士采用了很多方法帮助该病人促进排尿，但均无效。

请问:

（1）护士采取什么护理措施可以更好地解除病人的痛苦?

（2）在操作过程中应注意什么?

2. 病人,男性,62岁,因外伤导致尿失禁。护士遵医嘱要为病人进行留置导尿技术。

请问:

（1）为病人留置导尿技术的目的是什么?

（2）导尿管插入的长度是多少?

（3）怎样做不会引起逆行性尿路感染?

3. 病人,男性,76岁,因下肢骨折卧床3个月,近3d未排便,主诉腹胀、无食欲。查体:触诊腹部较硬实且紧张,可触及包块,肛诊可触及粪块。

请问:

（1）该病人出现了什么情况?

（2）你将针对性地采取哪些护理措施?

第十二章 冷热疗技术

12章 数字内容

　　冷疗法(cold therapy)和热疗法(heat therapy)是利用低于或高于人体温度的物质作用于人体表面, 通过神经传导引起皮肤和内脏器官血管的收缩或扩张, 改变机体各系统体液循环和新陈代谢, 达到治疗的目的, 是临床上常用的物理治疗方法。护理人员应及时、有效地评估病人局部或全身状况, 正确应用冷热疗技术, 防止不良反应发生, 确保病人安全舒适, 满足病人身心需要。

第一节　概　　述

工作情景与任务

导入情景:

　　病人, 女性, 18岁, 打羽毛球时不慎扭伤踝关节, 立即被同学送至医院急诊科就诊。经检查: 神志清楚, T 36.4℃、P 72次/min、R 20次/min、BP 104/64mmHg, 踝关节局部疼痛、肿胀、活动受限, X射线检查确定无骨折。

工作任务：

1. 针对该病人情况及时正确处理。

2. 指出 2d 后正确处理的方法。

一、冷热疗的作用

（一）冷疗的作用

1. 控制炎症扩散　冷疗可使局部血管收缩、血流量减少，细菌的活力和细胞的新陈代谢降低，限制炎症扩散及抑制化脓。适用于炎症早期，如鼻部软组织发炎早期，可采用鼻部冰敷，以控制炎症扩散。

2. 减轻局部充血或出血　冷疗可使毛细血管收缩，血管通透性降低，减轻局部组织的充血和水肿；冷疗还可使血液循环减慢，血液黏稠度增加，促进血液凝固而控制出血。适用于软组织挫伤的早期及体表组织的出血，如鼻出血、扁桃体切除术后等。

3. 减轻疼痛　冷疗可抑制组织细胞的活动，降低神经末梢的敏感性而减轻疼痛；冷疗还可使局部血管收缩，通透性降低，渗出减少，从而减轻由于局部组织肿胀压迫神经末梢所引起的疼痛。适用于牙痛、烫伤及急性损伤初期（48h 内），如踝关节扭伤在 48h 内可用冷湿敷，以减轻踝关节软组织出血和疼痛。

4. 降低体温　冷直接与皮肤接触，通过传导与蒸发的散热方式降低体温。适用于高热、中暑病人降温。头部用冷可降低脑细胞的代谢，提高脑组织对缺氧的耐受性，减少脑细胞损害。适用于脑外伤、脑缺氧的病人。

（二）热疗的作用

1. 促进炎症消散和局限　热疗可扩张局部血管，促进血液循环，增强新陈代谢和白细胞的吞噬功能。炎症早期用热，可促进炎性渗出物的吸收和消散；炎症后期用热，可促使白细胞释放蛋白溶解酶，溶解坏死组织，使炎症局限，如踝关节扭伤 48h 后，用热湿敷促进踝关节软组织淤血的吸收和消散。

2. 减轻深部组织充血　热疗可使体表血管扩张，血流量增加，使全身循环血量重新分布，深部组织血流量减少，减轻深部组织充血。

3. 减轻疼痛　热疗可降低痛觉神经兴奋性，提高疼痛阈值；又可改善血液循环，加速致痛物质排出和炎性渗出物吸收，解除对神经末梢的刺激和压迫；还可使肌肉松弛，结缔组织伸展性增强，关节的活动范围增加，减轻肌肉痉挛、僵硬和关节强直，从而解除或缓解疼痛。

4. 保暖与舒适　热疗可使局部血管扩张，促进血液循环，使病人感到温暖、舒适。适用于年老体弱、危重、末梢循环不良的病人及早产儿。

二、冷热疗的禁忌证

（一）冷疗禁忌证

1. 血液循环障碍　对大面积组织受损、休克、全身微循环障碍、周围血管病变、动脉硬化、神经病变、水肿等病人不宜用冷。因循环不良、组织营养不足，使用冷疗可使血管收缩，加重血液循环障碍，导致局部组织缺血缺氧而变性、坏死。

2. 慢性炎症或深部化脓病灶　冷疗可使局部血管收缩，血流减少，妨碍炎症吸收。

3. 组织损伤、破裂　冷疗可降低血液循环速度，增加组织损伤，且影响伤口愈合，尤其是大范围组织损伤，应禁止用冷。

4. 对冷过敏　冷疗后可出现皮疹、荨麻疹、关节疼痛、肌肉痉挛等过敏症状。

5. 慎用冷疗者　昏迷、感觉异常、年老体弱者、婴幼儿、关节疼痛、心脏病、哺乳期产妇胀奶等应慎用冷疗。

6. 禁忌冷疗的部位

（1）枕后、耳郭、阴囊处：用冷易冻伤。

（2）心前区：用冷易引起反射性心率减慢、心律不齐、心房纤颤或心室纤颤及房室传导阻滞。

（3）腹部：用冷易引起腹痛、腹泻。

（4）足底：用冷易引起反射性末梢血管收缩而影响散热，或反射性地引起一过性冠状动脉收缩。

（二）热疗禁忌证

1. 未明确诊断的急腹症　热疗可缓解疼痛而掩盖病情真相，贻误诊断和治疗。

2. 面部危险三角区的感染　该处血管丰富，无静脉瓣，且与颅内海绵窦相通。热疗可使血管扩张，血流增多，导致细菌及毒素进入血液循环，易引起颅内感染和败血症。

3. 软组织损伤或扭伤早期（48h 内）　热疗可使血管扩张，通透性增高，加重皮下出血、肿胀及疼痛。

4. 各种脏器出血、出血性疾病　热疗可使局部血管扩张，增加脏器的血流量和血管的通透性而增加出血及出血倾向。

5. 其他

（1）心、肝、肾功能不全者：大面积热疗使皮肤血管扩张，减少对内脏器官的血液供应，加重病情。

（2）皮肤湿疹：热疗可加重皮肤受损，也可使病人增加痒感而不适。

（3）急性炎症：热疗可使局部温度升高，促进细菌繁殖及分泌物增多，加重病情。

（4）孕妇：热疗可影响胎儿的生长。

（5）金属移植物部位、人工关节：金属是热的良好导体，用热易造成烫伤。

（6）恶性肿瘤：热疗可使血管扩张，血流量增加，加速肿瘤细胞的生长、转移和扩散，使病情加重。

（7）麻痹、感觉异常者、婴幼儿、老年人慎用。

（8）睾丸：用热会抑制精子发育并破坏精子。

三、影响冷热疗的因素

（一）方式

冷、热应用方式不同，效果也不同。冷热疗分湿法（湿冷及湿热）和干法（干冷及干热）两大类。因为水是一种良好的导体，其传导及渗透能力比空气强。因此，在同样温度条件下，湿冷、湿热效果优于干冷、干热。

（二）时间

冷、热应用的时间对治疗效果有直接影响，在一定时间内其效应随着时间的延长而增强。但如果时间过长，会产生继发效应而抵消治疗效应，甚至还可引起不良反应，如疼痛、皮肤苍白、冻伤、烫伤等。

（三）温度

冷热疗法的温度与机体治疗前体表的温度相差越大，机体对冷、热刺激的反应越强；反之则越弱。此外，环境温度也会影响冷热效应，如环境温度高于或等于身体温度时用热，传导散热被抑制，热效应会增强；而在干燥冷环境中用冷，散热会增加，冷效应会增强。

（四）面积

冷热疗法的效果与应用的面积大小有关。应用面积越大，效果就越强；反之，则越弱。但须注意使用面积越大，病人的耐受性越差，且会引起全身反应。如大面积冷疗导致血管收缩，病人血压升高；而大面积热疗导致广泛性周围血管扩张，血压下降，病人易发生晕厥。

（五）部位

不同厚度的皮肤对冷、热反应的效果不同，皮肤较薄或不经常暴露的部位，对冷、热的敏感性强，冷、热效果较好。此外，血液循环情况也能影响冷热疗效果，血管粗大、血流较丰富的体表部位，可增强冷、热应用的效果。因此，临床上为高热病人物理降温，将冰袋、冰囊放置在颈部、腋下、腹股沟等处，以增加散热。

（六）个体差异

年龄、性别、身体状况等也可影响冷热疗的效果。婴幼儿神经系统发育未成熟，对冷、热刺激的适应能力有限；老年人因体温调节能力较差，对冷、热刺激的敏感性降低；女性对冷、热的反应较男性敏感；昏迷、血液循环不良、感觉迟钝等病人的敏感性降低，尤要注意防止冻伤与烫伤。

第二节 常用的冷疗技术

 工作情景与任务

导入情景：

病人，女性，40 岁，4h 前在家突然感到下腹疼痛，伴寒战、发冷，急诊入院。入院时，病人面色潮红，T 39.6℃，P 96 次/min，R 24 次/min。查体：下腹有压痛、反跳痛、宫颈充血有举痛，子宫体增大，有压痛。病人被诊断为"急性盆腔炎"。医嘱：物理降温。

工作任务：

1. 正确为病人使用冰袋。

2. 正确为病人实施乙醇拭浴。

冷疗分局部冷疗和全身冷疗。常用的局部冷疗有冰袋、冰囊、冰帽、冰槽、冷湿敷和化学致冷袋等；全身冷疗有乙醇拭浴、温水拭浴等。

一、冰袋、冰囊的使用

【目的】

降温、止血、镇痛、消炎。

【操作程序】

1. 评估

（1）病人的年龄、病情、意识、体温、治疗情况。

（2）病人局部皮肤状况，循环状况，对冷的耐受度，有无感觉障碍。

（3）病人的活动能力、心理状态及合作程度。

2. 计划

（1）病人准备：了解冰袋（冰囊）的使用目的、方法、注意事项及配合要点。

（2）护士准备：着装整洁，修剪指甲，洗手，戴口罩。

（3）用物准备

1）治疗车上层：治疗盘、冰袋或冰囊（图 12-1）、布套、帆布袋、冰块、木槌、盆及冷水、毛巾、勺、手消毒液。

2）治疗车下层：生活垃圾桶、医用垃圾桶。

（4）环境准备：整洁，温度适宜，酌情关闭门窗，必要时用帷帘或屏风遮挡。

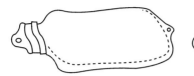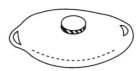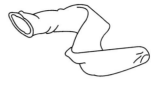

图 12-1　冰袋、冰囊

3. 实施(表 12-1)。

表 12-1　冰袋(冰囊)的使用

操作流程	操作步骤	要点解析
备冰装袋	● 备冰:将大冰块放入帆布袋内,用木槌敲成小块,放入盆内,用冷水冲去棱角	● 避免棱角引起病人不适及损坏冰袋
	● 装袋:将冰块装袋(或囊)1/2~2/3 满	● 便于冰袋与皮肤接触
	● 排气:排出冰袋(或冰囊)内空气并夹紧袋口	● 空气可加速冰的融化,影响治疗效果
	● 检查:用毛巾擦干冰袋,倒提	● 检查冰袋有无破损、漏水
	● 加套:套上布套	● 避免冰袋与病人皮肤直接接触,也可吸收冷凝水汽
核对解释	● 备齐用物,携至床旁,仔细核对床头卡、手腕带	● 核对病人床号、姓名、住院号,核对无误
	● 解释操作目的、配合要点	● 合理解释,取得配合
放置冰袋	● 高热降温,置冰袋于前额、头顶和体表大血管流经处,冰囊置于体表大血管分布处(颈部两侧、腋窝、腹股沟等);鼻出血者将冰囊置于鼻部;扁桃体切除术后冰囊置于颈前颌下(图 12-2)	● 放置于前额时,应将冰袋悬吊在支架上,以减轻局部压力,但冰袋必须与前额皮肤接触
观察效果	● 询问病人感觉,观察局部皮肤及冰袋情况	● 如皮肤出现发紫、麻木感,应停止使用
		● 冰块已融化应及时更换,以保证疗效
撤除冰袋	● 30min 后,撤除冰袋	● 防止继发效应
	● 协助病人取舒适卧位,整理床单位	
整理记录	● 整理用物,倒空冰袋,倒挂晾干,吹入少量空气后夹紧袋口,置阴凉处备用,布套送洗	● 防止冰袋内面相互粘连
	● 洗手,记录	● 记录用冷部位、时间、效果及反应

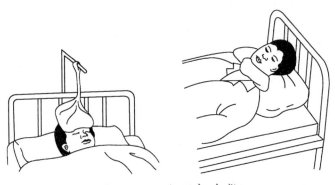

图 12-2　头颈部冷敷

4. 评价

（1）护士能与病人有效沟通，得到理解与配合。

（2）病人无冻伤，无不良反应，达到冷疗目的。

（3）护士操作熟练，动作轻巧。

【注意事项】

1. 随时观察冰袋有无漏水，是否夹紧。冰块融化后应及时更换，保持布套干燥。

2. 注意观察病人局部皮肤变化，如出现苍白、青紫、麻木等情况，应立即停止用冷并给予相应处理。

3. 用冷时间不可超过 30min。若需再使用，应休息 1h。为高热病人降温时，冷疗 30min 后应测体温，当体温降至 39℃以下可取下冰袋，并在体温单上做好记录。

 临床应用

化学致冷袋

化学致冷袋可代替冰袋，维持时间 2h，具有方便、实用的特点。化学致冷袋有两种。一种是一次性的，它是将两种化学制剂分成两部分装在特制密封的聚乙烯塑料袋内，使用时将两种化学制剂充分混合后即可使用。在使用过程中，需观察有无破损、漏液现象，如有异常需立即更换，以防损伤皮肤。另一种可反复使用，又称超级冷袋。它是内装凝胶或其他冰冻介质的冷袋，将其放入冰箱内 4h，其内容物由凝胶状态变为固态，使用时取出，在常温下吸热，又由固态变为凝胶状态（可逆过程）。使用后，冷袋外壁用消毒液擦拭，置冰箱内，可再次使用。

二、冰帽、冰槽的使用

【目的】

头部降温，防治脑水肿。

【操作程序】

1. 评估

（1）病人的年龄、病情、意识、治疗情况。

（2）病人头部状况。

（3）病人的心理状态及合作程度。

2. 计划

（1）病人准备：了解冰帽（冰槽）的使用目的、方法、注意事项及配合要点。

（2）护士准备：着装整洁，修剪指甲，洗手，戴口罩。

（3）用物准备

1）治疗车上层：治疗盘、海绵垫、肛表，若使用冰槽降温应备不脱脂棉球及凡士林纱布、冰帽或冰槽（图12-3）、冰块、盆、冷水、勺、小垫枕、手消毒液。

2）治疗车下层：生活垃圾桶、医用垃圾桶、水桶。

（4）环境准备：整洁，温度适宜，酌情关闭门窗，必要时用帷帘或屏风遮挡。

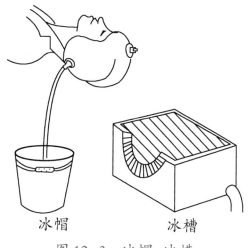

冰帽　　　　　冰槽

图 12-3　冰帽、冰槽

3. 实施（表 12-2）。

表 12-2　冰帽（冰槽）的使用

操作流程	操作步骤	要点解析
备冰装帽	● 备冰：方法同冰袋 ● 装帽：将冰块装入冰帽（或冰槽）内约2/3满（其余方法同冰袋）	● 避免棱角引起病人不适及损坏冰帽
核对解释	● 备齐用物，携至床旁，仔细核对床头卡、手腕带 ● 解释操作目的、配合要点	● 核对病人床号、姓名、住院号，做到核对无误 ● 合理解释，取得配合

操作流程	操作步骤	要点解析
放置冰帽	● 去枕,后颈部、双耳外侧与冰帽或冰槽接触部位垫海绵垫(使用冰槽者需在耳内塞不脱脂棉球,双眼覆盖凡士林纱布),肩下垫小垫枕 ● 头部置于冰帽或冰槽内,排水管放水桶内	● 防止枕后、外耳冻伤,防止冰水流入耳内,保护后颈及角膜
严密观察	● 观察生命体征,局部皮肤、全身反应等	● 维持肛温在33℃左右,不可低于30℃,以防心室纤颤等并发症出现
撤除冰帽	● 30min后撤除冰帽,协助病人取舒适卧位,整理床单位	● 防止继发效应
整理记录	● 冰帽:处理同冰袋 ● 冰槽:将冰水倒空后消毒备用 ● 洗手,记录	● 防止粘连 ● 记录用冷部位、时间、效果及反应

4. 评价

(1)护士能与病人及家属有效沟通,得到理解与配合。

(2)病人无冻伤,无不良反应,达到冷疗目的。

(3)护士操作熟练,动作轻巧。

【注意事项】

1. 观察头部皮肤变化,注意耳郭有无青紫、麻木及冻伤发生。

2. 用冷时间不得超过30min,防止继发效应。

3. 密切观察病人病情、体温及心率变化,肛温不得低于30℃,防止发生心房纤颤、心室纤颤或房室传导阻滞等。

三、冷 湿 敷

【目的】

降温、止血、消肿、止痛。

【操作程序】

1. 评估　同冰袋的使用。

2. 计划

（1）病人准备：了解冷湿敷的使用目的、方法、注意事项及配合要点。

（2）护士准备：着装整洁，修剪指甲，洗手，戴口罩。

（3）用物准备

1）治疗车上层：治疗盘、敷布2块、钳子2把、纱布、凡士林、棉签、一次性治疗巾、塑料薄膜、棉垫或毛巾、盛放冰水的容器、弯盘、手消毒液，必要时备换药用物。

2）治疗车下层：生活垃圾桶、医用垃圾桶。

（4）环境准备：整洁，温度适宜，酌情关闭门窗，必要时用帷帘或屏风遮挡。

3. 实施（表12-3）。

表12-3　冷湿敷

操作流程	操作步骤	要点解析
核对解释	● 备齐用物，携至床旁，仔细核对床头卡、手腕带	● 核对病人床号、姓名、住院号，做到核对无误
	● 解释操作目的、配合要点	● 合理解释，取得配合
安置体位	● 协助病人取舒适卧位，暴露患处	● 必要时用帷帘或屏风遮挡，保护病人自尊
湿敷患处	● 冷敷部位下垫一次性治疗巾	
	● 涂凡士林于患处（范围略大于患处）	● 凡士林可减缓冷传导，防止冻伤
	● 上盖一层纱布	
	● 敷布浸入冰水盆中，夹起拧至不滴水（图12-4）	● 敷布须浸透
	● 抖开敷布，敷于患处	● 高热病人降温敷于前额
	● 上盖塑料薄膜及棉垫或毛巾	
	● 每3～5min更换一次敷布，持续15～20min	● 确保冷敷效果，防止继发效应
观察效果	● 询问病人感觉，观察局部皮肤及全身状况	● 避免冻伤
整理记录	● 冷敷毕，撤去用物，用纱布擦去凡士林	
	● 协助病人取舒适卧位，整理床单位	
	● 洗手，记录	● 记录冷敷部位、时间、效果及反应

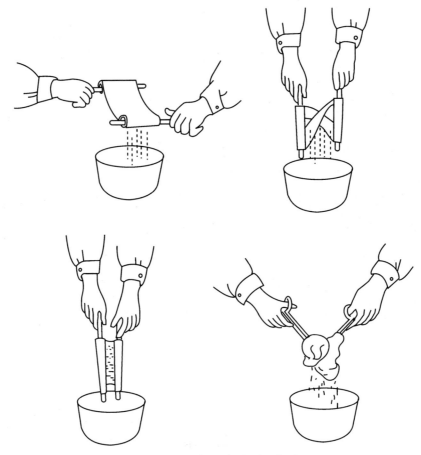

图 12-4　冷湿敷拧敷布法

4. 评价

（1）护士能与病人有效沟通，得到理解与配合。

（2）病人无冻伤，无不良反应，达到冷湿敷的目的。

（3）护士操作熟练，动作轻巧。

【注意事项】

1. 注意观察局部皮肤情况及病人反应。

2. 若为高热病人降温，则冷湿敷 30min 后应测量体温，并将体温记录于体温单上。

3. 若冷敷部位有伤口，须按无菌技术操作原则进行冷湿敷，冷敷后按换药法处理伤口。

四、乙醇或温水拭浴

【目的】

为高热病人降温。

乙醇具有挥发性，拭浴时在皮肤上迅速蒸发，吸收和带走机体大量的热，同时乙醇又可刺激皮肤使血管扩张，因而散热能力较强。

温水无刺激、不过敏，常适用于小儿、老人及体质虚弱病人的降温。

【操作程序】

1. 评估 同冰袋的使用,并询问有无乙醇过敏史。

2. 计划

(1)病人准备:了解乙醇或温水拭浴的目的、方法、注意事项及配合要点,排空大小便,取舒适卧位。

(2)护士准备:着装整洁,修剪指甲,洗手,戴口罩。

(3)用物准备

1)治疗车上层:治疗盘、大毛巾、小毛巾2块、热水袋及布套、冰袋及布套、脸盆(内盛30℃的25%~35%乙醇200~300ml或32~34℃温水2/3满)、手消毒液,必要时备干净衣裤。

2)治疗车下层:生活垃圾桶、医用垃圾桶。必要时备便器。

(4)环境准备:调节室温,关闭门窗,必要时用帷帘或屏风遮挡。

3. 实施(表12-4)。

表12-4 乙醇或温水拭浴

操作流程	操作步骤	要点解析
核对解释	• 备齐用物,携至床旁,仔细核对床头卡、手腕带 • 解释操作目的、配合要点	• 核对病人床号、姓名、住院号,做到核对无误 • 合理解释,取得配合
安置体位	• 用帷帘或屏风遮挡,松开床尾盖被 • 协助病人取舒适卧位,脱去上衣	• 注意保暖,保护病人自尊,尽量减少暴露 • 便于拍拭
放置冰袋	• 置冰袋于头部	• 有助于降温并防止头部充血而致头痛
置热水袋	• 置热水袋于足底	• 促进足底血管扩张,减轻头部充血并使病人感觉舒适
拍拭上肢	• 将大毛巾垫于拍拭部位下,将浸湿的小毛巾拧至半干,缠于手掌成手套状,以离心方向拍拭 • 拍拭顺序: 侧颈→肩→上臂外侧→前臂外侧→手背 侧胸→腋窝→上臂内侧→肘窝→前臂内侧→掌心	• 每拍拭一个部位更换一次小毛巾,以维持拭浴温度 • 拍拭腋窝、肘窝、掌心处时稍用力并延长停留时间,以促进散热;每侧肢体或背部拍拭3min,拭浴全过程不宜超过20min,防止继发效应

操作流程	操作步骤	要点解析
	● 用大毛巾擦干皮肤	
	● 同法拍拭对侧上肢	● 先拍拭近侧后对侧
拍拭背部	● 协助病人侧卧	
	● 分上、中、下三部分纵向拍拭背部：颈下肩部→背部→臀部	
	● 擦干皮肤,协助病人穿衣、仰卧	● 根据需要更换干净衣服
拍拭下肢	● 协助病人脱裤,大毛巾垫于拍拭部位下,将浸湿的小毛巾拧至半干,拍拭	
	外侧:髋部→下肢外侧→足背	
	内侧:腹股沟→下肢内侧→内踝	● 拍拭至腹股沟、腘窝处稍用力
	后侧:臀下→下肢后侧→腘窝→足跟	并延长停留时间,以促进散热
	● 用大毛巾擦干皮肤	
	● 同法拍拭对侧下肢	
	● 协助病人穿好裤子,舒适卧位	
严密观察	● 拭浴过程中观察病人反应	● 如出现寒战、面色苍白、脉搏及呼吸异常时,应立即停止拭浴,及时处理
撤热水袋	● 拭浴毕,取出热水袋	● 冰袋继续冰敷降温
撤除冰袋	● 30min 后测量体温	● 将体温绘制于体温单上
	● 体温降至39℃以下时取下冰袋	
整理记录	● 整理床单位,处理用物	
	● 洗手,记录	● 记录拭浴时间、效果及反应

4. 评价

(1)护士能与病人有效沟通,得到理解与配合。

(2)病人体温下降,感觉舒适、安全,达到乙醇或温水拭浴的目的。

(3)护士操作熟练,动作轻巧。

【注意事项】

1. 禁忌拍拭胸前区、腹部、后颈、足底等部位,以免引起不良反应。

2. 新生儿、血液病病人及乙醇过敏者禁用乙醇拭浴。

3. 拭浴时,以拍拭(轻拍)方式进行,避免用摩擦方式,因摩擦易生热。

冰毯机

医用冰毯全身降温仪,简称冰毯机。其分为单纯降温法和亚低温治疗法两种,前者用于高热病人,后者用于重型颅脑损伤病人。冰毯机是利用半导体制冷原理,将水箱内蒸馏水冷却后通过主机与冰毯内的水进行循环交换,促进与毯面接触的皮肤进行散热,达到降温目的。使用时,在毯面覆盖中单,协助病人脱去上衣,整个背部贴于冰毯上。冰毯机上连有肛温传感器,可设定肛温的上下限,根据肛温变化自动切换"制冷"开关,将肛温控制在设定的范围内。

第三节　常用的热疗技术

工作情景与任务

导入情景:

病人,女性,65岁,3d前行腹腔镜探查术后返回病房,麻醉未完全清醒。护士使用热水袋为其保暖。现主诉大便干结,排便困难,导致肛门充血。医生开出医嘱:热水坐浴。

工作任务:

1. 正确使用热水袋为病人保暖。

2. 正确指导病人进行热水坐浴。

热疗分干热疗和湿热疗两大类。常用的干热疗有热水袋、烤灯等;湿热疗有热湿敷、热水坐浴、温水浸泡等。

一、热水袋的使用

【目的】

保暖、解痉、镇痛、舒适。

【操作程序】

1. 评估

（1）病人的年龄、病情、体温、意识、治疗情况。

（2）病人的局部皮肤状况,如颜色、温度,有无硬结、淤血,有无伤口,感觉障碍及对热的耐受情况等。

（3）病人的活动能力、心理状态及合作程度。

2. 计划

（1）病人准备：了解热水袋使用的目的、方法、注意事项及配合要点。

（2）护士准备：着装整洁，修剪指甲，洗手，戴口罩。

（3）用物准备

1）治疗车上层：治疗盘、热水袋及布套、水温计、毛巾、量杯、热水（60～70℃）、手消毒液。

2）治疗车下层：生活垃圾桶、医用垃圾桶。

（4）环境准备：整洁、温度适宜，酌情关闭门窗。

3. 实施（表12-5）。

表12-5　热水袋的使用

操作流程	操作步骤	要点解析
备热水袋	● 测量、调节水温	● 成人60～70℃，婴幼儿、老人、昏迷、末梢循环不良、麻醉未清醒、感觉障碍等特殊病人，水温应低于50℃
	● 检查热水袋有无破损、漏气	
	● 灌水：放平热水袋、去塞，一手持袋口边缘，一手灌水（图12-5）至1/2～2/3满	● 边灌水边提高热水袋，使水不致溢出 ● 灌水过多，热水袋膨胀变硬，柔软舒适感下降
	● 排气：逐渐放平热水袋，驱尽袋内空气，旋紧塞子	● 排尽空气，以防影响热的传导
	● 检查：用毛巾擦干热水袋，倒提	● 检查有无漏水，防止烫伤病人
	● 加套：将热水袋装入布套，系紧带子	● 避免热水袋与皮肤直接接触，增进舒适
核对解释	● 备齐用物，携至床旁，仔细核对床头卡、手腕带	● 核对病人床号、姓名、住院号，做到核对无误
	● 解释操作目的、配合要点	● 合理解释，取得配合
置热水袋	● 将热水袋放置于所需部位，袋口朝向身体外侧	● 避免烫伤
	● 用热时间根据目的而定	● 用于治疗一般不超过30min，用于保暖可持续使用
观察效果	● 询问病人感觉，观察局部皮肤及热水袋情况	● 如皮肤出现潮红、疼痛应停止使用，并在局部涂凡士林以保护皮肤

操作流程	操作步骤	要点解析
撤热水袋	● 用毕,取下热水袋	● 热水倒空,倒挂晾干,袋内吹气,旋紧塞子,置于阴凉处备用,布套清洁后晾干备用
整理记录	● 协助病人取舒适卧位,整理床单位 ● 洗手,记录	● 记录用热部位、时间、效果及反应

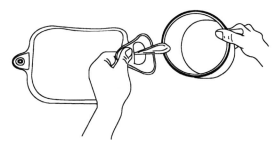

图 12-5　灌热水袋法

4. 评价

（1）护士能与病人有效沟通,得到理解与配合。

（2）病人感觉温暖、舒适,局部皮肤无烫伤,病人会正确使用热水袋。

（3）护士操作熟练,动作轻巧。

【注意事项】

1. 炎症部位热敷,热水袋灌水 1/3 满,以免压力过大,引起疼痛。

2. 特殊病人使用热水袋时,应再包一块大毛巾或放于两层毛毯之间,以防烫伤。

3. 使用热水袋过程中经常巡视病人,观察局部皮肤情况。

4. 持续使用热水袋时,应每 30min 检查水温一次,及时更换热水,并严格执行交接班制度。

5. 血液循环障碍、感觉障碍或减退、意识不清、年老体弱等病人应慎用热疗。

 知识拓展

化学加热袋

化学加热袋是大小不等的密封塑料袋,内盛两种化学物质,使用时将两种化学物质充分混合,使之发生反应而产热。化学加热袋平均温度为 56℃,最高可达 76℃,可持续使用 2h 左右,其使用方法与热水袋相同。为防烫伤,老人、小儿、昏迷、感觉障碍等病人不宜使用化学加热袋。

二、烤灯的使用

烤灯是利用热的辐射作用于人体，使局部温度升高、血管扩张、局部血液循环加速，促进组织代谢、改善局部组织营养状况。主要用于婴儿红臀、会阴部伤口及植皮供皮区等的照射治疗。

【目的】

消炎、镇痛、解痉，促进创面干燥结痂、保护肉芽组织生长。

【操作程序】

1. 评估　同热水袋的使用。

2. 计划

（1）病人准备：了解烤灯使用的目的、方法、注意事项及配合要点。

（2）护士准备：着装整洁，修剪指甲，洗手，戴口罩。

（3）用物准备：鹅颈灯或红外线灯，手消毒液，必要时备湿纱布或有色眼镜。

（4）环境准备：整洁、温度适宜，酌情关闭门窗，必要时用帷帘或屏风遮挡。

3. 实施（表12-6）。

表12-6　烤灯的使用

操作流程	操作步骤	要点解析
准备烤灯	● 根据病情需要选择灯泡的功率，检查烤灯性能	● 胸、腹、腰、背500～1 000W，手、足部250W（鹅颈灯40～60W）
核对解释	● 备齐用物，携至床旁，仔细核对床头卡、手腕带	● 核对病人床号、姓名、住院号，做到核对无误
	● 解释操作目的、配合要点	● 合理解释，取得配合
安置体位	● 取舒适体位，暴露患处	● 必要时用帷帘或屏风遮挡，保护病人自尊
照射患处	● 接通电源，打开开关	
	● 将灯头移至治疗部位上方或侧方，有保护罩的灯头可垂直照射，灯距30～50cm（图12-6）	● 防止烫伤，以病人感觉温热为宜
	● 照射时间20～30min	● 防止继发效应
	● 照射面颈部及前胸时，用湿纱布遮盖双眼或戴有色眼镜	● 防护眼睛

操作流程	操作步骤	要点解析
观察效果	● 询问病人感觉	● 有无过热、心慌、头晕感觉及皮肤有无疼痛等
	● 观察局部皮肤颜色	● 皮肤出现均匀红斑为合适剂量,若出现紫红色,应立即停止照射,局部涂凡士林保护
撤除烤灯	● 照射完毕,关闭开关,移开烤灯	● 烤灯擦拭整理后备用
		● 嘱病人15min后再外出,防止感冒
整理记录	● 协助病人取舒适卧位,整理床单位	
	● 洗手,记录	● 记录照射部位、时间、效果及反应

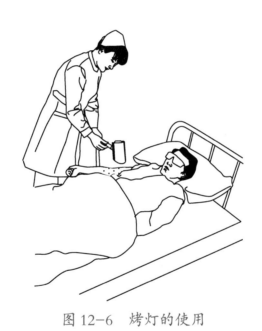

图 12-6 烤灯的使用

4. 评价

（1）护士能与病人有效沟通,得到理解与配合。

（2）病人感觉温暖、舒适,局部皮肤无烫伤,达到烤灯使用的目的。

（3）护士操作熟练,动作轻巧。

【注意事项】

1. 意识不清、局部感觉障碍、血液循环障碍、瘢痕者,治疗时应加大灯距,防止烫伤。

2. 红外线多次治疗后,治疗部位皮肤可出现网状红斑、色素沉着。

3. 使用时避免触摸灯泡或用布覆盖烤灯,以免发生烫伤及火灾。

三、热 湿 敷

【目的】

消炎、消肿、解痉、镇痛。

【操作程序】

1. 评估　同热水袋的使用。

2. 计划

（1）病人准备：了解热湿敷使用的目的、方法、注意事项及配合要点。

（2）护士准备：着装整洁，修剪指甲，洗手，戴口罩。

（3）用物准备

1）治疗车上层：治疗盘、敷布2块、钳子2把、纱布、凡士林、棉签、一次性治疗巾、弯盘、塑料薄膜、棉垫或毛巾、水温计、小盆（内盛50～60℃热水）、手消毒液，必要时备大毛巾、热水袋、换药用物。

2）治疗车下层：生活垃圾桶、医用垃圾桶。

（4）环境准备：整洁、温度适宜，酌情关闭门窗，必要时用帷帘或屏风遮挡。

3. 实施（表12-7）。

表12-7　热湿敷

操作流程	操作步骤	要点解析
核对解释	● 备齐用物，携至床旁，仔细核对床头卡、手腕带	● 核对病人床号、姓名、住院号，做到核对无误
	● 解释操作目的、配合要点	● 合理解释，取得配合
安置体位	● 协助病人取舒适卧位，暴露治疗部位	● 必要时用帷帘或屏风遮挡，保护病人自尊
局部湿敷	● 在治疗部位下垫一次性治疗巾	● 保护皮肤及床单位
	● 热敷部位涂凡士林，上盖一层纱布	● 凡士林可减缓热传导，既防烫伤又保持热效
	● 敷布浸入热水中，夹起拧至半干（方法同冷湿敷）	● 拧至不滴水为宜
	● 抖开敷布，放在手腕掌侧试温后折叠敷于患处，上盖塑料薄膜及棉垫或毛巾	● 塑料薄膜可防止棉垫或毛巾潮湿，棉垫、毛巾可维持热敷温度
	● 每3～5min更换一次敷布，持续15～20min	● 确保热敷效果，防止继发效应

操作流程	操作步骤	要点解析
观察效果	● 询问病人感觉,观察局部皮肤颜色及全身状况	● 若病人感觉过热,可掀起敷布一角散热
撤除敷布	● 热敷完毕,轻轻拭干热敷部位	● 勿用摩擦方法擦干,因皮肤长时间处于湿热气中容易破损
整理记录	● 协助病人取舒适卧位,整理床单位,整理用物	● 消毒后备用
	● 洗手,记录	● 记录热敷部位、时间、效果及反应

4. 评价

(1)护士能与病人有效沟通,得到理解与配合。

(2)病人感觉温暖、舒适,局部皮肤无烫伤,无感染发生,达到热湿敷的目的。

(3)护士操作熟练,动作轻巧。

【注意事项】

1. 若热敷部位不禁忌压力,可将热水袋置于敷布之上,再盖上大毛巾,以保持温度。

2. 面部热敷者,30min后方可外出,防止感冒。

3. 热敷部位若有伤口应执行无菌操作,热敷后按换药法处理伤口。

四、热 水 坐 浴

【目的】

消炎、消肿、止痛,用于会阴部、肛门疾病及手术后。

【操作程序】

1. 评估 同热水袋的使用。

2. 计划

(1)病人准备:了解热水坐浴的目的、方法、注意事项及配合要点,排空大小便。

(2)护士准备:着装整洁,修剪指甲,洗手,戴口罩。

(3)用物准备

1)治疗车上层:治疗盘、药液(遵医嘱)、无菌纱布、毛巾、浴巾、水温计、浸泡盆(内盛40~45℃热水)、手消毒液,必要时备换药用物。

2)治疗车下层:生活垃圾桶、医用垃圾桶。

3)其他:坐浴椅(图12-7)上置坐浴盆。

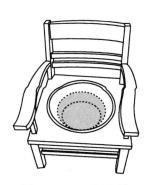

图12-7 坐浴椅

（4）环境准备：整洁、温度适宜，酌情关闭门窗，必要时用帷帘或屏风遮挡。

3. 实施（表 12-8）。

表 12-8　热水坐浴

操作流程	操作步骤	要点解析
核对解释	● 备齐用物，携至床旁，仔细核对床头卡、手腕带	● 核对病人床号、姓名、住院号，做到核对无误
	● 解释操作目的、配合要点	● 合理解释，取得配合
配药调温	● 遵医嘱配制药液并置于浸泡盆内 1/2 满，调节水温 40~45℃	● 避免烫伤
协助坐浴	● 协助病人脱裤至膝部后取坐姿	
	● 嘱病人用纱布蘸药液擦拭外阴部皮肤试温	● 防止烫伤
	● 待适应水温后，坐入浴盆中，腿部用浴巾遮盖	● 臀部完全浸入水中
	● 注意保暖，及时添加热水及药物	● 添加热水时，应嘱病人臀部离开坐浴盆
	● 浸泡 15~20min	● 防止继发效应
观察效果	● 随时观察病人反应	● 若出现面色苍白、脉搏加快、晕眩、软弱无力，应停止坐浴
整理记录	● 坐浴毕，用毛巾拭干臀部	
	● 撤除用物，协助穿裤，取舒适卧位	
	● 整理床单位，洗手，记录	● 记录坐浴时间、药液、效果及反应

4. 评价

（1）护士能与病人有效沟通，得到理解与配合。

（2）病人感觉温暖、舒适，局部皮肤无烫伤，达到热水坐浴的目的。

（3）护士操作熟练，动作轻巧。

【注意事项】

1. 热水坐浴前先排尿、排便，因热水可刺激会阴部、肛门，易引起排尿、排便反射。

2. 女性病人月经期、妊娠后期、产后 2 周内、阴道出血和盆腔急性炎症等不宜坐浴，以免引起感染。

3. 坐浴部位若有伤口，坐浴时应执行无菌操作，坐浴后按换药法处理伤口。

五、温水浸泡

【目的】

消炎、镇痛、清洁和消毒伤口，用于手、足、前臂、小腿部感染。

【操作程序】

1. 评估　同热水袋的使用。

2. 计划

（1）病人准备：了解温水浸泡的目的、方法、注意事项及配合要点。

（2）护士准备：着装整洁，修剪指甲，洗手，戴口罩。

（3）用物准备

1）治疗车上层：治疗盘、药液（遵医嘱）、长镊子、纱布、毛巾、水温计、浸泡盆（内盛43～46℃热水）、手消毒液，必要时备换药用物。

2）治疗车下层：生活垃圾桶、医用垃圾桶。

（4）环境准备：整洁、温度适宜，酌情关闭门窗。

3. 实施（表12-9）。

表12-9　温水浸泡

操作流程	操作步骤	要点解析
核对解释	● 备齐用物，携至床旁，仔细核对床头卡、手腕带	● 核对病人床号、姓名、住院号，做到核对无误
	● 解释操作目的、配合要点	● 合理解释，取得配合
配药调温	● 遵医嘱配制药液并置于浸泡盆内1/2满，调节水温至43～46℃	● 防止不适或烫伤
暴露患处	● 体位舒适，暴露患处	
协助浸泡	● 协助病人将患肢慢慢浸入盆内，必要时用长镊子夹纱布擦拭创面，使之清洁（图12-8）	● 使病人逐渐适应 ● 若浸泡部位有伤口，须按无菌技术处理伤口
	● 浸泡15～20min	● 防止继发效应
观察效果	● 随时观察局部皮肤情况	● 有无发红、疼痛等
	● 及时添加热水及药物	● 添加热水时，应先将肢体偏离盆外，以免烫伤
整理记录	● 浸泡毕，用毛巾擦干肢体，撤除用物	
	● 协助病人取舒适卧位，整理床单位	
	● 洗手，记录	● 记录浸泡部位、时间、药液、效果及反应

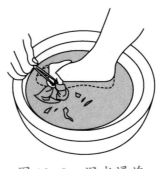

图 12-8　温水浸泡

4. 评价

（1）护士能与病人有效沟通，得到理解与配合。

（2）病人感觉舒适，无烫伤发生，达到温水浸泡的目的。

（3）护士操作熟练，动作轻巧。

【注意事项】

1. 浸泡过程中注意观察局部皮肤情况，如出现发红、疼痛等反应要及时处理。

2. 浸泡部位若有伤口，应执行无菌操作，浸泡后按换药法处理伤口。

 边学边练

实践 21：乙醇或温水拭浴技术

 边学边练

实践 22：热疗技术（热水袋的使用、热湿敷）

章末小结　　本章学习重点是冷热疗法的作用与禁忌证；影响冷热疗效果的因素。学习难点是乙醇拭浴法及热水袋使用的操作程序、注意事项。在学习过程中注意比较各种冷热疗技术的作用原理、使用范围，注意观察使用各种冷热疗技术后的效果及病人反应，尝试从冷热疗技术的作用原理及影响因素等方面探索创新。

（彭　靖）

 思考与练习

1. 病人，女性，24 岁，因急性肺炎入院，入院时测 T 39.8℃，遵医嘱为其进行乙醇拭浴。请问：

（1）乙醇拭浴前护士应做哪些护理评估？

（2）乙醇拭浴时应注意哪些问题？

2. 病人，女性，47 岁，因外阴瘙痒、红肿、疼痛、有烧灼感不适，前来妇科门诊就诊。诊断：外阴炎。医嘱：1∶5 000 高锰酸钾溶液坐浴，每日 2 次。

请问：

（1）坐浴前护士应做哪些护理评估？

（2）如何指导病人正确坐浴？

第十三章 | 药 物 疗 法

13章 数字内容

药物广泛应用于预防、诊断及治疗疾病的过程中。药物疗法(pharmacotherapy)是最常用的一种治疗手段,护士是给药的直接执行者。为了保证合理、准确、安全、有效地给药,护士必须了解给药的相关知识,掌握正确的给药方法和技术,正确评估病人用药后的疗效和反应,指导病人合理用药,防止和减少不良反应,并做好药品的管理工作,确保临床用药安全有效。

第一节 给药的基本知识

 工作情景与任务

导入情景:

病人,女性,62 岁,咳嗽、咳痰、气喘 20 余年,2d 前因受凉发热、咳黄色黏痰、痰液黏稠不易咳出、呼吸困难入院。查体:T 38℃、P 102 次/min、R 28 次/min、BP 130/70mmHg,

双肺布满湿啰音。血常规：白细胞 $12.2 \times 10^9/L$。病人初步被诊断为慢性支气管炎，肺源性心脏病。

工作任务：

1. 正确选择病人入院后的给药途径。

2. 明确为病人给药时应遵循的原则。

一、概　　述

（一）药物的种类

常用药物的种类依据给药的途径不同可分为：

1. 内服药　包括片剂、丸剂、散剂、胶囊、溶液、酊剂、合剂等。

2. 注射药　包括溶液、混悬液、油剂、结晶、粉剂等。

3. 外用药　包括软膏、搽剂、酊剂、洗剂、滴剂、粉剂、涂膜剂、栓剂等。

4. 新剂型　包括粘贴敷片、胰岛素泵等。

（二）药物的领取

药物的领取必须凭医生的处方进行。药物的领取方法各医院的规定不一，大致包括：

1. 病区　设有药柜，备有一定基数的常用药物，由专人负责保管，按期进行领取和补充。贵重药、特殊药物、剧毒药、麻醉药凭医生处方领取。

2. 中心药房　医院内设中心药房，中心药房的人员负责摆药，病区护士核对并领回。

一些医院采用电子计算机联网管理，即病人用药从医生开具医嘱，到医嘱处理、药物计价、记账、药品的消耗结算等，均经计算机处理，从而提高管理效率。

（三）药物的保管

1. 药柜放置　药柜应放在通风、干燥、光线充足处，避免阳光直射，保持整洁，专人负责，定期检查药品质量，以确保安全。

2. 分类保管　药品应按药物内服、外用、注射、剧毒药等分类放置，定期检查药品有效期，并按有效期的先后顺序使用。贵重药、剧毒药和麻醉药加锁保管，专人负责，使用专本登记，每班交接。

3. 标签明确　药瓶应贴有明显的标签，注明药品名称、剂量、浓度，药名应用中英文对照书写。标签的颜色为：内服药用蓝色边，外用药用红色边，剧毒药和麻醉药用黑色边。

4. 定期检查　药品要定期检查，发现药品如有沉淀、浑浊、异味、变色、变性、潮解，及标签脱落或模糊不清等，应立即停止使用。

5. 妥善保存　根据药物的不同性质，采取不同的保存方法。

（1）易被热破坏的某些生物制品和抗生素：如疫苗、胰岛素、抗毒血清、胎盘球蛋白、血液制品和青霉素皮试液等，应置于干燥阴凉（约 20℃）处或冰箱内保存（冷藏于 2～10℃）。

（2）易挥发、潮解或风化的药物：如干酵母、糖衣片、乙醇、过氧乙酸、碘酊等，应装瓶密闭保存，用后盖紧瓶盖。

（3）易氧化和遇光变质的药物：如维生素C、氨茶碱、盐酸肾上腺素等，应装入有色密盖瓶中，而针剂类则应放在黑纸遮光的药盒内，置于阴凉处。

（4）易燃、易爆的药物：如乙醚、环氧乙烷、乙醇等，应单独存放，密闭瓶盖置于阴凉处，远离明火。

（5）易过期的药物：如各种抗生素、胰岛素等，应定期检查，按有效期的先后有计划地使用，避免因药物过期造成浪费。

（6）个人专用的贵重或特殊药物：应单独存放，并注明床号、姓名。

二、给药的原则

为保证用药的安全，在给药中必须严格遵守以下原则：

（一）根据医嘱给药

给药时护士必须严格执行医嘱，不得擅自更改。对有疑问的医嘱，应立即向医生提出，询问清楚后方可给药。切不可盲目执行，也不可擅自更改医嘱。

（二）严格执行查对制度

三查：操作前、操作中、操作后查（查八对的内容）。

八对：床号、姓名、药名、浓度、剂量、时间、方法和有效期。

（三）安全正确给药

1. 做到五准确，即将准确的药物，按准确的剂量，用准确的途径，在准确的时间内给予准确的病人。备好的药物及时使用，避免放置过久引起药物污染或药效降低等。

2. 熟练掌握给药方法和技术，能与病人有效沟通并给予相应的用药指导。

3. 注意配伍禁忌。当有两种或两种以上的药物联合使用时，应核查有无配伍禁忌。

4. 防止过敏反应发生。对易发生过敏反应的药物，使用前应了解过敏史，必要时做药物过敏试验，结果阴性方可使用。

（四）密切观察用药反应

给药后护士要监测病人的病情变化，动态评价药物疗效和不良反应，并做好记录。如硝苯地平治疗心绞痛时，应观察心绞痛发作的次数、强度、心电图等情况。

三、给药常用外文缩写及中文译意

临床工作中常用外文缩写来描述给药时间、部位和次数等，医院常见外文缩写及中文译意，见表13-1。

表 13-1　医院常用给药的外文缩写及中文译意

外文缩写	中文译意	外文缩写	中文译意
q.d.	每日1次	12n.	中午12点
b.i.d.	每日2次	12mn.	午夜12点
t.i.d.	每日3次	h.s.	临睡前
q.i.d.	每日4次	St.	即刻
q.o.d.	隔日1次	DC	停止
b.i.w.	每周2次	p.r.n.	必要时（长期）
q.m.	每晨1次	s.o.s.	需要时（限用1次）
q.n.	每晚1次	ID	皮内注射
q.h.	每小时1次	H	皮下注射
q.2h.	每2h 1次	IM/i.m.	肌内注射
q.3h.	每3h 1次	IV/i.v.	静脉注射
q.4h.	每4h 1次	iv.gtt	静脉滴注
q.6h.	每6h 1次	a.c.	饭前
a.m.	上午	p.c.	饭后
p.m.	下午	po	口服

四、影响药物作用的因素

（一）药物的因素

1. 药物用量　临床上规定的药物治疗量或有效量，是指能对机体产生明显效应而不引起毒性反应的剂量，也是适用于大多数人使用的常用量。若药物超过有效量，则引起毒性反应。

2. 药物剂型　不同剂型的药物吸收量与速度不同，影响药物作用的快慢和强弱。以注射剂为例，水溶液比油剂、混悬剂吸收速度快，因而作用发挥较快。

3. 给药途径　不同的给药途径药物吸收速度不同，除动、静脉注射药物直接进入血液循环外，其他给药途径均有一个吸收过程。吸收速度由快至慢的顺序是：吸入 > 舌下含服 > 直肠 > 肌内 > 皮下 > 口服 > 皮肤。不同的给药途径可使药物作用产生质的差别。如硫酸镁口服给药产生导泻、利胆作用，而注射给药则产生镇静、降压作用。

4. 给药时间　给药的间隔时间应以药物的半衰期作为参考依据，尤其是抗生素类药物更应注意维持药物在血液中的有效浓度。若肝、肾功能不良者可适当调整给药间隔时间,否则易导致蓄积中毒。医院常用给药时间与安排,见表13-2。

表13-2　医院常用给药时间与安排

给药时间	时间安排	给药时间	时间安排
q.m.	6a.m.	q.i.d.	8a.m.,12n.,4p.m.,8p.m.
q.d.	8a.m.	q.2h.	6a.m.,8a.m.,10a.m.,12n.,2p.m.……
b.i.d.	8a.m.,4p.m.	q.4h.	8a.m.,12n.,4p.m.,8p.m.,12mn.……
t.i.d.	8a.m.,12n.,4p.m.	q.n.	8p.m.

5. 联合用药　联合用药是指为了达到治疗目的而采取的两种或两种以上药物同时或先后应用。若联合用药后使原有的效应增强,称为协同作用;若使原有的效应减弱,称为拮抗作用。临床上联合用药的目的是发挥药物的协同作用,增强治疗效果,避免和减少药物不良反应。

(二)机体的因素

1. 生理因素

(1)年龄与体重:一般来说,药物用量与体重成正比。小儿的神经系统、内分泌系统以及肝、肾功能发育尚不完善,新陈代谢旺盛,故对药物的敏感性较成人高。而老年人则因器官功能减退,使药物的代谢和排泄减慢,因而对药物的耐受性降低,所以儿童和老年人的用药剂量均应酌情减少。

(2)性别:性别不同对药物的反应一般无明显差异。值得注意的是女性月经期和妊娠期,子宫对泻药、子宫收缩药及刺激性较强的药物较敏感,容易造成月经量过多、早产或流产;妊娠期用药须注意,禁用某些致畸胎的药物;哺乳期应注意某些药物可通过乳汁进入婴儿体内而引起中毒。

2. 病理因素　在病理因素中,肝、肾功能具有特别重要的意义。肝、肾功能受损,药物代谢缓慢,易导致中毒。药物还可损伤肝、肾功能,常见引起肝毒性的药物有氯丙嗪、苯妥英钠、水杨酸类等,常见引起肾毒性的药物有磺胺类药、氨基糖苷类抗生素、四环素类抗生素等。

3. 心理因素　其中以病人的情绪、对药物的信赖程度、医护人员的语言和暗示作用等较为重要,这些因素在一定程度上可影响药物的疗效。病人对药物信赖,可提高药物疗效。

(三)饮食方面

饮食可以影响药物的吸收和排泄,进而影响药物的疗效。

1. 促进药物吸收和增加疗效　饮食能促进药物吸收,如酸性食物可增加铁剂的溶解度,促进铁的吸收。

2. 干扰药物吸收和降低疗效　饮食能干扰药物吸收,如补钙时不宜同吃菠菜,因菠菜中含有大量草酸,草酸与钙结合形成草酸钙而影响钙的吸收。

3. 改变尿液 pH 从而影响疗效　动物脂肪在体内代谢产生酸性物质,牛奶、豆制品、蔬菜等碱性食物在体内代谢产生碳酸氢盐,它们排出时影响尿液 pH,从而影响药效。

第二节　口服给药

 工作情景与任务

导入情景:

病人,女性,18 岁,月经初潮后 5 年,经期下腹痛 2 年。每次月经来潮后下腹部阵发性疼痛,前 1~2d 最重。就诊时下腹部疼痛,伴恶心、呕吐、面色苍白。医嘱:山莨菪碱 10mg, t.i.d., po。

工作任务:

1. 正确为病人实施口服给药。

2. 正确实施安全给药指导。

口服给药(oral administration)是临床最常用的给药方法,具有方便、经济、安全的特点。药物口服后经胃肠道黏膜吸收入血,从而发挥局部或全身的治疗作用。但口服给药吸收慢,故不适用于急救、意识不清、呕吐不止、禁食等病人。

一、安全给药指导

1. 抗生素及磺胺类药物　必须准时给药,以维持药物在血液中的有效浓度。

2. 健胃药　应饭前服,因可刺激味觉感受器,促进消化液分泌,增加食欲。

3. 助消化药和对胃黏膜有刺激性的药物　宜饭后服,有利于消化,减少药物对胃黏膜的刺激。

4. 磺胺类药物　服药后应多饮水,因药物经肾排出,尿少时易析出结晶,引起肾小管堵塞。

5. 止咳糖浆　对呼吸道黏膜有安抚作用,服后不宜立即饮水,以免冲淡药液,降低疗效。同时服用多种药物时,应最后服止咳糖浆。

6. 强心苷类药物　服用前应先测量病人脉率(心率)及节律,若成人脉率低于 60 次 /min 或节律异常时,应暂停服药并报告医生。

7. 对牙齿有腐蚀作用或使牙齿染色的药物　如酸剂、铁剂,服用时应避免与牙齿接触,可用吸水管吸入,服药后及时漱口。

8. 缓释片、肠溶片、胶囊吞服时不可嚼碎。

9. 对危重及不能自行服药者应喂服；鼻饲者须将药物研碎，用水溶解后从胃管注入，再以少量温开水冲净胃管。

二、口服给药技术

【目的】

协助病人遵照医嘱安全、正确地服用药物，以达到减轻症状、治疗疾病、维持正常生理功能、协助诊断和预防疾病的目的。

【操作程序】

1. 评估

（1）病人的病情、年龄、治疗情况及意识状态。

（2）病人的吞咽能力，有无口腔、食管疾患，有无恶心、呕吐状况。

（3）病人对药物相关知识的了解程度。

2. 计划

（1）病人准备：了解口服给药的目的、方法、注意事项和配合要点，取舒适体位。

（2）护士准备：着装整洁，修剪指甲，洗手，戴口罩。

（3）用物准备

1）治疗车上层：药盘、药杯、量杯、药匙、滴管、研钵、纱布、治疗巾、服药本、小药卡、水壶（内盛温开水），根据需要另备纸、吸管。

2）治疗车下层：浸泡桶、生活垃圾桶、医用垃圾桶。

（4）环境准备：环境清洁、安静，光线、温湿度适宜。

3. 实施（表13-3）。

表13-3 口服给药技术

操作流程	操作步骤	要点解析
严格查对	● 核对服药卡和服药本，按床号顺序将小药卡插入药盘内，放好药杯。对照服药本上的床号、姓名、住院号、药名、剂量、浓度、时间进行配药	● 严格执行查对制度
正确取药	● 固体药：用药匙取。一手拿药瓶，标签朝向自己，另一手用药匙取出所需药量，放入药杯	● 先备固体药，然后备油剂与水剂 ● 粉剂、含化片用纸包好，放入药杯内

操作流程	操作步骤	要点解析
	● 水剂：用量杯取。先摇匀药液，打开瓶盖，一手持量杯，拇指置于所需刻度，并使药液水平与量杯刻度同高，保证剂量刻度与视线平；另一手持药瓶，瓶签向掌心，倒药液至量杯所需刻度（图13-1），再倒入药杯内，倒毕，用纱布擦净瓶口，盖好瓶盖放回原处	● 摇匀药液以避免药液内溶质沉淀而影响给药的浓度 ● 不同的药液应倒入不同的药杯内，更换药物品种时，应洗净量杯再用，以免更换药液时发生化学变化
	● 油剂、滴剂药量不足1ml时，在药杯内倒入少量温开水，以滴计算的药液用滴管吸取	● 1ml以15滴计算。滴药时滴管稍倾斜，保证药量准确
再次查对	● 摆药完毕，物归原处，并根据服药本重新核对一遍，发药前由另一护士再核对一次，准确无误	
准备分发	● 洗手，在规定时间内携带服药本，发药盘，准备温开水	
核对解释	● 备齐用物，携至床旁，仔细核对床头卡、手腕带 ● 解释操作目的、配合要点	● 核对病人床号、姓名、住院号，做到核对无误 ● 合理解释，取得配合
协助服药	● 协助病人服药，视病人病情、年龄等灵活运用不同方法，确认已服后方可离开	● 对危重病人及不能自行服药病人应喂药
整理记录	● 服药后，收回药杯、药盘。先浸泡消毒，后清洗，再消毒备用。观察并记录病人用药后的反应	● 盛油剂的药杯，先用纸擦净再作初步消毒

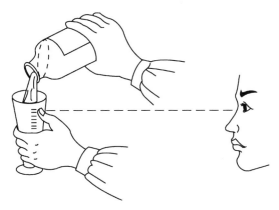

图13-1 量取药液的方法

4. 评价

（1）护士操作熟练规范，给药剂量准确。

（2）病人理解服药的目的、方法、注意事项，能积极配合治疗。

（3）病人感觉舒适。

【注意事项】

1. 严格查对　严格执行查对制度，一次不能取出两位病人的药物，确保病人用药安全。

2. 了解情况　发药前应了解病人的有关情况，如病人不在或因故暂时不能服药，则不能分发药物，同时应做好交接班。

3. 重新核对　发药时若病人提出疑问，护士应认真听取，重新核对，确认无误后耐心解释。

4. 观察病人　观察病人服药后的治疗效果和不良反应，有异常情况及时与医生联系，酌情处理。

5. 温水服药　需吞服的药物通常用40～60℃温开水送下，不要用茶水服药。

6. 药片研碎　婴幼儿、鼻饲或上消化道出血病人所用的固体药，发药前需将药片研碎。

第三节　吸　入　给　药

 工作情景与任务

导入情景：

病人，女性，57岁，2d前受凉后，咳嗽、咳痰、痰液黏稠不易咳出。医嘱：α-糜蛋白酶4 000U，氧气雾化吸入，b.i.d.。

工作任务：

1. 指导病人有效咳痰。

2. 正确为病人实施氧气雾化吸入。

3. 指出氧气雾化吸入的注意事项。

吸入给药（inhalat administration）是利用雾化装置将药液形成细小雾滴，通过鼻或口腔吸入呼吸道，达到预防和治疗疾病的目的。常用的方法有超声波雾化吸入、氧气雾化吸入和手压式雾化吸入。

一、超声波雾化吸入

超声波雾化吸入（ultrasonic nebulization）是应用超声波声能，将药液变成细微的气雾并由呼吸道吸入的方法。其特点是：雾量大小可以调节；雾滴小而均匀（直径＜5μm）；药液可随深而慢的吸气到达终末支气管和肺泡,治疗效果好;并因雾化器的电子部件产热而对药物温和加热,使病人感觉温暖舒适。

【目的】

1. 控制呼吸道感染　消除炎症,减轻呼吸道黏膜水肿,稀释痰液,帮助祛痰。常用于肺炎、咽喉炎、肺脓肿、支气管扩张、肺结核等病人。

2. 预防呼吸道感染　常用于胸部手术前后的病人。

3. 湿化气道　常用于呼吸道湿化不足、痰液黏稠、气道不通畅者,也是气管切开术后病人的常规治疗方法。

4. 改善通气功能　解除支气管痉挛,保持气道通畅。常用于支气管哮喘等病人。

【操作程序】

1. 评估

(1)病人的病情、治疗情况、用药史。

(2)呼吸道情况(如是否通畅,有无感染、支气管痉挛、呼吸道黏膜水肿,痰液是否黏稠,面部及口腔黏膜有无感染及溃疡等)。

(3)病人的意识状态、心理状态及合作程度。

2. 计划

(1)病人准备:了解超声波雾化吸入的目的、方法、注意事项和配合要点,取舒适体位。

(2)护士准备:着装整洁,修剪指甲,洗手,戴口罩。

(3)用物准备

1)超声波雾化吸入器:见图13-2。

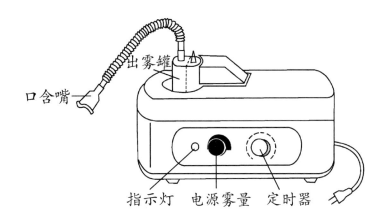

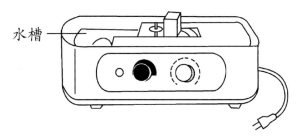

图 13-2　超声波雾化吸入器

超声波雾化吸入器的构造包括：

A. 超声波发生器：通电后输出高频电能，面板上有电源雾量调节开关、指示灯及定时器。

B. 水槽与晶体换能器：水槽内盛冷蒸馏水，其底部有一晶体换能器，接收发生器输出的高频电能，并将其转化为超声波声能。

C. 雾化罐与透声膜：雾化罐盛药液，其底部是透声膜，超声波声能可透过此膜与罐内药液作用，产生雾滴喷出。

D. 螺纹管和口含嘴（或面罩）。

原理：超声波发生器通电后输出高频电能，使水槽底部晶体换能器转换为超声波声能，声能透过雾化罐底部的透声膜作用于罐内的药液，使药液表面张力及惯性受到破坏成为细微雾滴，通过导管随病人的深吸气进入呼吸道。

2）常用药物：①控制呼吸道感染、消除炎症，常用庆大霉素、卡那霉素等抗生素。②解除支气管痉挛，常用氨茶碱、沙丁胺醇（舒喘灵）等。③稀释痰液、帮助祛痰，常用 α- 糜蛋白酶等。④减轻呼吸道黏膜水肿，常用地塞米松等。

3）其他：水温计、弯盘、冷蒸馏水、0.9% 氯化钠溶液。

（4）环境准备：环境清洁、安静，光线、温湿度适宜。

3. 实施（表 13-4）。

表 13-4　超声波雾化吸入

操作流程	操作步骤	要点解析
检查连接	● 检查连接雾化器主件与附件，水槽内加冷蒸馏水	● 蒸馏水量视不同的雾化器而定，要求浸没雾化罐底部的透声膜
配制药液	● 核对药液并将其稀释至 30～50ml，倒入雾化罐内，检查无漏水后，将雾化罐放入水槽，盖紧水槽盖	
核对解释	● 备齐用物，携至床旁，仔细核对床头卡、手腕带 ● 解释操作目的、配合要点	● 核对病人床号、姓名、住院号，做到核对无误 ● 合理解释，取得配合
开始雾化	● 协助病人取舒适体位 ● 接通电源，打开电源开关（指示灯亮） ● 调整定时开关至所需时间 ● 打开雾化开关调节雾量 ● 将口含嘴放入病人口中（也可用面罩），指导病人紧闭口唇做深呼吸	● 一般每次设定 15～20min ● 大档 3ml/min，中档 2ml/min，小档 1ml/min

操作流程	操作步骤	要点解析
结束雾化	● 治疗毕,取下口含嘴,擦干病人面部,先关雾量开关,再关电源开关	
整理记录	● 协助病人取舒适体位,整理床单位 ● 清理用物,放出水槽内的水并擦干水槽,将口含嘴、雾化罐、螺纹管浸泡于消毒液内1h,再洗净晾干备用 ● 洗手,记录	● 记录开始及持续时间,病人的反应及效果等

4. 评价

(1)护士操作熟练规范,护患沟通良好。

(2)病人理解超声波雾化吸入的目的、方法、注意事项,能积极配合治疗。

(3)病人症状减轻,感觉舒适。

【注意事项】

1. 使用前,检查雾化器各部件是否完好,有无松动、脱落等异常情况。注意仪器的保养。

2. 水槽底部的晶体换能器和雾化罐底部的透声膜薄而质脆,易破碎,应注意保护。

3. 水槽内要始终保持有足够量的蒸馏水,水温不宜超过50℃;如超过50℃应关机并更换冷蒸馏水;水槽和雾化罐内切忌加热水或温水。

4. 连续使用雾化器时,中间需间隔30min。

5. 治疗过程中需添加药液时,直接从小孔中添加,不必关机。

6. 观察病人痰液排出情况,若因黏稠的分泌物经湿化后膨胀致痰液不易咳出时,应予拍背以协助痰液排出,必要时吸痰。

二、氧气雾化吸入

氧气雾化吸入(oxygen atomization inhalation)是利用氧气高速气流,使药液形成雾状,随吸气进入呼吸道的方法。

氧气雾化吸入器也称射流式氧气雾化器(图13-3),是借助高速氧气气流通过毛细管并在管口产生负压,将药液由邻近的小管吸出,所吸出的药液又被毛细管口的高速气流撞击成微小的雾滴喷出,随病人吸气而进入呼吸道。

【目的】

同超声波雾化吸入。

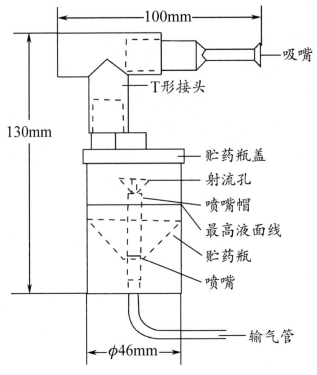

图 13-3　射流式氧气雾化器

【操作程序】

1. 评估　同超声波雾化吸入。

2. 计划

（1）病人准备：同超声波雾化吸入。

（2）护士准备：着装整洁，修剪指甲，洗手，戴口罩。

（3）用物准备：氧气雾化吸入器、氧气装置一套、弯盘、根据医嘱备药液和适量 0.9% 氯化钠溶液。

（4）环境准备：环境清洁、安静，光线、温湿度适宜，室内避免火源。

3. 实施（表 13-5）。

表 13-5　氧气雾化吸入

操作流程	操作步骤	要点解析
检查配药	● 检查氧气雾化吸入器，遵医嘱将药液稀释至5ml，注入雾化器的药杯内	● 使用前检查雾化吸入器连接是否完好，有无漏气
核对连接	● 备齐用物，携至床旁，仔细核对床头卡、手腕带 ● 解释操作目的、配合要点 ● 将雾化器的输气管与氧气装置的输出管连接	● 核对病人床号、姓名、住院号，做到核对无误 ● 合理解释，取得配合

操作流程	操作步骤	要点解析
调节流量	● 调节氧气流量	● 氧气流量一般为 6~8L/min
开始雾化	● 指导病人手持雾化器,将吸嘴放入口中紧闭口唇,深吸气用鼻呼气,如此反复,直至药液吸完为止	● 深长吸气,使药液充分到达细支气管和肺内,屏气1~2s再轻松呼气,提高治疗效果
结束雾化	● 取出雾化器,关闭氧气开关	
整理记录	● 协助清洁口腔,取舒适体位,整理床单位	
	● 清理用物	● 一次性雾化吸入器用后按规定消毒处理
	● 洗手,记录	● 记录内容同超声波雾化吸入

4. 评价

(1)护士操作熟练规范,护患沟通良好。

(2)病人理解氧气雾化吸入的目的、方法、注意事项,能积极配合治疗。

(3)病人症状减轻,感觉舒适。

【注意事项】

1. 正确使用供氧装置　注意用氧安全,室内应避免火源。

2. 氧气湿化瓶内勿盛水　以免液体进入雾化器内使药液稀释而影响疗效。

3. 观察及协助排痰　注意观察痰液排出情况,可予以拍背、吸痰等方法排痰。

三、手压式雾化吸入

手压式雾化吸入(hand pressure atomizing inhalation)是将雾化器倒置,用拇指按压雾化器顶部(图13-4),使药液从喷嘴喷出,形成雾滴作用于口腔、咽部、气管及支气管黏膜,药物经黏膜吸收的治疗方法。

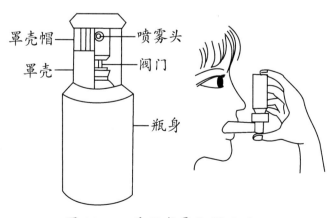

图 13-4　手压式雾化器及吸入

【目的】

通过吸入拟肾上腺素药、氨茶碱或沙丁胺醇等支气管解痉药，改善通气功能。适用于支气管哮喘、喘息性支气管炎的对症治疗。

【操作程序】

1. 评估　同超声波雾化吸入。

2. 计划

（1）病人准备：同超声波雾化吸入。

（2）护士准备：着装整洁，修剪指甲，洗手，戴口罩。

（3）用物准备：根据医嘱准备手压式雾化器（内含药物）。

（4）环境准备：环境清洁、安静，光线、温湿度适宜。

3. 实施（表13-6）。

表13-6　手压式雾化吸入

操作流程	操作步骤	要点解析
操作准备	● 遵医嘱准备手压式雾化吸入器	
核对解释	● 备齐用物，携至床旁，仔细核对床头卡、手腕带 ● 解释操作目的、配合要点 ● 协助病人取坐位或半坐位	● 核对病人床号、姓名、住院号，做到核对无误 ● 合理解释，取得配合
摇匀药液	● 取下雾化器保护盖，充分摇匀药液	
开始雾化	● 将雾化器倒置，接口端放入双唇间，平静呼气，吸气开始时，按压气雾瓶顶端，使之喷药，深吸气、屏气、呼气，反复1~2次	● 按压与吸气应该同时进行，可以使药液充分吸入
整理记录	● 取出雾化器，协助病人清洁口腔，取舒适体位 ● 清理用物，洗手记录	● 记录内容同超声波雾化吸入

4. 评价

（1）护士操作熟练规范，护患沟通良好。

（2）病人能正确使用手压式雾化器，积极配合治疗。

（3）病人症状减轻，感觉舒适。

【注意事项】

1. 雾化器使用后应放置在阴凉处（30℃以下）保存，外壳定期清洁。

2. 使用前检查雾化器各部件是否完好，有无松动、脱落等异常情况。

3. 药液随着深吸气的动作经口腔吸入,尽可能延长屏气时间,最好坚持 10s 左右,然后再呼气。

4. 每次 1～2 喷,两次使用间隔时间至少为 3～4h。

第四节 注射给药

 工作情景与任务

导入情景:

病人,女性,63 岁。病人因高热、咳嗽、咳痰、呼吸急促,被其儿子送来医院。入院后病人被诊断为支气管扩张合并肺部感染。医嘱:头孢拉定,0.5g,b.i.d.,i.m.。

工作任务:

1. 正确安置病人的注射体位。

2. 正确为病人实施肌内注射。

3. 观察局部皮肤情况及用药后的反应。

注射给药法(administering injection)是将无菌药液注入体内的方法,以达到诊断、预防和治疗疾病的目的。注射给药的优点是药物吸收快,血药浓度迅速升高,适用于需要药物迅速发挥作用或不宜口服给药的病人。常用注射方法包括皮内、皮下、肌内及静脉注射。

一、注 射 原 则

注射原则(principles of injection)包括:

(一)严格遵守无菌操作原则

1. 注射前洗手、戴口罩、修剪指甲,保持衣帽整洁。

2. 注射部位按要求进行消毒,用棉签蘸取 2% 碘酊,以注射点为中心向周围呈螺旋式消毒,直径在 5cm 以上,待干(约 20s)后,用 75% 乙醇同法脱碘,范围大于碘酊消毒面积,乙醇挥发后方可注射。若用 0.5% 碘伏或安尔碘消毒,以同法涂搽消毒两遍,无须脱碘。

3. 注射器的空筒内壁、活塞、乳头和针头的针梗、针尖、针栓内壁必须保持无菌。

(二)严格执行查对制度

1. 严格执行"三查八对",确保给药准确无误。

2. 仔细检查药液质量,发现药液浑浊、沉淀、变质、变色、过期或安瓿有裂痕等现象,则不可应用。

3. 同时注射多种药物,应查对有无配伍禁忌。

（三）严格执行消毒隔离制度

注射时做到一人一套物品，包括注射器、针头、止血带、小垫枕。所用物品须按消毒隔离制度处理；一次性物品应按规定处理，不可随意丢弃。

（四）选择合适的注射器和针头

根据药液剂量、黏稠度和刺激性的强弱选择注射器和针头。注射器完整无损，不漏气；针头应锐利、无钩、不弯曲、型号合适；注射器和针头衔接紧密；一次性注射器在有效期内使用，且包装须密封。

（五）选择合适的注射部位

注射部位应避开神经、血管处（动、静脉注射除外）。不可在炎症、化脓感染、瘢痕、硬结及皮肤病处注射。对长期注射的病人，应有计划地更换注射部位。

（六）药液应现用现配

药液按规定时间临时抽取，及时注射，以防药物效价降低或被污染。

（七）注射前排尽空气

注射前须排尽注射器内的空气，以防气体进入血管形成栓塞。排气时，应防止药液浪费。

（八）注射前检查回血

进针后、推注药液前，须抽动活塞，检查有无回血。动、静脉注射必须见回血方可注射药物；皮下、肌内注射无回血方可注入药物，若有回血，应拔出针头重新进针。

（九）掌握无痛注射技术

1. 解除病人顾虑，分散其注意力，指导并协助病人取合适的体位，使肌肉放松。

2. 注射时做到"二快一慢"，即进针、拔针快，推药速度慢且均匀。

3. 注射刺激性较强的药物，应选用粗长针头，且需深部注射。

4. 多种药物同时注射时，一般先注射刺激性较弱的药物，再注射刺激性强的药物。

二、药液抽吸技术

【目的】

根据医嘱，应用无菌操作技术，准确地从安瓿或密封瓶内抽吸药液，为注射药物做准备。

【操作程序】

1. 评估

（1）操作区域清洁、宽敞，操作前30min停止清扫。

（2）给药目的及药物性能。

（3）给药的方法。

2. 计划

（1）病人准备：了解给药目的、方法、注意事项和配合要点，取舒适体位。

（2）护士准备：着装整洁，修剪指甲，洗手，戴口罩。

（3）用物准备

1）治疗车上层：①注射盘。②皮肤消毒液，如2%碘酊、75%乙醇、0.5%碘伏或安尔碘。③其他，包括无菌棉签、砂轮、弯盘、启瓶器，静脉注射时加止血带、小垫枕等。④注射器及针头（图13-5），注射器分为空筒和活塞两部分，空筒前端为乳头，空筒上标有刻度，活塞后部为活塞轴、活塞柄；针头分为针尖、针梗和针栓3部分；注射器有多种规格和针头型号（表13-7）。⑤根据医嘱准备注射药液、注射本或注射卡，手消毒液。

2）治疗车下层：医用垃圾桶、生活垃圾桶、锐器盒。

（4）环境准备：环境清洁、安静，光线、温湿度适宜。

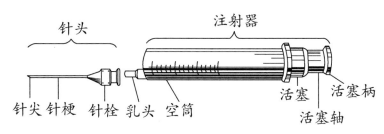

图13-5　注射器和针头的构造

表13-7　注射器规格和针头型号及主要用途

注射器规格	针头型号	主要用途
1ml	4～5号	皮内注射，注射小剂量药液
1ml, 2ml	5～6号	皮下注射
2ml, 5ml	6～7号	肌内注射
5ml, 10ml, 20ml, 50ml	6～9号	静脉注射
2ml, 5ml, 10ml, 20ml	6～9号	静脉采血

3. 实施（表13-8）。

表13-8　药液抽吸技术

操作流程	操作步骤	要点解析
查对药物	● 洗手，戴口罩，查对药物	● 严格执行无菌操作原则和查对制度
	◆ **自安瓿内吸取药液**	
消毒折断	● 将安瓿尖端药液弹至体部，在安瓿颈部划一锯痕，用消毒液棉签消毒后，用棉球或纱布按住颈部，折断安瓿	● 安瓿顶端若有蓝色标记，则不需划痕，用消毒液棉签消毒颈部后，折断安瓿

操作流程	操作步骤	要点解析
抽吸药液	● 一手持注射器,将针尖斜面向下置入安瓿内液面下,另一手持活塞柄抽动活塞,吸取药液(图13-6,图13-7)	● 针头不可触及安瓿外口,针尖斜面向下,利于吸药
排尽空气	● 将针头垂直向上,轻拉活塞,使针头内的药液流入注射器,并使气泡集于乳头口,轻推活塞,驱出气体	● 如注射器乳头偏向一边,排气时,使注射器乳头向上倾斜,使气泡集中于乳头根部,轻推活塞,排出气体
查对备用	● 排气毕,核对无误后放入无菌注射盘内备用	
	◆ **自密封瓶内吸取药液**	
消毒瓶塞	● 除去铝盖中心部分,常规消毒瓶塞,待干	
注入空气	● 注射器内吸入与所需药液等量的空气,将针头插入瓶内,注入空气	● 以增加瓶内压力,利于吸药
抽吸药液	● 倒转药瓶,使针头位于液面下,吸取药液至所需量,以示指固定针栓,拔出针头(图13-8)	
查对备用	● 同自安瓿内吸取药液法	

4. 评价

(1)护士无菌观念强,查对认真,操作熟练规范。

(2)抽吸药液过程中无污染和差错发生。

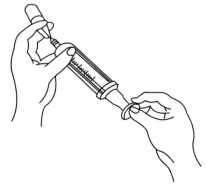

图 13-6　自小安瓿内吸取药液

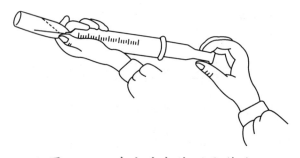

图 13-7　自大安瓿内吸取药液

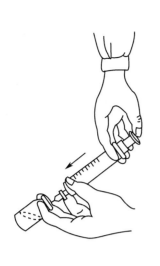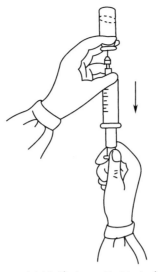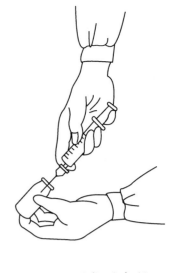

向密封瓶内注入与所
需药液等量的空气

倒转药瓶，使针头在液面
下，吸取药液至所需量

以示指固定针
栓，拔出针头

图 13-8　自密封瓶内吸取药液

【注意事项】

1. 认真执行无菌操作原则和查对制度。

2. 抽药时不可用手握住活塞体部，以免污染空筒内面和药液；排气时不可浪费药液，以免影响药量的准确性。

3. 根据药液的性质抽取药液，结晶、粉剂药用无菌 0.9% 氯化钠溶液、注射用水或专用溶媒将其充分溶解后吸取；混悬剂应摇匀后立即吸取；油剂可稍加温或双手对搓药瓶（药液易被热破坏者除外）后，用稍粗针头吸取。

4. 药液现用现抽吸，避免药液污染和效价降低。

三、常用注射技术

（一）皮内注射

皮内注射（intradermal injection，ID）是将小量药液或生物制品注入皮内的方法。

【目的】

1. 药物过敏试验，观察有无过敏反应。

2. 预防接种。

3. 局部麻醉的起始步骤。

【操作程序】

1. 评估

（1）病人的病情、治疗情况、用药史、家族史及药物过敏史。

（2）注射部位的皮肤情况。

（3）病人的意识状态、心理状态、对用药的认知及合作程度。

2. 计划

（1）病人准备：了解皮内注射的目的、方法、注意事项和配合要点，取舒适体位。

（2）护士准备：着装整洁，修剪指甲，洗手，戴口罩。

（3）用物准备：根据医嘱准备注射药液、注射本或注射卡；1ml 注射器、4～5 号针头；做药物过敏试验时备 0.1% 盐酸肾上腺素和注射器。其余同药液抽吸技术。

（4）环境准备：环境清洁、安静，光线、温湿度适宜。

3. 实施（表 13-9）。

表 13-9　皮内注射

操作流程	操作步骤	要点解析
吸取药液	按照医嘱吸取药液	● 严格执行查对制度和无菌操作原则
核对解释	● 备齐用物，携至床旁，仔细核对床头卡、手腕带 ● 解释操作目的、配合要点	● 核对病人床号、姓名、住院号，做到核对无误 ● 合理解释，取得配合 ● 操作前查对
选择部位	● 根据目的选择合适的注射部位	● 药物过敏试验常选用前臂掌侧下段，因该处皮肤较薄，肤色较淡，易于注射，且易观察局部反应；预防接种常选用上臂三角肌下缘，局部麻醉则选择麻醉处
消毒皮肤	● 用 75% 乙醇消毒皮肤，待干	
核对排气	● 再次核对药物，排尽空气	● 操作中查对
进针推药	● 一手绷紧局部皮肤，一手持注射器，示指固定针栓，针尖斜面向上与皮肤成 5° 角刺入皮内，待针尖斜面完全刺入皮内后，放平注射器 ● 用绷紧皮肤的手的拇指固定针栓，另一手推入药液 0.1ml，使局部隆起形成一皮丘（图 13-9）	● 勿污染消毒区域皮肤 ● 注入剂量要准确 ● 皮丘呈半球状，皮肤变白并显露毛孔
拔针观察	● 注射完毕迅速拔出针头，勿按压针眼，看表计时 ● 再次核对	● 20min 后观察局部反应 ● 操作后查对
整理记录	● 协助取舒适体位，清理用物 ● 洗手，记录	● 记录结果：阳性（＋），阴性（－）

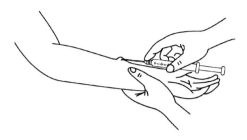

图 13-9　皮内注射

4. 评价

（1）护士无菌观念强，查对认真，操作熟练规范。

（2）注入药液剂量准确，皮丘形成，观察记录正确及时。

（3）护患沟通良好，解释合理，病人满意，能积极配合治疗。

【注意事项】

1. 做药物过敏试验前，护士应详细询问病人的用药史、过敏史及家族史，如病人对该药物过敏，则不可做皮内试验，应与医生联系，更换其他药物。

2. 忌用含碘消毒剂，以免着色影响对局部反应的观察及与碘过敏反应相混淆。

3. 进针角度不宜太大，以免将药液注入皮下，影响药物作用的效果及反应的观察。

4. 做皮内过敏试验时，嘱病人勿按揉注射部位，以免影响对反应结果的判断。

（二）皮下注射

皮下注射（hypodermic injection，H）是将小量药液或生物制剂注入皮下组织的方法。

【目的】

1. 用于不宜口服，且需在一定时间内发挥药效的药物。适合小剂量及刺激性弱的药物。

2. 预防接种。

3. 局部麻醉用药。

【操作程序】

1. 评估

（1）病人的病情、治疗情况、用药史、家族史及药物过敏史。

（2）注射部位的皮肤及皮下组织情况。

（3）病人的意识状态、心理状态、对用药计划的了解及合作程度。

2. 计划

（1）病人准备：了解皮下注射的目的、方法、注意事项和配合要点，取舒适体位。

（2）护士准备：着装整洁，修剪指甲，洗手，戴口罩。

（3）用物准备：根据医嘱准备注射药液、注射本或注射卡；1～2ml 注射器、5～6 号针头；其余同药液抽吸技术。

（4）环境准备：环境清洁、安静，光线、温湿度适宜，必要时用屏风或帷帘遮挡病人。

3. 实施(表13-10)。

表13-10　皮下注射

操作流程	操作步骤	要点解析
吸取药液	● 按照医嘱吸取药液	● 严格执行查对制度和无菌操作原则
核对解释	● 备齐用物,携至床旁,仔细核对床头卡、手腕带 ● 解释操作目的、配合要点	● 核对病人床号、姓名、住院号,做到核对无误 ● 合理解释,取得配合 ● 操作前查对
选择部位	● 按注射原则选择注射部位	● 常选用上臂三角肌下缘、两侧腹壁、后背、大腿前侧和外侧等(图13-10)
消毒皮肤	● 常规消毒皮肤,待干	
核对排气	● 再次核对,排尽空气	● 操作中查对
进针推药	● 一手绷紧局部皮肤,一手持注射器,以示指固定针栓,针尖斜面向上,与皮肤成30°～40°角,快速刺入皮下(图13-11),松开绷紧皮肤的手,抽动活塞,如无回血,缓慢推注药液	● 勿污染消毒区域皮肤 ● 将针梗的1/2～2/3刺入皮下
拔针按压	● 注射毕,用无菌干棉签轻压针刺处,快速拔针后按压片刻 ● 再次核对	● 操作后查对
整理记录	● 协助取舒适体位,整理床单位 ● 清理用物 ● 洗手,记录	● 严格按消毒隔离原则分类处理用物 ● 记录注射时间、病人的反应

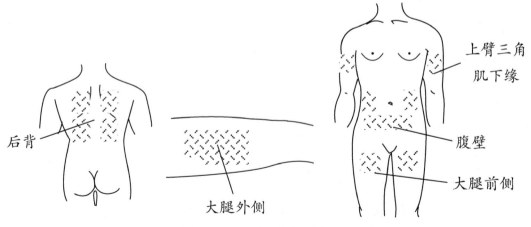

图13-10　皮下注射部位

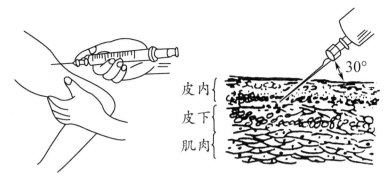

图 13-11　皮下注射

4. 评价

（1）护士无菌观念强，查对认真，操作熟练规范。

（2）注入药液剂量准确。

（3）护患沟通良好，解释合理，病人满意，能积极配合治疗。

【注意事项】

1. 对长期注射者，应有计划地更换注射部位，以免局部产生硬结，保证药物吸收的最好效果。如糖尿病病人胰岛素治疗时可采用多部位皮下轮流注射。

2. 刺激性强的药物不宜皮下注射。

3. 注射药液少于1ml时，应选择 1ml 注射器抽吸药液，以保证剂量准确。

4. 进针角度不宜超过 45°，以免刺入肌层；过瘦者可捏起局部组织并减小进针角度。

 知识拓展

胰岛素笔的使用方法

1. 回温　提前 30min 从冰箱冷藏室取出胰岛素，在室温下回温。

2. 核对　核对胰岛素的剂型，检查笔芯有无破损或漏液，检查药液性状，并确认在有效期内。

3. 安装　旋开笔帽，拧开笔芯架，将笔芯装入笔芯架拧紧。

4. 摇匀　将胰岛素笔平放在手心中，水平滚动 10 次，然后用手将胰岛素笔通过肘关节和前臂的上下摆动，上下翻动 10 次，使瓶内药液充分混匀。

5. 装针　撕掉针的保护片，顺时针拧紧针头。

6. 排气　将剂量调节旋钮拨至 2U，针尖向上直立，手指轻弹笔芯架数次，使空气聚集在顶部后，按压注射键，直至一滴胰岛素从针头溢出，即表示驱动杆已与笔芯完全接触，且笔芯内的气泡已排尽。

7. 床边核对　携用物至床旁，核对病人床号、姓名、腕带。

8. 定位消毒　选择注射部位，75% 乙醇消毒皮肤，待干。

9. 调整剂量　调整剂量选择环，在显示窗中选择相应剂量。

10. 核对排气　操作中核对。

11. 进针注药　使用 4mm 或 5mm 针头时无须捏起皮肤,并可成 90° 角进针;使用 8mm 以上针头时,需要捏起皮肤并成 45° 角进针,快速按下注射键,应在拔出针头前至少停留 10s 以上,避免过快拔出针头导致胰岛素外漏。

12. 按压拔针　注射毕,用无菌干棉签按压进针点,快速拔针。

13. 再次核对　操作后核对。

14. 整理记录　针头套上外针帽后丢弃,记录注射时间、胰岛素名称、剂量,病人的反应。

(三)肌内注射

肌内注射(intramuscular injection, IM)是将一定量药液注入肌肉组织的方法。注射部位一般选择肌肉丰厚且远离大血管、神经处。最常用的部位为臀大肌,其次为臀中肌、臀小肌、股外侧肌及上臂三角肌。

1. 臀大肌注射定位　见图 13-12。

(1)十字法:从臀裂顶点向左侧或右侧画一水平线,然后从髂嵴最高点作一垂直线,将臀部分为 4 个象限,其外上象限避开内角(髂后上棘至股骨大转子的连线),即为注射区。

(2)连线法:取髂前上棘与尾骨连线外上 1/3 处为注射部位。

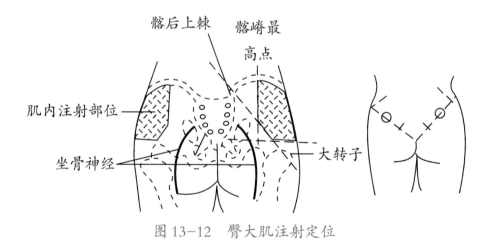

图 13-12　臀大肌注射定位

2. 臀中肌、臀小肌注射定位

(1)以示指、中指尖分别置于髂前上棘和髂嵴下缘处,在示指、中指和髂嵴之间构成一个三角形区域,此区域为注射部位(图 13-13)。

(2)髂前上棘外侧三横指处(以病人的手指宽度为准)为注射部位。

3. 股外侧肌注射定位　大腿中段外侧,成人一般可取髋关节下 10cm 至膝关节上 10cm,宽约 7.5cm(图 13-14)。此处大血管、神经干很少通过,且注射范围较广,可供多次注射。

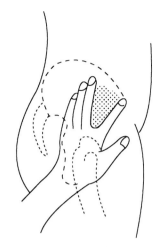

图 13-13 臀中肌、臀小肌注射定位

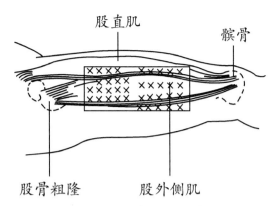

图 13-14 股外侧肌注射定位

4. 上臂三角肌注射定位 上臂外侧,肩峰下 2～3 横指处(图 13-15)。该部位注射方便,但此处肌层较薄,只能用于小剂量药液注射。

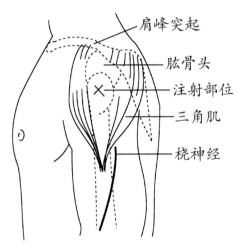

图 13-15 上臂三角肌注射定位

【目的】

1. 用于不宜或不能口服或静脉注射的药物,且要求比皮下注射更迅速发挥药效时采用。

2. 注射剂量较大或刺激性较强的药物。

【操作程序】

1. 评估

(1)病人的病情及治疗情况。

(2)注射部位的皮肤及肌肉组织情况。

(3)病人的意识状态、心理状态,对用药计划的了解及合作程度。

2. 计划

(1)病人准备:了解肌内注射的目的、方法、注意事项和配合要点。常用注射体位准备包括:

1）臀部注射：侧卧位时，下腿弯曲、上腿伸直，肌肉放松；俯卧位时，足尖相对，足跟分开；仰卧位用于危重及不能翻身的病人，限于臀中、小肌注射。

2）上臂三角肌注射：单手叉腰使三角肌显露。

3）股外侧肌注射：以自然坐位为宜。

（2）护士准备：着装整洁，修剪指甲，洗手，戴口罩。

（3）用物准备：根据医嘱准备注射药液、注射本或注射卡；2～5ml注射器、6～7号针头；其余同药液抽吸技术。

（4）环境准备：环境清洁、安静，光线、温湿度适宜，必要时用屏风或帷幕遮挡病人。

3. 实施（表13-11）。

表13-11　肌内注射

操作流程	操作步骤	要点解析
吸取药液	● 按照医嘱吸取药液	● 严格执行查对制度和无菌操作原则
核对解释	● 备齐用物，携至床旁，仔细核对床头卡、手腕带 ● 解释操作目的、配合要点	● 核对病人床号、姓名、住院号，做到核对无误 ● 合理解释，取得配合 ● 操作前查对
选择部位	● 协助病人取合适体位，选择注射部位	
定位消毒	● 按照正确方法定位，常规消毒皮肤，待干	
核对排气	● 再次核对，排尽空气	● 操作中查对
进针推药	● 左手拇指、示指绷紧局部皮肤 ● 右手以握笔姿势持注射器，中指固定针栓，针头与皮肤成90°角，右手手腕带动手臂，快速刺入针梗的1/2～2/3 ● 松开左手，抽动活塞，如无回血，缓慢推注药液	● 勿污染消毒区域皮肤 ● 如有回血，应立即拔针，不能注入药液 ● 注意观察病人反应
拔针按压	● 注射毕，用无菌干棉签轻压针刺处，快速拔针，按压片刻（图13-16） ● 再次核对	● 直至不出血 ● 操作后查对
整理记录	● 协助取舒适体位，整理床单位，清理用物 ● 洗手，记录	● 严格按消毒隔离原则分类处理用物 ● 记录注射的时间、病人的反应

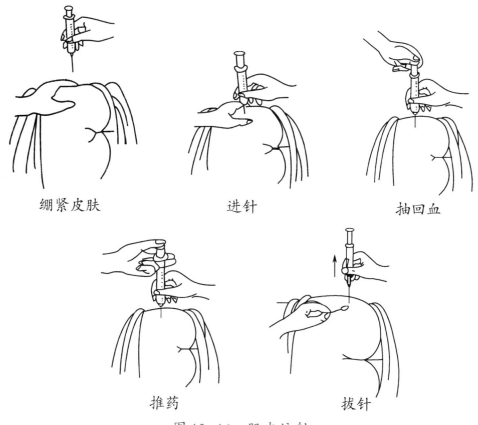

绷紧皮肤　　　　　　　　　进针　　　　　　　　　抽回血

推药　　　　　　　　　　拔针

图 13-16　肌内注射

4. 评价

（1）护士无菌观念强，查对认真，操作熟练规范。

（2）注入药液剂量准确，无痛注射。

（3）护患沟通良好，解释合理，病人满意，能积极配合治疗。

【注意事项】

1. 2 岁以下婴幼儿不宜选用臀大肌注射，因其臀大肌尚未发育完善，注射时有损伤坐骨神经的危险，最好选择臀中肌、臀小肌注射。

2. 注射时切勿将针梗全部刺入，以防针梗从衔接处折断。若针头折断，应嘱病人保持原位不动，以防针头移位，尽快使用无菌血管钳将断端取出。若断端全部埋入，速请外科医生处理。

3. 需长期注射者，应交替更换注射部位并选用细长针头，避免或减少硬结的发生。如长期注射出现硬结时，可采用热敷、理疗等方法处理。

4. 两种或两种以上药物同时注射时，应注意药物的配伍禁忌。

　知识拓展

Z 形注射

肌内注射进针时，用一手将皮肤和皮下组织向一侧牵拉，然后针头成 90° 刺入，固定，回抽,无回血后缓缓将药液注入,稍停片刻,使药液散入肌肉。拔出针头,迅速将牵拉到一侧的皮肤和皮下组织复位,使针刺通道闭合。此法用于注射刺激性较强的药物,预防药液溢至肌肉上层组织,而造成疼痛与组织受损。

(四)静脉注射

静脉注射(intravenous injection,IV)是自静脉注入无菌药液的方法,是发挥药效最快的给药方法。常用的静脉包括:

1. 四肢浅静脉　上肢常选用肘部静脉(贵要静脉、肘正中静脉、头静脉)及腕部、手背静脉;下肢常选用大隐静脉、小隐静脉和足背静脉(图13-17)。

2. 头皮静脉　小儿头皮静脉极为丰富,分支甚多,互相沟通交错成网,且静脉表浅易见,易于固定,方便患儿肢体活动(图13-18)。

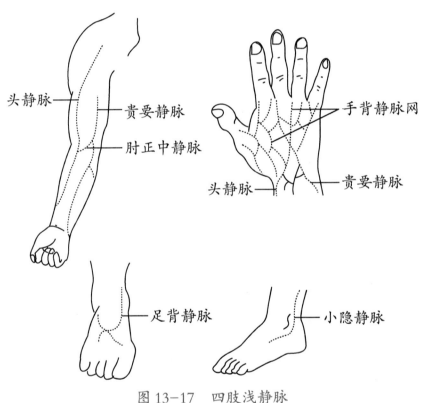

图 13-17　四肢浅静脉

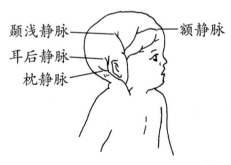

图 13-18　小儿头皮静脉分布

3. 股静脉　股静脉位于股三角区,在股动脉内侧0.5cm处(图13-19)。

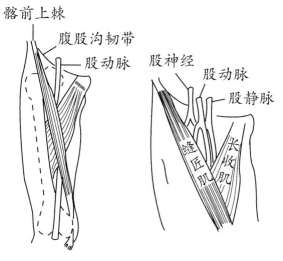

图 13-19　股静脉解剖位置

【目的】

1. 药物不宜口服、皮下或肌内注射,又需要迅速发挥药效时。

2. 做某些诊断性检查或试验,如静脉注入对比剂。

3. 静脉营养治疗。

4. 输液或输血。

5. 股静脉注射,主要用于急救时加压输液和采集血标本。

【操作程序】

1. 评估

(1)病人的病情及治疗情况。

(2)注射部位的皮肤状况、静脉充盈度及管壁弹性。

(3)病人的意识状态、心理状态、对给药计划的了解及合作程度。

2. 计划

(1)病人准备:了解静脉注射的目的、方法、注意事项和配合要点,取舒适体位。

(2)护士准备:着装整洁,修剪指甲,洗手,戴口罩。

(3)用物准备:根据医嘱准备注射药液、注射本或注射卡;根据药量选择合适的注射器、6~9号针头或头皮针、无菌纱布、止血带、一次性治疗巾、小垫枕,必要时备胶布。其余同药液抽吸技术。

(4)环境准备:环境清洁、安静,光线、温湿度适宜,必要时用屏风遮挡病人。

3. 实施(表13-12)。

表 13-12　静脉注射

操作流程	操作步骤	要点解析
	◆ **四肢浅静脉注射**	
吸取药液	● 按照医嘱吸取药液	● 严格执行查对制度和无菌操作原则
核对解释	● 备齐用物,携至床旁,仔细核对床头卡、手腕带 ● 解释操作目的、配合要点	● 核对病人床号、姓名、住院号,做到核对无误 ● 合理解释,取得配合 ● 操作前查对
选择静脉	● 选择粗直、弹性好、易于固定的静脉,避开关节和静脉瓣	● 对需长期静脉注射者,应有计划地由远心端到近心端选择静脉
扎止血带	● 在穿刺部位下垫一次性治疗巾、小垫枕,在穿刺部位上方约6cm处扎紧止血带	● 止血带末端向上,以免污染无菌区域
消毒皮肤	● 常规消毒皮肤,待干	
核对排气	● 再次核对,排尽空气	● 操作中查对
穿刺静脉	● 一手绷紧静脉下端皮肤,使其固定;一手持注射器(或头皮针针柄),示指固定针栓,针尖斜面向上,与皮肤成15°～30°角 ● 自静脉上方或侧方刺入皮下,再沿静脉走向潜行刺入静脉(图13-20),见回血,可再顺静脉进针少许	● 一旦出现局部肿胀,应立即拔出针头,按压局部,另选其他静脉重新穿刺
两松固定	● 松开止血带,嘱病人松拳,固定针头(如为头皮针,用胶布固定)	
注药观察	● 缓慢注入药液(图13-21) ● 随时听取病人主诉,观察局部情况及病情变化	● 注药过程中试抽回血确定针头是否在静脉内
拔针按压	● 注射毕,将无菌干棉签放于穿刺点上方,快速拔出针头,按压片刻,或嘱病人屈肘	
整理记录	● 再次核对 ● 协助病人取舒适卧位,整理床单位 ● 清理用物,洗手,记录	● 操作后查对 ● 严格按消毒隔离原则分类处理用物 ● 记录注射时间、病人的反应

操作流程	操作步骤	要点解析
	◆头皮静脉注射	
吸取药液,核对解释	● 同四肢浅静脉注射	
选择静脉	● 患儿取仰卧或侧卧位,选择常用小儿头皮静脉	● 必要时剃去注射部位毛发
消毒皮肤	● 常规消毒皮肤,待干	
核对排气	● 再次核对,连接头皮针并排尽空气	● 操作中查对
进针推药	● 由助手固定患儿头部,术者一手拇指、示指固定静脉两端,一手持头皮针针柄,沿静脉向心方向平行刺入	● 注射过程中注意约束患儿,保护注射部位
	● 见回血后推药少许,如无异常,用胶布固定针头,缓慢推注药液	● 如无回血、局部疼痛或肿胀,应拔出针头,更换部位,重新穿刺
拔针按压,整理记录	● 同四肢静脉注射	
	◆股静脉注射	
吸取药液,核对解释	● 同四肢浅静脉注射	
安置体位	● 协助病人取仰卧位,下肢伸直略外展外旋	● 暴露注射部位
准确定位	● 于股三角区扪及股动脉搏动最明显处或以髂前上棘和耻骨结节连线中点作为股动脉的定位,股静脉位于股动脉内侧0.5cm处	
消毒皮肤	● 常规消毒皮肤,待干;同时消毒术者左手示指和中指	
核对排气	● 再次核对,排尽空气	● 操作中查对
进针推药	● 左手示指和中指扪及股动脉搏动最明显处并固定,右手持注射器,针头和皮肤成90°或45°角	
	● 在股动脉内侧0.5cm处刺入,抽出暗红色血,固定针头,根据需要注入药液	● 如抽出鲜红色血液提示针头刺入股动脉,应立即拔出针头,用无菌纱布紧压穿刺处5~10min,确认无出血后,改由另一侧穿刺

操作流程	操作步骤	要点解析
拔针按压	● 注射毕,拔出针头,局部用无菌纱布加压止血3～5min,确认无出血,用胶布固定	● 以免引起出血或血肿
整理记录	● 同四肢静脉注射	

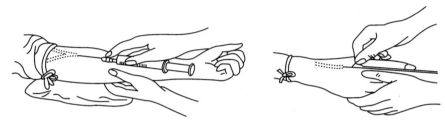

图13-20 静脉注射进针法

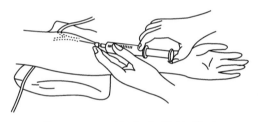

图13-21 静脉注射推药法

 临床应用

特殊病人的静脉穿刺要点

1. 肥胖病人 肥胖者皮下脂肪较厚,静脉较深,但较易固定。注射时,在触摸血管走向后由静脉上方进针,稍加大进针角度。

2. 水肿病人 沿静脉解剖位置,用手按揉局部,以暂时驱散皮下水分,使静脉充分显露后再行穿刺。

3. 脱水病人 血管充盈不良,穿刺困难。可做局部按摩、热敷,待血管充盈后再穿刺。

4. 老年病人 老年人皮下脂肪较少,静脉易滑动且脆性较大,针头难以刺入,且易刺破血管壁。注射时,可用手指分别固定穿刺点静脉上、下两端,再沿静脉走向穿刺。

4. 评价

(1)护士无菌观念强,查对认真,操作熟练规范。

(2)注入药液剂量准确,静脉穿刺一次成功。

（3）护患沟通良好，解释合理，病人满意，能积极配合治疗。

【注意事项】

1. 根据病人年龄、病情及药物性质，掌握推药速度，随时听取病人主诉，观察病人及注射局部情况。

2. 注射对组织有强烈刺激性的药物时，应另备有 0.9% 氯化钠溶液的注射器和头皮针，穿刺成功后，先注入少量 0.9% 氯化钠溶液，证实针头在静脉内，再换上抽有药液的注射器缓慢推药，以免药液外溢而致组织坏死。

3. 静脉注射常见失败原因

（1）针头未完全进入静脉，针尖斜面部分在皮下，部分在静脉内。表现为：抽吸可有回血，推药时药液溢至皮下，局部隆起并有痛感（图 13-22A）。

（2）针头穿破对侧血管壁，针尖斜面部分在静脉内，部分在静脉外。表现为：抽吸有回血，药液溢至深层组织，局部无隆起，但有痛感（图 13-22B）。

（3）针头穿透对侧血管壁，针头刺入过深。表现为：抽吸无回血，药液注入深层组织，局部无隆起，有痛感（图 13-22C）。

（4）针头未进入血管内，穿刺过浅，针尖斜面完全未进入静脉。表现为：抽吸无回血，注入药物局部隆起并有痛感（图 13-22D）。

以上 4 种失败原因中发生任意一种情况，均应立即拔针，以无菌棉签或棉球压迫止血，重新选择血管穿刺。

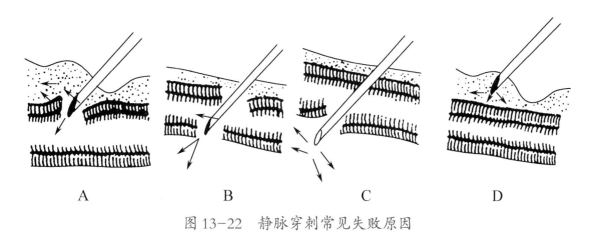

A   B   C   D

图 13-22　静脉穿刺常见失败原因

 知识拓展

微量注射泵的使用

微量注射泵是将小剂量药液持续、均匀、定量注入人体静脉的注射装置。临床常见于：ICU 或 CCU（冠心病监护治疗病房）的液体药剂连续低流量注射；连续注射麻醉剂、抗癌药或抗凝药；早产儿或新生儿营养剂的连续注射；各种激素的连续注射等。具体操作方法如下：

1. 将抽吸药液的注射器与泵管相连,妥善固定于注射泵上。

2. 接通电源,根据医嘱调整好注射速度和注射时间。

3. 将抽吸 0.9% 氯化钠溶液的注射器与头皮针相连,穿刺静脉,成功后固定头皮针。

4. 分离注射器与头皮针,将注射泵延长管和头皮针连接,按"开始"键启动注射泵,并推注药液。

5. 药液推注完毕,按"停止"键。拔针、按压、整理床单位,关闭注射泵,取下注射器。

第五节　药物过敏试验

 工作情景与任务

导入情景:

病人,女性,45 岁,2d 前因淋雨出现咳嗽、发热等症状,前来就诊,被诊断为上呼吸道感染。医生开具医嘱:青霉素皮试。进行皮试 5min 后,病人出现胸闷、心慌、气促,皮肤瘙痒,大汗淋漓等症状,BP 80/54mmHg。考虑其出现了过敏性休克,护士立即采取急救措施。

工作任务:

1. 正确为病人进行青霉素过敏试验。

2. 出现过敏性休克时,正确为病人实施急救措施。

临床上病人应用某些药物时,常可引起不同程度的过敏反应,严重者可发生过敏性休克而危及生命。因此在使用此类致敏性高的药物之前,应详细询问病人的用药史、过敏史和家族史,并做药物过敏试验,同时做好急救的准备,以防止过敏性休克的发生。

药物过敏反应(drug anaphylaxis)是异常的免疫反应,其基本原因在于抗原与抗体的相互作用,具有以下特点:

1. 个别性　虽然各种药物引起过敏反应的发生率有高有低,但一般发生于用药人群中的少数人,不具有普遍性。

2. 特异性　药物过敏反应是在用法、用量都正常的情况下发生的不正常反应,其临床表现与正常药理反应、毒性反应及药物剂量无关。一旦病人对药物过敏,即使用很小的剂量也足以引起过敏反应,因此可作为与药物中毒反应相鉴别的重要依据。

3. 再次性　药物过敏反应的发生需有致敏阶段,即变应原的获得来源于过敏发生前的多次药物接触,因此药物过敏反应通常不发生在首次用药,一般在再次用药后发病。

4. 个体性　药物过敏反应的发生与过敏体质有关,因此是对某些药物"质"的过敏,而不是"量"的中毒。

5. 交叉性　化学结构相似的药物可能发生交叉或不完全交叉的过敏反应。

一、青霉素过敏试验及过敏反应的处理

青霉素是从青霉菌培养液中获取的一种具有抗菌作用的药物，具有疗效高、毒性低的优点，主要用于敏感的革兰氏阳性球菌、革兰氏阴性球菌和螺旋体感染，但在使用中较易发生过敏反应，发生率可达 3%～6%。因此，在使用各种剂型的青霉素前务必做青霉素过敏试验（penicillin allergy test），结果阴性者方可用药。

1. 发生机制　青霉素本身不具有免疫原性，其制剂中所含的高分子聚合物及其降解产物（如青霉烯酸、青霉噻唑酸等）作为半抗原，进入人体后与组织蛋白结合形成全抗原，抗原刺激机体产生相应的抗体（IgE），使机体处于致敏状态。此阶段不发生过敏反应，但有免疫反应，故称为致敏阶段。当机体再次接受青霉素时，抗原和抗体结合，引发过敏反应，从而产生荨麻疹、哮喘、喉头水肿、休克等一系列过敏反应的临床表现。

2. 预防措施

（1）青霉素过敏试验前详细询问病人的用药史、药物过敏史及家族过敏史。

（2）使用青霉素前必须做过敏试验：对青霉素过敏的人，任何给药途径（如注射、口服、外用等）、任何剂量和任何剂型均可发生过敏反应。因此，首次使用各种剂型的青霉素都应做过敏试验。对接受青霉素治疗的病人，停药 3d 以上或在用药过程中更换批号时，须重新做过敏试验。有青霉素过敏史者禁止做过敏试验。

（3）正确实施药物过敏试验：准确配制皮试液，正确实施皮内注射，及时观察和准确判断反应结果。

（4）试验结果阳性的处理：试验结果为阳性反应时，禁用青霉素，并在体温单、医嘱单、门诊卡、病历卡、注射卡及床头卡上醒目地标明"青霉素（＋）"，同时告知病人及其家属。

（5）青霉素应现用现配：青霉素的水溶液在室温下非常不稳定，易增加其降解产物的产生，使其致敏性增高，药效下降。故青霉素使用时要临时稀释，新鲜配制，不宜放置过久。

（6）加强工作责任心：工作人员必须严格执行查对制度。注射前认真核对有无过敏史。首次注射青霉素者需观察 30min，注意局部和全身反应，倾听病人主诉，同时做好急救准备工作。

（一）青霉素过敏试验技术

【目的】

预防青霉素过敏反应。

【操作程序】

1. 评估

（1）病人的病情、用药史、过敏史及家族史。

（2）病人是否进食，空腹时不宜进行过敏试验。

（3）病人的注射部位皮肤情况、心理状态及合作态度。

2. 计划

（1）病人准备：了解过敏试验的目的、方法、注意事项及配合要点。

（2）护士准备：着装整洁，修剪指甲，洗手，戴口罩。

（3）用物准备

1）治疗车上层：注射盘内备 1ml 注射器、2～5ml 注射器、4½～5 号针头、6～7 号针头、青霉素药物（青霉素 G 80 万 U/ 瓶）、0.9% 氯化钠溶液、75% 乙醇、棉签、砂轮、手消毒液；抢救物品，包括 0.1% 盐酸肾上腺素，急救车（备常用抢救药物），氧气，吸痰器等。

2）治疗车下层：医用垃圾桶、生活垃圾桶、锐器盒。

（4）环境准备：清洁、安静，光线、温湿度适宜。

3. 实施

（1）试验液的配制：以每毫升含青霉素 200～500U 的试验液为标准，用 0.9% 氯化钠溶液作为稀释液（表 13-13）。

表 13-13　青霉素试验液配制（500U/ml）

青霉素 G	加 0.9% 氯化钠溶液 /ml	每 1ml 药液青霉素钠含量 /（U•ml⁻¹）	要求
80 万 U	4	20 万	溶解
取上液 0.1ml	0.9	2 万	摇匀
取上液 0.1ml	0.9	2 000	摇匀
取上液 0.25ml	0.75	500	摇匀

每次配制时均需将溶液混匀。青霉素试验液不稳定，在室温下可保存 4h，在冰箱冷藏可保存 24h，过时弃掉。

（2）试验方法：于病人前臂掌侧下段皮内注射青霉素试验液 0.1ml（含青霉素 G 20～50U），20min 后观察结果并记录。

（3）结果判断（表 13-14）。

表 13-14　青霉素过敏试验结果的判断

结果	局部皮丘反应	全身情况
阴性	大小无改变，周围无红肿，无红晕	无自觉症状，无不适表现
阳性	皮丘隆起增大，出现红晕，直径＞1cm，周围有伪足伴局部痒感	可有头晕、心慌、恶心，甚至发生过敏性休克

4. 评价

（1）病人理解过敏试验的目的。

（2）病人配合完成过敏试验。

（3）病人清楚过敏试验的结果。

【注意事项】

1. 配制试验液时浓度与剂量必须准确。

2. 如对皮试结果有怀疑，应在对侧前臂皮内注射 0.9% 氯化钠溶液 0.1ml，以做对照，确认青霉素皮试结果为阴性方可用药。使用青霉素治疗过程中要继续严密观察病人反应。

（二）青霉素过敏反应及处理

1. 临床表现

（1）过敏性休克：是最严重的过敏反应，可发生在青霉素皮试或注射药物过程中。一般在用药后数秒或数分钟内发生，呈闪电般出现，有时也可在用药半小时后发生，极少数病人发生于连续用药的过程中。主要表现为：

1）呼吸道阻塞症状：由喉头水肿和肺水肿引起，可表现为胸闷、气促、呼吸困难伴濒死感。

2）循环衰竭症状：由于周围血管扩张导致循环血量不足，可表现为面色苍白，出冷汗、发绀，脉细弱、血压下降等。

3）神经系统症状：因脑组织缺血缺氧所致，可表现为头晕眼花、面部及四肢麻木、意识丧失、抽搐、大小便失禁等。

4）皮肤过敏反应：瘙痒、荨麻疹等。

上述症状中常以呼吸道症状或皮肤瘙痒最早出现，因此需注意倾听病人的主诉。

（2）血清病型反应：一般于用药后 7～14d 发生，临床表现和血清病相似，有发热、关节肿痛、全身淋巴结肿大、皮肤发痒、荨麻疹、腹痛等症状。

（3）各器官或组织的过敏反应

1）皮肤过敏反应：轻者荨麻疹，严重者可发生剥脱性皮炎。

2）呼吸道过敏反应：可引起哮喘，促发原有的哮喘发作或发作加重。

3）消化系统过敏反应：可引起过敏性紫癜，以腹痛和便血为主要症状。

2. 急救措施　由于青霉素过敏性休克发生迅猛，务必要做好预防和急救准备，一旦出现过敏性休克应立即采取有效抢救措施。处理原则是迅速及时、分秒必争、就地抢救。

（1）立即停药、平卧、保暖，同时报告医生，就地抢救。

（2）立即皮下注射 0.1% 盐酸肾上腺素 1ml，小儿剂量酌减。症状如不缓解，可每隔 30min 行皮下注射或静脉注射该药 0.5ml，也可气管内滴入，直至病人脱离危险期。此药是抢救过敏性休克的首选药物，具有收缩血管、增加外周阻力、提升血压、兴奋心肌、增加心排出量及松弛支气管平滑肌等作用。

（3）给予氧气吸入，改善缺氧症状。呼吸受抑制时，应立即行口对口人工呼吸，并肌内注射尼可刹米或洛贝林等呼吸兴奋剂。喉头水肿影响呼吸时，应立即准备气管插管或配合施行气管切开。

（4）根据医嘱给药：地塞米松5～10mg静脉推注，或氢化可的松200～400mg加入5%或10%葡萄糖溶液500ml内静脉滴注，此类药有抗过敏作用，能迅速缓解症状；静脉滴注10%葡萄糖溶液500ml或平衡溶液扩充血容量，如血压仍不回升，可按医嘱加入多巴胺或去甲肾上腺素静脉滴注；应用抗组胺类药物，如盐酸异丙嗪25～50mg或苯海拉明40mg肌内注射；纠正酸中毒等。

（5）如发生心跳、呼吸停止，立即行心肺复苏。如施行体外心脏按压、气管内插管或人工呼吸等急救措施。

（6）密切观察病人生命体征、尿量及神志等变化，并记录。不断评价治疗与护理效果，为进一步处理提供依据。病人未脱离危险期前不宜搬动。

二、链霉素过敏试验及过敏反应的处理

链霉素由于本身的毒性作用及所含杂质具有释放组胺的作用，可引起中毒反应和过敏反应，使用时应引起重视。链霉素可引起皮疹、发热、荨麻疹、血管神经性水肿等较为常见的过敏反应。过敏性休克发生率虽较青霉素低，但死亡率很高，故使用链霉素时应做链霉素过敏试验（streptomycin allergy test）。

（一）链霉素过敏试验技术

1. 试验液的配制　以每毫升试验液含链霉素2 500U为标准，用0.9%氯化钠溶液作为稀释液（表13-15）。

2. 试验方法　皮内注射链霉素试验液0.1ml（含250U），20min后判断结果并记录。其结果判断标准同青霉素过敏试验。

表13-15　链霉素试验液配制（2 500U/ml）

链霉素	加0.9%氯化钠溶液	链霉素含量	要求
100万U	3.5ml	25万U/ml	溶解
取上液0.1ml	0.9ml	2.5万U/ml	摇匀
取上液0.1ml	0.9ml	2 500U/ml	摇匀

（二）链霉素过敏反应的处理

链霉素过敏反应的临床表现与青霉素过敏反应大致相同。轻者表现为发热、皮疹、荨麻疹，重者可致过敏性休克。一旦发生过敏性休克，其救治措施与青霉素过敏性休克基本相同。

链霉素的毒性反应比过敏反应更常见、更严重，可出现全身麻木、抽搐、肌肉无力、眩晕、耳鸣、耳聋等症状。病人若有抽搐，可用10%葡萄糖酸钙或稀释1倍的5%氯化钙

溶液缓慢静脉推注,因链霉素可与钙离子络合,而使链霉素的毒性症状减轻或消失;病人若有肌肉无力、呼吸困难,宜用新斯的明皮下注射或静脉注射。

三、头孢菌素类药物过敏试验

头孢菌素是一类高效、低毒、广谱的抗生素。因可致过敏反应,故用药前需做皮肤过敏试验。头孢菌素和青霉素之间呈现不完全的交叉过敏反应,对青霉素过敏者有 10%～30% 对头孢菌素过敏,而对头孢菌素过敏者绝大多数对青霉素过敏。

1. 试验方法　以头孢拉定为例,以每毫升含头孢拉定 500μg 的试验液为标准,用 0.9% 氯化钠溶液作为稀释液,皮试注入剂量为 0.1ml(含头孢拉定 50μg)。试验液配制方法如表 13-16 所示。

表 13-16　头孢拉定试验液配制(500μg/ml)

头孢拉定	加 0.9% 氯化钠溶液	头孢拉定含量	要求
0.5g	2ml	250mg/ml	溶解
取上液 0.2ml	0.8ml	50mg/ml	摇匀
取上液 0.1ml	0.9ml	5mg/ml	摇匀
取上液 0.1ml	0.9ml	500μg/ml	摇匀

2. 注意事项　皮试的评估、准备、结果的判断以及过敏反应的处理,参阅青霉素过敏试验有关内容。

四、破伤风抗毒素过敏试验及脱敏注射

破伤风抗毒素(tetanus antitoxin,TAT)是破伤风抗毒素免疫马血清后经物理、化学方法精制而成,能中和病人体液中的破伤风毒素。破伤风抗毒素对人体是一种异种蛋白,具有抗原性,注射后容易出现过敏反应。因此首次用药前须做过敏试验。停药超过 1 周者如需再用,应重做过敏试验。若结果为阴性,方可把所需剂量一次注射完。若皮试结果为阳性,可采用脱敏注射法或注射人破伤风免疫球蛋白。

1. 过敏试验

(1)试验液的配制:以每毫升试验液含 TAT 150U 为标准,用 0.9% 氯化钠溶液作为稀释液。TAT 注射液每支为 1ml,含 TAT 1 500U。取 0.1ml,加 0.9% 氯化钠溶液至 1ml,摇匀即得。

(2)试验方法:皮内注射 TAT 试验液 0.1ml(含 TAT 15U),20min 后观察结果。

（3）结果判断（表 13-17）。

表 13-17　TAT 过敏试验结果的判断

结果	局部皮丘反应	全身情况
阴性	局部皮丘无变化	全身无反应
阳性	局部皮丘红肿、硬结，直径＞1.5cm，红晕超过 4cm，有时出现伪足、痒感	全身过敏反应、血清病型反应与青霉素过敏反应相同

2. 脱敏注射　对 TAT 过敏试验阳性者，可采用小剂量多次注射。其机制是小剂量抗原进入机体后，同吸附于肥大细胞或嗜碱性粒细胞上的 IgE 结合，使其逐步释放出少量的组胺等活性介质。而机体自身会释放组胺酶，可使组胺分解，不至于对机体产生严重损害，因此临床上可不出现症状。经过多次小量的反复注射后，可使细胞表面的 IgE 抗体大部分被结合而消耗掉，最终全部注射 TAT 时，便不会发生过敏反应。但这种脱敏只是暂时的，故再使用 TAT 时还需重做过敏试验。脱敏注射法如表 13-18 所示。

表 13-18　破伤风抗毒素脱敏注射

次数	TAT/ml	加 0.9% 氯化钠溶液 /ml	注射途径
1	0.1	0.9	IM 或 H
2	0.2	0.8	IM 或 H
3	0.3	0.7	IM 或 H
4	余量	稀释至 1ml	IM 或 H

每隔 20min 注射 1 次，每次注射后均需密切观察。如发现病人有气促、发绀、荨麻疹等不适或发生过敏性休克时应立即停止注射，并迅速处理。如反应轻微，待反应消退后，酌情增加次数，减少剂量，以达到顺利脱敏的目的。

五、普鲁卡因过敏试验

普鲁卡因是一种常用局部麻醉药，可作浸润麻醉、传导麻醉、腰椎麻醉及硬膜外麻醉，偶可引起过敏反应。当首次因手术或特殊检查需用普鲁卡因时，须先做皮肤过敏试验，结果呈阴性才可使用。

1. 试验液的配制　以 0.25% 普鲁卡因为标准。以一支 1% 普鲁卡因（1ml，10mg）为例，取 0.25ml 药液，加 0.9% 氯化钠溶液稀释到 1ml，则每 1ml 含 2.5mg，即成普鲁卡因试验液。

2. 过敏试验方法　皮内注射普鲁卡因试验液 0.1ml，20min 后观察试验结果并记录。

3. 结果判断和过敏反应的处理　同青霉素过敏试验及过敏反应的处理。

六、碘剂过敏试验

临床上常用碘对比剂作肾脏、胆囊、膀胱等造影，此类药物可发生过敏反应，因此在造影前 1～2d 需做过敏试验，阴性者方可做碘造影检查。

1. 试验方法

（1）口服法：口服 5%～10% 碘化钾 5ml，每日 3 次，共 3d，观察结果。

（2）皮内注射法：皮内注射碘对比剂 0.1ml，20min 后观察结果。

（3）静脉注射法：静脉注射碘对比剂（30% 泛影葡胺）1ml，5～10min 后观察结果。

在静脉注射对比剂前必须先做皮内注射，试验阴性再行静脉注射，结果阴性者可进行碘剂造影。

2. 结果判断

（1）口服法：有口麻、头晕、心慌、恶心、呕吐、流涕、流泪、荨麻疹等症状为阳性。

（2）皮内注射法：局部有红肿、硬块，直径超过 1cm 为阳性。

（3）静脉注射法：有血压、脉搏、呼吸和面色等改变为阳性。

有少数病人试验为阴性，但在注射碘对比剂时也会发生过敏反应，故造影时仍需备好急救药品。过敏反应的处理同青霉素过敏试验法。

第六节　局 部 给 药

一、滴入给药技术

滴入给药技术是指将药物滴入某些体腔产生疗效的给药技术。

（一）滴眼药法

【目的】

用滴管或眼药滴瓶将药液滴入结膜囊，以达到杀菌、收敛、消炎、麻醉、散瞳、缩瞳等治疗或诊断作用。

【操作方法】

1. 指导或协助病人取坐位或卧位。

2. 备齐用物携至床旁，用药前严格查对，保证准确给药。

3. 用棉签或棉球拭净眼部分泌物。

4. 病人头稍后仰，眼向上看，便于滴药。

5. 一手将病人下眼睑向下方牵引，另一手持滴管或滴瓶，手掌根部轻轻置于病人前额上；滴管距离眼睑 1～2cm，将药液 1 滴滴入眼下部结膜囊内（图 13-23）。

6. 轻轻提起上眼睑，使药液均匀扩散于眼球表面；以干棉球拭干流出的药液，并嘱病人闭目 2～3min，以利于药液充分发挥作用。

7. 用棉球紧压泪囊部 1～2min，以免药液流入泪囊和鼻腔后经黏膜吸收，引起全身不良反应。

（二）滴耳药法

【目的】

将滴耳剂滴入耳道，以达到清洁、消炎的目的。

【操作方法】

1. 备齐用物携至床旁，用药前严格查对，保证准确给药。

2. 指导或协助病人取坐位或卧位，头偏向健侧，患耳朝上。

3. 吸净耳内分泌物，必要时用 3% 过氧化氢溶液反复清洗至清洁，用棉签拭干，以利于药物发挥作用。

4. 用一手将耳郭向后上方轻轻牵拉，使耳道变直，便于药液流入耳内（图 13-24）。如为小儿滴药，需将其耳郭向下牵拉，方可使耳道变直。一手持滴瓶，将药液 2～3 滴滴入耳道，轻压耳屏，使药液充分进入中耳。

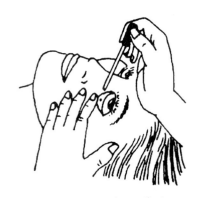

图 13-23　滴眼药法

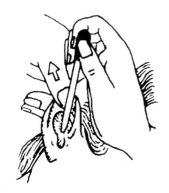

图 13-24　滴耳药法

5. 用小棉球塞入外耳道口，以免药液流出。注意避免滴管触及外耳道，污染滴管及药物。

6. 嘱病人保持原体位 1～2min，使药物充分发挥作用。

7. 观察有无出现迷路反应如眩晕、眼球震颤等。应注意避免由于药液过凉而引起迷路反应。

（三）滴鼻药法

【目的】

通过鼻腔滴入药物，治疗上颌窦炎、额窦炎，或滴入血管收缩剂，减少分泌，减轻鼻塞症状。

【操作方法】

1. 备齐用物携至床旁,用药前严格查对,保证准确给药。

2. 指导病人取坐位,头垂直向后仰,鼻孔向上或取垂头仰卧位。如治疗上颌窦炎、额窦炎时,则取头后仰并向患侧倾斜(图13-25)。擤鼻,以纸巾抹净,解开衣领。

3. 用一手轻轻推鼻尖以充分显露鼻腔,另一手持滴管距鼻孔约2cm处滴入药液3~5滴。

4. 轻捏鼻翼,使药液均匀分布于鼻腔黏膜。

5. 稍停片刻才恢复如常体位,用纸巾揩去外流的药液。

6. 观察疗效反应,并注意有无出现反跳性黏膜充血加剧,原因与血管收缩剂连续使用时间过长(超过3d)有关,应注意避免。

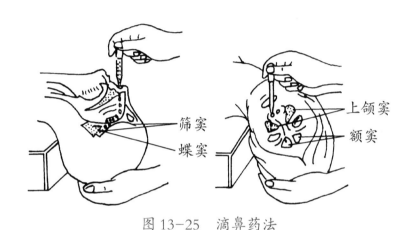

图13-25　滴鼻药法

二、栓剂给药技术

常用的药物为栓剂,包括直肠栓剂和阴道栓剂。栓剂是药物与适宜基质制成的供腔道给药的固体制剂。其熔点为37℃左右,插入体腔后栓剂缓慢融化而产生疗效。

(一)直肠栓剂插入法

【目的】

1. 直肠插入甘油栓,软化粪便,以利于排出。

2. 栓剂中有效成分被直肠黏膜吸收,产生全身治疗作用,如解热镇痛药栓剂。

【操作方法】

1. 备齐用物携至床旁,用药前严格查对,保证准确给药。

2. 指导或协助病人取侧卧位,膝部弯曲,暴露出肛门括约肌。

3. 戴上指套或手套,嘱病人张口深呼吸,尽量放松。

4. 将栓剂插入肛门,用示指将栓剂沿直肠壁朝脐部方向送入(图13-26)。

5. 置入栓剂后,保持侧卧位15min,以防药物栓滑脱或融化后渗出肛门外。

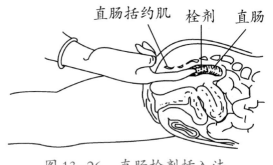

图 13-26　直肠栓剂插入法

6. 观察是否产生预期药效,若栓剂滑脱出肛门外,应重新插入。

该方法较简单,可教会病人或家属使用的方法,并说明置入药物后至少平卧 15min。

（二）阴道栓剂插入法

【目的】

阴道插入栓剂,以起到局部治疗的作用,如插入消炎、抗菌药物栓剂治疗阴道炎。

【操作方法】

1. 备齐用物携至床旁,用药前严格查对,保证准确给药。

2. 协助病人取仰卧位,双腿分开,屈膝仰卧于检查床上,支起双腿。

3. 一手戴指套或手套取出栓剂,嘱病人张口深呼吸,尽量放松。

4. 利用置入器或戴上手套,将阴道栓剂沿阴道下后方轻轻送入 5cm,达阴道穹隆 (图 13-27)。

5. 嘱病人至少平卧 15min,以利药物扩散至整个阴道组织和利于药物吸收。

6. 为避免药物或阴道渗出物弄污内裤,可使用卫生棉垫。

7. 指导病人在治疗期间避免性交,观察用药效果。

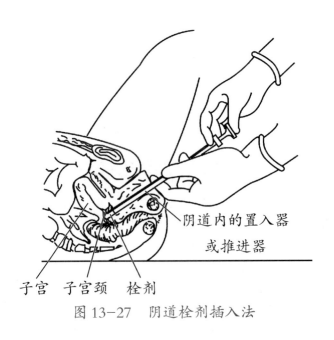

图 13-27　阴道栓剂插入法

三、皮肤给药技术

皮肤给药常用的剂型有溶液、油膏、粉剂、糊剂等。

【目的】

将药物直接涂搽或喷雾在皮肤表面,通过皮肤吸收,达到治疗目的。

【操作方法】

1. 涂搽药物前先用温水与中性肥皂清洁皮肤,如皮炎则仅用清水清洁即可。

2. 根据药物剂型的不同,采用相应的护理方法。

(1)溶液剂:一般为非挥发性药物的水溶液。方法:用塑料布或橡胶单垫于患部下面,用钳子夹持蘸湿药液的棉球洗抹患处,至清洁后用干棉球抹干。亦可用湿敷法给药。

(2)糊剂:为含有多量粉末的半固体制剂。方法:用棉签将药糊直接涂于患处,不宜涂得太厚,亦可先将糊剂涂在纱布上,然后贴在受损皮肤处,外加包扎。

(3)软膏:为药物与适宜基质制成有适当稠度的膏状制剂。方法:用搽药棒或棉签将软膏涂于患处,不必过厚,如为角化过度的皮损,应略加摩擦,除用于溃疡或大片糜烂受损皮肤外,一般不需包扎。

(4)乳膏剂:药物与乳剂型基质制成的软膏,分霜剂和脂剂两种。方法:用棉签将乳膏剂涂于患处,禁用于渗出较多的急性皮炎。

(5)酊剂和醑剂:不挥发性药物的乙醇溶液为酊剂,如碘酊;挥发性药物的乙醇溶液为醑剂,如樟脑醑。方法:用棉签蘸药涂于患处,注意因药物有刺激性,不宜用于有糜烂面的急性皮炎,黏膜及眼、口的周围。

(6)粉剂:为一种或数种药物的极细粉均匀混合制成的干燥粉末样制剂。方法:将药粉均匀地扑撒在受损皮肤处。注意粉剂多次应用后常有粉块形成,可用 0.9% 氯化钠溶液湿润后除去。

四、舌下给药技术

药物通过舌下口腔黏膜丰富的毛细血管吸收,可避免胃肠刺激,吸收不全和首过消除作用,而且起效快。如目前常用的硝酸甘油片剂,舌下含服一般 2~5min 即可发挥作用,对心绞痛病人心前区压迫感或疼痛感可减轻或消除。

告知病人此类药物应放在舌下,让其自然溶解吸收,不可嚼碎吞下,否则会影响药效。

 边学边练

实践23:口服给药技术

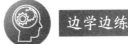

边学边练

实践24：氧气雾化吸入技术

边学边练

实践25：药物抽吸技术

边学边练

实践26：注射技术

边学边练

实践27：青霉素过敏试验技术

章末小结

　　本章学习的重点是给药原则、注射原则；常用注射技术的目的、部位、注意事项；青霉素过敏性休克的预防及抢救措施；各种皮试液的配制及结果判断。学习难点为各种给药技术的操作程序及注意事项。学习过程中注意比较各种给药法的异同点，结合临床案例，合理、准确、安全、有效地给药，掌握正确的给药方法和技术，正确评估病人用药后的疗效和反应，指导病人合理用药，防止和减少不良反应，并做好药品的管理工作，确保临床用药安全有效。

（宫春梓　周小菊）

思考与练习

　　1. 病人，男性，32岁，因极度口渴、多尿、食量大增、体重减轻、恶心呕吐、嗜睡而入院。护理体检发现呼吸稍快，呼气有烂苹果味，眼球下陷。紧急查血糖27.2mmol/L，尿酮阳性。病人被诊断为酮症酸中毒。医嘱：胰岛素8U，H，t.i.d.。

请问：

（1）评估的内容包括哪些？

（2）如何实施皮下注射？

（3）实施皮下注射时应注意什么问题？

　　2. 病人，女性，28岁，因咽喉疼痛，吞咽时加剧来院就诊，被诊断为"化脓性扁桃体炎"，医嘱：青霉素皮试St.。

请问：

（1）如何配制皮试液？

（2）如何正确进行皮内注射？

（3）皮试后3min，病人出现胸闷、心慌、气促伴濒危感，皮肤瘙痒，面色苍白，出冷汗，脉搏细弱，血压80/50mmHg，烦躁不安。考虑病人可能出现什么问题？采取的紧急措施是什么？

3. 病人，男性，63岁，因支气管扩张合并肺部感染入院治疗。入院时 T 39℃，呼吸急促、端坐呼吸。经过积极抗炎、利尿、强心治疗后，体温降至正常范围，能够平卧，现改用地高辛口服。

（1）护士给药时要特别注意什么问题？

（2）病人在服用地高辛几天后出现恶心、呕吐、视物模糊，发生了什么问题？

第十四章 ｜ 静脉输液与输血

14章 数字内容

静脉输液与输血是临床用于纠正人体水电解质及酸碱平衡失调，恢复内环境稳定并维持机体正常生理功能的重要治疗措施。正常人体内的水、电解质、酸碱度都保持在一定数值范围内，以维持机体内环境的相对稳定，保证机体正常生理功能。但在疾病和创伤时，体液平衡易发生紊乱，使内外环境不能维持稳态，如不纠正将导致严重后果。通过静脉输液与输血可以迅速、有效地补充机体丧失的体液和电解质，增加血容量，改善微循环，维持血压。此外，通过静脉输入药物达到治疗疾病的目的，是临床病人疾病治疗与抢救常用的重要措施之一。因此，护士必须熟练掌握有关静脉输液、输血的理论知识和操作技能，以便在治疗疾病、保证病人安全和挽救病人生命过程中发挥积极、有效的作用。

第一节　静　脉　输　液

　工作情景与任务

导入情景：

病人，女性，50岁，因"意识障碍，烦躁，呼吸深快、有烂苹果味"来院就诊，急诊拟"糖尿病酮症酸中毒"收住入院,平车推入,既往有 2 型糖尿病病史多年,自我监测不规范。入院时:病人意识烦躁,双侧瞳孔等大等圆,直径 3mm,对光反射灵敏,血糖 28.6mmol/L,血压 105/65mmHg,脉搏 90 次 /min,呼吸 25 次 /min,血氧饱和度 96%,医嘱予以 0.9% 氯化钠溶液 500ml＋胰岛素 16U 静脉滴入。

工作任务:

1. 请正确为该病人实施静脉输液。
2. 正确保护静脉,预防输液反应的发生。

静脉输液(intravenous infusion)是利用大气压和液体静压所形成的输液系统内压高于人体静脉压的物理原理,将大量的无菌溶液或药液直接输入静脉的方法。

一、静脉输液的目的

1. 补充水分及电解质,维持酸碱平衡。常用于腹泻、剧烈呕吐等引起的脱水、酸碱平衡紊乱的病人。

2. 补充营养,供给热能,促进组织修复。常用于大手术后、慢性消耗性疾病、昏迷、禁食、口腔疾病等不能经口进食及胃肠道吸收障碍的病人。

3. 输入药物,治疗疾病。常用于中毒、各种感染、脑及组织水肿,以及各种需经静脉输入药物治疗的病人。

4. 补充血容量,维持血压,改善微循环。常用于严重烧伤、大出血、休克等病人。

二、常用溶液与作用

(一)晶体溶液

晶体溶液(crystalloid solution)的分子量小,在血管内存留时间短,对维持细胞内、外水分的相对平衡有重要作用,对纠正体内电解质失调效果显著。

1. 葡萄糖溶液　常用溶液有 5% 葡萄糖溶液、10% 葡萄糖溶液。用于补充水分和热量。

2. 等渗电解质溶液　常用溶液有 0.9% 氯化钠溶液、5% 葡萄糖氯化钠溶液、复方氯化钠溶液(即林格液,内含氯化钠、氯化钾和氯化钙)等。用于补充水和电解质,维持体液容量和渗透压平衡。

3. 高渗溶液　常用溶液有 20% 甘露醇、25% 山梨醇、25% 葡萄糖溶液、50% 葡萄糖溶液等。用于利尿脱水,降低颅内压,提高血浆渗透压,消除水肿。

4. 碱性溶液　常用溶液有 5% 碳酸氢钠溶液、1.4% 碳酸氢钠溶液、11.2% 乳酸钠溶液和 1.84% 乳酸钠溶液。用于纠正酸中毒,调节酸碱平衡。

（二）胶体溶液

胶体溶液（colloidal solution）的分子量大，在血管内存留时间长，对维持血浆胶体渗透压，增加血容量，改善微循环，提升血压效果显著。

1. 右旋糖酐　常用溶液有中分子右旋糖酐和低分子右旋糖酐。中分子右旋糖酐可提高血浆胶体渗透压，补充血容量；低分子右旋糖酐可降低血液黏稠度，改善微循环及抗血栓形成。

2. 代血浆　常用溶液有羟乙基淀粉（706代血浆）、氧化聚明胶、聚维酮等。能增加循环血量和心输出量，在急性大出血时可与全血共用。

3. 血液制品　常用制品有5%清蛋白和血浆蛋白。可补充蛋白质和抗体，有助于组织修复和增加机体免疫力；能提高血浆胶体渗透压，减轻组织水肿。

（三）静脉高营养溶液

静脉高营养溶液常用的有复方氨基酸、脂肪乳剂等。静脉高营养溶液可供给病人热能，维持正氮平衡，补充各种维生素和矿物质。其成分主要由氨基酸、脂肪酸、维生素、矿物质、高浓度葡萄糖或右旋糖酐以及水分组成。

三、常用静脉输液技术

（一）密闭式四肢浅静脉输液技术

密闭式四肢浅静脉输液技术分为头皮针输液技术和静脉留置针输液技术。

【目的】

同"静脉输液的目的"。

【操作程序】

1. 评估

（1）身体状况：收集病人病史，评估病人皮肤情况、脱水类型、心肺功能及有关需要，以作为合理输液的依据。

（2）穿刺静脉：根据病情、输液量、液体的种类及病人年龄选择静脉。一般选用粗、直、弹性好的四肢浅静脉。

（3）心理、社会状况：了解病人的心理状态、合作程度。

2. 计划

（1）病人准备：了解输液的目的，排空大小便，取舒适卧位。

（2）护士准备：着装整洁，修剪指甲，洗手，戴口罩。

（3）用物准备

1）治疗车上层：注射盘、皮肤消毒液、医用棉签，药液、一次性输液器、注射器、止血带、小垫枕、治疗巾、输液贴、砂轮；输液瓶贴、输液卡、输液架、剪刀、手消毒液；需要时备启瓶器、瓶套、夹板及绷带。静脉留置针输液技术需另备静脉留置针一套、透明敷贴、封管液(无菌等渗盐水或稀释肝素溶液)。

2)治疗车下层:生活垃圾桶、医用垃圾桶、锐器盒。

(4)环境准备:环境安静、整洁、光线充足,操作环境宽敞。

3. 实施(表14-1,表14-2)。

表14-1 头皮针输液技术

操作流程	操作步骤	要点解析
核对检查	● 根据医嘱及输液卡准备液体及药物,双人核对液体及药物的名称、浓度、剂量、有效期 ● 对光检查液体及药物质量	● 严格执行查对制度,确认医嘱合法有效,液体及药物准确无误 ● 液体无变色、浑浊、沉淀或絮状物,瓶或袋无漏液、漏气,药物质量符合要求
消毒加药	● 拉开拉环(若无拉环挂钩,套上瓶套,打开瓶盖的中心部分) ● 常规消毒瓶塞 ● 按医嘱加入药液并填写输液瓶贴,倒贴于输液瓶上	 ● 消毒范围至瓶颈处 ● 加药过程中注意无菌原则,加药方法正确,加入的药物应合理分配,注意药物之间的配伍禁忌
检查插针	● 再次消毒瓶塞 ● 检查输液器质量,打开输液器包装 ● 关闭调节器,将输液管和通气管针头插入瓶塞至针头根部	 ● 检查输液器是否过期,包装有无破损,确认头皮针处针帽无脱落 ● 将针头插入根部,防止被污染
核对解释	● 备齐用物,携至床旁,仔细核对床头卡、手腕带 ● 解释操作目的、配合要点	● 核对病人床号、姓名、住院号,做到核对无误 ● 合理解释,取得配合
初步排气	● 将输液瓶挂在输液架上,将茂菲滴管倒置,抬高滴管下输液管,打开调节器,使液体流入滴管内,当达到1/2~2/3满时(图14-1),迅速转正滴管,使液体缓缓下降,直至液体流入头皮针管内即可关闭调节器,检查有无气泡,将输液管放置妥当	● 高度适中,保证液体压力超过静脉压,排气手法正确,排尽空气,若茂菲滴管下端的输液管有小气泡不易排出时,可轻弹输液管,将气泡弹至茂菲滴管内

操作流程	操作步骤	要点解析
扎带消毒	● 协助病人取舒适卧位,备好输液贴,在穿刺静脉肢体下垫小垫枕与治疗巾 ● 放好止血带,在穿刺点上方 6～8cm 处扎止血带,常规消毒皮肤,消毒直径≥5cm	● 皮肤消毒规范,不跨越消毒部位 ● 止血带位置合适,松紧度适宜,并使其尾端向上,以防影响消毒范围
核对排气	● 再次核对病人信息,取下护针帽,打开调节器 ● 再次排气至液体滴出,关闭调节器并检查针头与输液管内空气确实排尽	● 操作中查对,避免差错事故的发生,注意无菌,防止污染针头 ● 滴出液体不宜过多,最好控制在 5 滴以内
静脉穿刺	● 嘱病人握拳,一手拇指绷紧并固定静脉下端皮肤,一手持针柄,使针尖斜面向上并与皮肤成 15°～30° 角进针 ● 见回血后再将针头沿血管方向潜行少许	● 使静脉充盈,进针角度正确,防止刺破血管 ● 保证针头斜面全部进入血管
固定针头	● 一手固定针柄,一手松开止血带,打开调节器,嘱病人松拳,待液体滴入通畅后用输液贴分别固定针柄、针眼部位和头皮针下段输液管(图 14-2),必要时用夹板固定关节 ● 取出止血带、小垫枕与治疗巾	● 固定针柄可防止由于病人活动导致针头刺破血管或滑出血管外,覆盖穿刺部位以防污染,头皮针下端输液管可环绕固定,防止牵拉输液针头
调节滴速	● 根据病人的年龄、病情、药物性质调节滴速(图 14-3)。一般成人 40～60 滴/min,儿童 20～40 滴/min	● 对年老、体弱、婴幼儿、心肺疾病病人及输入高渗盐水、含钾药物、升压药时输液速度宜慢 ● 对严重脱水,心肺功能良好者输液速度可适当加快
核对记录	● 再次查对,整理床单位,协助取舒适卧位 ● 告知病人所输药物,交代输液过程中注意事项 ● 将呼叫器置于可取处 ● 洗手,填写输液卡并挂在输液架上	● 操作后查对,避免差错事故的发生 ● 滴速不可自己调节;输液管不可扭曲、受压、牵拉等 ● 液体滴完或有任何不适及时呼叫 ● 记录输液时间及病人反应

操作流程	操作步骤	要点解析
更换液体	● 需连续输入液体时,核对后常规消毒第二瓶瓶塞,拔出第一瓶的输液管和排气管(或通气针头),迅速插入第二瓶内	● 及时更换输液瓶,以防空气栓塞,认真核对
	● 检查输液管内有无气泡,调节滴速并记录	● 根据药液的性质重新调节滴速并再次交代注意事项
巡视观察	● 输液过程中加强巡视,密切观察病人有无输液反应、输液故障并做好记录	● 发现问题,及时正确进行处理
拔针按压	● 输液完毕,揭去头皮针管与针柄处输液贴,关闭调节器,轻压穿刺点上方,迅速拔针	● 输液毕,及时拔针,以防空气栓塞 ● 切勿用力按压局部,以免引起疼痛
	● 按压片刻至无出血	● 压迫静脉进针点,防止皮下出血
整理记录	● 将头皮针头和输液插头剪至锐器收集盒中,协助病人取舒适卧位,整理床单位,清理用物	● 正确处理针头,防止锐器伤
	● 洗手,记录	● 记录结束时间,病人反应及液体总量

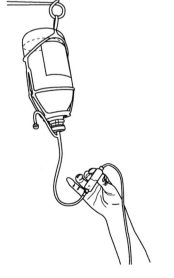
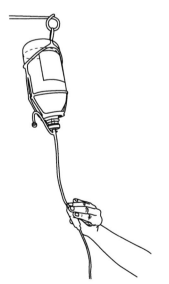

倒置茂菲滴管　　　　　转正茂菲滴管

图 14-1　输液管排气法

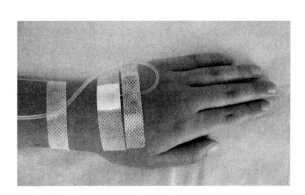

图 14-2 针头固定法

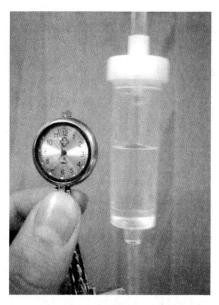

图 14-3 滴速调节法

表 14-2 静脉留置针输液技术

操作流程	操作步骤	要点解析
核对检查, 初步排气	● 同头皮针周围静脉输液技术	
连接排气	● 第一种方法:打开静脉留置针的外包装,取出留置针,将输液器的头皮针插入留置针肝素帽内,打开输液器调节器,将套管针内的气体排出,关闭调节器,将留置针放妥备用	● 打开外包装时注意检查有效期及有无破损,针头斜面有无倒钩,导管边缘是否粗糙,连接时注意严格无菌操作
	● 第二种方法:打开静脉留置针及肝素帽,手持外包装将肝素帽对接在留置针的侧管上,将输液器与肝素帽连接,打开调节器,将套管针内的气体排出,关闭调节器,将留置针放妥备用	
扎带消毒	● 协助病人取舒适卧位,备好胶布及透明敷贴,在穿刺静脉肢体下垫小垫枕与治疗巾,放好止血带,在穿刺点上方 8～10cm 处扎止血带	● 止血带位置合适,松紧度适宜,并使其尾端向上,以防影响消毒范围
	● 常规消毒皮肤,消毒直径≥8cm	
	● 在透明敷贴上写日期和时间	● 便于计算留置针留置时间,以防留置过长,导致静脉炎

操作流程	操作步骤	要点解析
核对排气	● 再次核对，取下针套，旋转松动外套管（转动针芯）（图14-4） ● 右手拇指与示指夹住两翼，再次排气	● 操作中查对，松动是为了防止套管与针芯粘连 ● 确认输液管内无气泡
静脉穿刺	● 嘱病人握拳，绷紧皮肤，固定静脉，一手持留置针的针翼 ● 针尖与皮肤成15°～30°角进针，见回血后放平针翼，压低角度，沿静脉走行再进针0.2cm，左手持三叉接口，右手后撤针芯0.5cm，持针座将外套管全部送入静脉内 ● 左手固定针翼，右手迅速将针芯抽出	● 固定静脉，便于穿刺，并可减轻病人的疼痛 ● 进针角度正确，避免针芯刺破血管，确保外套管在静脉内 ● 将针芯放入锐器盒，防止针刺伤
三松固定	● 松开止血带，打开调节器，嘱病人松拳。用透明敷贴固定留置针，用透明胶布固定三叉接口，再用输液贴固定头皮针及输液管（图14-5）	● 固定牢固，避免过松或过紧，用透明敷贴是避免穿刺点及周围被污染，而且便于观察穿刺点的情况
调节滴速，巡视观察	● 同头皮针周围静脉输液技术	
拔针封管	● 输液完毕，用封管液封管 ● 拔出头皮针，常规消毒肝素帽，用注射器向肝素帽内注入封管液 ● 边推药液边退针，确保正压封管，至针头完全退出为止	● 封管可以保证静脉输液管道的通畅，并可将残留的刺激性药液冲入血管，保护静脉 ● 封管液：无菌等渗盐水（5～10ml/次，每隔6h冲管一次）或稀释肝素溶液（10～100U/ml），每次2～5ml
再次输液	● 常规消毒肝素帽，将头皮针插入，完成输液	● 严格无菌操作
整理记录	● 同头皮针周围静脉输液技术	

4. 评价

（1）病人补充液体、获取能量及治疗等需要得到满足。

（2）护士操作熟练规范，无菌观念强，穿刺成功，爱护病人。

（3）护患沟通有效，病人积极配合。

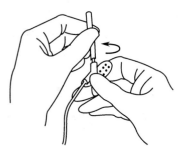

图 14-4　旋转松动外套管

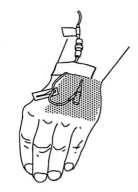

图 14-5　静脉留置针固定法

【注意事项】

1. 遵守原则　严格执行无菌操作原则和查对制度。

2. 合理选择　长期输液者,注意合理使用和保护静脉,一般从远端小静脉开始穿刺。

3. 顺序恰当　根据病情需要,有计划地安排输液顺序。

4. 严防气栓　输液前应排尽输液管及针头内的空气,药液滴尽前按需要及时更换输液瓶或拔针,严防造成空气栓塞。

5. 加强巡视　输液过程中要加强巡视,耐心听取病人的主诉;严密观察输液部位的皮肤有无肿胀,针头有无脱出、阻塞、移位,输液管有无扭曲、受压以及输液滴速是否适宜,并及时处理输液故障。

6. 留置观察　采用静脉留置针输液时应严格掌握留置时间,一般留置 3～5d,最好不超过 7d。输液前后均应检查穿刺部位静脉有无红肿,询问病人有无不适,发现异常及时拔除导管,并对局部进行处理;每次输液后,嘱病人穿刺部位手臂不要过度活动、用力过度,以免引起大量回血。

7. 定时更换　需 24h 连续输液者,应每日更换输液器。

（二）密闭式头皮静脉输液技术

头皮静脉输液技术多适用于小儿,因小儿头皮静脉表浅易见,不易滑动,便于固定且不影响肢体活动。常用的有颞浅静脉、额静脉、耳后静脉及枕静脉。

【目的】

同"静脉输液的目的"。

【操作程序】

1. 评估

（1）身体状况:同"密闭式四肢浅静脉输液技术"。

（2）穿刺静脉:正确选择头皮静脉,注意与头皮动脉的区别。

（3）心理、社会状况:了解病人的心理状态、合作程度。

2. 计划

（1）病人准备:排空大小便,取舒适卧位,根据需要剃去局部头发。

（2）护士准备：着装整洁，修剪指甲，洗手，戴口罩。

（3）用物准备：同"密闭式四肢浅静脉输液技术"，另备无菌等渗盐水、头皮针。

（4）环境准备：环境安静、整洁、光线充足，操作环境宽敞。

3. 实施（表14-3）。

表14-3　头皮静脉输液技术

操作流程	操作步骤	要点解析
核对检查，初步排气	● 同头皮针输液技术	
选择静脉	● 操作者在患儿头侧选择静脉，助手固定患儿头部及肢体，寻找较粗直的头皮静脉，必要时剃去局部头发	● 安慰哭闹患儿，动作轻柔准确，固定患儿动作合理，不损伤患儿，注意与动脉相区别
消毒穿刺	● 用75%乙醇常规消毒局部皮肤，待干	● 使用75%乙醇避免染色，易于观察头皮静脉
	● 注射器抽取适量等渗盐水，连接头皮针	● 首先输入等渗盐水，避免刺激头皮静脉
	● 用一手拇指、示指分别固定静脉两端，一手持头皮针沿静脉向心方向平行进针	● 固定静脉，便于穿刺，防止刺破血管
	● 见回血后，再进针少许推入少量等渗盐水	● 目的是确定针头在血管内，防止刺激性药物损伤组织，减轻患儿疼痛
固定调速	● 确定针头在血管内后分离注射器，连接输液器，待液体滴入通畅后用输液贴固定	● 妥善固定，防止针头滑出血管
	● 调节滴速	● 滴速一般不超过20滴/min
核对记录，整理记录	● 同头皮针输液技术	

4. 评价

（1）病人补充液体、获取能量及治疗等需要得到满足。

（2）护士操作熟练规范，无菌观念强，穿刺成功。

（3）护患沟通有效，患儿或家属能够配合。

【注意事项】

1. 鉴别小儿动静脉　小儿动静脉的区别见表14-4。

表 14-4 小儿动静脉区别

区别点	小儿动脉	小儿静脉
位置	较深	较浅
外观	正常肤色或浅红色	微蓝色
管壁	厚、不易被压瘪、易滑动	薄、易被压瘪、不易滑动
搏动感	有	无
血液颜色	鲜红	暗红
血流方向	离心	向心

2. 密切观察 观察危重患儿的面色和一般情况，及时发现病情变化。

3. 更换体位 长期输液的患儿应经常更换体位，以防发生压疮和坠积性肺炎。

 知识拓展

植入式静脉输液港

植入式静脉输液港是一种可植入皮下、长期留置在体内的静脉输液装置，由供穿刺的注射座和静脉导管组成。其是利用手术的方法将导管末端经皮下穿刺置于上腔静脉中，剩余导管和注射座埋藏在皮下组织，治疗时将无损针从皮垂直穿刺到注射座的输液槽，即可输注。使用期长达 8～10 年，可用于各种高浓度化疗药物、完全肠外营养液的输注及输血、血标本采集等，适用于需要长期、反复静脉治疗或输注的病人。

优点：为皮下埋植，降低了感染的风险；减少了反复静脉穿刺的痛苦和难度，防止刺激性药物对外周静脉的损伤；病人日常活动不受限，无须换药，可以沐浴，提高了生活质量。

缺点：价格昂贵且为有创操作，限制了在临床的广泛应用。

 知识拓展

输液泵的应用

输液泵是机械或电子的输液控制装置，它通过作用于输液导管达到控制输液速度的目的。常用于需要严格控制输液速度和药量的情况，如应用升压药物、抗心律失常药物以及婴幼儿的静脉输液或静脉麻醉时。

输液泵的使用方法：

1. 将输液泵固定在输液架上，接通电源，打开电源开关。

2. 按常规排尽输液管内的空气。

3. 打开"泵门",将输液管呈S形放置在输液泵的管道槽中,关闭"泵门",设定每毫升的滴数以及输液量限制。

4. 按常规穿刺静脉后,将输液管和输液泵连接。

5. 确认输液泵设置无误后,按"开始/停止"键,启动输液。

6. 当输液量接近预先设定的"输液量限制"时,"输液量显示"键闪烁,提示输液结束。

7. 输液结束时,再次按"开始/停止"键,停止输液。

8. 按"开关"键,关闭输液泵,打开"泵门",取出输液管。

(三)密闭式颈外静脉插管输液技术

密闭式颈外静脉插管输液技术是选用质软、光滑、无毒、不易老化、对人体组织刺激性小、能在大静脉内存留较长时间的医用硅胶管插入静脉内进行输液的方法。颈外静脉属于颈部最大的表浅静脉,位于颈部外侧皮下,位置较固定。

适用范围:长期持续输液而周围静脉不易穿刺的病人;长期静脉内滴注高浓度或有刺激性药物的病人;行肠外营养疗法的病人;周围循环衰竭需测量中心静脉压的危重病人。

穿刺部位:下颌角与锁骨上缘中点连线的上1/3处,颈外静脉外侧缘(图14-6)为穿刺点。

进针角度:针头与皮肤成45°角进针,入皮后成25°角沿静脉方向穿刺(图14-7)。

局部护理:每日常规消毒穿刺点与硅胶管,观察局部有无红肿,更换硅胶管外纱布。

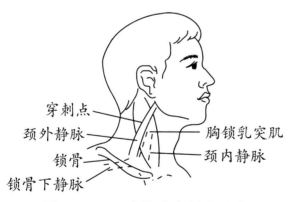
图14-6 颈外静脉穿刺定位法

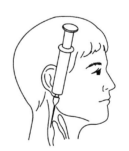
图14-7 颈外静脉穿刺进针方向

四、输液速度及时间的计算

静脉输液的速度和时间可按下列公式计算:

1. 已知输入液体总量与计划所用输液时间,计算每分钟滴数。

$$每分钟滴速 = \frac{液体总量(ml) \times 点滴系数}{输液时间(min)}$$

例如,病人输液1 600ml,需用10h输完,所用输液器点滴系数为15,求每分钟滴数。

$$每分钟滴速 = \frac{1\ 600 \times 15}{60 \times 10} = 40\ 滴/min$$

2. 已知每分钟滴数与输液总量，计算输液所需用的时间。

$$输液时间(h) = \frac{液体总量(ml) \times 点滴系数}{每分钟滴速 \times 60(min)}$$

例如，病人输液 1 600ml，每分钟滴数为 40 滴，所用点滴系数为 15，求需用多长时间输完液体？

$$输液时间(h) = \frac{1\ 600 \times 15}{40 \times 60} = 10(h)$$

点滴系数是指每毫升溶液的滴数，目前常用静脉输液器的点滴系数有 10、15、20 等。

五、输液故障排除技术

（一）溶液不滴

1. 针头斜面紧贴血管壁　液体滴入不畅，局部无反应。可调整针头方向或适当变换肢体位置，直到滴入通畅为止。

2. 针头滑出血管外　液体滴入皮下组织，局部肿胀、疼痛。应更换针头，另选血管重新穿刺。

3. 针头阻塞　轻轻挤压输液管有阻力，无回血。应更换针头，另选血管重新穿刺。

4. 压力过低　可因输液瓶位置过低或病人周围循环不良所致。适当抬高输液瓶位置或降低肢体位置。

5. 静脉痉挛　由于穿刺肢体在寒冷的环境中暴露时间过长或输入的液体温度过低所致。可在肢体穿刺部位上方实施热敷。

6. 输液管扭曲受压　可因病人及肢体活动所致。检查病人肢体位置，排除扭曲、受压因素，保持输液管通畅。

（二）茂菲滴管内液面过高

可将输液瓶取下，倾斜瓶身，使瓶内的针头露出液面，待溶液缓缓流下，直至滴管露出液面，再将输液瓶挂回输液架上即可。

（三）茂菲滴管内液面过低

夹紧茂菲滴管下端的输液管，用手挤压滴管，使液体下流至滴管内，当液面升至所需高度时停止挤压，松开滴管下端输液管即可。

（四）茂菲滴管内液面自行下降

若茂菲滴管内液面自行下降，应检查上端输液管与茂菲滴管的衔接是否紧密，有无漏气或裂隙，必要时更换输液管。

六、输液反应与护理

（一）发热反应

1. 原因　因输入致热物质所引起。多由于药液、输液管和注射器质量不合格，消毒保存不良，输液过程中未能严格执行无菌技术操作等因素所致。

2. 症状　多发生于输液后数分钟至1h。病人表现为发冷、寒战继而高热。轻者体温在38℃左右，停止输液数小时后可自行恢复正常；重者体温可达40℃以上，伴有头痛、恶心、呕吐、脉速等症状。

3. 护理措施

（1）减慢输液滴速或停止输液，及时通知医生。

（2）遵医嘱给予抗过敏药物或激素治疗。

（3）观察生命体征的变化，病人寒战时给予保暖，高热时采用物理降温。

（4）保留剩余药液和输液器进行检测，查找发热反应的原因。

4. 预防　输液前应认真检查药液的质量、输液器具的包装与灭菌日期，严格执行无菌技术操作。

（二）急性肺水肿（循环负荷过重）

1. 原因　由于短时间内输入过多液体，输液速度过快，使循环血容量急剧增加，心脏负荷过重。

2. 症状　病人突然出现气促、咳嗽、呼吸困难、出冷汗、咳粉红色泡沫样痰，严重时痰液自口鼻涌出，两肺听诊布满湿啰音，心率快且节律不齐。

3. 护理措施

（1）出现症状时立即停止输液，通知医生，若病情允许可安置病人取端坐位，双腿下垂。

（2）给予高流量氧气吸入，一般氧流量为6～8L/min，以提高肺泡内压力，减少肺泡内毛细血管渗出液的产生，湿化瓶内置20%～30%乙醇湿化氧气，乙醇可以降低肺泡内泡沫表面张力，使泡沫破裂消散，从而改善肺部的气体交换，缓解缺氧症状。

（3）遵医嘱给予镇静、平喘、强心、利尿和扩血管药物。

（4）必要时用止血带或血压计袖带轮流适当加压四肢，以阻断静脉血流，减少回心血量，减轻心脏负担，但动脉血仍能通过。每隔5～10min轮流放松一个肢体上的止血带，症状缓解后，逐渐解除止血带。

（5）静脉放血200～300ml，也是一种有效减少回心血量最直接的方法，但应慎用，贫血者应禁忌采用。

4. 预防　严格控制输液速度和输液量，对心肺功能不良者、老年人、儿童输液时更要慎重。

（三）静脉炎

1. 原因　长期输入浓度较高，刺激性较强的药物；静脉内放置刺激性较强的输液导管时间过长；输液中未严格执行无菌技术操作等。

2. 症状　沿静脉走行出现条索状红线，局部组织发红、肿胀、灼热、疼痛，有时伴有畏寒、发热等症状。

3. 护理措施

（1）局部用 50% 硫酸镁溶液热湿敷，每日 2 次，每次 20min。或用中药如意金黄散加醋调成糊状，局部外敷，每日 2 次。

（2）患肢抬高并制动。

（3）超短波理疗，每日 1 次，每次 15～20min。

（4）合并感染，根据医嘱给予抗生素治疗。

4. 预防　对刺激性强、浓度高的药物应充分稀释后再输入，静脉内置管时间不宜过长，严格执行无菌技术操作，有计划地更换静脉穿刺部位。

（四）空气栓塞

1. 原因　与输液时导管内空气未排尽，液体输完未及时更换药液、拔针，输液管连接不紧，加压输液无人看护有关。

2. 症状　病人胸部异常不适，呼吸困难，严重发绀，心前区听诊可闻及响亮、持续的"水泡音"。

由于气体进入静脉后，随血液循环经右心房到右心室。如空气量少，则被右心室压入肺动脉，并分散到肺小动脉内，最后经毛细血管吸收，因而损害较小；如果空气量大，则在右心室内阻塞肺动脉的入口（图14-8），使血液不能进入肺内，引起机体严重缺氧而危及生命。

3. 护理措施

（1）立即安置病人取左侧头低足高位，使肺动脉的位置低于右心室，使阻塞肺动脉入口的气泡向上漂移，气泡随心脏舒缩混成泡沫，分次小量进入肺动脉内，弥散至肺泡而逐渐被吸收（图14-9）。

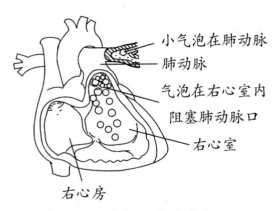

图 14-8　空气阻塞肺动脉入口

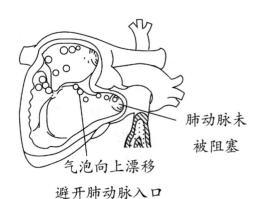

图 14-9　置病人左侧头低足高位，使气泡避开肺动脉入口

（2）给予高流量氧气吸入，可提高病人血氧浓度，改善严重的缺氧状态。

（3）有条件者可通过中心静脉导管抽出空气。

（4）密切观察病情变化，做好病情的动态记录。

4. 预防　输液前认真检查输液器的质量，排尽输液导管内的空气；输液中及时更换输液瓶并及时添加药液；输液完毕及时拔针；加压输液时要有专人看护；输液过程中注意加强巡视。

 知识拓展

输液微粒污染的防护

输液微粒是指输入液体中的非代谢颗粒杂质，其直径一般在 1～15μm，大的直径可达 50～300μm。输液微粒随液体进入人体，对人体造成严重危害的过程称为输液微粒污染。

输液微粒的来源：药液生产过程中混入的异物和微粒；盛装药液的容器不洁净；输液器和注射器不洁净；配液环境不洁净。

输液微粒进入人体可引起的危害有血管栓塞、静脉炎、肺内肉芽肿、血小板减少和过敏反应等。最易受损的脏器有肺、脑、肝和肾等。

操作中为防止微粒污染，应采用一次性密闭式输液器；输液器通气管末端使用终端滤器；配液与输液的环境应空气净化；输液前认真检查药液的透明度、质量和有效期；药液现用现配，遵守操作规程；严格无菌技术操作等。

第二节　静脉输血

 工作情景与任务

导入情景：

病人，女性，30 岁，停经 45d，阴道少量滴血 2d，早上 6 时突发下腹剧痛，面色苍白，血压 70/40mmHg，脉搏 120 次/min。妇科检查：阴道有少量血液，宫颈举痛，阴道后穹隆穿刺抽出不凝血液，需紧急输血。

工作任务：

1. 正确为病人实施静脉输血。

2. 输血时正确预防输血反应。

静脉输血（venous transfusion）是将全血或成分血通过静脉输入人体内的方法，是急救和治疗疾病的重要措施之一。

一、静脉输血的目的

1. 补充血容量　常用于失血、失液引起的血容量减少或休克病人，增加循环血量，提升血压，增加心输出量，促进血液循环。

2. 补充血红蛋白　常用于严重贫血病人，促进血液携氧功能，纠正贫血。

3. 补充血小板和凝血因子　常用于凝血功能障碍的病人，改善凝血功能，有助于止血。

4. 补充血浆蛋白　常用于低蛋白血症的病人，维持胶体渗透压，减轻组织渗出和水肿。

5. 补充抗体、补体　常用于严重感染、免疫力低下的病人，以增强机体免疫能力。

6. 排除有害物质　常用于一氧化碳、苯酚等化学物质中毒、溶血性输血反应及重症新生儿溶血病，可达到改善组织缺氧状况，排除血浆中自身抗体的目的。

二、血液制品的种类

（一）全血

全血（whole blood）是将采集的血液未经任何加工而全部保存备用的血液。其分为新鲜血和库存血两种。

1. 新鲜血　指在 2～6℃ 的冰箱内保存 1 周内的血。它基本保留了血液原有的各种成分。输入新鲜血可补充各种血细胞、凝血因子及血小板。多用于血液病病人。

2. 库存血　指在 2～6℃ 冰箱内保存 2～3 周的血。它含有血液的各种成分，但随着保存时间的延长，血液中的各种有效成分逐渐被破坏，血液中钾离子含量增多，酸性增高。因而大量输入库存血时，应防止引起高钾血症和酸中毒。临床常用于各种原因引起的大出血或手术病人。

（二）成分血

成分血是将血液成分进行分离，加工成各种高浓度、高纯度的血液制品，根据病情需要输入相关的成分。成分输血体现了一血多用，既节省了血源，也减少了由于输入全血而引起的不良反应，目前成分输血已在临床上广泛应用。

1. 血浆　血浆是全血分离后所得的液体部分，主要成分为血浆蛋白，不含血细胞，无凝集原。可用于补充血容量、蛋白质和凝血因子。分为以下 2 种：

（1）新鲜冷冻血浆：全血于采集 6～8h 内离心分离出血浆后，在 −18℃ 低温下保存，有效期为 1 年，使用时放在 37℃ 温水中融化，并在 6h 内输入。

（2）冷冻血浆：新鲜冷冻血浆保存超过 1 年后继续保存，或新鲜冷冻血浆分离出冷沉淀层，或超过保质期 5d 的全血分离出血浆后保存在 −18℃ 以下的环境下，保质期 4 年，称为冷冻血浆。

2. 红细胞　经沉淀、离心、洗涤等方法分离血浆后提取。

（1）浓缩红细胞：新鲜全血经离心或沉淀分离血浆后的余下部分。适用于携氧功能缺陷和血容量正常的贫血病人。

（2）红细胞悬液：提取血浆后的红细胞加入等量红细胞保养液制成。适用于战地救护和中小手术的病人。

（3）洗涤红细胞：红细胞经 0.9% 氯化钠溶液洗涤数次后，再加入适量的 0.9% 氯化钠溶液。适用于免疫性溶血性贫血、脏器移植术后、需反复输血的病人等。

3. 白细胞浓缩悬液　由新鲜全血经离心后而成的白细胞，在 4℃ 的温度下保存，有效期为 48h。适用于粒细胞缺乏合并严重感染的病人。

4. 血小板浓缩悬液　由全血离心后所得，在 20～24℃ 的温度下保存，有效期为 24h。适用于血小板减少或功能障碍所致的出血病人。

（三）其他血液制品

1. 白蛋白制剂　从血浆中提纯而得，能提高机体血浆蛋白和胶体渗透压。适用于低蛋白血症的病人。

2. 凝血因子制剂　如凝血酶原复合物，凝血因子 Ⅷ、Ⅺ 浓缩剂。适用于各种凝血因子缺乏的出血性疾病。

3. 免疫球蛋白制剂　适用于免疫抗体缺乏的病人，预防和治疗病毒、细菌感染性疾病等。

三、静脉输血技术

（一）输血前的准备

1. 备血　根据医嘱抽取血标本，与填写好的输血申请单一起送往血库，做血型鉴定和交叉配血试验。

2. 取血　凭提血单到血库取血，与血库人员共同做好"三查八对"工作。"三查"即查血液的有效期、血液质量和输血装置是否完好；"八对"即对床号、姓名、住院号、血袋号、血型、交叉配血试验结果、血液种类和剂量。核对完毕，确认血液没有过期，血袋完整无破漏或裂缝，血液分为明显的两层（上层血浆呈淡黄色，下层血细胞呈暗红色，两者之间界限清楚，无凝块），护士在交叉配血试验单上签名。

3. 取血后　勿剧烈振荡血液，以免红细胞被大量破坏而引起溶血。不能将血液加温，防止血浆蛋白凝固变性而引起反应，取回的库存血可在室温下放置 15～20min 后再输入。

4. 输血前　须经两名护士再次核对，确定无误后方可输入。

5. 知情同意　输血前，应先取得病人的理解并征求病人的同意，签署知情同意书。

临床输血病例标准化内容

1. **病程记录** 病情叙述、输血目的、输血成分、血型及血袋编码、输入量、输血过程有无输血反应及其处理、手术及外伤病人出血量。

2. **临时医嘱** 输血前检查项目、备血数量及成分血种类、备血目的。

3. **麻醉记录** 手术及外伤病人出血量、输血成分、输入量。

4. **术后小结记录** 手术及外伤病人术中病情叙述、输血目的、出血量、输血成分、输入量。

5. **输血过程护理记录** 输血前核对双签名、开始输血时间、输血成分、血型及血袋编码、输入量、输血完毕时间、输血过程有无输血反应及其处理等。

（二）间接、直接静脉输血技术

目前临床均采用密闭式输血技术，包括间接静脉输血技术和直接静脉输血技术两种。间接静脉输血技术是将已经备好的血液，按静脉输液技术输给病人。直接静脉输血技术是将献血者血液抽出后，立即输入病人体内。常用于婴幼儿少量输血或无血库条件而病人急需输血时。

【目的】

同"静脉输血的目的"。

【操作程序】

1. 评估

（1）身体状况：收集病人病史，评估病人病情、治疗情况，血型、输血史及过敏史，以作为合理输血的依据。

（2）穿刺静脉：根据病情、输血量、年龄选择静脉，并避开破损、发红、硬结、皮疹等部位的血管。

（3）心理、社会状况：了解病人的心理状态、合作程度。

2. 计划

（1）病人准备：了解输血的目的，排空大小便，取舒适卧位。

（2）护士准备：着装整洁，修剪指甲，洗手，戴口罩。

（3）用物准备

1）间接输血技术：一次性输血器一套（输血器茂菲滴管内有过滤网，可以通过血细胞、血浆、血小板和凝血因子，大的细胞碎屑和纤维蛋白等微粒可被清除，输血器穿刺针头为9号针头）。其他同密闭式周围静脉输液技术用物。

2）直接输血技术：无菌注射盘内放置50ml注射器数支（根据输血量而定）、9号穿刺针头、3.8% 枸橼酸钠等渗盐水（每50ml注射器内抽取5ml备用），余同静脉注射用物。

（4）环境准备：环境安静、整洁、明亮，操作空间宽敞。

3. 实施（表14-5，表14-6）。

表14-5　间接静脉输血技术

操作流程	操作步骤	要点解析
核对解释	● 备齐用物，携至床旁，仔细核对床头卡、手腕带 ● 解释操作目的、配合要点	● 核对病人床号、姓名、住院号，做到核对无误 ● 合理解释，取得配合
输入液体	● 按密闭式静脉输液技术，穿刺固定后，先输入少量等渗盐水	● 在输入血液前先输入少量等渗盐水，冲洗输血器管道
摇匀血液	● 用手腕转动动作将血袋内的血液轻轻摇匀	● 避免剧烈振荡，以防红细胞破坏
输入血液	● 戴手套 ● 打开储血袋封口，常规消毒开口处塑料管，将输血器针从输液瓶上拔下，垂直插入血袋塑料管内，将血袋倒挂于输液架上	● 做好职业防护 ● 严格无菌操作
调速观察	● 调节滴速，开始速度宜慢，观察15min左右，如无不良反应，根据病情和年龄调节滴速 ● 再次核对，观察病情变化，注意有无输血反应	● 开始滴速不要超过20滴/min，成人一般40~60滴/min ● 操作后查对，避免差错事故发生
输血完毕	● 更换等渗盐水继续输入，将输血器内的血液全部输入体内	● 滴入等渗盐水，保证输血量准确
输液完毕	● 拔针，交代注意事项，整理床单位	● 因输血针头较粗，拔针后延长按压时间
整理记录	● 输血器及针头按要求处理 ● 洗手，记录	● 针头放锐器盒避免针刺伤，空血袋保留24h ● 记录内容：输血时间、种类、血量、血袋号，有无输血反应

表 14-6　直接静脉输血技术

操作流程	操作步骤	要点解析
准备卧位	● 献血者和病人分别卧于相邻的两张床上,暴露一侧手臂	● 方便操作
核对解释	● 备齐用物,携至床旁,仔细核对床头卡、手腕带	● 核对病人床号、姓名、住院号,做到核对无误
	● 解释操作目的、配合要点	● 合理解释,取得配合
抽抗凝剂	● 用备好的注射器抽取一定量的抗凝剂	● 一般 50ml 血中需加入 3.8% 枸橼酸钠溶液 5ml
抽输血液	● 将血压计袖带缠于献血者上臂并充气	● 使静脉充盈,压力维持在 100mmHg(13.3kPa)左右
	● 选择粗直静脉,常规消毒皮肤,待干	● 常用肘正中静脉
	● 用加入抗凝剂的注射器抽取献血者的血液,然后立即行静脉注射将抽出的血液输给病人,此过程由 3 位护士协同操作,即一人抽血,一人传递,一人输血	● 从献血者处抽血不可过急过快,推注速度不可过快,随时观察病人情况。连续抽血在更换注射器时不需拔出针头,仅用手指压迫穿刺部位前端静脉,以减少出血
输血完毕	● 输血结束,拔出针头,用无菌纱布按压穿刺点止血。洗手,记录	● 记录内容:输血时间、血量、血型,有无输血反应

4. 评价

(1)病人补充血容量等的需要得到满足。

(2)护士操作熟练规范,无菌观念强,查对准确,穿刺成功,爱护病人。

(3)护患沟通有效,病人能够积极配合。

 临床应用

自体输血

自体输血是指术前采集病人体内血液或手术中收集自体失血,经过洗涤、加工,在术后或需要时再输回病人本人的方法。

适应证:①胸腔或腹腔内出血,如脾破裂、异位妊娠破裂出血者。②估计出血量在 1 000ml 以上的大手术,如肝叶切除术。③手术后引流血液回输,一般仅能回输术后 6h

内的引流血液。④体外循环或深低温条件下进行心内直视手术。⑤病人血型特殊，难以找到献血者时。

禁忌证：①胸腹腔开放性损伤达 4h 以上者。②凝血因子缺乏者。③合并心脏病、阻塞性肺部疾病或原有贫血的病人。④血液在术中受胃肠道内容物污染。⑤血液可能受癌细胞污染者。⑥有脓毒血症和菌血症者。

形式：有预存式、稀释式和回收式 3 种，其中以预存式应用最为广泛。

【注意事项】

1. 严格查对　严格执行查对制度，输血前须经两人核对无误后方可输血。

2. 每次一位　采集血标本应根据输血申请单，每次只为一位病人采集，禁止同时采集两位病人的血标本，以避免差错。

3. 检查质量　认真检查库存血质量，如血浆变红，血细胞呈暗紫色，两者界限不清，提示可能溶血，不能使用。

4. 输入盐水　输血前后及输入两袋血液之间均须输入少量等渗盐水。

5. 不可加药　输入血液内不可随意加入其他药品，如钙剂、酸性或碱性药物、高渗或低渗溶液，以防止血液变质。

6. 加强巡视　输血过程中加强巡视，认真听取病人主诉，密切观察有无输血反应，如发生严重反应立即停止输血，通知医生，采取相应的护理措施，并保留余血以供检查分析原因。

四、输血反应与护理

（一）发热反应

1. 原因　血液、保养液、贮血器或输血器被致热原污染；违反无菌技术操作原则，造成血液污染；多次输血后，病人血液中产生抗体所致的免疫反应。

2. 症状　一般发生在输血后的 1～2h 内，有畏寒或寒战、继而高热，体温可达 38～41℃，伴有皮肤潮红、头痛、恶心、呕吐和肌肉酸痛等全身症状。

3. 护理措施

（1）反应轻者减慢输血滴速，反应严重者立即停止输血，给予等渗盐水静脉滴入，以维持静脉通路。

（2）对症处理：发冷者给予保暖，高热时给予物理降温，并密切观察生命体征的变化。

（3）遵医嘱给予退热药、抗过敏药或肾上腺皮质激素。

（4）将输血器、贮血袋及剩余血液一同送血库进行检验。

4. 预防　严格管理血液保养液和输血用具，有效祛除致热原，输血过程中严格执行无菌操作，防止污染。

（二）过敏反应

1. 原因　病人为过敏体质，对某些物质易引起过敏反应；输入血液中含有使病人致敏的蛋白质或药物；多次输血，病人体内产生了过敏性抗体；献血者的变态反应性抗体传给病人所致。

2. 症状　表现轻重不一，轻者出现皮肤瘙痒、局部或全身出现荨麻疹、轻度血管神经性水肿（眼睑、口唇水肿明显）；重者因喉头水肿出现呼吸困难，两肺可闻及哮鸣音，甚至发生过敏性休克。

3. 护理措施

（1）轻者减慢输血速度，给予抗过敏药物，密切观察病情变化。

（2）重者立即停止输血，遵医嘱皮下注射0.1%肾上腺素0.5～1ml或静脉注射地塞米松等抗过敏药物。

（3）呼吸困难者给予氧气吸入，严重喉头水肿者行气管切开；循环衰竭者给予抗休克治疗，如发生过敏性休克，立即配合抢救。

4. 预防　勿选用有过敏史的献血者的血液；献血者在采血前4h内不宜吃高蛋白和高脂肪食物，宜用清淡饮食或饮糖水；对有过敏史的病人，在输血前给予抗过敏药物。

（三）溶血反应

溶血反应是病人或献血者的红细胞发生异常破坏或溶解而引起的一系列临床症状，是输血反应中最严重的反应。

1. 原因

（1）输入异型血：由于ABO血型不相容、献血者与病人血型不符而造成，反应发生快，后果严重。

（2）输入变质血：输血前红细胞已经变质溶解，如血液储存过久、保存温度过高或过低、血液受细菌污染、输血前血液被加温或受剧烈震荡，血液内加入高渗、低渗溶液或加入能影响血液pH的药物等，致使红细胞被大量破坏所致。

（3）输入Rh因子不同的血：人类红细胞除含有A、B凝集原外，还有另一种凝集原，即Rh因子。我国人口99%为阳性，1%为阴性。Rh阴性者首次输入Rh阳性血液后不发生反应，血清中产生抗Rh阳性的抗体；当再次接受Rh阳性血液，即可发生溶血反应。Rh因子不合所引起的反应，可在输血后几小时至几天后发生，反应发生较慢。

2. 症状　典型症状是在输血10～15ml后发生，随着输入血量的增加症状加重，临床表现可分为3个阶段：

（1）第一阶段：头胀痛、四肢麻木、腰背部剧痛、胸闷、恶心、呕吐等症状。由红细胞凝集成团，阻塞部分小血管引起。

（2）第二阶段：黄疸和血红蛋白尿，同时伴有寒战、高热、呼吸困难、血压下降等症状。由于凝集的红细胞发生溶解，大量血红蛋白释放到血浆中。

（3）第三阶段：少尿或无尿，出现蛋白尿和管型尿，尿素氮滞留，高钾血症和酸中毒，严重者可导致死亡。由于大量血红蛋白进入肾小管，遇酸性物质变成结晶，导致肾小管阻塞；另外，由于抗原、抗体的相互作用，引起肾小管内皮缺血、缺氧而坏死脱落，也可导致肾小管阻塞而造成急性肾衰竭。

因溶血反应发生，红细胞被破坏并释放凝血物质，消耗了血小板和凝血因子，故还可引起弥散性血管内凝血（DIC），病人表现出血倾向。

3. 护理措施

（1）立即停止输血，维持静脉输液通道，通知医生给予紧急处理。

（2）保护肾脏，双侧腰部封闭，并用热水袋敷双侧肾区以解除肾小管痉挛。

（3）遵医嘱用药，静脉滴注 5% 碳酸氢钠溶液以碱化尿液，防止血红蛋白结晶阻塞肾小管。

（4）密切观察生命体征和尿量，做好病情动态记录。

（5）出现休克症状，立即配合抢救。对少尿、无尿者按急性肾衰竭处理，控制入水量，纠正水电解质紊乱，必要时行透析疗法。

（6）保留余血和血标本送血库重新鉴定。

4. 预防　认真做好血型鉴定和交叉配血试验；输血前认真查对，杜绝差错；严格执行血液保存制度，不使用变质血液。

（四）大量输血后反应

大量输血是指在 24h 内紧急输血，输血量大于或等于病人总血容量。常见的反应有急性肺水肿、出血倾向、枸橼酸钠中毒等。

1. 急性肺水肿　同静脉输液反应。

2. 出血倾向

（1）原因：长期反复输血或短时间内输入库存血较多，由于库存血中的血小板破坏较多，使凝血因子减少而引起出血。

（2）症状：皮肤、黏膜瘀点或瘀斑，穿刺部位可见大块淤血或手术伤口渗血。

（3）护理措施：在短时间内大量输入库存血时，应密切观察病人意识、血压、脉搏等变化，注意皮肤、黏膜或手术伤口有无出血倾向。

（4）预防：遵医嘱间隔输入新鲜血或血小板悬液，以补充足够的血小板和凝血因子。

3. 枸橼酸钠中毒

（1）原因：由于大量输血随之输入大量枸橼酸钠，如肝功能不全，枸橼酸钠尚未氧化即和血中游离钙结合而使血钙下降，导致凝血功能障碍、毛细血管张力减低、血管收缩不良和心肌收缩无力等。

（2）症状：病人出现手足抽搐、出血倾向、血压下降、心率缓慢、心室纤维颤动，甚至出现心搏骤停。

（3）护理措施：严密观察病人反应，出现症状及时通知医生紧急处理，根据医嘱给药，配合医生采取治疗。

（4）预防：输库存血 1 000ml 以上时，遵医嘱静脉注射 10% 葡萄糖酸钙或氯化钙 10ml，以补充钙离子，防止发生低钙血症。

（五）其他反应

输血不当，还可引起空气栓塞、细菌污染反应以及因输血传播的疾病，如病毒性肝炎、疟疾、获得性免疫缺陷综合征、梅毒等。严格筛选献血者，严格管理血液及血液制品，严格把握采血、贮血和输血操作的各环节，以保证病人输血安全。

边学边练

实践 28：静脉输液技术

边学边练

实践 29：静脉输血技术

章末小结　　本章学习重点是静脉输液、静脉输血反应的原因、症状及护理措施；熟练掌握静脉输液技术及输液故障的排除方法。学习难点是静脉输液技术；在输液过程中与病人进行良好的沟通，保证输液技术的顺利实施。在学习过程中要注意对静脉输液反应和静脉输血反应进行对比学习与记忆，有利于知识的掌握；静脉输液、输血技术要注意有效的护患沟通，严格执行操作规程，密切观察不良反应，保证病人输液、输血治疗的安全有效。

（黄俊芳）

思考与练习

1. 病人，男性，76 岁，因慢性阻塞性肺气肿住院治疗。某日早上 8：30 起开始静脉输入 5% 葡萄糖溶液 1 000ml。滴速为 72 滴 /min。10 点左右，当护士巡视病房时，发现病人咳嗽、咳粉红色泡沫样痰，呼吸急促，大汗淋漓。

请问：

（1）该病人可能出现了什么问题？

（2）护士应该如何处理？

（3）为缓解病人呼吸困难的症状，护士可协助病人采取哪种体位？

2. 病人，女性，45 岁，因病情需要行加压静脉输液。当护士去治疗室取物品回到病人床前时，发现病人呼吸困难，有严重发绀。病人自述胸闷、胸骨后疼痛、眩晕，护士立即给病人测血压，其值为 70/50mmHg。

请问：

（1）该病人可能出现了什么问题？

（2）护士应立即协助病人取何种卧位？

（3）护士应怎样预防此问题的出现？

3. 病人，男性，56岁。肝硬化引起食管－胃底静脉曲张，今日突然呕血约600ml，立即给予静脉输血。10min后病人突然主诉头痛、四肢麻木、腰背部剧烈疼痛伴胸闷气促。

请问：

（1）该病人可能发生了什么问题？

（2）护士应给予怎样的护理措施？

（3）护士应如何预防此问题的发生？

第十五章 | 标本采集

15章 数字内容

标本采集(specimens collection)是指采集病人的血液、排泄物、分泌物、呕吐物、体液、脱落细胞、组织等标本,经物理、化学或生物学的实验技术和方法对其进行检验。

第一节 标本采集的意义和原则

一、标本采集的意义

标本检验是临床上诊断疾病的重要方法之一,检验结果可反映机体的正常生理功能和病理变化。检验标本的采集质量可直接影响检验结果;结果的正确与否,直接影响医务工作者对护理对象健康的判断,对诊断、治疗、护理及抢救等起着重要作用。因此,正确的标本采集方法是护士应掌握的基本知识和技能。

二、标本采集的原则

1. 遵照医嘱　按医嘱采集各种标本,由医生填写检验申请单,并签全名。凡对检验申请单有疑问,应核实清楚后再执行。

2. 采前准备　采集标本前充分准备,应明确检验项目、目的,认真评估病人的病情、心理反应和合作程度,耐心向病人解释以取得信任和合作,根据检验目的选择适当的容器并贴上条形码或标签(注明病人姓名、科室、床号、检查目的、采集时间等)。

3. 严格查对　查对是保证标本采集无误的重要环节之一。采集前、中、后及送检前均需认真查对,核对检验申请单、手腕带、标本容器等。

4. 正确采集　护士必须掌握正确的标本采集技术,如采集的时间、方法、容器及量,这样才能保证送检标本的质量。如采集细菌培养标本,须在病人使用抗生素前采集,严格执行无菌操作,选择完好的无菌容器,瓶塞干燥,培养基无浑浊、变质,采集时勿混入其他物质。

5. 及时送检　标本采集后应及时送检,以免污染或变质而影响检验结果,某些特殊标本还应注明采集时间。

第二节　各种标本采集技术

 工作情景与任务

导入情景:

病人,男性,38岁,爱喝酒,有消化道溃疡史5年,昨晚晚饭后略感身体不适,今晨因排出粪便呈黑色而就医,被诊断为消化道出血收治入院。医生通过询问及系统性检查开具了检验申请单,其中包括血、尿、粪便常规等。

工作任务:

1. 护士为病人正确采集各项检验标本。

2. 采集标本时能进行有效的人际沟通。

一、血标本采集技术

血标本采集技术包括静脉血标本采集、动脉血标本采集和毛细血管血标本采集。

(一)静脉血标本采集技术

静脉血标本采集(intravenous blood sampling)是指自静脉抽取血标本的方法。常用的静脉有肘正中静脉、贵要静脉、头静脉等。静脉血标本包括全血标本、血清标本和血培养标本。

【目的】

1. 全血标本　指的是抗凝血标本,主要用于测定血液中某些物质的含量,如血糖、尿素氮、尿酸、肌酐、肌酸、血氨等。

2. 血清标本　指不加抗凝剂的血标本,主要用于测定血清酶、脂类、电解质和肝功能等。

3. 血培养标本　用于查找血液中的病原菌。

【操作程序】

1. 评估

（1）病人年龄、病情、意识、治疗情况等。

（2）病人肢体的活动情况，采集血标本部位的皮肤及血管情况。

（3）病人的认知情况、心理状态及合作程度。

2. 计划

（1）病人准备：了解采集静脉血标本的目的、方法、注意事项和配合要点。做生化检验时应空腹。

（2）护士准备：衣帽整洁，洗手，戴口罩，戴手套。

（3）用物准备

1）治疗车上层：检验申请单、注射盘、皮肤消毒液、棉签、止血带、一次性垫巾、小垫枕、胶布、手消毒液、真空采血针（图 15-1）及真空采血管（图 15-2）或一次性无菌注射器（按采血量选用）及针头（头皮针）、干燥试管、抗凝试管、血培养瓶（图 15-3），需要时备酒精灯、火柴等。

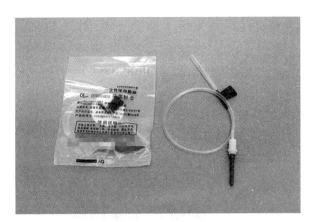

图 15-1　真空采血针

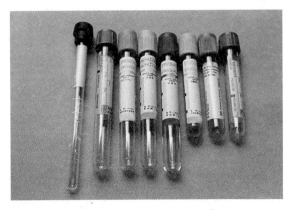

图 15-2　真空采血管

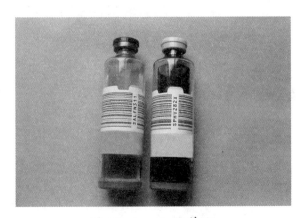

图 15-3　血培养瓶

2）治疗车下层：生活垃圾桶、医用垃圾桶、锐器盒。

（4）环境准备：安静整洁，光线充足，温湿度适宜。

3. 实施（表15-1）。

表15-1　静脉血标本采集技术

操作流程	操作步骤	要点解析
查对医嘱	● 核对医嘱及检验申请单	● 防止发生差错
准备容器	● 根据采血项目选择适合的真空采血管或试管，并在试管外贴好条形码	● 电子条形码外贴时不能遮盖刻度
核对解释	● 备齐用物，携至床旁，仔细核对床头卡、手腕带、检验申请单、标本容器、条形码	● 核对病人床号、姓名、住院号，做到核对无误（操作前查对，确认病人和采血项目）
	● 解释操作目的、配合要点	● 合理解释，取得配合
选择静脉	● 选择合适的静脉，将一次性垫巾置于穿刺部位下	● 常选择肘正中静脉、头静脉、贵要静脉等
	● 按静脉注射法扎止血带，嘱病人握拳	● 充分暴露血管
消毒皮肤	● 常规消毒局部皮肤，直径不小于5cm	● 注重无菌原则
二次核对	● 操作中查对	
采集标本		
	◆ **真空采血器采血**	
	● 取下针帽，手持采血针，按静脉注射法穿刺	● 以15°～30°角进针
	● 见回血，固定针柄，将采血针另一端针头刺入采血管，采血至需要量	● 如多管采血，可直接更换采血管
	● 采血毕，松止血带，松拳	● 减轻穿刺处血管压力
	● 迅速拔出针头，按压穿刺点1～2min	● 先拔真空管，后拔去针头，再按压止血
	◆ **注射器采血**	
	● 手持注射器或头皮针，按静脉注射法穿刺	
	● 见回血，抽取所需血量	
	● 抽血毕，松止血带，松拳	
	● 迅速拔出针头，按压穿刺点1～2min	● 防止皮下出血或淤血，凝血功能障碍病人拔针后按压时间延长

操作流程	操作步骤	要点解析
注入容器	● 将血液注入标本容器内	● 同时采集几个项目的标本时，先注入血培养标本，再注入全血标本，最后注入血清标本
	培养标本	
	● 先除去铝盖中心部分，消毒瓶盖	
	● 更换针头后将血液注入培养瓶	● 一般血培养标本取血 5ml（亚急性细菌性心内膜炎病人应取血 10~15ml，以提高细菌培养阳性率）
	● 轻轻摇匀	● 让血液和培养基混匀，有利于培养
	全血标本	
	● 取下针头	● 防止注入标本时破坏血细胞
	● 将血液顺管壁缓缓注入盛有抗凝剂的试管内	● 勿将泡沫注入
	● 轻轻转动试管	● 使血液和抗凝剂混匀，以防血液凝固
	血清标本	
	● 取下针头	
	● 将血液顺管壁缓缓注入干燥试管内，不可摇动	● 防止红细胞破裂造成溶血
整理记录	● 取下一次性垫巾	
	● 核对检验申请单、病人、标本	● 操作后查对
	● 整理病床单位，协助病人取舒适卧位	
	● 用物分类处置	
	● 洗手，记录	● 记录采血、送检时间并签名
送检标本	● 将标本和检验申请单一同及时送检	● 以免影响检验结果

4. 评价

（1）病人采集部位无血肿、无青紫、无感染发生。

（2）护士无菌观念强，采集方法正确、剂量准确、送检及时。

（3）护患沟通有效，病人能积极配合，有安全感。

【注意事项】

1. 做生化检验时,宜清晨空腹采血,应提前告知病人。

2. 严禁在输液、输血的针头处采集血标本,以免影响检验结果。

3. 真空采血管采血时,不可先将真空采血管与采血针头相连,以免试管内负压消失而影响采血。

4. 采集细菌培养标本,应在使用抗生素前采集标本。已经使用抗生素且不能停用的药物应在血药浓度最低时限采集,并在检验单上予以注明。

 临床应用

采集静脉血标本的相关知识

检验项目	标本类型	采血管	管盖颜色	采血量 /ml
血清生化、免疫检测及分子生物	血清	分离胶促凝管	黄色	4
红细胞沉降率(简称血沉)试验	全血	枸橼酸钠血沉试管	黑色	2.4
血凝试验	全血	枸橼酸钠凝血试管	浅蓝色	2.7
血黏度、血氨等	血浆	肝素抗凝管	绿色	5
血糖、血酮、乳酸等	血浆	血糖试验管	灰色	2
血液常规、糖化血红蛋白、术前配血等	全血	二乙胺四乙酸抗凝管	紫色	2
常规血清生化、免疫学检验	血清	普通血清管	红色	2~7

(二)动脉血标本采集技术

动脉血标本采集(arterial blood sampling)是指自动脉抽取血标本的方法。常选用股动脉、桡动脉。

【目的】

常用于作血气分析。

【操作程序】

1. 评估

(1)病人年龄、病情、意识、治疗情况等。

(2)病人肢体活动情况,采集血标本部位的皮肤及血管情况。

(3)病人的认知情况、心理状态及合作程度。

2. 计划

(1)病人准备:了解采集动脉血标本的目的、方法、注意事项和配合要点。

（2）护士准备：衣帽整洁，洗手，戴口罩。

（3）用物准备

1）治疗车上层：检验申请单、注射盘、皮肤消毒液、棉签、一次性垫巾、无菌纱布、无菌手套、动脉血气针（图15-4）（或备1ml一次性注射器、肝素、无菌橡胶塞）、小沙袋、手消毒液。

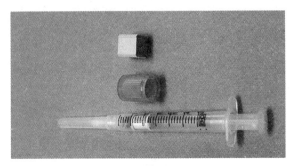

图15-4　动脉血气针

2）治疗车下层：生活垃圾桶、医用垃圾桶、锐器盒。

（4）环境准备：安静整洁，光线适宜，必要时遮挡病人。

3. 实施（表15-2）。

表15-2　动脉血标本采集技术

操作流程	操作步骤	要点解析
查对医嘱	● 核对医嘱及检验申请单	● 防止发生差错
准备容器	● 按要求准备动脉血气针或一次性注射器 ● 外贴好条形码	
核对解释	● 备齐用物，携至床旁，仔细核对床头卡、手腕带、检验申请单、条形码 ● 解释操作目的、配合要点	● 操作前查对，确认病人
选择动脉	● 一般选用桡动脉或股动脉，以动脉搏动最明显处作为穿刺点，将一次性垫巾置于穿刺部位下，夹取无菌纱布放于一次性垫巾上	● 桡动脉穿刺点位于前臂掌侧腕关节上2cm ● 股动脉穿刺点位于髂前上棘与耻骨结节连线中点
消毒皮肤	● 常规消毒局部皮肤，直径至少8cm ● 拆开橡胶塞、注射器外包装，抽吸少量肝素湿润注射器内壁后排尽（或拆开动脉血气针外包装） ● 戴无菌手套或消毒左手示指和中指	● 注重无菌原则
二次核对	● 操作中查对	

操作流程	操作步骤	要点解析
穿刺取血		
	◆ 动脉血气针采血	
	● 将活塞拉至预设位置,除去针帽	
	● 用左手示指和中指在已消毒范围内摸到动脉搏动最明显处,固定于两指间	● 确定穿刺点
	● 右手持血气针,在两指间搏动处刺入,血液自动涌入动脉采血器,空气迅速经过孔石排出	● 以 45°～90° 角进针
	● 血液液面到达预设位置,孔石遇湿封闭	● 采血器内不可有空气,以免影响检验结果
	◆ 普通注射器采血	
	● 用左手示指和中指在已消毒范围内摸到动脉搏动最明显处,固定于两指间	
	● 右手持注射器,在两指间搏动处刺入	
	● 见有鲜红色血涌入注射器时,一手固定注射器,另一手抽取所需血量	● 血气分析采血量一般为 0.1～1ml
拔针按压	● 采血毕,迅速拔针,用无菌纱布按压穿刺点 5～10min,必要时用沙袋压迫止血	● 防止出血或形成血肿
隔绝空气		
	◆ 动脉血气针采血	
	● 将动脉采血器针头立即垂直插入橡皮塞中	● 防止空气进入影响检验结果
	● 颠倒混匀 5 次,手搓样品管 5s	● 保证充分抗凝
	◆ 普通注射器采血	
	● 将注射器针头立即刺入橡胶塞	
	● 用手轻轻搓动注射器	● 使血液与肝素混匀,防止凝血
整理记录	● 取下一次性垫巾,协助病人取舒适卧位	
	● 核对检验申请单、病人、标本	● 操作后查对
	● 整理病床单位,用物分类处置	
	● 洗手,记录	● 记录采血、送检时间并签名
送检标本	● 将标本和检验申请单一同及时送检	● 如超过 15min 需冰浴

4. 评价

（1）病人采集部位无淤血、无血肿、无感染。

（2）护士无菌观念强，采集方法正确、剂量准确、送检及时。

（3）护患沟通有效，病人愿意配合、有安全感。

【注意事项】

1. 严格执行查对制度和无菌操作原则。

2. 注射器与针头连接应紧密，注射器内不可留有空气，防止气体混入标本，影响检验结果。

3. 有出血倾向的病人，应谨慎使用。

（三）毛细血管血标本采集技术

毛细血管血标本采集用于血常规检查，因采血量少，采血部位成人通常为手指末梢，多选左手无名指，婴幼儿可从拇指或足跟部采血。目前此项标本采集技术由医学检验人员完成。

二、尿标本采集技术

尿标本（urine specimen）采集包括常规标本、12h 或 24h 标本和培养标本。

【目的】

1. 常规标本　用于检查尿液的颜色、透明度、有无细胞及管型，测定比重，做尿蛋白及尿糖定性检测。

2. 12h 或 24h 标本　用于做尿的定量检查，如钠、钾、氯、17- 羟类固醇、17- 酮类固醇、肌酐、肌酸及尿糖定量或尿浓缩查结核分枝杆菌等。

3. 培养标本　采集未被污染的尿液做细菌学检查。

【操作程序】

1. 评估

（1）病人年龄、性别、病情、意识、自理能力、治疗情况等。

（2）病人泌尿系统功能、排尿情况等。

（3）病人的认知情况、心理状态及合作程度。

2. 计划

（1）病人准备：了解采集尿标本的目的、方法、注意事项和配合要点。

（2）护士准备：衣帽整洁，洗手，戴口罩。

（3）用物准备

1）治疗车上层：检验申请单、尿常规标本备清洁尿杯（图 15-5）、12h 或 24h 尿标本备集尿瓶（容量 3 000～5 000ml）及防腐剂（表 15-3）、尿培养标本备外阴部消毒液、无菌试管（图 15-5）、无菌手套、无菌棉签、无菌生理盐水、手消毒液、便器，必要时备导尿包或一次性注射器。

2）治疗车下层：生活垃圾桶、医用垃圾桶。

（4）环境准备：整洁、通风、隐蔽、安全，酌情遮挡病人。

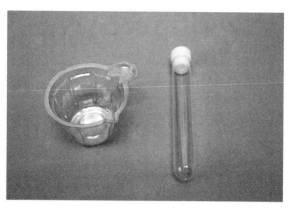

图 15-5　清洁尿杯和无菌试管

表 15-3　常用防腐剂的作用及用法

名称	作用	用法	举例
甲醛	固定尿中有机成分	每 100ml 尿液加 400mg/L 甲醛 0.5ml	爱迪计数（12h 尿细胞计数）等
浓盐酸	保持尿液在酸性环境中，防止尿中激素被氧化	24h 尿液中加 10ml/L 浓盐酸	17-酮类固醇 17-羟类固醇
甲苯	防止细菌污染，以保持尿液的化学成分不变	第一次尿液倒入后加，每 100ml 尿液加 5～20ml/L 甲苯 0.5ml	尿蛋白定量、尿糖定量、钠、钾、氯、肌酐、肌酸的定量

3. 实施（表 15-4）。

表 15-4　尿标本采集技术

操作流程	操作步骤	要点解析
查对医嘱	● 核对医嘱及检验申请单	● 防止发生差错
准备容器	● 根据检验目的选择适合的容器，并在容器外贴好条形码 ● 12h 或 24h 尿标本按检验项目选用适合的防腐剂	
核对解释	● 备齐用物，携至床旁，仔细核对床头卡、手腕带、检验申请单、条形码 ● 解释操作目的、配合要点	● 确认病人

操作流程	操作步骤	要点解析
留取标本		
	◆ **常规标本**	
	● 能自理的病人：嘱病人将晨起第一次尿留于标本容器内	● 晨尿浓度较高，且未受饮食影响，检验结果较准确；除测定尿比重需留尿 100ml 外，其余检验留尿 30~50ml 即可
	● 行动不便的病人：协助病人在床上使用便器，留尿	
	● 留置导尿的病人：于集尿袋下方引流孔收集尿液	
	◆ **12h 或 24h 标本**	
	● 留 12h 标本，自傍晚排空膀胱后开始留取尿液，至次晨排最后一次尿于容器内作为结束	● 12h 尿标本时间为晚 7 时至次晨 7 时
	● 留 24h 标本，指导病人于晨起排空膀胱后开始留尿，至次日晨起排最后一次尿于容器内作为结束	● 24h 尿标本时间为早晨 7 时至次晨 7 时
	● 将容器置于阴凉处	● 防止尿标本变质
	● 将全部尿液留于加入防腐剂的容器中，如甲苯，第一次尿液倒入后加，使之形成薄膜覆盖在尿液表面	● 保护尿液、防腐、防氧化
	◆ **培养标本**	
	● 中段尿留取法：先消毒尿道口及外阴部，再用无菌生理盐水冲去消毒液，弃去前段尿，接取中段尿 5~10ml 于无菌试管中	● 避免标本污染（在病人膀胱充盈时留取）
	● 导尿术留取法：行导尿术，见尿流出后弃去前段尿，接取中段尿 5~10ml 于无菌试管中	● 危重、昏迷、尿潴留病人可通过导尿术留尿
	● 留置导尿管术留取法：先消毒导尿管外部及导尿管口，再用无菌注射器通过导尿管抽吸尿液	● 长期留置导尿管者应先更换新导尿管再留尿
	● 脱手套，清洁外阴	
整理记录	● 安置病人，整理床单位，清理用物，开窗通风	
	● 核对检验申请单、病人、标本	

操作流程	操作步骤	要点解析
	● 用物分类处理	
	● 洗手,记录	● 记录尿液量、颜色、性状、气味等
送检标本	● 将标本和检验申请单一同及时送检	

4. 评价

（1）病人无泌尿系统感染。

（2）护士采集方法正确、剂量准确、送检及时。

（3）护患沟通有效,病人能主动配合。

【注意事项】

1. 采集尿标本时不可将粪便混入,以免影响检验结果。

2. 标本采集后应及时送检,常规标本最好不超过 2h,如不能及时送检,必须采取保存措施(如冷藏或防腐等)。

3. 采集 12h 或 24h 尿标本时,应妥善放置容器,做好交接班,以确保正确留取尿标本。

4. 女性病人在月经期不宜留取尿标本;会阴部分泌物较多时,应先清洁,再留尿标本。

5. 做早孕诊断试验应留取晨尿,因晨尿中人绒毛膜促性腺激素含量较高。

三、粪便标本采集技术

粪便标本(feces specimen)采集包括常规标本、隐血标本、寄生虫及虫卵标本、培养标本。

【目的】

1. 常规标本　用于检查粪便的性状、颜色、混合物及寄生虫等。

2. 隐血标本　用于检查粪便内肉眼不能观察到的微量血液。

3. 寄生虫及虫卵标本　用于检查寄生虫成虫、幼虫及虫卵并计数。

4. 培养标本　用于检查粪便中的病原菌。

【操作程序】

1. 评估

（1）病人年龄、病情、意识、自理能力、治疗情况等。

（2）病人消化系统功能、排便情况等。

（3）病人的认知情况、心理状态及配合程度。

2. 计划

（1）病人准备：了解采集粪便标本的目的、方法、注意事项和配合要点,排便前先排空膀胱。

（2）护士准备：衣帽整洁，洗手，戴口罩，戴手套。

（3）用物准备

1）治疗车上层：检验申请单、清洁便器、手消毒液。根据检验目的不同备检便盒（内附检便匙）（图15-6）、透明胶带及载玻片（查找蛲虫）。粪便培养标本另备：无菌试管（图15-6），无菌长棉签，消毒便器等。

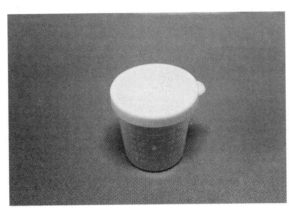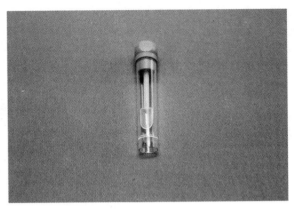

图15-6　检便盒和无菌试管

2）治疗车下层：生活垃圾桶、医用垃圾桶。

（4）环境准备：整洁、通风、隐蔽、安全，酌情遮挡病人。

3. 实施（表15-5）。

表15-5　粪便标本采集技术

操作流程	操作步骤	要点解析
查对医嘱	● 核对医嘱及检验申请单	● 防止发生差错
准备容器	● 根据检验目的选择适合的容器并在容器外贴好条形码	
核对解释	● 备齐用物，携至床旁，仔细核对床头卡、手腕带、检验申请单、条形码 ● 解释操作目的、配合要点	● 确认病人
留取标本		
	◆ **常规标本**	
	● 嘱病人排便于清洁便器内	● 避免尿液混入，影响检验结果
	● 用检便匙取异常粪便5g放入盒内	● 约蚕豆大小
	● 腹泻者应取黏液部分，如为水样便应取15～30ml放入容器内	● 提高检验阳性率
	◆ **隐血标本**	
	● 采集方法同常规标本	● 按隐血试验饮食要求病人

操作流程	操作步骤	要点解析
	◆ **寄生虫及虫卵标本**	
	● 嘱病人排便于清洁便器内	
	● 检查寄生虫及虫卵时,应在不同部位取带血或黏液的粪便5~10g放入盒内	● 服驱虫剂后或作血吸虫孵化检查时,应留取全部粪便
	● 检查阿米巴原虫时,应在采集前将便器加温,便后连同便器立即送检	● 保证阿米巴原虫的活动状态,因阿米巴原虫在低温下失去活力而难以查到
	● 检查蛲虫时,嘱病人在晚间睡觉或清晨未起床前,将透明胶带粘贴在肛门周围;取下粘有虫卵的透明胶带,粘贴在玻璃片上或将透明胶带对合	● 蛲虫常在午夜或清晨时爬到肛门处产卵
	◆ **培养标本**	
	● 嘱病人排便于消毒便器内	● 保证检验结果准确
	● 用无菌长棉签取带脓血或黏液的粪便2~5g放入无菌试管中,盖紧瓶塞送检	● 尽量多处取标本,以提高检验阳性率
	● 病人无便意时,可用无菌长棉签蘸无菌等渗盐水,插入肛门4~5cm(幼儿2~3cm),沿一个方向边旋转边退出棉签,放入无菌培养瓶中,盖紧瓶塞	● 注意无菌操作,防止标本污染
整理记录	● 安置病人,整理床单位及用物,开窗通风	
	● 核对检验申请单、病人、标本	
	● 洗手、记录	● 记录粪便的颜色、形状、气味等
送检标本	● 将标本和检验申请单一同及时送检	

4. 评价

(1)护士采集方法正确、剂量准确、送检及时。

(2)护患沟通有效,病人能配合。

【注意事项】

1. 确保标本的新鲜,及时送检。

2. 查阿米巴原虫时,在收集标本前几天禁忌给病人服用钡剂、油质、含金属的泻剂等,以免影响阿米巴虫卵或胞囊显露。

四、痰标本采集技术

痰标本(sputum specimen)采集包括常规标本、24h标本和培养标本。

【目的】

1. 常规标本 用于检查痰液的一般性状,涂片检查痰内细菌、虫卵、癌细胞等。

2. 24h标本 用于检查24h痰液的量及性状,以协助诊断。

3. 培养标本 用于检查痰液中的病原菌。

【操作程序】

1. 评估

(1)病人年龄、病情、意识、治疗情况等。

(2)病人口咽部功能、有无分泌物堵塞。

(3)病人的认知情况、心理状态及合作程度。

2. 计划

(1)病人准备:了解采集痰标本的目的、方法、注意事项和配合要点。

(2)护士准备:衣帽整洁,洗手,戴口罩。

(3)用物准备

1)治疗车上层:检验申请单,常规标本备痰盒,24h标本备广口集痰器(内应先加少量水、防腐剂),培养标本备无菌集痰器及漱口溶液(朵贝尔溶液、冷开水)、手消毒液。必要时备电动吸引器、吸痰管、一次性集痰器(图15-7)、无菌生理盐水、压舌板、无菌拭子、手套等。

2)治疗车下层:生活垃圾桶、医用垃圾桶。

(4)环境准备:整洁通风,光线明亮,温湿度适宜。

3. 实施(表15-6)。

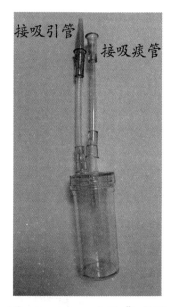

图15-7 一次性集痰器

表15-6 痰标本采集

操作流程	操作步骤	要点解析
查对医嘱	● 核对医嘱及检验申请单	● 防止发生差错
准备容器	● 根据检验目的选择适合的容器,并在容器外贴好条形码	
	● 24h标本的容器内应先加少量水和防腐剂(如苯酚),并注明留取痰液的起止时间	● 避免痰液黏附在容器壁上,保证标本质量

操作流程	操作步骤	要点解析
核对解释	● 备齐用物,携至床旁,仔细核对床头卡、手腕带、检验申请单、条形码	● 确认病人
	● 解释操作目的、配合要点	
留取标本		
	◆ 常规标本	
	● 能自行排痰者:嘱其晨起后以冷开水漱口,深呼吸数次后用力咳出气管深处的痰液,盛于痰盒内,加盖	● 去除口腔中的杂质 ● 勿将唾液、鼻涕、漱口水等混入 ● 如痰液不易咳出,可配合雾化吸入等方法
	● 无力咳痰或不合作者:给病人取合适体位,自下而上叩击病人背部数次;连接一次性集痰器,按吸痰法将痰液吸入集痰器内	● 使痰液松动 ● 一次性集痰器一端接吸引器,一端接吸痰管或直接吸痰 ● 操作者戴手套,注意自我防护
	◆ 24h 标本	
	● 嘱病人从晨起以冷开水漱口后第一口痰开始留取,至次日晨起漱口后第一口痰结束	
	● 将24h的全部痰液吐入痰器内	
	◆ 培养标本	
	● 自然咳痰法:嘱病人晨起后先用朵贝尔溶液漱口,再用冷开水漱口;深呼吸数次后用力咳出气管深处的痰液,将痰液吐入无菌集痰器内,加盖	● 朵贝尔溶液可去除口腔中的细菌 ● 痰量大于1ml ● 痰咳出困难时可先用无菌生理盐水雾化
	● 小儿取痰法:用压舌板压舌,将拭子探入咽部,小儿因压舌板刺激引起咳嗽,喷出的肺或气管分泌物粘在拭子上	● 无菌操作防止污染
整理记录	● 安置病人,整理床单位及用物 ● 核对检验申请单、病人、标本 ● 洗手,观察、记录	● 观察、记录痰液的外观和性状,24h痰标本应记录总量
送检标本	● 将标本和检验申请单一同及时送检	

4. 评价

（1）病人了解采集痰标本的相关知识。

（2）护士采集方法正确、剂量准确、送检及时。

（3）护患沟通有效，病人能认真配合。

【注意事项】

1. 采集痰液时间宜选择在清晨，因此时痰量较多，痰内细菌也较多，可提高阳性率。

2. 痰常规标本用于检查癌细胞时，应立即送检或用95%乙醇、10%甲醛固定后送检。

五、咽拭子标本采集技术

【目的】

从咽部及扁桃体部采集分泌物作细菌培养或病毒分离，以协助诊断、治疗。咽拭子（throat swab）标本采集包括口咽拭子标本、鼻咽拭子标本。

【操作程序】

1. 评估

（1）病人年龄、病情、意识、自理能力、治疗情况及有无传染性等。

（2）病人口（鼻）咽部功能，有无分泌物。

（3）病人的认知情况、心理状态及合作程度。

2. 计划

（1）病人准备：了解采集咽拭子标本的目的、方法、注意事项及配合要点。

（2）护士准备

1）一般病人：护士衣帽整洁，洗手，戴口罩。

2）传染病病人：一次性帽子、防护口罩、护目镜、面屏、灭菌外科手套、防护服、长袖隔离衣、防水靴套等。

（3）用物准备

1）治疗车上层：检验申请单、无菌咽拭子和培养管（图15-8）、压舌板、无菌生理盐水、手电筒、手消毒液、酒精灯、火柴。传染标本还应有密封袋。

2）治疗车下层：生活垃圾桶、医用垃圾桶。

（4）环境准备：整洁安静，光线明亮。

3. 实施（表15-7）。

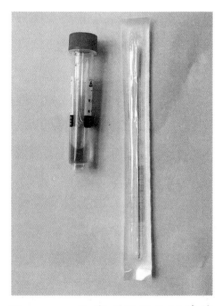

图15-8　无菌咽拭子和培养管

表 15-7　咽拭子标本采集技术

操作流程	操作步骤	要点解析
查对医嘱	● 核对医嘱和检验申请单	● 防止发生差错
准备容器	● 按要求在咽拭子培养管外贴好条形码	
核对解释	● 备齐用物,携至床旁,仔细核对床头卡、手腕带、检验申请单、条形码	● 确认病人
	● 解释操作目的、配合要点	
采集标本		
	◆ **口咽拭子**	
	● 点燃酒精灯	● 用于消毒试管口、棉塞
	● 嘱病人张口发"啊"音,用长棉签蘸无菌生理盐水溶液后,以轻柔的动作擦拭两侧腭弓、咽、扁桃体上的分泌物	● 暴露咽喉部,必要时使用压舌板,动作要轻快而敏捷,防止恶心、呕吐
	● 在酒精灯火焰上消毒培养管口及棉塞,将棉签插入试管,折断拭子末端,盖紧	● 防止标本污染
	● 传染标本放入密封袋中	● 降低暴露风险
	◆ **鼻咽拭子**	
	● 点燃酒精灯	
	● 病人头后仰,护士一手固定病人的头,一手执拭子从下鼻道深入抵达鼻咽后壁,然后捻转拭子一周	● 暴露鼻腔,动作要轻柔缓慢,不可用力过猛
	● 在酒精灯火焰上消毒培养管口及棉塞,将棉签插入试管,折断拭子末端,盖紧	
	● 传染标本放入密封袋中	
整理记录	● 安置病人,清理用物	
	● 核对检验申请单、病人、标本	
	● 洗手或手消毒(传染病病人标本),记录	● 记录标本采集的时间及病人情况
送检标本	● 将标本和检验申请单一同及时送检	

4. 评价

(1)采集标本过程中,病人安全、无不适。

(2)护士操作熟练、规范,采集方法正确、无菌观念强。

（3）护患沟通有效，病人能积极配合。

【注意事项】

1. 最好在抗生素使用前采集标本。

2. 做真菌培养时，应在口腔溃疡面上采集分泌物。

3. 做鼻咽拭子时要深入抵达鼻咽后壁，充分采集标本，提高阳性率。

4. 避免在进食后2h内采集标本，以防呕吐。

六、呕吐物标本采集技术

呕吐物标本用于观察呕吐物的性质、颜色、气味、次数及数量，以协助诊断；也可用于明确中毒病人毒物的性质和种类。

当病人呕吐（或不明原因中毒洗胃）时，用弯盘或痰杯接取呕吐物后，在容器外贴好条形码，立即送检。

 边学边练

实践30：各种标本采集技术

章末小结

本章学习的重点是标本采集的原则；血、尿、粪便、痰液、咽拭子标本采集的目的、方法及注意事项；12h 或 24h 标本采集的起止时间；各种标本采集技术。学习难点是静脉血标本采集的目的及注意事项；12h 或 24h 尿标本中防腐剂的作用和用法。在学习过程中注意静脉血标本采集选用的试管和采集的血量；区分口咽拭子与鼻咽拭子。

（余美珍）

 思考与练习

1. 病人，男性，45岁，有胆囊息肉及肝内胆管结石史，近一周出现上腹部疼痛、发热等胆道感染症状就医。医嘱：血、尿、粪便常规，肝功能等检查。

请问：

（1）标本采集时应遵循哪些原则？

（2）采集各种标本的方法及注意事项是什么？

2. 病人，男性，78岁，患高血压15年，糖尿病10年，今因行动不便致骶尾部软组织挫伤入院。医生为了解病人近期血糖控制状态，开出医嘱：糖化血红蛋白检测。

请问：

（1）护士应为病人准备何种颜色管盖的真空采血管？

（2）糖化血红蛋白检测的采血量是多少？

第十六章 | 危重病人的护理及抢救技术

16章 数字内容

学习目标

1. 具有急救意识,关爱病人;具备迅速、准确、有效抢救危重病人的能力。
2. 掌握危重病人的支持性护理;常用抢救技术的目的、适应证及注意事项。
3. 熟悉危重病人的病情评估和抢救工作的组织管理。
4. 了解常用设备、急救药品等的相关知识及常用洗胃溶液的作用。
5. 熟练掌握吸痰技术、氧气吸入技术。
6. 学会洗胃及简易呼吸器使用技术。

危重病人(critical patient)是指病情危重,随时可能发生生命危险的病人。在危重病人的抢救过程中,护士必须及时、准确地观察病人的病情变化,熟练掌握抢救技术,熟悉抢救室工作的组织管理和抢救流程,与医生密切配合,保证抢救工作的顺利进行,争分夺秒挽救病人的生命。

 工作情景与任务

导入情景:

病人,男性,36 岁,因车祸头部受到重创急诊入院。T 38.5℃,P 100 次/min,R 22 次/min,BP 160/100mmHg,神志模糊,时有躁动,有痰鸣音,大小便失禁。

工作任务:

1. 正确监测病情变化。
2. 为病人提供支持性护理措施。

第一节 危重病人的护理

一、危重病人的病情评估

（一）一般情况

1. 面容与表情　疾病可导致病人的面容和表情发生特征性的变化。如高热、急性感染性疾病（如大叶性肺炎）、传染病（如疟疾）等病人常表现为面颊潮红、口唇疱疹、鼻翼扇动、表情痛苦、呼吸急促等急性病容；恶性肿瘤、肝硬化、严重结核等慢性消耗性疾病的病人常表现为面色苍白或灰暗、面容憔悴、目光黯淡、精神萎靡等慢性病容；大出血、重度休克、急性腹膜炎、脱水等严重疾病的病人常表现为面色苍白或铅灰、面肌消瘦、眼窝凹陷、双目无神、表情淡漠、皮肤湿冷等病危面容。

2. 皮肤与黏膜　皮肤与黏膜的变化可反映某些疾病的病情变化。主要应观察皮肤的颜色、温湿度、弹性及完整性，有无出血点、瘀斑、皮疹、水肿、黄疸和发绀；黏膜颜色、有无溃疡、出血点等情况。如肺源性心脏病、心力衰竭等严重缺氧病人口唇发绀；休克病人面色苍白、四肢湿冷；贫血病人面色、口唇、结膜及甲床苍白；严重脱水病人皮肤弹性差等。

3. 姿势与体位　病人的姿势与体位变化对病情的判断具有一定意义。如破伤风病人可出现角弓反张；急性腹痛常呈强迫体位；昏迷或极度衰竭的病人由于不能自行调整或变换肢体位置，常呈被动卧位。

4. 饮食与营养　危重病人分解代谢增强，摄入量减少，消化、吸收功能减退。应观察病人进食、饮水等情况，准确记录出入液量，评估营养、水分能否满足机体的基本需要。

5. 呕吐与排泄　注意观察呕吐物、排泄物的性状、颜色、气味、量、次数等，必要时留取标本及时送检，还要注意观察呕吐的时间、方式等，做好记录。如喷射状呕吐常见于颅内压增高的病人；柏油样便常见于上消化道出血的病人；苦味多见于胆汁反流的病人。

6. 休息与睡眠　观察休息的方式及睡眠习惯，是否有易醒、失眠、嗜睡及难以入睡等。

（二）生命体征

1. 体温　低于35℃，多见于休克或重度衰竭的病人；体温突然升高，多见于急性感染；体温持续不升、持续高热均提示病情严重。

2. 脉搏　应观察脉搏的频率、节律、强弱的变化。脉率<60次/min或>100次/min、出现间歇脉、脉搏短绌、细脉等均说明病情有变化。如严重心脏病、电解质紊乱、药物中毒等。

3. 呼吸　应观察呼吸的频率、节律、深浅度、呼吸音、有无呼吸困难和伴随的气味等变化。呼吸频率>40次/min或<8次/min，以及潮式呼吸、叹息样呼吸等都是病情危重的征象。如颅内压增高、巴比妥类药物中毒、代谢性酸中毒等病人。

4. 血压 对危重病人的病情观察具有重要意义,特别是高血压及休克病人。如血压过高、过低或不稳定均为病情严重的表现。如收缩压持续高于180mmHg或舒张压高于100mmHg,提示重度高血压;如收缩压、舒张压持续升高,还应警惕高血压危象;如收缩压持续低于70mmHg或脉压低于20mmHg,多见于休克病人。

(三)意识状态

意识是大脑功能活动的综合表现。意识障碍是指个体对内外环境刺激缺乏正常反应的一种精神状态。按其程度可分为嗜睡、意识模糊、昏睡和昏迷。

1. 嗜睡 是最轻的意识障碍。病人处于持续的睡眠状态,能被语言或轻度刺激所唤醒,醒后能正确、简单而缓慢地回答问题,但反应迟钝,刺激祛除后又很快入睡。

2. 意识模糊 其程度较嗜睡重,表现为思维、语言不连贯,对时间、地点、人物的定向力全部或部分障碍,可有错觉、幻觉、躁动不安、谵语或精神错乱。

3. 昏睡 病人处于熟睡状态,不易被唤醒,经压迫眶上神经、摇动身体等强刺激可被唤醒,醒后答话含糊或答非所问,停止刺激后又进入熟睡状态。

4. 昏迷 是最严重的意识障碍,病危的信号,按其程度可分为轻度昏迷、中度昏迷和深度昏迷。

(1)轻度昏迷:意识大部分丧失,无自主运动,对声、光刺激无反应,对疼痛刺激(如压迫眶上缘)可有痛苦表情及躲避反应。瞳孔对光反射、角膜反射、眼球运动、吞咽反射、咳嗽反射等可存在。呼吸、心跳、血压无明显改变,可有大小便失禁或尿潴留。

(2)中度昏迷:对周围事物及各种刺激均无反应,对于剧烈刺激可出现防御反射,角膜反射减弱,瞳孔对光反射迟钝,眼球无转动。生命体征会出现波动,呼吸减慢或增快,脉搏、血压也会有所改变,有大小便失禁或尿潴留。

(3)深度昏迷:意识完全丧失,对各种刺激均无反应。全身肌肉松弛,肢体呈弛缓状态,深、浅反射均消失,偶有深反射亢进及病理反射出现。呼吸不规则,有暂停或叹息样呼吸,血压下降,大小便失禁或尿潴留。

(四)瞳孔

瞳孔的变化是许多疾病病情变化的一个重要指标。如颅脑疾病、昏迷及药物中毒等,应注意观察瞳孔的形状、大小、对称性及对光反应等。

1. 形状、大小和对称性 正常人瞳孔双侧等大,圆形居中,边缘整齐,在自然光线下直径为2～5mm。瞳孔散大(直径>5mm),常见于颠茄类药物中毒、颅脑损伤、颅内压增高及濒死期病人;瞳孔缩小(直径<2mm),常见于有机磷农药、氯丙嗪、巴比妥及吗啡类药物中毒等;一侧瞳孔散大,常见于脑疝、脑肿瘤、脑出血压迫一侧动眼神经等。

2. 对光反应 正常人瞳孔对光反应灵敏,于昏暗处瞳孔扩大,光亮处瞳孔缩小。若瞳孔大小不随光线刺激而变化,称瞳孔对光反应消失,常见于深度昏迷或濒死期病人。

(五)自理能力

自理能力是指病人进行自我照顾的能力。通过观察病人的活动能力、活动耐力、有无医疗限制以及对日常生活照料的能力,如进食、如厕、上下床、穿衣、清洁等,了解病人的自理程度,确定需要帮助的等级。

（六）心理反应

对病人心理状态的观察应从病人对健康的理解、对疾病的认识、处理和解决问题的能力、对疾病和住院的反应、价值观等方面来观察其语言和非语言行为、思维能力、认知能力、情绪状态及感知情况等。危重病人常会产生恐惧、焦虑、绝望、抑郁及猜疑等心理反应。

（七）特殊检查或药物治疗

辅助检查和药物应用是临床诊疗的重要手段。某些特殊检查和治疗会对病人产生不同程度的创伤,如冠状动脉造影后局部有无出血情况、锁骨下静脉穿刺后有无胸闷或呼吸困难等,同时某些特殊药物如降压药、利尿药、止痛药、抗心律失常药等的副作用及毒性反应,检查、用药后应随时观察。

二、危重病人的支持性护理

（一）病情观察与记录

及时观察、准确判断危重病人的病情变化,是抢救危重病人的重要环节。要注意监测病人病情及生命体征的动态变化,了解各项治疗效果与反应,准确、及时做好各项护理记录。如病人出现呼吸、心搏骤停等危急情况,要立即报告医生,并采取有效措施做好应急处理。

（二）保持呼吸道通畅

昏迷病人头偏向一侧,及时清理呼吸道分泌物,防止误吸;舌后坠者,用舌钳拉出,保持功能位;人工气道者应及时雾化、吸痰;如病情允许,及时为病人翻身、叩背,促进病人咳嗽、排痰,改善通气功能,预防继发感染。

（三）确保病人安全

对意识丧失、谵妄或昏迷的病人要保证其安全,合理使用保护具,防止跌倒、坠床等意外发生。对牙关紧闭、抽搐的病人,可用牙垫、开口器,防止舌咬伤。室内光线宜柔和,工作人员动作要轻稳,避免引起病人抽搐。及时、准确执行医嘱,确保医疗安全。

（四）加强临床基础护理

1. 注意眼、口、鼻及皮肤的护理 危重病人眼、口、鼻常出现分泌物,应及时用湿棉球或纱布擦拭。眼睑不能自行闭合者易发生角膜干燥,导致结膜炎或并发角膜溃疡,可涂抗生素眼膏、覆盖凡士林纱布保护。做好口腔护理,每日 2 ~ 3 次。做好皮肤清洁护理,保持皮肤干燥,床褥、内衣整洁舒适,床铺平整,及时更换污染的衣物及床单,防止压疮的发生。

2. 补充营养及水分 应设法增进病人的食欲,帮助自理缺陷的病人进食。对不能进食者,给予鼻饲或肠外营养;对体液不足的病人,应补充足够水分,维持体液平衡,防止水电解质紊乱。

3. 维持排泄功能 保持大小便通畅,尿潴留或尿失禁者可采取相应措施,必要时实施留置导尿。便秘者可酌情给予简易通便、灌肠或缓泻药物;大便失禁者要保持床褥整洁,做好皮肤护理。

4. 保持各种导管通畅 危重病人身上常安置多种导管,如输液管、输血管、吸氧管、导尿管、术后引流管等。要妥善固定,安全放置,防止导管扭曲、受压、堵塞、脱落,以确保引流通畅。

5. 维持肢体功能 要保持关节功能位,对于病情允许者,可协助病人做肢体被动活动、按摩,每日2~3次,以促进血液循环,增加肌肉张力,预防肌肉萎缩或静脉血栓形成。

(五)做好心理护理

注意观察清醒病人的心理变化,及时满足病人的需求;表现出对病人关心、同情、尊重和接受,态度和蔼真诚;尊重病人的权利,保护病人的自尊;及时鼓励、安慰、疏导病人,保证与病人的有效沟通,鼓励病人表达自身的感受,让病人及时了解自己的病情及治疗情况;解释说明各种抢救措施的目的及配合方法,在做检查和治疗时,注意保护病人的隐私,缓解病人的心理压力;鼓励家属及亲友探视病人,多给予病人关心和支持。

 知识拓展

危重病人的心理压力

危重症病人在抢救过程中,由于受到各种因素的影响,病人会产生极大的心理压力。主要因素包括:①病情危重而产生对死亡的恐惧。②突然置身于一个完全陌生的环境,缺乏安全感。③不断地进行身体检查,甚至触及身体隐私部分,丧失自尊。④突然在短时间内丧失对周围环境和个人身体功能的控制,完全依赖于他人。⑤对疾病的诊断、治疗、护理等方面缺少信息。⑥各种仪器所产生的声音及影像、灯光等对病人的刺激。⑦因气管插管和呼吸机治疗而引起的沟通障碍等。同时病人的家属因亲人的生命受到威胁,也会经历一系列心理应激反应。

第二节　危重病人的抢救技术

 工作情景与任务

导入情景:

病人,男性,78岁,患慢性支气管炎15年,近一周来急性发作而入院,入院后出现频繁咳嗽、咳痰,痰液黏稠不易咳出。2min前夜班护士发现病人剧烈咳嗽,突然呼吸极度困难,喉部有痰鸣音,表情痛苦。

工作任务:

1. 正确评估该病人出现的情况。

2. 正确为病人实施抢救措施。

危重病人病情复杂、变化快,抢救工作必须争分夺秒,有条不紊。因此,护士必须具备相应的组织管理能力,熟练掌握急救知识与各项抢救技术。

一、抢救工作管理

(一)抢救工作的组织管理

对危重病人进行抢救是医疗护理工作中的一项紧急任务,抢救工作的组织管理是抢救工作及时、准确、有效进行的基本保证。遇有紧急情况,病区应立即组织抢救。

1. 建立责任明确的组织结构,指定抢救负责人,组成抢救小组。

2. 立刻参与制订抢救方案。

3. 积极配合医生抢救并做好查对和记录。

4. 安排专人参与会诊、病例讨论分析。

5. 抢救小组人员要分工明确、听从指挥。

6. 抢救时,人员及器械位置要合理(图16-1)。

7. 抢救结束要及时整理、核对抢救记录及医嘱。

8. 做好抢救用物的日常维护,及时补足物品、药品等。

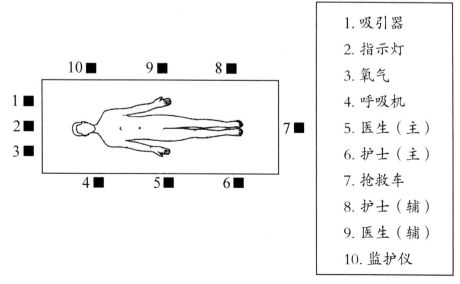

| 1. 吸引器 |
| 2. 指示灯 |
| 3. 氧气 |
| 4. 呼吸机 |
| 5. 医生(主) |
| 6. 护士(主) |
| 7. 抢救车 |
| 8. 护士(辅) |
| 9. 医生(辅) |
| 10. 监护仪 |

图 16-1　抢救方位图

（二）抢救室管理

急诊室、病区应设抢救室。抢救室宜设在靠近医护办公室的单独房间内，环境要宽敞、安静、光线适宜，设专人管理，有严格的管理制度。一切抢救物品应做到"五定"，即定数量品种、定点安置、定人保管、定期消毒灭菌、定期检查维修。未经批准，一律不能外借。护士要熟悉抢救器械的性能和使用方法，能处理一般故障，保证完好率100%，做好交接班。

1. 抢救床　以多功能活动床为宜，另备胸外心脏按压板一块。

2. 抢救车　车内需准备急救药品、无菌物品和其他物品。

（1）急救药品（表16-1）。

表16-1　常用急救药品

类别	常用药物
中枢兴奋药	尼可刹米、洛贝林等
升压药	盐酸肾上腺素、去甲肾上腺素、间羟胺、多巴胺等
强心药	西地兰（去乙酰毛花苷）、毒毛花苷K等
降压药	硝普钠、利血平、肼屈嗪、硫酸镁注射液等
抗心律失常药	利多卡因、维拉帕米、盐酸胺碘酮、普鲁卡因胺等
抗心绞痛药	硝酸甘油、硝酸异山梨酯等
平喘药	氨茶碱、二羟丙茶碱、多索茶碱等
脱水利尿药	20%甘露醇、25%山梨醇、呋塞米等
促凝血药	酚磺乙胺、维生素K_1、凝血酶等
解毒药	硫酸阿托品、碘解磷定、亚甲蓝等
镇痛、镇静、抗惊厥药	哌替啶、吗啡、地西泮、苯巴比妥钠、氯丙嗪、硫酸镁等
抗过敏药	异丙嗪、苯海拉明、氯苯那敏等
碱性药	5%碳酸氢钠、11.2%乳酸钠
激素类药	地塞米松、氢化可的松等

注：高危药品及麻醉、精神药品应严格按照相关管理规定进行储存、保管。

（2）各种无菌物品及无菌包：各种规格注射器、输液器、输血器、静脉切开包、气管插管包、气管切开包、导尿包、开胸包、穿刺包、吸痰包、缝合包、各种型号及用途的无菌导管、无菌手套、无菌敷料、无菌治疗巾等。

（3）一般用物：血压计、听诊器、开口器、手电筒、压舌板、舌钳、止血带、玻璃接头、绷带、夹板、宽胶布、火柴、酒精灯、多项电源插座等。

3. 急救器械　包括供氧装置（氧气筒和/或中心供氧系统、加压给氧设备）、电动吸引器或中心负压吸引装置、心电图机、心脏起搏器、电除颤仪、心电监护仪、简易呼吸器、呼吸机、自动洗胃机等。

二、常用抢救技术

（一）吸痰技术

吸痰法（aspiration of sputum）是指经口、鼻或人工气道将呼吸道的分泌物吸出，保持呼吸道通畅，预防吸入性肺炎、肺不张、窒息等并发症的一种方法。吸痰法适用于无力咳嗽、排痰的病人，如新生儿、危重、昏迷、麻醉未清醒、气管切开及年老体弱的病人。临床上常用电动吸引器和中心负压吸引装置作为动力源，利用负压吸引的原理将痰液吸出。

电动吸引器由马达、偏心轮、气体过滤器、负压表、安全瓶、贮液瓶组成（图16-2）。安全瓶和贮液瓶可贮液1 000ml，瓶塞上有两个玻璃管，并通过橡胶管相互连接。接通电源后马达带动偏心轮，从吸气孔吸出瓶内空气，并由排气孔排出，不断循环转动，使瓶内产生负压，将痰液吸出。

中心负压吸引装置，直接将吸引管道连接到各病区床单位，使用时只需连接贮液瓶和吸痰导管，开启开关即可吸痰，十分便利（图16-3）。

在紧急状态下，还可采用注射器吸痰法或口对口吸痰法。

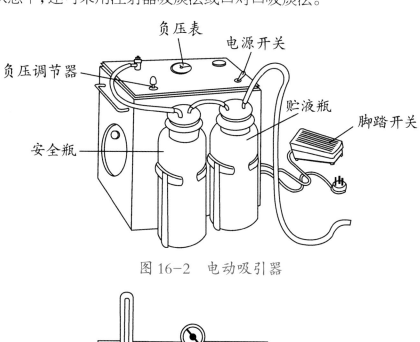

图16-2 电动吸引器

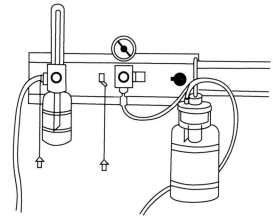

图16-3 中心负压吸引装置

【目的】

1. 清除病人呼吸道分泌物,保持呼吸道通畅。

2. 防止窒息和吸入性肺炎等并发症。

3. 改善肺通气,促进呼吸功能。

【操作程序】

1. 评估

(1)病人的年龄、病情、意识、治疗情况,有无呼吸道分泌物排出的能力,心理状态及合作程度,目前的血氧饱和度。

(2)病人的呼吸、口腔及鼻腔黏膜等情况,呼吸道分泌物的量、性状及部位。

(3)向病人及家属解释吸痰的目的、方法、注意事项及配合要点。

2. 计划

(1)病人准备:了解吸痰目的、方法、注意事项及配合要点,体位舒适,情绪稳定。

(2)护士准备:着装整洁、修剪指甲、洗手、戴口罩。

(3)用物准备

1)治疗车上层:①治疗盘内备有盖无菌罐 2 个(试吸罐和冲洗罐,内盛无菌生理盐水)、无菌血管钳或镊子、一次性无菌吸痰管数根、无菌纱布、无菌手套、弯盘。②治疗盘外备手消毒液,必要时备压舌板、开口器、舌钳、标本容器、听诊器、手电筒等,或一次性吸痰包、无菌生理盐水。

2)治疗车下层:生活垃圾桶、医用垃圾桶。

3)另备:中心负压吸引装置或电动吸引器、多项电源插座。

(4)环境准备:光线充足,空气流通,温湿度适宜。

3. 实施(表 16-2)。

表 16-2　吸痰技术

操作流程	操作步骤	要点解析
◆ **电动吸引器吸痰法**		
核对解释	● 备齐用物,携至床旁,仔细核对床头卡、手腕带 ● 解释操作目的、配合要点	● 核对病人床号、姓名、住院号,做到核对无误 ● 合理解释,取得配合
检查调压	● 检查吸引器各处连接是否正确、有无漏气、吸引器电压与电源电压是否相符,接通电源,打开开关,调节负压	● 成人为 300～400mmHg(40.0～53.3kPa),儿童 < 300mmHg(<40.0kPa)
安置体位	● 协助病人取舒适体位,将头偏向操作者。嘱病人张口,昏迷病人用开口器帮助张口	● 避免痰液误吸,引起窒息

操作流程	操作步骤	要点解析
检查评估	● 检查口、鼻腔,取下活动义齿,舌后坠者用舌钳将舌拉出	● 防止义齿脱落、误咽
	● 评估口、鼻腔黏膜及人工气道情况,痰液深度、性质和量	● 防止黏膜的损伤,确定放置吸痰管深度。若口腔吸痰有困难,可由鼻腔吸引
开包倒液	● 洗手,打开一次性吸痰包,倒生理盐水	● 若使用一次性吸痰包
试吸检畅	● 戴无菌手套,连接吸痰管,试吸生理盐水	● 检查吸痰管是否通畅,润滑导管前端
抽吸痰液	● 一手反折吸痰管末端,另一手用无菌血管钳或戴无菌手套持吸痰管前端,经鼻或口插入口咽部(10～15cm),放松吸痰管末端	● 插管时不可有负压,以免损伤呼吸道黏膜
	● 先吸净口咽部分泌物,再更换吸痰管,在病人吸气时顺势插至气道约15cm,再吸出气管内分泌物,由浅入深依次吸净呼吸道分泌物	● 一根吸痰管只使用一次 ● 抽吸时动作轻柔、敏捷,左右旋转,从深部向上提拉,每次吸痰时间<15s
	● 如有咳嗽反射,应轻轻拉出吸痰管	● 若气管切开吸痰,注意无菌操作,先吸气管切开处,再吸口(鼻)部
冲管观察	● 每次吸痰管退出后,应立即抽吸生理盐水冲洗导管管腔	● 避免分泌物堵塞
	● 观察气道是否通畅、病人反应	● 动态评估面色、呼吸、心率、血压等;吸出液颜色、性质和量
安置病人	● 拭净病人口鼻及面部,协助病人采取舒适卧位,整理床单位	● 病人舒适
清理消毒	● 吸痰包、吸痰管按一次性用物处理	● 吸痰用物根据吸痰操作性质每班更换或每日更换1～2次
洗手记录	● 洗手,记录	● 记录吸痰时间、次数,痰液颜色、性质、量、黏稠度、气味,病人反应等

操作流程	操作步骤	要点解析
	◆ 中心负压装置吸痰法	
检查调压	● 将负压表插入墙壁中心负压吸引装置插孔内,连接贮液瓶和连接管,打开吸引开关,调节负压,检查吸引性能,管道有无漏气,是否通畅	● 具体吸痰的方法和要求同电动吸引器吸痰法
	◆ 注射器吸痰法	适用于家庭或无吸引装置及吸引器的紧急情况
抽吸痰液	● 用 50~100ml 注射器连接吸痰管抽吸痰液	
	◆ 口对口吸痰法	
口对口吸	● 由操作者托起病人下颌,使其头后仰并捏住病人鼻孔,深吸气后口对口吸出呼吸道分泌物	● 解除呼吸道梗阻症状

4. 评价

(1)护患沟通有效,病人能够理解并配合操作。

(2)操作熟练,手法正确,程序规范。

(3)呼吸道痰液及时吸出,气道通畅,呼吸功能改善,黏膜未发生损伤。

【注意事项】

1. 吸痰前检查电动吸引器的性能是否完好,连接是否正确。

2. 严格执行无菌操作,治疗盘内吸痰用物每日更换 1~2 次,吸痰管每次更换,勤做口腔护理。贮液瓶内的液体应及时倾倒,不超过瓶的 2/3 满,以免损坏仪器,并做好消毒处理。使用前瓶内应盛有少量消毒液,以防吸出液黏附于瓶底,便于清洗消毒。

3. 密切观察病情,保持呼吸道通畅,听到病人喉头有痰鸣音或排痰不畅时应及时抽吸。痰液黏稠时可协助变换体位,配合叩背、雾化吸入;气管插管或气管切开者也可向气管内滴入少量生理盐水或化痰药物,使痰液稀释,便于吸出。吸痰过程中如病情允许,应鼓励病人咳嗽。

4. 吸痰时动作要轻稳,以防损伤呼吸道黏膜。如为婴幼儿吸痰时,吸痰管要细、负压要小。

5. 吸痰时,每次插入吸引时间 <15s,如需再次吸引应间隔 3~5min,以免引起缺氧。使用呼吸机或缺氧严重者,吸痰前后可根据病情增加氧流量。

6. 建议成人和儿童使用的吸痰管直径要小于使用的气管插管直径的 50%,婴儿要小于70%。

（二）洗胃技术

洗胃（gastric lavage）是让病人口服引吐或将胃管由口腔或鼻腔插入胃内灌入洗胃溶液，反复冲洗并排出胃内容物的方法。

【目的】

1. **解毒**　清除胃内有毒物质或刺激物，减少毒物吸收，清除胃内毒物应尽早，4～6h内洗胃效果最好。

2. **减轻胃黏膜水肿**　清除幽门梗阻病人胃内滞留食物，减轻胃黏膜水肿及炎症。

3. **为手术或某些检查做准备**　如食管下段、胃部、十二指肠手术前准备。

【操作程序】

1. 评估

（1）病人生命体征、意识状态、合作程度，口腔、鼻腔黏膜情况。

（2）口服毒物中毒时，摄入毒物的种类、剂量、浓度、时间，有无呕吐以及曾采取的处理措施等。

（3）有无胃部疾病史、心脏病病史，有无洗胃禁忌证。

2. 计划

（1）病人准备：了解目的、方法、注意事项及配合要点，取合适体位，围好围裙。

（2）护士准备：着装整洁、修剪指甲、洗手、戴口罩。

（3）用物准备

1）治疗车上层：水桶内盛25～38℃洗胃溶液（表16-3），按医嘱根据毒物的性质准备10 000～20 000ml。①口服催吐：治疗盘内放量杯、饮水杯、压舌板、毛巾、围裙或橡胶单、水温计、弯盘；为病人准备洗漱用物（可取自病人处）。②自动洗胃机洗胃：治疗盘内放水温计、量杯、检验标本容器或试管、液体石蜡、棉签、50ml注射器、听诊器、手电筒、胶布，必要时备压舌板、开口器、牙垫、舌钳放于治疗碗内；无菌洗胃包（内有胃管、镊子、纱布）或使用一次性洗胃包、围裙或橡胶单、治疗巾、弯盘、手消毒液、多项电源插座、自动洗胃机及随机用物。

表16-3　常用洗胃溶液

毒物种类	洗胃溶液	禁忌药物
酸性物	蛋清水[①]、牛奶	强酸药物
碱性物	5%醋酸、白醋、蛋清水、牛奶	强碱药物
敌敌畏	2%～4%碳酸氢钠、1%盐水、1:15 000～1:20 000 高锰酸钾溶液	
1605、1059、4049（乐果）	2%～4%碳酸氢钠	高锰酸钾[②]

毒物种类	洗胃溶液	禁忌药物
美曲膦酯(敌百虫)	1% 盐水或清水,1:15 000～1:20 000 高锰酸钾	碱性药物③
DDT(灭害灵)、666	温开水或生理盐水洗胃,50% 硫酸镁导泻	油性药物
氰化物	3% 过氧化氢引吐,1:15 000～1:20 000 高锰酸钾	
酚类	用温开水或植物油洗胃至无酚味为止,洗胃后多次服用牛奶及蛋清以保护胃黏膜,50% 硫酸镁导泻	液体石蜡
巴比妥类(安眠药)	1:15 000～1:20 000 高锰酸钾,硫酸钠④导泻	硫酸镁
异烟肼(雷米封)	1:15 000～1:20 000 高锰酸钾,硫酸钠导泻	
河豚、生物碱、毒蕈	1%～3% 鞣酸	
发芽马铃薯	1% 活性炭悬浮液	
灭鼠药		
1. 磷化锌	1:15 000～1:20 000 高锰酸钾、0.5% 硫酸铜⑤洗胃、0.5%～1% 硫酸铜溶液每次 10ml,每 5～10min 口服一次,配合用压舌板刺激舌根引吐	蛋清、牛奶、脂肪及其他油类食物⑥
2. 抗凝血类(敌鼠钠等)	催吐、温水洗胃、硫酸钠导泻	碳酸氢钠
3. 有机氟类(氟乙酰胺等)	0.2%～0.5% 氯化钙或淡石灰水、硫酸钠导泻、饮用豆浆、蛋清水、牛奶等	

注:①蛋清水可黏附于黏膜或创面上,从而对胃肠黏膜起到保护作用,并可减轻病人疼痛。②1605、1059、4049(乐果)等禁用高锰酸钾洗胃,否则能氧化成毒性更强的物质。③敌百虫遇碱性药物可分解出毒性更强的敌敌畏,其分解随碱性的增强和温度的升高而加速。④硫酸钠对心血管和神经系统没有抑制作用,不会加重巴比妥类药物的中毒。⑤磷化锌中毒时,口服硫酸铜可使其成为无毒的磷化铜沉淀,阻止吸收,并促进其排出体外。⑥磷化锌易溶于脂类物质,忌用油性食物,以免促使其溶解吸收。

2)治疗车下层:污水桶、生活垃圾桶、医用垃圾桶。

(4)环境准备:安静、整洁、光线明亮、温度适宜、必要时屏风遮挡。

3. 实施(表 16-4)。

表 16-4　洗胃技术

操作流程	操作步骤	要点解析
核对解释	● 遵医嘱配制洗胃溶液	● 根据毒物性质选用拮抗性溶液洗胃
	● 备齐用物,携至床旁,仔细核对床头卡、手腕带	● 核对病人床号、姓名、住院号,做到核对无误
	● 解释操作目的、配合要点	● 合理解释,取得配合
	◆ 口服催吐	适用于病情较轻,清醒合作的病人
安置体位	● 病人取坐位,围好围裙或橡胶单	● 以防污染衣物
	● 污水桶放于病人座位前或床旁	● 用于盛放污物
口服催吐	● 嘱病人自饮大量灌洗液后引吐	● 一次饮液量300～500ml
	● 不易吐出时,用压舌板刺激舌根催吐	
	● 反复自饮、催吐	● 直至吐出的灌洗液澄清无味为止
整理记录	● 协助病人漱口,整理用物	● 病人舒适
	● 记录,必要时留取标本送检	● 记录洗胃时间,洗胃液的名称、量及呕吐物的性质、颜色、气味、量及病人的一般情况
	◆ 自动洗胃机洗胃	● 利用电磁泵为动力源,通过自控电路控制,使电磁阀自动转换动作,完成洗胃,迅速、彻底清除胃内毒物
检查准备	● 接通电源,检查机器性能,调节药量流速	● 确保病人安全
连接管道	● 将3根橡胶管分别与机器的药管(进液口)、胃管、污水管(排液口)相连(图16-4);将药管的另一端放入备好洗胃液的桶内,污水管的另一端放入污水桶内	● 药管(进液口)必须始终浸没在洗胃液的液面下
安置体位	● 取坐位或半坐位,中毒较重者取左侧卧位	● 病人舒适,便于插管
	● 昏迷病人去枕平卧,头偏向一侧	● 防止呕吐物误吸引起窒息
	● 取下活动义齿,铺治疗巾,弯盘置于口角旁	● 防止义齿脱落、误咽

操作流程	操作步骤	要点解析
润滑插管	● 测量插管长度，用液状石蜡润滑胃管前端约 1/3，嘱病人张口，由口腔插入胃管 55~60cm，证实胃管在胃内（同鼻饲技术）后，胶布固定，将洗胃管与机器上胃管的另一端连接	● 为昏迷或不合作者插管时，用开口器放在上下白齿之间打开口腔，放牙垫于上下磨牙之间，如有舌根后坠，可用舌钳将舌拉出，将胃管经口腔插至病人咽部，再按照昏迷病人鼻饲技术继续插入胃内
反复灌洗	● 按"手吸"键，吸出胃内容物，再按"自动"键，机器对胃进行自动冲洗，每次入量 300~500ml，待反复冲洗至洗出液澄清无味为止，按"停机"键，停止工作	● 中毒物质不明时，留取胃内容物送检 ● 应遵循先抽后灌、灌抽相抵的原则
观察情况	● 洗胃过程中，随时注意观察洗出液的性质、颜色、气味、量及病人的面色、脉搏和血压变化	● 如病人有腹痛、休克，洗出液呈血性，应立即停止洗胃，采取相应的急救措施
反折拔管	● 洗胃完毕，反折胃管末端，用纱布包裹迅速拔出	● 防止管内液体误入气道
清洁管腔	● 将洗胃机的药管、胃管、污水管同时放在清水中，按"清洗"键，清洗干净取出，待机器内的水排尽后，按"停机"键关机	● 以免各管道被污物堵塞或腐蚀
整理记录	● 协助病人漱口、洗脸，取舒适卧位，整理床单位及用物 ● 洗手，记录	● 记录洗胃时间，灌洗液名称、量及洗出液的量、性状、颜色、气味，病人情况 ● 幽门梗阻记录胃内潴留量 胃内潴留量＝洗出量—灌入量

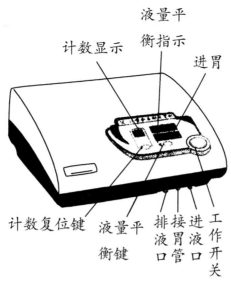

图 16-4　自动洗胃机

 知识拓展

漏斗胃管洗胃法

漏斗胃管洗胃法是将漏斗胃管经鼻腔或口腔插入胃内,利用虹吸原理,将洗胃溶液灌入胃内后,再吸引出来的方法。洗胃时插入胃管,证实胃管在胃内后,用胶布固定。置漏斗低于胃部水平位置,挤压橡胶球,抽尽胃内容物,再将漏斗举高,超过头部 30～50cm,将洗胃液缓慢倒入漏斗 300～500ml,当漏斗内尚余少量溶液时,迅速将漏斗降至低于胃的位置,倒置于污水桶内,利用虹吸作用引出胃内灌洗液,如引流不畅时,可挤压橡胶球加压吸引。如此反复灌洗直至洗出液澄清无味为止。

4. 评价

（1）护患沟通有效,病人积极配合操作。

（2）操作过程规范、准确、安全、动作轻巧,达到洗胃目的。

（3）洗胃彻底有效,无并发症,衣被清洁无污染。

【注意事项】

1. 急性中毒病人,应立即采取口服催吐法进行洗胃,如病人不合作或合作困难者应迅速插管洗胃,以减少毒物的吸收。插管动作要轻柔、迅速,切勿损伤食管黏膜或误入气管。

2. 中毒物质不明时,应抽取少量胃内容物(洗胃前)送检。洗胃溶液可选用温开水或生理盐水,待毒物性质明确后,再选用拮抗剂进行洗胃。

3. 洗胃过程中,注意随时观察病人的面色、生命体征、意识及瞳孔变化,倾听病人主诉,每次灌入量以 300～500ml 为宜,灌入量过多易致急性胃扩张,可加速毒素的吸收,量少则延长洗胃时间,灌入量与引出量需平衡。如病人感到腹痛,引出液体呈血性或出现休克,应立即停止洗胃,采取相应的急救措施。

4. 幽门梗阻病人洗胃宜在饭后 4~6h 或空腹时进行。洗胃时,需记录胃内潴留量,以了解梗阻情况。

5. 吞服强酸、强碱等腐蚀性物质者,禁忌洗胃,以免导致胃穿孔;食管－胃底静脉曲张、胃穿孔、近期上消化道大出血的病人禁忌洗胃;消化道溃疡、食管狭窄、胃癌等病人不宜洗胃;昏迷病人洗胃应谨慎。

6. 注意病人的心理反应、合作程度及对康复的信心。告知病人洗胃过程中可能出现的不适、有误吸的可能与风险及洗胃后的注意事项,如恶心、呕吐等,以取得病人的理解并配合;对自服毒物者,有针对性地进行心理护理,给予耐心劝导,帮助其改变认知,增强自信心。

(三)氧气吸入技术

氧气疗法(oxygen therapy)是常用的抢救措施之一,是指通过给氧提高病人的动脉血氧分压(PaO_2)和动脉血氧饱和度(SaO_2),增加动脉血氧含量(CaO_2),预防和纠正各种原因引起的缺氧状态,促进组织的新陈代谢,维持机体生命活动的一种治疗方法。

1. 缺氧程度判断　病人的临床表现和血气分析检验结果是用氧的重要依据(表16-5)。

表 16-5　缺氧程度判断

缺氧程度	PaO_2/mmHg(kPa)	SaO_2	临床表现
轻度	50~70(6.65~9.31)	>80%	无发绀或轻度发绀、神志清醒
中度	30~50(3.99~6.65)	60%~80%	有发绀、呼吸困难、神志清醒或烦躁
重度	<30(3.99)	<60%	明显发绀、呼吸极度困难、三凹征明显、嗜睡或昏迷

2. 缺氧的分类

(1)低张性缺氧:特点为动脉血氧分压(PaO_2)降低,使动脉血氧含量减少,组织供氧不足。常见于慢性阻塞性肺部疾病、先天性心脏病、高山病等。

(2)血液性缺氧:由于血红蛋白数量减少或性质改变,造成血氧含量降低或血红蛋白结合的氧不易释放所致。常见于贫血、一氧化碳中毒、高血红蛋白血症等。

(3)循环性缺氧:由于组织血流量减少致组织供氧量减少所致。常见于休克、心力衰竭、栓塞等。

(4)组织性缺氧:由于组织细胞利用氧异常所致。常见于氰化物中毒、大量放射线照射等。

3. 氧气吸入的适用范围

(1)呼吸系统疾患,如哮喘、支气管肺炎、肺气肿、肺不张、气胸等影响肺活量者。

（2）心功能不全，如心力衰竭，使肺部充血而致呼吸困难者。

（3）各种中毒引起的呼吸困难，如巴比妥类药物中毒、一氧化碳中毒等，使氧不能由毛细血管渗入组织而产生缺氧。

（4）昏迷病人，如脑血管意外或颅脑损伤等。

（5）某些外科手术后、大出血休克、分娩产程过长或胎心音异常等病人。

4. 氧气成分、吸氧浓度和氧流量的换算方法

（1）氧气成分与吸氧浓度：氧气在空气中占 20.93%。给氧时，浓度低于 25% 无治疗价值；在常压下吸入 40%～60% 的氧气是安全的；浓度高于 60% 的氧气，持续吸入时间超过 24h，则会发生氧疗副作用，如氧中毒、肺不张、呼吸道分泌物干燥、新生儿晶状体后纤维组织增生及呼吸抑制等。对慢性呼吸衰竭，缺氧和二氧化碳潴留并存者，应低流量、低浓度持续给氧，因此类病人呼吸中枢兴奋性主要靠缺氧维持，对二氧化碳刺激已不敏感，若吸入高浓度氧气，解除缺氧对呼吸中枢的刺激作用，可使呼吸中枢兴奋性降低，甚至呼吸停止。

（2）吸氧浓度和氧流量的换算公式：

$$吸氧浓度（\%）= 21 + 4 \times 氧流量（L/min）$$

（3）氧浓度与氧流量的关系（表 16-6）。

表 16-6　氧浓度与氧流量对照

氧流量 /(L·min⁻¹)	1	2	3	4	5	6	7	8	9
氧浓度 /%	25	29	33	37	41	45	49	53	57

5. 氧气筒内氧气可供时数计算公式

$$氧气供应时间 = \frac{[压力表压力 - 5（kg/cm^2）] \times 氧气筒容积（L）}{1kg/cm^2 \times 氧流量（L/min）\times 60min}$$

6. 供氧装置　常用的有中心管道供氧装置、氧气筒与氧气表装置两种。

（1）中心管道供氧装置：由医院中心供氧站通过管道把氧气输送到各病区，门诊、急诊的各病室。中心管道供氧装置由流量表和湿化瓶组成。

（2）氧气筒与氧气表装置（图 16-5）。

1）氧气筒：为圆柱形无缝钢筒，筒内高压达 14.7MPa（150kg/cm²），容纳氧气约 6 000L。在筒的顶部有一总开关，可控制氧气的流出。顶部的侧面有一气门，可与氧气表相连，是氧气自筒中输出的途径。

2）氧气表：由压力表、减压器、流量表、湿化瓶、安全阀组成。压力表可测知氧气筒内的压力，以 MPa 或 kg/cm² 表示。减压器可将来自氧气筒内压力减低至 0.2～0.3MPa（2～3kg/cm²），使流量平稳，保证安全。流量表测量氧气每分钟的流出量，用 L/min 表示，以浮标上端平面所指刻度读数为标准。湿化瓶内盛灭菌蒸馏水（1/3～1/2），通气管

浸入水中,用来湿化氧气,以免呼吸道黏膜受到干燥气体的刺激。安全阀的作用是当氧气流量过大、压力过高时,内部活塞自行上推,使过多的氧气由四周的小孔流出,以保证用氧安全。

3）装表法:将氧气表装在氧气筒上,以备急用。先将氧气筒安置在氧气支架上,打开总开关(逆时针)放出少量氧气吹去气门处灰尘,立即迅速关闭(顺时针),将氧气表接在氧气筒的气门上,略向后倾斜,用手初步旋紧螺帽,再用扳手旋紧,使氧气表垂直于地面,直立于氧气筒旁。连接湿化瓶,先确认关闭流量表开关后,打开总开关,再打开流量开关,检查氧气流出通畅,无漏气,关闭流量表,挂上标明"满"的标志,推至病室备用。

4）卸表法:卸表时,先确认已关闭流量表后,关闭总开关,再开流量表放尽表内余气,关闭流量表,取下湿化瓶和通气导管,用左手托稳氧气表,右手持扳手旋松氧气表螺帽,再用手旋开,将氧气表卸下。氧气筒内氧气用至剩余 0.5MPa(5kg/cm²)时,须停止使用,将氧气表卸下后,氧气筒挂标明"空"的标志,存放于指定地点。

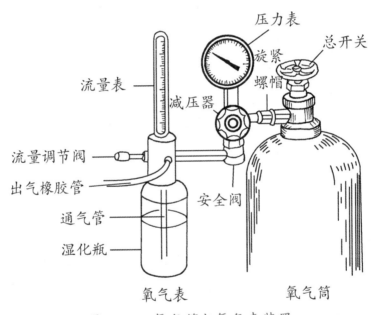

图 16-5　氧气筒与氧气表装置

7. 常用氧气吸入技术　临床上常用的氧气吸入技术有鼻氧管吸氧法、鼻塞吸氧法、面罩吸氧法、头罩吸氧法及氧气枕吸氧法。

【目的】
1. 纠正各种原因引起的缺氧状态,提高动脉血氧含量及动脉血氧饱和度。
2. 促进组织新陈代谢,维持机体生命活动。

【操作程序】
1. 评估
（1）病人的病情、意识、呼吸状况、合作程度及心理状态。
（2）鼻腔状况,如有无鼻息肉、鼻中隔偏曲或分泌物阻塞等。

（3）病人缺氧程度及血气分析结果。

2. 计划

（1）病人准备：了解吸氧的目的、注意事项、配合要点，体位舒适、情绪稳定。

（2）护士准备：着装整洁、修剪指甲、洗手、戴口罩。

（3）用物准备

1）治疗车上层：治疗盘、棉签、一次性使用鼻氧管、灭菌蒸馏水、弯盘、小药杯或治疗碗（冷开水）、纱布、氧气表、手消毒液、用氧记录单、笔、用氧"四防"（防震、防火、防热、防油）标志、"满"或"空"标志、扳手，必要时备胶布。

2）治疗车下层：医用垃圾桶、生活垃圾桶。

3）吸氧装置：氧气筒。

（4）环境准备：温湿度适宜、安静整洁、禁止明火、避开热源。

3. 实施（表16-7）。

表16-7　氧气吸入技术

操作流程	操作步骤	要点解析
◆ 双侧鼻氧管吸氧法（图16-6）		
核对解释	● 备齐用物，携至床旁，仔细核对床头卡、手腕带	● 核对病人床号、姓名、住院号，做到核对无误
	● 解释操作目的、配合要点	● 合理解释，取得配合
装表连接	● 流量表插入中心管道供氧装置插孔内	
	● 连接好湿化瓶	● 湿化瓶内盛灭菌蒸馏水1/3～1/2满
		● 若为氧气筒与氧气表装置，则按照一吹（尘）、二上（表）、三紧（拧紧）、四查（检查）的步骤进行装表
清洁检查	● 棉签蘸水清洁双侧鼻腔并检查	● 检查鼻腔有无分泌物堵塞及异常
连接导管	● 将鼻氧管与湿化瓶出口连接	
调节流量	● 打开流量表，根据病情调节好流量	● 轻度缺氧1～2L/min，中度缺氧2～4L/min，重度缺氧4～6L/min，小儿1～2L/min
湿润检畅	● 鼻氧管前端放入小药杯，蘸水湿润并检查鼻氧管通畅	● 有气泡溢出
插管固定	● 将鼻氧管轻轻插入双侧鼻孔1cm，再将导管绕过耳后，固定于下颌	● 动作轻柔，以防损伤黏膜
		● 松紧适宜，防止因导管太紧引起皮肤破损

操作流程	操作步骤	要点解析
用氧指导	● 告知病人及家属用氧注意事项 ● 根据用氧方式,指导有效呼吸	● 用氧期间不可随意摘除鼻氧管或调节氧流量,强调"四防"
观察记录	● 观察呼吸状况及吸氧效果 ● 整理用物,洗手、记录	● 有异常及时处理 ● 记录用氧时间、氧流量、用氧反应及效果
停用氧气	● 核对解释,先拔出鼻氧管,再关闭流量表	● 防止操作不当,引起肺部组织损伤
	● 清洁鼻部,安置舒适体位,整理床单位	● 病人舒适
	● 卸下氧气表	● 若为氧气筒与氧气表装置,则按照一关(总开关、流量表)、二扶(压力表)、三松(氧气筒气门与氧气表连接处)、四卸(表)的步骤进行卸表
	● 清理、消毒用物 ● 洗手,记录	● 湿化瓶定期消毒更换,防止交叉感染 ● 记录停止用氧的时间及效果
	◆ 鼻塞吸氧法(图16-7)	适用于长期用氧的病人
轻插鼻塞	● 将鼻塞直接塞入病人一侧鼻孔鼻前庭内给氧	● 此法刺激性小,病人较为舒适,且两侧鼻孔可交替使用
	◆ 面罩吸氧法(图16-8)	适用于张口呼吸且病情较重病人
安置面罩	● 将面罩置于病人口鼻部供氧 ● 流量调至6~8L/min,小儿1~3L/min	● 氧气自下端输入,呼出的气体自面罩两侧孔排出
	◆ 头罩吸氧法(图16-9)	主要用于小儿
安置头罩	● 将病人的头置于头罩里,罩面上有多个孔,可以保持罩内一定的氧浓度、温度和湿度	● 头罩与颈部之间要保持适当的空隙,防止二氧化碳潴留及重复吸入
	◆ 氧气枕吸氧法(图16-10)	可用于家庭氧疗、危重病人的抢救或转运途中,以枕代替氧气装置
置氧气枕	● 氧气枕上有导管与枕内相通,导管上有调节器可调节氧流量,充入氧气,接上湿化瓶,连接鼻氧管即可使用	● 病人头部枕于氧气枕上,借重力使氧气流出,注意湿化瓶要垂直放稳,新的氧气枕内有滑石粉,用前须反复冲洗干净

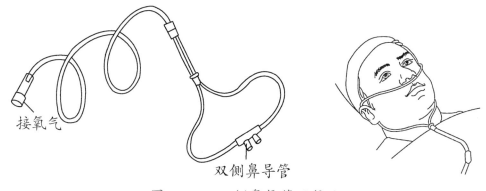

接氧气

双侧鼻导管

图 16-6　双侧鼻氧管吸氧法

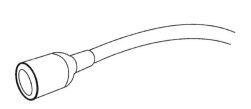

图 16-7　鼻塞吸氧法

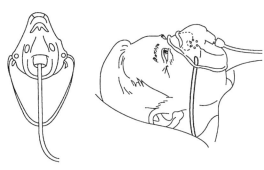

图 16-8　面罩吸氧法

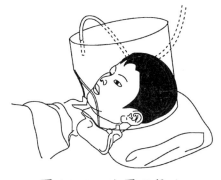

图 16-9　头罩吸氧法

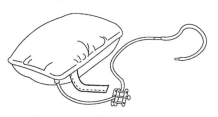

图 16-10　氧气枕吸氧法

 知识拓展

高压氧疗法

　　高压氧疗法指在高气压(大于 1 个标准大气压)环境下呼吸纯氧或混合氧以达到治疗各种疾病的方法。一般而言,凡是机体全身性或局部性缺氧、急性或慢性缺氧引起的疾病都属于高压氧疗法治疗的对象。如急性一氧化碳中毒及其迟发性脑病,心搏、呼吸骤停复苏后,各种意外事故造成的急性缺氧,高原反应等。它具有治疗范围广、治疗病种多及疗效可靠等特点。

4. 评价

（1）病人能够理解安全用氧知识，配合操作。

（2）病人缺氧症状得到改善，无呼吸道损伤及其他意外发生。

（3）操作规范、熟练迅速，安全用氧。

【注意事项】

1. 严格遵守操作规程，注意用氧安全，切实做好"四防"。①防震：搬运时应避免倾倒、撞击，防止爆炸；②防火：周围严禁烟火和易燃品，至少距火源 5m 以上；③防热：氧气筒应放于阴凉处，距离暖气 1m 以上；④防油：氧气表及螺旋口上勿涂油，避免引起燃烧。

2. 保证用氧安全，吸入氧气时，应先调节流量而后应用。停用氧气时应先拔出鼻氧管，再关闭氧气开关。中途改变流量时，应先分离鼻氧管与湿化瓶连接处，调节好流量后再连接上，以免因开错开关，大量氧气冲入呼吸道而损伤肺组织。

3. 常用湿化液为灭菌蒸馏水，若为急性肺水肿病人吸氧时，湿化瓶内改用 20%～30% 乙醇，具有降低肺泡内泡沫表面张力，使泡沫破裂、消散，改善肺部气体交换，缓解缺氧症状的作用。

4. 氧气筒内氧气不可用尽，压力表指针降至 0.5MPa（5kg/cm²）即不可再用，以防灰尘、杂质进入氧气筒内，再次充气时引起爆炸。

5. 未用或已用空的氧气筒，应分别悬挂"满"或"空"的标志，并分开存放，避免急用时搬错而影响抢救速度。

6. 用氧过程中注意观察病人缺氧症状有无改善，定期监测生命体征、意识状态及血气分析结果，判断用氧的疗效。

7. 面罩吸氧时，检查面部、耳郭皮肤受压情况。如为单侧鼻氧管吸氧，测量插管长度的方法为鼻尖至耳垂的 2/3。

8. 持续鼻氧管给氧的病人，鼻氧管应每日更换 2 次以上；鼻塞给氧应每日更换，双侧鼻孔交替使用，以减少对鼻黏膜的刺激；面罩给氧应每 4～8h 更换一次面罩；湿化瓶每日更换，以防交叉感染。

 知识拓展

氧疗的副作用

1. 氧中毒　长时间高浓度吸氧可导致氧中毒。表现为胸骨下不适、疼痛、灼热感，继而出现呼吸增快、烦躁、干咳。

2. 肺不张　吸入高浓度氧气后，肺泡内氮气被置换，一旦气管阻塞，其所属肺泡内的氧气被肺循环血液吸收，即可发生吸收性肺不张。

3. 呼吸道分泌物干燥　如持续吸入未被湿化且浓度较高的氧气，可致呼吸道黏膜干燥，分泌物黏稠、结痂、不易咳出。

4. 晶状体后纤维组织增生　仅见于新生儿,以早产儿多见。由于视网膜血管收缩、视网膜纤维化,最后导致不可逆的失明。

5. 呼吸抑制　见于Ⅱ型呼吸衰竭病人,呼吸中枢对二氧化碳的刺激已敏感,主要依靠缺氧对外周化学感受器的刺激来维持。吸入高浓度氧,解除了缺氧对呼吸的刺激作用,使呼吸中枢抑制,甚至呼吸停止。

 临床应用

一次性使用吸氧装置吸氧法和家庭氧疗

一次性使用吸氧装置吸氧法:采用氧气湿化、过滤、输出及使用记录等一体式设计,吸氧操作所有环节可一次性完成,避免在吸氧过程中的细菌感染风险。

家庭氧疗:随着便携式供氧装置的面世和家庭用氧源的发展,一些慢性呼吸系统疾病和持续低氧血症的病人可以在家中进行氧疗。家庭氧疗一般采用制氧器、小型氧气瓶及氧气枕等方法,常用于肺源性心脏病、哮喘、支气管肺炎及慢性阻塞性肺疾病等病人。通过家庭氧疗,改善病人的供氧状况,提高活动耐力和生活质量。

(四)简易呼吸器使用技术

简易呼吸器由呼吸囊、呼吸活瓣、面罩及衔接管构成(图16-11),是最简单的借助器械加压的人工呼吸装置。常用于呼吸停止、呼吸衰竭病人在未行气管插管建立紧急人工气道的情况下及辅助呼吸机突然出现故障时使用。

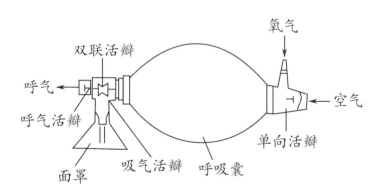

图16-11　简易呼吸器结构

【目的】

1. 维持和增加机体通气、换气功能。

2. 纠正威胁生命的低氧血症。

【操作程序】

1. 评估

(1)病人病情、年龄、体位、体重、有无活动义齿、呼吸状况、呼吸道是否通畅。

（2）病人意识、生命体征、心理状况及合作程度。

（3）病室温湿度。

2. 计划

（1）病人准备：病人取去枕仰卧位，头后仰，如有活动性义齿应取下，畅通呼吸道。

（2）护士准备：着装整洁、修剪指甲、洗手、戴口罩。

（3）用物准备：简易呼吸器、手消毒液，必要时准备氧气装置。

（4）环境准备：整洁、安静、空气流通、温湿度适宜。

3. 实施（表16-8）。

表16-8 简易呼吸器使用技术

操作流程	操作步骤	要点解析
核对解释	● 备齐用物，携至床旁，仔细核对床头卡、手腕带 ● 解释操作目的、配合要点	● 核对病人床号、姓名、住院号，做到核对无误 ● 合理解释，取得配合
安置体位	● 病人去枕平卧、颈下垫枕	
畅通气道	● 清除上呼吸道分泌物或呕吐物，松解衣领、腰带	● 保持呼吸道通畅
扣紧面罩	● 抢救者站于病人头顶，病人头后仰，托起下颌，面罩紧扣口、鼻部，不漏气，有氧源时，将氧气接于呼吸囊入口处，氧流量调至8～10L/min	● 用"EC"手法，左手固定面罩：中指、无名指、小指构成E勾住下颌，打开气道；拇指、示指构成C固定面罩
挤压气囊	● 右手挤压呼吸囊1/2～2/3处，一次挤压可有400～600ml空气进入肺内 ● 通气频率10～12次/min，反复而有规律地进行挤压	● 避免过度通气 ● 若有自主呼吸，应注意与病人同步
观察判断	● 密切观察，判断病人呼吸是否改善 ● 遵医嘱停止使用，继续吸氧、心电监护	● 观察要点：胸廓随着挤压球体起伏，病人口唇、面色转红润
安置体位	● 取适宜体位，枕头立于头顶部，整理衣裤、盖被，给予解释、安慰	● 若为昏迷病人，应安置仰卧位，头偏向一侧
整理记录	● 整理用物，洗手，记录	● 记录时间、病人呼吸改善情况，签名

4. 评价

（1）病人及家属理解使用呼吸器的目的，愿意配合。

（2）病人能维持有效呼吸，低氧血症得到纠正。

（3）呼吸器工作状态正常。

【注意事项】

1. 保持气道通畅，及时清理分泌物。

2. 使用时注意呼吸活瓣有无漏气，病人出现自主呼吸应同步挤压呼吸囊。

3. 使用期间注意观察病人胸廓起伏、双肺呼吸音、脉搏、血氧及呼吸改善情况。

4. 观察胃区是否膨胀，避免过多气体挤压到胃部而影响呼吸的改善。

 边学边练

实践31：吸痰技术

 边学边练

实践32：洗胃技术

 边学边练

实践33：氧气吸入技术

 边学边练

实践34：简易呼吸器使用技术

章末小结

　　本章学习重点是掌握危重病人的支持性护理及常用抢救技术的目的、适应证、注意事项；熟悉危重病人的病情评估及抢救工作的组织管理；了解常用设备、急救药品及洗胃溶液等的相关知识。学习难点是掌握吸痰、洗胃、吸氧及简易呼吸器使用的操作技能。在学习过程中应注意不断提升和完善知识结构，掌握精湛的急救技能，及时、准确地发现并判断病情变化，谨慎、周密地处理各种复杂的问题，不断提高运用知识解决实际问题的能力。在危重病人的抢救过程中，能积极配合医生，迅速采取相关急救措施，争分夺秒挽救病人的生命。

（顾玉霞）

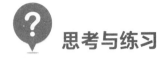

思考与练习

1. 病人，女性，28岁，剖宫产术后2d，出现口唇发绀，血气分析结果显示动脉血氧分压（PaO_2）为45mmHg，血氧饱和度（SaO_2）为78%。

请问：

（1）病人属于哪种程度的缺氧？

（2）吸氧时氧流量调至多少适宜？

2. 病人，女性，58岁，服毒后昏迷不醒。家人发现后立即送入急诊抢救，家属不能准确说出毒物的名称及性质。医嘱：洗胃。

请问：

（1）护士应如何选择洗胃溶液？

（2）针对该病人，在洗胃过程中应注意哪些问题？

3. 病人，女性，78岁，慢性支气管炎病史15年。主诉近1周来出现发热、咳嗽、咳黄色黏痰。自觉咳嗽无力，痰液黏稠不易咳出，查体：精神萎靡，面色苍白，肺部听诊可闻及干、湿啰音，体温38.8℃，血压150/95mmHg。医嘱：吸痰。

请问：

（1）吸痰时负压应调至多少合适？

（2）在吸痰的过程中，痰液黏稠不易吸出，护士应该如何处理？

第十七章 │ 临终关怀及临终护理

17章 数字内容

1. 具有良好的职业道德修养、责任心及人道主义精神，尊重、热爱生命，在护理操作中态度严肃认真，尊重死者，并同家属进行良好的沟通，彰显人文关怀。
2. 掌握死亡过程的分期、临终病人的心理变化及护理；临终病人的护理措施及尸体护理的目的。
3. 熟悉临终及死亡的概念；临终关怀的概念、内容及基本原则；临终护理的概述、临终病人的生理变化及护理。
4. 了解临终病人家属的安抚及护理；丧亲者的护理。
5. 学会尸体护理技术操作。

第一节 临 终 关 怀

一、临终关怀的概念

临终关怀(hospice care)是指由社会各层次人员组成的团队向临终病人及其家属提供的包括生理、心理和社会等方面的一种全面性支持和照料，使病人的生命得到尊重，症状得到控制，生命质量得以提高，能够无痛苦、安宁地走完人生的最后旅程，并使家属的身心健康得到维护和增强。

二、临终关怀的内容

临终关怀不仅是一种服务，也是一门探讨临终病人生理、心理特征和为临终病人及其家属提供全面照料的以实践规律为研究内容的新兴学科。其研究内容包括：临终病人及家属的需求、临终病人的全面照护、临终病人家属的照护、死亡观念教育、临终关怀的模式等。

三、临终关怀的基本原则

（一）以护理照顾为主的原则

临终关怀的服务对象是各种疾病的末期、晚期肿瘤病人，治疗已不再有效，生命即将结束。对临终病人不是通过治疗免于死亡，而是通过全面身心照护，提供姑息性治疗，控制疼痛，缓解心理压力，获得心理、社会支持，使其得到最后安宁。护理目标从治疗疾病为主转为对症处理和护理照顾，以提高病人的舒适度。

（二）尊重生命的原则

临终关怀中强调尊重生命的原则。护理人员应维护并尊重病人的权利与尊严，尊重他们的信仰和习俗。在病人生命的最后阶段，个人尊严不应该因生命活力降低而被忽视，个人权利也不可因身体衰竭而被剥夺。

（三）提高生存质量的原则

让临终病人在有限的生存时间内感受关怀，满足病人的需求，尊重生命，为临终病人提供优质的临终服务，提高其生活质量。对临终病人和家属进行生死观教育，消除病人及其家属对死亡的焦虑和恐惧。

（四）注重心理支持的原则

临终是人生旅途的最后阶段，此时病人的心理十分复杂，护理人员应与临终病人和家属进行有效沟通，对临终病人和家属进行心理疏导，及时发现他们的需求，让临终病人的亲人、子女、配偶陪伴在身边，提供亲情慰藉，重视病人的微小愿望，建立温暖的人际关系，保持平衡心态。

第二节　临终病人的身心护理

 工作情景与任务

导入情景：

病人，男性，70岁，肺癌晚期。某日早上，护士小李发现其出现皮肤苍白湿冷、四肢发绀、脉搏弱而快、血压降低、呼吸频率不规则、大小便失禁，深度昏迷，瞳孔散大，对光反射迟钝。

工作任务：

1. 正确评估病人的生理变化。

2. 正确为病人实施临终前的护理。

一、临终护理概述

临终护理是对那些已失去治愈希望的濒死期病人实施积极的整体护理。其目的是尽可能减轻临终病人的痛苦、恐惧与不安，维护其尊严，使其安详地告别人世。

临终护理是临终关怀不可缺少的一项服务内容，临终护理的质量决定了临终关怀的质量，临终护理不仅对临终病人，而且对其家属也有着不可忽略的重要作用。临终护理以姑息治疗护理为主要内容，还包括对临终病人家属的心理支持与照护，并可促进家属和病人的情绪稳定，提供全面、积极的综合护理。

二、临终病人的生理变化及护理

（一）循环与呼吸系统变化及护理

病人可出现脉搏减弱或逐渐消失，可有潮式呼吸、间断呼吸，出现呼吸困难，点头样或叹气样呼吸，呼吸与呼吸暂停交替出现等循环及呼吸功能衰退的征象。护士应密切观察病人的生命体征，保持呼吸道通畅，必要时给予吸氧和吸痰。

（二）消化与泌尿系统变化及护理

病人消化和泌尿系统功能紊乱，可表现为呃逆、腹胀、吞咽困难、尿潴留、便秘、大小便失禁等。护士应调剂好饮食，补充营养，注意口腔护理，做好排泄护理，尊重和满足病人的需求。

（三）感知觉的变化及护理

临终病人周身疼痛不适，视力、语言功能减退。护士应注意观察病人疼痛的性质、部位、程度和持续时间，协助病人选择最有效的减轻疼痛的方法。环境要安静，空气清新，温湿度适宜，适当照明，增加病人的安全感。听力常为最后消失的感觉。

 知识拓展

三阶梯疗法控制疼痛

目前世界卫生组织（WHO）建议用三阶梯疗法控制疼痛。第一阶段：选用非麻醉性镇痛药，如阿司匹林、对乙酰氨基酚等；第二阶段：选用弱麻醉药，如可待因、美沙酮等；第三阶段：选用强麻醉性镇痛药，如吗啡、哌替啶等。

（四）瞳孔与肌张力的变化及护理

临终病人瞳孔散大，对光反射迟钝或消失，肌张力丧失，吞咽困难，大小便失禁，无法维持躯体功能位,肢体瘫软,呈希氏面容(表现为面肌瘦削,面色铅灰或灰白,嘴微张,下颌下垂,眼眶凹陷,双眼半睁半滞、瞳孔固定,颧骨和鼻尖峭耸)。护士应注意观察瞳孔与肌张力等改变,协助病人维持良好、舒适的体位。

(五)皮肤与黏膜的变化及护理

临终病人循环衰竭,皮肤黏膜可表现为苍白、湿冷、发绀;病人不能自己改变体位,容易发生压疮。护士应密切观察病人皮肤、黏膜情况,注意保暖,保持床褥舒适、整洁,勤翻身,预防压疮的发生。

(六)神经系统的变化及护理

若病变未侵犯中枢神经系统,病人可始终保持神志清醒;若病变在脑部,则很快出现嗜睡、意识模糊、昏睡或昏迷等,有的病人表现为谵妄及定向障碍。护士应密切观察病人的生命体征、瞳孔、意识状态等,观察治疗反应及效果。

三、临终病人的心理变化及护理

 工作情景与任务

导入情景:

病人,男性,50岁,进食后胃部疼痛不适伴呕吐1个月到医院就诊。经胃镜检查,病理诊断为胃癌晚期。病人难以接受,继续到多家医院就诊求医。

工作任务:

1. 正确判断病人的心理反应属于哪一个心理反应阶段(期)。

2. 为病人采取正确的护理措施。

美国医学博士库布勒－罗斯将身患绝症病人的心理反应分为五个阶段。

(一)否认期心理变化及护理

1. 心理变化　病人得知自己病重将面临死亡,表现出震惊与否认,认为"不,这不会是我,那不是真的",以此极力否认,拒绝接受自己病情恶化的事实。否认是病人应对突然降临的不幸的一种正常心理防御机制,它可以减少不良信息对病人的刺激,使病人能够躲避现实,有更多的时间来调整自己,面对现实。这个时期的长短因人而异,大部分病人能很快渡过,但极少数病人会持续否认至死亡。

2. 护理措施　不要轻易打破病人的防御机制,注意维持适当的希望。与病人坦诚沟通,耐心倾听,循循善诱,做好死亡教育,注意医护人员对病人的言语一致性。

(二)愤怒期心理变化及护理

1. 心理变化　当病人对疾病事实无法否认,常表现为生气、愤怒或怨恨。病人可能采取一些过激行为,如辱骂、摔打东西,甚至动粗,以发泄苦闷和无奈。

2. 护理措施　要充分理解病人的痛苦和无奈,正确对待病人发怒、抱怨、不合作的行为,允许其宣泄情感。给病人提供表达或发泄内心情感的适宜环境。注意预防意外事件的发生。

（三）协议期心理变化及护理

1. 心理变化　病人愤怒的心理消失,开始接受自己临终的事实。为了尽量延长生命,期盼奇迹发生,病人会做出许多承诺作为交换条件,出现"请让我好起来,我一定会……"的心理状态,病人对自己的病情和生存抱有希望,能努力配合治疗和护理工作。

2. 护理措施　应主动关心病人,鼓励其说出内心的感受,尽量满足其合理需要,使其更好地配合治疗和护理工作,积极教育和引导病人,减轻其痛苦和压力。

（四）忧郁期心理变化及护理

1. 心理变化　当病人发现病情日益恶化,无法阻止死亡来临时,会认为"好吧,那就是我",产生很强烈的失落感,出现悲伤、退缩、忧郁,甚至有轻生念头。病人要求与亲朋好友见面,希望有喜欢的人陪伴在身旁照顾自己。病人对周围事物淡漠,反应迟钝,语言减少。

2. 护理措施　应给予病人同情、照顾、鼓励和支持,允许其以不同方式宣泄情感。尽可能满足病人的合理需求,给予其精神上的支持和安慰。加强安全保护,防止出现自杀等意外事件。

（五）接受期心理变化及护理

1. 心理变化　在一切的努力、挣扎之后,病人变得平静,接受即将面临死亡的事实,认为"好吧,既然是我,那就去面对吧"。病人喜欢独处,情感减退,对死亡不再畏惧和悲伤,平静、安详地等待死亡的到来。

2. 护理措施　应积极帮助病人了却未完成的心愿,提供单独、安静的环境。尊重其选择,保持与病人的沟通,加强临终护理,使其平静、安详地告别人世。

四、临终病人家属的安抚及护理

1. 满足家属照顾病人的需要　让家属陪伴病人,参与日常照顾,了解病人死亡后的相关事宜,提供必要的信息和指导。

2. 鼓励家属表达感情　与家属积极沟通,鼓励家属表达内心的感受和遇到的困难,容忍和谅解其过激言行。

3. 指导家属对病人的生活照料　鼓励家属参与护理计划的制订和对病人的生活照料,耐心指导和示范照料病人的护理技术,使家属获得心理慰藉,让病人感到亲情温暖。

4. 协助维持家庭的完整性　协助家属安排日常的家庭活动,营造家庭生活氛围。

5. 满足家属生理、心理和社会方面的需求　关心理解家属,帮助其解决实际困难。

第三节 死亡后的护理

 工作情景与任务

导入情景：

病人，女性，80岁，因多器官功能衰竭，出现深度昏迷，心跳、呼吸停止，瞳孔散大、固定、对光反射消失，无吞咽反射、角膜反射，脑电波平坦。经医护人员全力抢救无效，宣告死亡。病人子女听此噩耗，悲痛不已。

工作任务：

1. 正确进行尸体护理。
2. 正确做好病人亲属的护理。

一、临终及死亡的概念

临终（dying）即濒死，是生命活动的最后阶段，指病人在已接受治疗或姑息性治疗后，虽然意识清醒，但病情加速恶化，各种迹象显示生命即将结束。

死亡（death）是指个体生命活动和新陈代谢的永久性停止。

二、死亡过程的分期

死亡不是生命的骤然结束，而是一个逐渐进展的过程，一般分为3个阶段。

（一）濒死期

濒死期（agonal stage）又称临终状态，是死亡过程的开始阶段。其主要特点是脑干以上的神经中枢功能丧失或深度抑制，导致机体各系统功能发生严重障碍。表现为意识模糊或丧失，各种反射减弱或迟钝，肌张力减退或消失；心跳减弱，血压下降，四肢发绀，皮肤湿冷；呼吸微弱，出现潮式呼吸或间断呼吸；肠蠕动逐渐减弱停止，感觉消失。

濒死期的持续时间与死亡原因、年龄、健康状况等密切相关。濒死期为可逆阶段，若得到及时、有效的抢救和治疗，生命仍可复苏；反之，将进入临床死亡期。猝死、严重的颅脑损伤等病人可直接进入临床死亡期。

（二）临床死亡期

临床死亡期（clinical death stage）又称躯体死亡或个体死亡。主要特点是中枢神经系统的抑制过程已由大脑皮质扩散到皮质以下部位，延髓处于极度抑制状态。表现为心跳、呼吸完全停止，各种反射消失，瞳孔散大，但各种组织细胞仍有微弱而短暂的代谢活动。此期一般持续5~6min，若超过这个时间，大脑将出现不可逆的变化。临床死亡期在低温或耗氧较低的情况下可能延长。

（三）生物学死亡期

生物学死亡期（biological death stage）是死亡过程的最后阶段。主要特点是从大脑皮质开始，整个中枢神经系统以及各器官的新陈代谢相继停止，并出现不可逆的变化，相继出现尸冷、尸斑、尸僵、尸体腐败等现象。

1. 尸冷（algor mortis） 指由于死亡后体内产热停止，散热继续，故尸体温度逐渐降低。室温下，一般死亡后10h内尸温下降速度约为每小时1℃，10h后下降速度逐渐减慢，大约24h后，尸温与环境温度相同。

2. 尸斑（livor mortis） 指死亡后血液循环停止，由于地心引力的作用，血液向身体的最低部位坠积，该处皮肤呈现暗红色斑块或条纹状。一般于死亡后2~4h开始出现，12~14h发展至高峰，最易发生于尸体的最低部位。

3. 尸僵（rigor mortis） 指尸体肌肉僵硬，关节固定，一般由咬肌、颈肌向下至躯干、上肢和下肢。尸僵于死后1~3h开始出现，4~6h扩展到全身，12~16h发展至最高峰，24h后尸僵开始减弱，肌肉逐渐变软，称为尸僵缓解。

4. 尸体腐败（postmortem decomposition） 指死亡后机体组织的蛋白质、脂肪和碳水化合物因腐败细菌的作用而分解的过程，表现为尸臭和尸绿。一般于死亡后24h先在右下腹出现，逐渐扩展至全腹，最后蔓延至全身。

三、尸 体 护 理

【目的】

1. 使尸体整洁，姿势良好，易于辨认。
2. 尊重死者，给家属以安慰。

【操作程序】

1. 评估

（1）病人的诊断、治疗、抢救过程、死亡原因及时间，所患疾病是否具有传染性。

（2）尸体清洁程度，有无伤口、引流管等。

（3）死者的信仰、家属对死亡的态度。

2. 计划

（1）护士准备：衣帽整洁、修剪指甲、洗手、戴口罩、戴手套。

（2）用物准备

1）治疗车上层：治疗盘、血管钳、剪刀、衣裤、鞋、袜等；尸袋或尸单、填好的尸体识别卡3张（表17-1）、松节油、别针3枚、不脱脂棉球适量、梳子、绷带等；有伤口者准备换药敷料，必要时备隔离衣和手套等；擦洗用具、手消毒液。

2）治疗车下层：生活垃圾桶、医用垃圾桶。

3）其他：酌情备屏风。

（3）环境准备：请其他不必要的人员回避,安静、肃穆,必要时用屏风遮挡。

表 17-1　尸体识别卡

| 姓名_____ | 住院号_____ | 年龄_____ | 性别_____ |

姓名_____　住院号_____　　年龄_____　性别_____

病室_____　床号_____　　籍贯_____　诊断_____

住址_____

死亡时间_____年_____月_____日_____时_____分

护士签名_____

_____医院

3. 实施(表 17-2)。

表 17-2　尸体护理

操作流程	操作步骤	要点解析
操作准备	● 备齐用物,携至床旁,屏风遮挡	● 维护死者隐私,尊重死者,减少对同病室其他病人情绪的影响
劝慰家属	● 请家属暂离病房	● 若家属不在,应尽快通知家属来医院
撤去用品	● 撤去一切治疗用品,如输液管、氧气管、导尿管等	● 便于尸体护理
安置体位	● 放平支架,使尸体仰卧,双臂放于身体两侧	
	● 头下垫一软枕	● 防止面部淤血变色
	● 撤去被褥,留大单或被套(撤去棉胎)遮盖尸体	● 维护死者尊严
整理遗容	● 洗脸,如有义齿代为装上	● 避免面部变形,使面部稍显丰满
	● 闭合眼睑,若眼睑不能闭合,可按摩、用毛巾热湿敷眼周,或于上眼睑下垫少许棉花,使上眼睑下垂闭合	● 眼、口闭合可维持尸体外观,符合习俗,以安慰家属
	● 闭合嘴,若嘴不能闭紧,可轻揉下颌关节,必要时用多头绷带托住下颌	

操作流程	操作步骤	要点解析
填塞孔道	• 用血管钳将不脱脂棉球填塞于口、鼻、耳、阴道、肛门等孔道	• 防止体液外流，保持尸体整洁、无渗液，注意棉球勿外露
清洁全身	• 脱去衣裤，擦洗上肢、胸、腹、背、臀及下肢，更衣，梳发，用松节油清除胶布痕迹	• 保持尸体清洁、无渗液
	• 有伤口者更换敷料，有引流管者拔出引流管，缝合伤口或用蝶形胶布封闭并包扎	• 维持良好的尸体外观
包裹尸体	• 为死者穿上衣裤，将第一张尸体识别卡系于尸体右手腕部，把尸体放进尸袋里拉好拉链	• 便于尸体运送
	• 也可用尸单包裹尸体，移尸体于尸单上，先将尸单两端遮盖尸体的头和脚，再将尸单左右两边整齐包好，用绷带将胸、腰、踝部固定	
	• 第二张识别卡别在尸体腰前的尸袋（尸单）上	• 便于识别及避免认错尸体
运送尸体	• 移尸体于平车上，盖上大单送至停尸房，安置于停尸屉内或殡仪馆的车上尸箱内	• 冷藏，防止尸体腐败
	• 将第三张尸体识别卡挂在停尸屉外	• 便于识别及避免认错尸体
终末消毒	• 按终末消毒原则处理床单位、用物及病室	• 非传染病病人按一般出院病人方法处理，传染病病人按传染病病人终末消毒方法处理
整理病历	• 完成各项记录	• 完整的出院护理记录，具有法律证明的作用
	• 将死亡时间填写在当日体温单40～42℃之间相应时间栏内	
	• 注销各种执行单（治疗、药物、饮食卡等）	
	• 按出院手续办理结账	
处理遗物	• 清点遗物交给家属	• 防止发生医疗纠纷
	• 若家属不在，需两人共同清点，核对登记，列出清单，交护士长妥善保存	

4. 评价

（1）尸体整洁、无渗液，外观良好，易于辨认。

（2）护士与家属沟通有效，家属对尸体护理表示满意。

【注意事项】

1. 尸体护理应在医生开具死亡通知、家属同意后立即进行,以防尸体僵硬。

2. 护理人员应具有高尚的职业道德和情感,态度严肃认真。

3. 传染病病人尸体应使用消毒液擦洗,用消毒液浸泡的棉球填塞各孔道,尸体用尸单包裹后装入不透水的袋中,并做出传染标识。

四、丧亲者的护理

对于丧亲者,最亲近的人永远离开是一种非常痛苦的经历。根据安格乐(Engel)理论,丧亲者的心理反应可分为六个阶段:冲击与怀疑期;逐渐承认期;恢复常态期;克服失落感期;理想化期;恢复期。影响丧亲者心理调适的因素是多方面的,如丧亲者对死者的依赖程度、死者病程的长短、年龄大小、信仰、失去亲人后的生活改变、亲朋好友的支持等。护理人员应充分理解丧亲者的感受,给予必要的支持与安抚。

1. 认真做好尸体护理 体现对死者的尊重,对生者的抚慰。尸体护理要充分体现人道主义精神,尊重死者,这是对丧亲者的极大安慰。

2. 心理疏导与精神支持 鼓励家属宣泄情感,鼓励丧亲者之间互相安慰,认真倾听其诉说,及时耐心疏导,使其得到精神上的支持与安抚。

3. 尽量满足丧亲者的需要 提供生活指导、建议,对无法实现的要求,要耐心劝慰。争取社会各方面的支持,帮助解决实际问题。

4. 鼓励多参加社会活动 建立新的社会关系和培养新的兴趣爱好。

5. 对丧亲者进行随访 临终关怀机构可通过信件、电话、访视等对死者家属进行追踪随访,给予必要的鼓励和支持。

 边学边练

实践 35:尸体护理技术

章末小结

本章学习重点是死亡的定义与标准,死亡过程分期,临终病人的生理、心理变化及护理,临终病人家属的护理;难点为尸体护理的操作要点及注意事项。在学习过程中注意区别临终病人不同的心理变化并能采取相应的护理措施,注重培养良好的职业道德修养、责任心及人道主义精神,尊重、热爱生命,在护理操作中态度严肃认真,彰显人文关怀。

(陈银华)

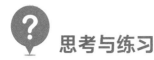

思考与练习

1. 病人，男性，50岁，被诊断为尿毒症。当病人知道自己病重时，认为"不可能是我！一定是搞错了！"

请问：

（1）按照布勒·罗斯将身患绝症病人的心理反应分为五个阶段，该病人属于哪个阶段？

（2）作为他的责任护士，你应该怎样进行护理？

2. 病人，男性，70岁，平素身体健康，某日早晨在公园锻炼时突然晕倒，意识不清，送医院后抢救无效死亡。病人家属来到医院看到病人遗体时，表现为麻木、否认，放声大哭，精神崩溃。

请问：

（1）根据安格乐理论，病人家属的心理反应会分为哪六个阶段？

（2）护士应在病人家属居丧期对其采取哪些护理措施？

3. 病人，男性，84岁，以"肝癌晚期"收入医院，家属希望病人在临终阶段能得到较好的照顾，避免病人遭受痛苦。

请思考：

（1）什么是临终关怀？

（2）临终关怀的概念是什么？

（3）临终关怀的内容有哪些？

（4）临终关怀的基本原则是什么？

第十八章 | 医疗与护理文件

18章 数字内容

学习目标

1. 具有严谨慎独的工作态度,具备处理医嘱与书写护理文件的能力。
2. 掌握医疗与护理文件记录的原则及病历排列顺序;医嘱单的种类、处理及注意事项;病室报告的书写。
3. 熟悉医疗护理文件的管理要求;出入液量的记录方法;护理记录单的书写及护理病历的书写。
4. 了解医疗与护理文件记录的意义。
5. 学会体温单的绘制及医嘱的处理方法。

医疗与护理文件是医院和病人重要的档案资料,也是教学、科研、管理以及法律上的重要资料。医疗文件记录了病人疾病发生、诊断、治疗、发展及转归的全过程,其中一部分由护士负责书写。护理记录是护士对病人进行病情观察和实施护理措施的原始文字记载,是临床护理工作的重要组成部分。

第一节 概 述

工作情景与任务

导入情景:

病人,女性,27岁,停经30周,因夜间发生阴道流血2h,无腹痛,急诊入院。入院检查:血压90/60mmHg,尿蛋白(-),血红蛋白80g/L。腹部检查:胎心率140次/min,胎方位为枕前位。B超提示:胎盘位于子宫右后壁延至前壁覆盖宫颈口。诊断:前置胎盘继发性贫血。

工作任务：

1. 正确填写病人的护理记录单。

2. 书写病室报告。

医疗与护理文件包括医嘱单、体温单、护理记录单、病区交班报告、特别护理记录单等内容。护士在医疗与护理文件的记录和管理中必须明确准确记录的重要意义，做到认真、细致、负责，并遵守专业技术规范。

一、记录的意义

1. 提供病人的信息资料　医疗与护理文件是对病人疾病的发生、发展及转归的全过程进行客观、全面、系统的科学记载，是医护人员进行正确诊断、选择治疗方案和实施护理措施的科学依据。

2. 提供教学与科研资料　完整的医疗和护理资料体现了理论在实践中的应用，是医学教学的最好教材；特殊病例还为个案教学提供依据，也是开展科研工作的重要资料来源，特别是在回顾性研究、流行病学调查方面有重要的参考价值。

3. 提供法律依据　医疗与护理文件属法律相关性文件，具有重要的法律意义，在法庭上可作为判定医疗纠纷、保险索赔、犯罪刑案及遗嘱查验的依据。

4. 提供评价依据　医疗与护理文件反映了医院的医疗护理质量、管理水平和医护人员的业务素质，是评价医院工作和管理水平的重要指标之一。

二、记录的原则

医疗护理文件是一种法律文件，记录过程中必须遵循标准要求。

1. 及时　医疗与护理文件记录必须及时，不能提前或延期，更不能漏记，以保证记录的时效性。若因抢救急、危重症病人不能及时记录时，相关医护人员应在抢救结束后 6h 内据实补记，并注明抢救完成时间及补记时间。

2. 准确　记录内容必须准确、真实。使用医学术语、通用的中文和外文缩写，采用国家法定的计量单位。各种记录应书写工整，字迹清晰，表达准确，语句通顺，标点正确。记录者必须是执行者。

3. 客观　医疗与护理记录应是医护人员所观察和测量到的病人的客观信息，不应是医护人员的主观看法和解释。记录病人主观资料时，应记录其自诉内容，并用引号标明；同时应补充相应的客观资料。

4. 完整　医疗与护理记录应包括病人的所有信息。眉栏、页码须填写完整；各项记录应按要求逐项填写，避免遗漏，记录应连续，不可留有空行或空白；记录后签署全名。

5. 简要　记录内容要简明扼要,重点突出,不能用含糊其词的语句表述。

6. 清晰　除特殊规定外,须根据规范要求分别使用红、蓝(黑)钢笔书写各种记录。一般白班用蓝(黑)钢笔书写,夜班用红钢笔书写。

三、管理的要求

1. 各种医疗与护理文件应按规定放置,记录和使用后必须及时放回原处。

2. 严禁任何人涂改、伪造、隐匿、销毁、抢夺、窃取医疗护理文件。

3. 必须保持各种医疗与护理文件的清洁、完整,防止污染、破损、拆散和丢失。

4. 除涉及对病人实施医疗、护理活动的专业人员及医疗服务监控人员外,其他任何机构和个人不得擅自查阅病人的医疗与护理文件。

5. 因科研、教学需要查阅医疗和护理文件时,需经相关部门同意,阅后应当立即归还,且不得泄露病人隐私。

6. 需要查阅、复印医疗和护理文件的病人及其代理人,必须按规定办理申请手续,获批准后按照医疗和护理文件复印规程办理。

7. 医疗与护理文件应妥善保存。各种记录保存期限为:

(1)体温单、医嘱单、特别护理记录单作为病历的一部分随病历放置,病人出院后送病案室长期保存。

(2)门(急)诊病历的保存时间自病人最后一次就诊之日起不少于 15 年;住院病历保存时间自病人最后一次住院出院之日起不少于 30 年。

(3)病区交班报告本由病区保存 1 年,以备需要时查阅。

四、病历排列顺序

病人的病历通常按顺序排列,独立存放,妥善保存,以便管理和查阅(表 18-1)。

表 18-1　病历排列顺序

住院病历	出院病历
1. 体温单(按时间先后倒排)	1. 住院病历首页
2. 医嘱单(按时间先后倒排)	2. 住院证(或死亡报告单)
3. 入院病历及入院记录	3. 出院记录或死亡记录
4. 病史及体格检查	4. 入院病历及入院记录
5. 病程记录(手术、分娩记录单等)	5. 病史及体格检查
6. 会诊记录	6. 病程记录

住院病历	出院病历
7. 各项检验和检查报告单、知情同意书	7. 会诊记录
8. 护理病历	8. 各项检验和检查报告单、知情同意书
9. 住院病历首页	9. 护理病历
10. 住院证	10. 医嘱单（按时间先后顺排）
11. 门诊和 / 或急诊病历	11. 体温单（按时间先后顺排）
	12. 门诊和 / 或急诊病历交还病人或家属自行保管

第二节 常用护理相关文件的记录

一、体温单

体温单主要用于记录病人的生命体征及其他情况。体温单能让医护人员迅速了解病人疾病的变化情况，为迅速掌握病情提供依据。住院期间，体温单排在住院病历的首页，以便查阅（图18-1，见文末彩插）。

（一）眉栏

1. 用蓝（黑）钢笔填写病人姓名、科别、病室、床号、入院日期和住院病历号等项目。

2. 填写"日期"栏时，每页第1d应填写年、月、日，中间用短线隔开如"2021-1-13"，其余6d只填日。如在6d中遇有新的月份或年度开始时，则应填写月、日或年、月、日。

3. 填写"住院日数"栏时，以阿拉伯数字用蓝（黑）钢笔填写，以病人入院当天为第1d，连续写至出院日。

4. 填写"术后（分娩）日数"栏，用红钢笔填写，以手术（或分娩）的次日为术后（或分娩后）第1d，用阿拉伯数字依次填写至第14d止；若在14d内进行第2次手术，则将第1次手术日数作为分母，第2次手术日数作为分子进行填写。

（二）40~42℃相应的时间栏

1. 用红钢笔在40~42℃相应的时间栏内纵向填写病人入院、转入、手术、分娩、出院、死亡等时间。除了手术不写具体时间外，其余均采用24h制，精确到分钟。

2. 填写要求

（1）入院、转入、分娩、出院、死亡等项目后画一竖线，其下用中文书写时间，如"入院——十时二十分"。

（2）手术不写具体手术名称和具体手术时间。

（3）转入时间由转入病区填写，如"转入——二十时三十分"。

（三）体温、脉搏曲线绘制和呼吸记录

1. 体温曲线绘制

（1）用蓝笔绘制，口温符号为蓝"●"、腋温为蓝"×"、肛温为蓝"○"。

（2）将实际测量的度数用蓝笔绘制于体温单 35～42℃ 相应的时间栏内，每一小格为 0.2℃，相邻温度用蓝线相连。

（3）物理或药物降温 30min 后，应复测体温，测量的温度用红圈"○"表示，绘制在降温前体温符号的同一纵格内，并以红虚线与降温前的体温符号相连。下次所测体温符号用蓝线与降温前体温符号相连。

（4）体温低于 35℃ 时，为体温不升。应在 35℃ 线以下相应时间纵格内用红钢笔写"不升"，不再与相邻体温符号相连。

（5）若病人体温与上次温度差异较大或与病情不符时，应重新测量，重测相符者在原体温符号上方用蓝钢笔写上一小写英文字母"v"（verified，核实）。

（6）若病人因拒测、外出进行诊疗活动或请假等原因未能测量体温时，则在体温单 40～42℃ 相应的时间栏内用红钢笔在相应时间纵格内填写"拒测""外出""请假"等，并且前后两次体温断开不相连。

2. 脉搏、心率曲线绘制

（1）脉率符号为红点"●"，心率符号为红圈"○"。

（2）将实际测量的脉率或心率，用红笔绘制于体温单相应时间栏内，相邻脉率或心率用红线相连，每一小格为 4 次。

（3）脉搏与体温重叠时，先绘制蓝色体温符号，外画红圈以表示脉搏。如系肛温，则先以蓝圈表示体温，其内以红点表示脉搏。

（4）脉搏短绌时，相邻脉率或心率用红线相连，在脉率和心率之间用红笔画线填满。

3. 呼吸记录

（1）用红钢笔将实际测量的呼吸次数以阿拉伯数字表示，填写在相应的呼吸栏内，免写计量单位。相邻两次呼吸上下交错记录，第一次呼吸应记录在上方。

（2）使用呼吸机的病人呼吸以 ® 表示，在体温单相应时间栏内呼吸 30 次横线下顶格用黑笔画 ®。

（四）底栏

底栏的内容包括血压、出入液量、尿量、大便次数、体重、身高及其他等。数据以阿拉伯数字记录，免写计量单位，用蓝（黑）钢笔填写在相应栏内。

1. 血压　以 mmHg 为单位。新入院病人应记录血压，住院病人每周至少记录血压一次，以收缩压／舒张压的分数形式记录。一日内连续测量血压时，上午血压写在前半格，下午血压写在后半格；术前血压写在前面，术后血压写在后面。每日需测量 3 次以上血压时，应记录在护理记录单上。如为下肢血压应当标注。

2. 出入液量　以毫升(ml)为单位,在相应栏内记录前一日24h的统计数字。

3. 尿量　以毫升(ml)为单位,记录前一日24h的尿液总量在相应的日期栏内。尿失禁以"※"表示,导尿(持续导尿)后的尿量以"C"表示。如1 800/C表示导尿病人排尿1 800ml。

4. 大便次数　每24h记录一次,记录前一日的大便次数在相应的日期栏内。未排大便记"0",大便失禁以"※"表示,人工肛门以"☆"表示;灌肠以"E"表示。灌肠后排便一次以"1/E"表示;"1²/E"表示自行排便1次,灌肠后又排便2次;"4/2E"表示灌肠2次后排便4次。

5. 体重　以千克(kg)为单位填入。新入院病人应测量体重并记录,住院病人至少每周记录体重一次。入院时或住院期间因病情危重或卧床不起不能测量的病人,应在体重栏内注明"平车"或"卧床"。

6. 身高　以厘米(cm)为单位填入,新入院病人应测量身高并记录。

7. 药物过敏　如有药物过敏,需在此栏用蓝(黑)钢笔填写发生过敏反应的药物名称,并于每次添加体温单时转抄。

8. "其他"栏　作为机动,根据病人病情需要填写,如特殊用药、腹围等。

9. 页码　按页数用蓝(黑)钢笔连续填写。

二、医　嘱　单

医嘱(physician order)是医生根据病人病情需要,为达到诊治的目的而拟定的书面嘱咐,由医护人员共同执行。医嘱单是医护人员共同实施治疗和护理的重要依据,也是护士执行医嘱、完成治疗的核查依据。

(一)医嘱的内容

医嘱的内容包括:日期、时间、床号、姓名、护理常规、隔离种类、护理级别、饮食、体位、药物(名称、剂量、浓度、方法、时间等)、各种检查、治疗、术前准备和医生、护士签名等。

(二)医嘱的种类

1. 长期医嘱　有效时间在24h以上,当医生注明停止时间后即失效。如一级护理、流质饮食、10%葡萄糖250ml+氨苄西林3.0g iv.gtt q.d.等(表18-2)。

2. 临时医嘱　有效时间在24h以内,应在短时间内执行,一般只执行一次。有的需要立即执行,如阿托品0.5mg H St.;有的需要在限定时间内执行,如手术、会诊、X射线检查及各项特殊检查等。此外,出院、转科、死亡等也列入临时医嘱(表18-3)。

3. 备用医嘱　根据病情需要分为长期备用医嘱和临时备用医嘱两种。

(1)长期备用医嘱(p.r.n.):有效时间在24h以上,必要时使用,两次执行之间有时间间隔,由医生注明停止时间方为失效。如哌替啶50mg i.m. q.6h. p.r.n.。

（2）临时备用医嘱(s.o.s.)：仅在12h内有效，必要时使用，只执行一次，过期尚未执行则自动失效。如地西泮5mg po s.o.s.。

表18-2　长期医嘱单

姓名　张X　　科别　内科　　病室　2　　床号　3　　住院号　13679　　第 1 页

开始							停止				
日期	时间	医嘱	医师签名	执行时间	执行人签名	核对人签名	日期	时间	医师签名	执行人签名	核对人签名
2021-1-2	8:00	冠心病护理常规	周X	8:30	贾X	王X/贾X					
1-2	8:00	二级护理	周X	8:30	贾X	王X/贾X					
1-2	8:00	低盐流质饮食	周X	8:30	贾X	王X/贾X					
1-2	8:00	持续心电监测	周X	8:30	贾X	王X/贾X	1-6	8:00	周X	王X	王X/贾X
1-2	8:00	吸氧	周X	8:30	贾X	王X/贾X					
1-2	8:00	地高辛0.25mg q.d.	周X	8:30	贾X	王X/贾X					
1-2	8:00	5%葡萄糖250ml 硝酸甘油10mg iv.gtt q.d.	周X	8:30	贾X	王X/贾X	1-10	8:00	周X	贾X	王X/贾X

表18-3　临时医嘱单

姓名　张X　　科别　内科　　病室　2　　床号　3　　住院号　13679　　第 1 页

日期	时间	医嘱	医生签名	执行时间	执行人签名	核对者签名
2021-1-2	8:00	心电图	周X	8:00	张X	张X/王X
1-2	8:00	胸部X射线片	周X	8:00	张X	张X/王X
1-2	8:00	血常规	周X	8:00	张X	张X/王云
1-2	8:00	青霉素皮试（-）	周X	8:00	王X/张X	张X/王X
1-2	10:00	哌替啶50mg i.m. St.	周X	10:00	张X	张X/王X

（三）医嘱的处理方法

1. 长期医嘱的处理　医生开写在长期医嘱单上，注明日期和时间并签全名。护士将长期医嘱单上的医嘱分别转抄至各种执行单上（如服药单、注射卡、治疗单、输液单、饮食单等），注明执行时间并签全名。定期执行的长期医嘱应在执行单上注明具体的执行时间，如地高辛 0.25 mg po q.d.，服药单上应注明地高辛 0.25mg po 8：00。护士执行长期医嘱后，应在长期医嘱执行单上注明执行的时间，并签全名。

2. 临时医嘱的处理　医生开写在临时医嘱单上，注明日期和时间并签全名。需要立即执行的医嘱，护士在执行后，写上执行时间并签全名。有限定执行时间的临时医嘱，护士应及时转抄到临时治疗本或交班记录本上。会诊、手术、检验等各种申请单应及时送到相关科室。

3. 备用医嘱的处理

（1）长期备用医嘱的处理：医生开写在长期医嘱单上，必须注明执行时间，如哌替啶 50mg i.m. q.6h. p.r.n.。每次执行后，在临时医嘱单上记录执行时间并签全名，供下一班参考。

（2）临时备用医嘱的处理：医生开写在临时医嘱单上，12h 内有效，如地西泮 5mg po s.o.s.。过时未执行，护士应用红钢笔在该项医嘱栏内写"未用"两字。

4. 停止医嘱的处理　停止医嘱时，医生直接在医嘱单相应医嘱的停止栏内注明停止日期、时间，并签全名。护士在各有关治疗单或治疗卡上注销该医嘱，同时注明停止日期和时间，最后在执行者栏内签全名。

（四）重整医嘱

长期医嘱单超过 3 页，或医嘱调整项目较多时要重整医嘱。重整医嘱时，由医生执行，在原医嘱最后一行下面画一红横线，在红线下面用蓝（黑）钢笔写"重整医嘱"，再将红线以上有效的长期医嘱，按原日期、时间的排列顺序抄于红线下。抄录完毕，核对无误后签全名。

病人转科、手术或分娩后也要重整医嘱，即在原医嘱最后一项下面画一红横线，并在红线下面用蓝（黑）钢笔写上"转科医嘱""手术医嘱""分娩医嘱"等，然后再开写新医嘱，红线以上的医嘱自行停止。医生重整医嘱后，由当班护士核对无误后，在整理之后的有效医嘱执行者栏内签全名。

（五）医嘱处理的注意事项

1. 处理医嘱时，应先急后缓，即先执行临时医嘱，后执行长期医嘱。

2. 医嘱必须经医生签名后方可生效。一般情况下不执行口头医嘱，在抢救或手术过程中医生提出口头医嘱时，执行护士必须向医生复诵一遍，双方确认无误后方可执行，事后应及时据实补写医嘱。

3. 对有疑问的医嘱，必须核对清楚后方可执行。

4. 医嘱须每班、每日核对，每周总查对，查对后由两名护士签全名。

5. 凡需下一班执行的临时医嘱要交班，并在护士交班记录上注明。

6. 凡已写在医嘱单上而又没有执行的医嘱，不得贴盖、涂改，应由医生在该项医嘱栏内用红钢笔写"取消"字样，并在医嘱后用蓝（黑）钢笔签全名。

 知识拓展

电子病历系统

目前，很多医院开始使用临床信息系统（clinical information system, CIS）对病人的诊疗和护理信息进行管理。医生凭个人账号和密码登录医生工作站系统，将医嘱按照长期医嘱、临时医嘱、辅助检查、化验等分类录入系统，由护士凭个人账号和密码登录护士工作站系统进行处理，主要包括审核医嘱、执行医嘱、打印表单和医嘱单。护士打印出各种执行表单，以指导护士执行；同样，护士可将病人生命体征分项目录入后保存，则系统自动生成体温单。

三、出入液量的记录

正常人体每日液体的摄入量和排出量之间保持着动态平衡。当摄入水分减少或是由于疾病导致水分排出过多，均可引起机体不同程度的脱水；相反，如果水分过多积聚在体内，则会出现水肿，应限制水分摄入。为此，护理人员有必要掌握正确测量和记录病人每日液体摄入量和排出量的方法，以作为了解病情、做出诊断、决定治疗方案的重要依据。常用于休克、大面积烧伤、大手术后或心脏疾病、肾脏疾病、肝硬化腹水等病人。出入液量记录单的格式，如表18-4所示。

表18-4　出入液量记录单

姓名_____　床号_____　诊断_____　科别_____　病室_____　住院号_____

日期	时间	入量		出量		签名
		项目	量/ml	项目	量/ml	

日期	时间	入量		出量		签名
		项目	量/ml	项目	量/ml	

（一）记录内容和要求

1. 每日摄入量　包括每日的饮水量、食物中的含水量、输液量、输血量等。病人饮水时应使用固定的饮水容器,并测定其容量;固体食物应记录单位数量或重量,如米饭1中碗(约100g)、苹果1个(约100g)等,再根据医院常用食物含水量(表18-5)核算其含量。

表18-5　医院常用食物含水量

食物名称	重量/g	含水量/ml	食物名称	重量/g	含水量/ml
米饭	100	70	鲤鱼	100	76
稠稀饭	50	200	猪肝	100	71
稀饭	50	300	猪心	100	79
面包	100	33	猪舌	100	70
油条	100	23	猪腰	100	78
馒头	100	44	猪肚	100	82
花卷	100	44	瘦猪肉	100	53
蒸饺	100	70	肥猪肉	100	6
水饺	100	300	瘦牛肉	100	57
包子	100	70	肥牛肉	100	43
烙饼	100	30	绵白糖	100	3
馄饨	100	300	砂糖	100	0

食物名称	重量/g	含水量/ml	食物名称	重量/g	含水量/ml
汤面条	100	300	红糖	100	4
捞面条	100	70	牛奶	100	87
面片	100	300	奶粉	100	5
甜大饼	100	21	甜炼乳	100	28
咸大饼	100	22	蜂蜜	100	20
豆腐	100	90	西瓜	100	94
鸡蛋	40	30	荔枝	100	85
咸鸭蛋	50	35	白葡萄	100	89
松花蛋	100	35	紫葡萄	100	88
油饼	100	31	柚（文旦）	100	85
麻花	100	5	汕头蜜橘	100	89
豆汁	100	96	黄岩蜜橘	100	88
豆腐脑	100	91	橘汁	100	71
豆腐干	100	70	鸭梨	100	88
炒花生米	100	2	木梨	100	89
酱油	100	72	桃	100	82
醋	100	74	杏	100	90
鸭	100	80	青梅	100	91
鸡	100	74	草莓	100	91
肥瘦猪肉	100	29	樱桃	100	91
肥瘦牛肉	100	51	柿子	100	82
小黄鱼	100	79	石榴	100	79
鲳鱼	100	75	鲜桂圆	100	81
青鱼	100	78	干桂圆	100	26
草鱼	100	77	红枇杷	100	90
白鲢鱼	100	81	白枇杷	100	83
鲫鱼	100	79	香蕉	100	82
海蜇	100	71	菠萝	100	89
海蜇皮	100	88	甘蔗	100	84
河虾	100	81	广柑	100	86
带鱼	100	77	苹果	100	87

2. 每日排出量　包括尿量、粪便量，以及其他排出液，如呕吐液、痰液、出血量、引流量、创面渗液量等。除大便记录次数外，液体以毫升(ml)为单位记录。为了记录的准确性，昏迷病人、尿失禁病人或需密切观察尿量的病人，最好留置尿管；婴幼儿测量尿量可先测量干尿布的重量，再测量湿尿布的重量，两者之差即为尿量；对于不易收集的排出量，可依据定量液体浸润棉织物的情况进行估算。

（二）记录方法

1. 用蓝(黑)钢笔填写眉栏各项，包括病人姓名、科别、床号、住院病历号、诊断及页码。

2. 日间7时至19时用蓝(黑)钢笔记录，夜间19时至次晨7时用红钢笔记录。

3. 记录同一时间的摄入量和排出量，在同一横格上开始记录；对于不同时间的摄入量和排出量，应各自另起一行记录。

4. 12h和24h将病人的出入液量做一次小结和总结。12h做小结，用蓝(黑)钢笔在19时记录的下面一格上下各画一横线，将12h小结的液体出入量记录在画好的格子上；24h做总结，用红钢笔在次晨7时记录的下面一格上下各画一横线，将24h总结的液体出入量记录在画好的格子上，需要时应分类总结，并将结果分别填写在体温单相应的时间栏内。

四、护理记录单

护理记录是病人住院期间，护士对病人实施整体护理全过程的真实记录。护理记录分为一般病人护理记录和危重病人护理记录。

（一）一般病人护理记录

1. 记录内容　包括病人的姓名、科别、住院病历号、床号、页码、记录日期和时间、病情观察情况、护理措施和效果、护士签名等。

2. 书写要求

（1）一般病人入院、转入、转出、分娩当日应有记录。

（2）择期手术前一日及其他手术当日应有记录。

（3）二、三级护理的病人每周定期记录。

（4）病情变化及护理措施和效果应随时记录。

（二）危重病人护理记录

凡危重、抢救、大手术后、特殊治疗或需严密观察病情的病人，应做好特别护理观察记录(表18-6)，以便及时了解病情变化，观察治疗或抢救后的效果。

1. 记录内容　包括病人的生命体征、出入液量、病情动态、护理措施、药物治疗效果及反应等。

表18-6　特别护理记录单

姓名　王X　　性别　女　　科别　内科　　床号　6　　住院病历号　03678

日期	时间	生命体征				入量		出量		病情观察及护理	签名
		体温/℃	脉搏/（次·min^{-1}）	呼吸/（次·min^{-1}）	血压/mmHg	项目	ml	项目	ml		
2021-1-10	10:00	36.5	108	24	80/50	10%GS VitK$_1$ 低分子右旋糖酐	5002 250	呕血	400	病人诉心慌，头晕，呕吐1次，为暗红色。通知医生，抽血，做血型鉴定。给予止血药，给予胃肠减压，观察生命体征	洪X
	10:45		110	23	90/55	0.9%NS 奥美拉唑40mg	104			血压略有回升，奥美拉唑40mg i.v.。胃管通畅，抽出血性液体100ml	洪X
	11:30		108	23	90/60	新鲜血	200			输血	洪X 张X
	12:30		100	20	100/60	新鲜血	200	尿	100	继续输血	洪X 张X
	14:00	36.8	90	20	110/64	平衡液 酚磺乙胺2g	5004			血压恢复正常，继续观察	洪X
	16:00		88	20	112/64	0.9%NS 奥美拉唑40mg	104				洪X

日期	时间	生命体征				入量		出量		病情观察及护理	签名
		体温/℃	脉搏/（次·min⁻¹）	呼吸/（次·min⁻¹）	血压/mmHg	项目	ml	项目	ml		
	17:00					10%GS	500	尿	300	胃管通畅，引流液少，咖啡色	洪X
	18:00							胃液	200	病人今呕血400ml,血压下降，给予胃肠减压、静脉应用止血药物、输血输液处理，目前血压恢复正常，胃管内有少许咖啡样液体引出，维持输液，继续观察	
12h小结						输入	2 184	排出	1 000	尿 400ml,胃液 200ml,呕血 400ml	洪X
	19:00	36.6	82	18	110/76	0.9%NS奥美拉唑40mg	10 4			胃管内引流液转为淡黄色	赵X
	22:00		80	18	112/70					输液完毕	赵X
1-11	0:00		82	16	100/64					病人晚间无出血情况，生命体征平稳，安静入睡，继续观察	赵X

2. 书写要求

（1）眉栏各项用蓝（黑）钢笔填写。

（2）日间7时至19时用蓝（黑）钢笔记录，夜间19时至次晨7时用红钢笔记录。

（3）及时准确地记录病人的体温、脉搏、呼吸、血压、出入量等。计量单位写在标题栏内，记录栏内只填写数字。记录出入量时，除填写量外，还应将颜色、性状记录于病情栏内，并将24h总量填写在体温单的相应时间栏内。

（4）病情及处理栏内要详细记录病人的病情动态、治疗、护理措施及效果，每次记录后应签全名。

（5）12h和24h将病人的出入液量、病情、治疗护理做一次小结和总结。12h小结用蓝（黑）钢笔书写，24h总结用红钢笔书写，以便于下一班快速、全面地掌握病人的情况。

（6）病人出院或死亡后，特别护理记录单应随病历留档保存。

五、病 室 报 告

病室报告（交班记录）是由值班护士书写的书面交班报告。内容包括护士值班期间病区情况及病人病情动态变化等（表18-7）。通过阅读，可了解病区工作动态和病人的身心状况，使下一班护士能做到心中有数，护理工作能够连续和有计划地进行。

（一）书写要求

1. 应在深入病室、全面了解病人病情的基础上书写。

2. 书写内容要全面、真实、重点突出、简明扼要、有连续性，以利于系统观察病情。

表18-7 病室报告

病区___内二___   日期___2021___年___1___月___10___日   第___1___页

床号 姓名 诊断 病情 病人总报告	日班	中班	夜班
	总数:36 入院:1 转出:1	总数:36 入院:0 转出:0	总数:36 入院:0 转出:0
	出院:1 转入:0 死亡:0	出院:0 转入:0 死亡:0	出院:0 转入:0 死亡:0
	手术:0 分娩:0 病危:1	手术:0 分娩:0 病危:1	手术:0 分娩:0 病危:1
2床 赵X 心肌炎	于10:00出院		
7床 吴X 腹痛待查	于10:00转心外科		

床号 姓名 诊断 病情 病人总报告	日班	中班	夜班
	总数:36 入院:1 转出:1	总数:36 入院:0 转出:0	总数:36 入院:0 转出:0
	出院:1 转入:0 死亡:0	出院:0 转入:0 死亡:0	出院:0 转入:0 死亡:0
	手术:0 分娩:0 病危:1	手术:0 分娩:0 病危:1	手术:0 分娩:0 病危:1
10床 王X 病毒性 心肌炎 "新"	病人男性,18岁,"因心慌、胸闷一周,加重一天"于9:00入院,平车推入,T 37.5℃,P 98次/min,R 24次/min,BP 120/80mmHg,神志清楚,精神萎靡,心电图示频发室性期前收缩,ST段压低,T波倒置。给予:Ⅰ级护理,半流质饮食,吸氧,5%葡萄糖500ml加丹参静滴,补液已结束,病人无不良反应。病人较紧张,已做心理护理,心慌、胸闷稍有好转。请加强病情观察,明晨空腹抽血	20:30 T 37.2℃,P 94次/min,R 22次/min,病人主诉心慌,对病室环境不习惯,入睡困难。告知病人明晨空腹抽血 22:00 遵医嘱给予病人地西泮5mg St.,病人很快入睡,病情稳定	6:00 T 37.0℃,P 80次/min,R 20次/min,BP 112/74mmHg。病人主诉心慌、胸闷稍缓解,睡眠好。已采集血标本
31床 孙X 急性前壁心肌梗死 "※"	16:00 T 37℃,P 86次/min,R 20次/min,BP 120/80mmHg,今日心肌梗死发作后第3d,15:00诉胸闷及疼痛,遵医嘱含硝酸甘油1片后缓解。病人仍需卧床休息,现输液通畅,请加强病情观察	20:30 T 37℃,P 86次/min,R 20次/min,BP 120/80mmHg,病人病情平稳,无不适主诉 22:00 主诉入睡困难,遵医嘱给予地西泮5mg po St.,效果好,现已安静入睡,请继续加强观察	6:00 T 37.0℃,P 86次/min,R 20次/min,BP 110/80mmHg。病人夜间睡眠好。病情稳定,无不适主诉
	签名 洪X	签名 李X	签名 刘XX

3. 书写字迹清楚,不得随意涂改。日间用蓝(黑)钢笔书写,夜间用红钢笔书写。

4. 填写时,先写姓名、床号、住院病历号、诊断,再简要记录病情、治疗和护理。

5. 对新入院、转入、手术、分娩及危重病人,在诊断的下方分别用红钢笔注明"新""转入""手术""分娩",危重病人应做出特殊红色标记"※",或用红钢笔注明"危"以示醒目。

6. 书写完成后,注明页数并签全名。

7. 护士长应对每班的病区交班报告进行检查,符合要求后签全名。

（二）书写顺序

1. 用蓝(黑)钢笔填写眉栏各项,如病室、日期、时间、病人总数和入院、出院、转出、转入、手术、分娩、病危及死亡病人数等。

2. 先填写离开病室的病人,即出院、转出、死亡者。

3. 再填写进入病室的新病人,即新入院或转入的病人。

4. 最后填写需重点护理的病人,即手术、分娩、危重及有异常情况的病人。同一栏内的内容,按床号先后顺序书写报告。

（三）交班内容

1. 出院、转出、死亡病人　出院病人说明出院时间;转出病人注明转往何院、何科及转出时间;死亡病人简要注明抢救过程及死亡时间。

2. 新入院或转入的病人　应报告入科时间和状态,病人主诉和主要症状、体征,既往重要病史(尤其是过敏史),存在的护理问题以及下一班需要观察及注意的事项,给予的治疗、护理措施及效果。

3. 危重病人、有异常情况以及做特殊检查或治疗的病人　应写明病人主诉、生命体征、神志、病情动态、特殊抢救、护理措施、治疗效果及下一班需要重点观察和注意的事项。

4. 手术病人　准备手术的病人应写明术前准备和术前用药情况等。当日手术的病人需写明麻醉种类,手术名称;麻醉清醒时间;回病室后的生命体征、伤口、引流、排尿及镇痛药物的使用情况。

5. 产妇　产前应报告胎次、胎心、宫缩及破水情况;产后应报告产式、产程、分娩时间、会阴切口或腹部切口及恶露情况等;自行排尿时间;新生儿性别及评分。

6. 老年、小儿及生活不能自理的病人　应报告生活护理情况,如口腔护理、压疮护理及饮食护理等。

此外,还应报告上述病人的心理状况和需要接班者重点观察及完成的事项。夜间记录还应注明病人的睡眠情况。

六、护 理 病 历

护理病历是护理人员运用护理程序为服务对象解决健康问题的过程,显示了护理工作的内涵,具有法律效力,并有保存价值。其组成包括病人入院护理评估单、护理计划单、护理记录单、病人出院护理评估单等。在设计上运用了标准护理计划的内容格式,护士在完成护理病历时,文字书写内容少,只需依照标准护理计划设置的内容进行选择即可,既省时又完整,不易遗漏。

(一)病人入院护理评估单

病人入院护理评估单是护理病历的首页(表18-8),是病人入院后首次进行的初步的护理评估记录。主要内容为病人的一般情况、简要病史、体格检查、生活状况及自理程度、心理社会方面状态等。使用时在留有空白处填写、在符合的项目上打"√"即可。

表18-8　病人入院护理评估单

姓名　__张X__　床号　__15__　科别　__内科__　病室　__5__　住院号　__62583__

(一)一般资料

姓名　__张X__　性别　__男__　年龄　__53岁__　职业　__干部__　民族　__汉__

籍贯　__XX__　婚姻　__已婚__　文化程度　__大学__　宗教信仰　__无__

联系地址　__XX小区8-3-202__　联系人　__李X__　电话　__123456789__

主管医师　__赵X__　护士　__王X__　收集资料时间__2021.1.25.15:00__

入院时间__2021.1.25.14:00__

入院方式:步行　扶行　轮椅　平车√

入院医疗诊断__急性广泛前壁心肌梗死__

入院原因(主诉和简要病史)__心前区持续疼痛2h,有濒死感,出冷汗,舌下含化硝酸异山梨酯,疼痛仍不缓解。__

既往史:冠心病

过敏史:无√　　有(药物_____食物_____其他_____)

家族史:高血压病√、冠心病、糖尿病、_____肿瘤、癫痫、精神病、_____传染病、_____遗传病、其他_____

(二)生活状况及自理程度

1. 饮食　基本膳食:普食　软饭√　半流质　流质　禁食

   食欲:正常√　增加　亢进_____天/周/月　下降厌食_____天/周/月

   近期体重变化:无√　增加/下降____kg/____月(原因_____)

   其他_____

2. 睡眠与休息

   休息后体力是否容易恢复:是√　否(原因_____)

   睡眠:正常　入睡困难　易醒　早醒　多梦　噩梦　失眠√

   辅助睡眠:无√　药物　其他方法

   其他_____

3. 排泄

排便：__1__次／d　性状____正常√／便秘／腹泻／便失禁造瘘

排尿：__5__次／d　颜色__黄__　性状__透明__　尿量__1800__ml/24h　尿失禁

4. 烟酒嗜好

吸烟：无　偶尔吸烟　经常吸烟√　__15__年__20__支／d　已戒____年

饮酒／酗酒：无　偶尔饮酒　经常饮酒√　__10__年__250__ml/d　已戒____年

5. 活动

自理：全部　障碍（进食　沐浴／卫生√　穿着／修饰　如厕√）

步态：稳√　不稳（原因_____）

医疗／疾病限制：医嘱卧床√　持续静滴　石膏固定　牵引　瘫痪

6. 其他

（三）体格检查

T __37.0__℃　P __112__次／min　R __28__次／min　BP __92/65__mmHg　身高__178__cm　体重__85__kg

1. 神经系统

意识状态：清醒√　意识模糊　嗜睡　谵妄　昏迷

语言表达：清醒√　含糊　语言困难　失语

定向能力：准确√　障碍（自我　时间　地点　人物）

2. 皮肤黏膜

皮肤颜色：正常√　潮红　苍白　发绀　黄染

皮肤温度：温√　凉　热

皮肤湿度：正常　干燥　潮湿　多汗√

完整性：完整√　皮疹　出血点　其他_____

压疮（Ⅰ／Ⅱ／Ⅲ度）（部位／范围_____）

口腔黏膜：正常√　充血　出血点　糜烂　溃疡　疱疹　白斑

其他：_____

3. 呼吸系统

呼吸方式：自主呼吸√　机械呼吸

节律：规则√　异常　频率__20__次／min　深浅度：正常√　深　浅

呼吸困难：无√　轻度　中度　重度

咳嗽：无√　有

痰：无√　容易咳出　不易咳出　痰（色_____量_____黏稠度_____）

其他：_____

4. 循环系统

心律：规则　心律不齐√　心率__112__次／min

水肿：无√　有（部位／程度_____）

其他：_____

454

5. 消化系统

胃肠道症状：无√　恶心　呕吐(颜色_____性质_____次数_____总量_____)

　　　　　　嗳气　反酸　烧灼感　腹痛(部位／性质_____)

腹部：软√　肌紧张　压痛／反跳痛　可触及包块(部位／性质_____)

腹水(腹围_____cm)

其他：_____

6. 生殖系统

月经：正常　紊乱　痛经　月经量过多　绝经

其他：_____

7. 认知／感受

疼痛：无　有√　部位／性质__心前区、压榨性__

视力：正常√　远／近视　失明(左／右／双侧)

听力：正常√　耳鸣　重听　耳聋(左／右／双侧)

触觉：正常√　障碍(部位_____)

嗅觉：正常√　减弱　缺失

思维过程：正常　注意力分散√　远／近期记忆力下降　思维混乱

其他：_____

(四)心理社会方面

1. 情绪状态　镇静　易激动　焦虑　恐惧√　悲哀　无反应

2. 就业状态　固定职业√　丧失劳动力　失业　待业

3. 沟通　希望与更多的人交往√　语言交流障碍　不愿与人交流

4. 医疗费用来源　自费　劳保　公费　医疗保险√　其他

5. 与亲友关系　和睦√　冷淡　紧张

6. 遇到困难最愿向谁倾诉　父母　配偶√　子女　其他

(五)入院宣教

负责的医生、护士姓名,病室环境,病室制度(查房、进餐、探视、熄灯时间)及粪、尿常规标本留取法等。

宣教对象:病人。

(六)护理计划

1. 告知病人疾病及药物注意事项。

2. 观察病人心前区疼痛症状及心率,监测生命体征。

3. 低盐低脂清淡易消化饮食,少食多餐勿过饱。

4. 保持大便通畅,避免用力排便。

5. 加强安全防护措施。

护士签名__王 X__

（二）护理计划单

根据病人入院护理评估的资料，按先后顺序将病人的护理诊断列于计划单（表18-9），并设定各自的预期目标，制订相应的护理措施，及时评价。

表18-9　护理计划单

科别　__内科__　床号　__15__　姓名　__张X__　性别　__男__　年龄　__53 岁__
疾病诊断　__急性广泛前壁心肌梗死__　住院号　__62583__

开始日期	时间	护理诊断	预期目标	护理措施	签名	评价 日期时间	评价 结果	评价 签名
2021-1-25	16:00	疼痛（胸痛）与心肌缺血、缺氧、坏死有关	2d内病人诉说疼痛减轻或消失，无呻吟，表情自然	1. 密切观察心前区疼痛的性质、部位、程度、持续时间及用药效果 2. 遵医嘱及时静脉输入硝酸甘油等血管扩张药物及给予哌替啶或吗啡镇痛，注意观察用药后止痛效果 3. 持续吸氧2~4L/min 4. 急性期应绝对卧床休息，取舒适体位，减少心肌耗氧量，防止病情加重。严格限制探视，保持情绪稳定，避免激动 5. 连接心电监护仪，持续监测心电图变化，定时监测心肌酶，并询问病人胸痛有无缓解	王X	1-28 8:00	目标完全实现	王X
1-25	16:00	潜在并发症：心律失常	护士及时发现并及时报告医生处理	1. 持续心电监护，观察有无室性、室上性心律失常 2. 备齐抢救设备及药品。遵医嘱使用抗心律失常药物，监测药物的作用及相关副作用 3. 严密观察有无心力衰竭及心源性休克的发生 4. 监测血清电解质情况 5. 嘱病人身心休息，限制探视 6. 一旦发生室颤，立即除颤	王X	2-5 8:00	未发生并发症	王X

开始日期	时间	护理诊断	预期目标	护理措施	签名	评价		
						日期时间	结果	签名
1-25	16:00	恐惧与预感生命受到威胁有关	2d内病人的恐惧感减轻,能平静休息或入睡	1. 评估病人恐惧的原因、程度 2. 给病人讲解心电监护的必要性 3. 安慰病人,嘱病人多休息,使病人处于放松状态 4. 当病人胸痛剧烈时,应尽量保证有一名护士陪伴在病人身旁 5. 向病人讲解心肌梗死病人入院及时治疗的预后情况 6. 讲解积极配合医生治疗的意义 7. 关心病人的生活需求,消除病人的顾虑	王X	1-28 8:00	目标完全实现	李X
1-25	16:00	自理缺陷与绝对卧床休息有关	1. 1d内病人能描述出限制自行如厕和卫生的目的 2. 在绝对卧床期间,生活需求得到满足	1. 向病人和家属讲解绝对卧床的目的 2. 加强巡视,关心体贴病人,给予精神支持,解除思想顾虑,鼓励病人说出需求 3. 急性期病人绝对卧床休息。护士协助病人洗漱、进食、排便、翻身等生活护理,满足生活需求 4. 鼓励病人遵医嘱进食低热量、低盐、低脂、高纤维素饮食,记录病人摄入量及病人个人的饮食喜好 5. 嘱病人排便困难时勿用力,可应用缓泻药,以防止因用力而诱发再次心肌梗死	王X 王X	1-27 8:00 2-3 8:00	目标完全实现 目标完全实现	王X 李X

开始日期	时间	护理诊断	预期目标	护理措施	签名	评价 日期时间	评价 结果	评价 签名
1-25	16:00	知识缺乏：缺乏冠心病心绞痛的预防、治疗，饮食、运动等知识	1. 2d内病人对急性心肌梗死的治疗过程表示理解，并积极配合 2. 3d内病人能复述有关急性心肌梗死的知识、药物、饮食、活动限度	1. 评估病人的学习态度、文化水平，鼓励病人提出问题，并做正确的解释，纠正病人的错误观念 2. 详细解释病情及疾病的危险因素，劝其改变不良习惯。告诉病人大量吸烟、饮酒及大量脂肪餐对病情的不良影响 3. 告知病人少量多餐，避免过饱，禁忌用力排便 4. 向病人讲解定时服药的重要性。讲解常用药的名称、剂量、用法、作用和副作用以及药物保存方法 5. 解释疾病诱发因素，发作时的症状以及应采取的自救措施 6. 告诉病人保持心境平和，改变急躁易怒、争强好胜的性格，有利于健康 7. 知道自我控制活动量的标准	王X 王X	1-28 8:00 1-29 8:00	目标完全实现 目标完全实现	王X 赵X
1-28	8:00	焦虑与不知如何应对疾病有关	病人在住院期间，主诉紧张感减轻，舒适感增加	1. 评估病人的焦虑程度 2. 与病人多沟通，鼓励病人说出心理感受 3. 教会预防和处理心绞痛的方法 4. 教会病人放松术 5. 鼓励病人及家属参与制订病人的护理计划	王X	2-3 8:00	目标完全实现	李X

开始日期	时间	护理诊断	预期目标	护理措施	签名	评价		
						日期时间	结果	签名
2-3	8:00	活动无耐力与心肌缺血致全身组织器官供血不足有关	出院时日常生活能自理	1. 制订活动及恢复计划，活动量由轻微逐渐过渡到能够自理 2. 逐渐增加活动量，监测不同阶段的耐受力。开始由床上坐起，逐渐过渡到坐在床边或椅子上、在床边完成洗漱等个人卫生活动，以后根据病情可到室外走廊活动，到卫生间如厕或洗漱 3. 教会病人在活动前及活动后3min测脉搏的方法 4. 嘱病人活动时动作要缓慢，或在活动中进行短暂多次的休息，以免过度劳累 5. 告知病人在进行自理活动时若出现头晕、心悸、呼吸困难、心前区疼痛或心率较安静时增加20~30次/min时，应立即停止活动，卧床休息 6. 指导病人活动期间保持休息	王X	2-7 8:00	目标完全实现	李X

（三）PIO 护理记录单

PIO 护理记录单是护理人员应用护理程序的具体方法，是解决病人健康问题的记录。PIO 护理记录单记载着病人的护理诊断、护理人员针对健康问题实施的护理措施和执行措施后病人是否达到预期目标。书写时采用 PIO 护理记录格式（表18-10）。

表 18-10 PIO 护理记录单

科别 __内科__ 床号 __15__ 姓名 __张 X__ 性别 __男__ 年龄 __53 岁__

疾病诊断 ___急性广泛前壁心肌梗死___ 住院号 __62583__

日期	时间	护理记录 PIO	护士签名
2021-1-25	16:00	P₁ 疼痛(胸痛) 与心肌缺血、缺氧、坏死有关	王 X
1-25	16:00	I₁ 1. 哌替啶 1 支,肌内注射 2. 持续吸氧 2~4L/min 3. 绝对卧床休息	王 X
1-26	10:00	O₁ 疼痛缓解	王 X
1-25	16:00	P₂ PC: 心律失常	王 X
1-25	16:00	I₂ 1. 持续心电监护 2. 备齐抢救设备及药品	王 X
1-26	7:00	O₂ 未发生并发症	王 X
1-26	8:00	P₃ 恐惧 与预感生命受到威胁有关	王 X
1-26	8:00	I₃ 1. 评估病人恐惧的原因、程度 2. 给病人讲解进行心电监护的必要性 3. 向病人讲解心肌梗死病人入院及时治疗的预后情况	王 X
1-26	22:00	O₃ 恐惧感减轻,安静入睡	王 X
1-28	8:00	P₄ 焦虑 与不知如何应对疾病有关	王 X
1-28	8:00	I₄ 1. 评估病人的焦虑程度 2. 与病人多沟通,鼓励病人说出心理感受 3. 教会病人预防和处理心绞痛的方法 4. 教会病人放松术	王 X
1-30	8:00	O₄ 病人主诉紧张感减轻,舒适感增加	王 X
2-3	8:00	P₅ 活动无耐力 与心肌缺血所致全身组织器官供血不足有关	王 X
2-3	8:00	I₅ 1. 由床上坐起开始,逐渐过渡到坐在床边或椅子上 2. 在床边完成洗漱等个人卫生活动	王 X
2-5	8:00	O₅ 床边活动不气短	王 X

（四）出院护理评估单

1. 出院小结　是病人在住院期间,护理人员按护理程序对病人进行护理活动的概括记录。其包括护理措施是否落实、病人的健康问题是否解决、预期目标是否达到、护理效果是否满意等。

2. 出院指导　出院前要针对病人现状,提出出院后在饮食、服药、休息、功能锻炼和定期复查等方面的注意事项,必要时可为病人或家属提供有关的书面材料,护理人员要帮助不同病人在各自原有的基础上,获得更高水平的身心健康(表18-11)。

表18-11　出院护理评估单

科别内科　床号15　姓名张X　性别男　年龄53岁　疾病诊断急性广泛前壁心肌梗死

住院号62583　入院日期2021.1.25　出院日期2021.2.7　住院天数14d

出院小结(护理过程与效果评价):病人张X,男,53岁,以"急性广泛前壁心肌梗死"于2021年1月25日14:00入院,神志清,心前区持续疼痛2h,表情痛苦,经过入院评估,护理诊断:疼痛(胸痛)　与心肌缺血、缺氧、坏死有关;潜在并发症:心律失常;恐惧　与预感生命受到威胁有关;自理缺陷　与绝对卧床休息有关;知识缺乏:缺乏冠心病心绞痛的预防、治疗、饮食、运动等知识。措施:遵医嘱给予哌替啶或吗啡镇痛,持续心电监护,持续吸氧2~4L/min,急性期绝对卧床休息,入院2d后疼痛缓解,未发生潜在并发症。向病人讲解心肌梗死病人入院及时治疗的预后情况及积极配合医生治疗的意义,告知病人常用药的名称、剂量、用法及药物的保存方法及大量吸烟、饮酒、大量脂肪餐对病情的影响。嘱病人排便困难时勿用力,教会病人放松术,制订活动及恢复计划,使病人在缓解期活动量由轻微逐渐过渡到能够自理。

出院指导:1. 保持情绪稳定,生活有规律。

　　　　　2. 戒烟酒,低盐、低脂饮食,少量多餐,避免过饱。

　　　　　3. 保持排便通畅,避免用力排便。

　　　　　4. 适量活动,控制体重。

　　　　　5. 定期复查,病情变化及时就诊。

特殊指导:1. 按时口服用药,循序渐进锻炼,避免过度劳累。

　　　　　2. 若有胸痛、气短或胃部胀痛、恶心、呕吐,舌下含服硝酸甘油,5min服1片,最大限量3片,若不缓解,呼叫急救车。

复诊时间:2次/月

评价(由护士长全面了解情况后负责评价):

1. 病人评价:　　　　优√　良　　中　　差

2. 整体护理效果评价:优√　良　　中　　差

护士长签名刘X　护士签名王X

实践 36: 体温单的绘制

实践 37: 护理相关文件的书写技术

章末小结

　　本章学习重点为医嘱的种类、处理事项及病室报告的书写,难点为体温单绘制及护理相关文件的处理及书写技术。在学习过程中应注重培养学生严谨慎独的工作态度。

（陈银华）

 思考与练习

　　1. 病人,女性,20 岁,于 2d 前淋雨受凉后高热,最高达 40.0℃,服用退热药后出汗多,体温下降,但不久又发热,并有咳嗽,痰不多,白色黏液,咳时伴胸痛,急诊入院。查体: T 39.5℃,P 96 次 /min,R 21 次 /min,BP 120/80mmHg,两肺底可闻及湿啰音,心（－）,腹（－）。医嘱:急查血常规,胸部 X 射线检查,青霉素皮试,青霉素 400 万 U　iv.gtt　b.i.d.。

　　请问:

　　（1）上述医嘱各属于哪一类?

　　（2）各类医嘱有何特点?

　　（3）如何处理各类医嘱?

　　2. 病人,男性,60 岁,因肝硬化腹水入院,医嘱要求准确记录病人出入液量。

　　请问:

　　（1）出入液量的记录内容应包括哪些?

　　（2）如何正确记录出入液量?

　　3. 病人,男性,35 岁,急性阑尾炎穿孔,中午入院后立即进行手术,下午 3 时回到病室。病人回病室后,医生医嘱为:输血 300ml, St.;密切观察血压及切口渗血情况。

　　请问:

　　（1）护士处理医嘱时,应先执行哪项?

　　（2）护士书写交班报告时,应该书写病人的哪些内容?

附　录

NANDA 护理诊断一览表（2021—2023）

领域 1　健康促进

娱乐活动减少

有健康素养改善的趋势

久坐的生活方式

有逃脱的危险

老年综合征

有老年综合征的危险

有体育锻炼增强的趋势

社区保健缺乏

有风险的健康行为

健康维护行为无效

健康自我管理无效

有健康自我管理改善的趋势

家庭健康自我管理无效

家庭维护行为无效

有家庭维护行为无效的危险

有家庭维护行为改善的趋势

防护无效

领域 2　营养

营养失调：低于机体需要量

有营养改善的趋势

母乳分泌不足

母乳喂养无效

母乳喂养中断

有母乳喂养改善的趋势

青少年进食动力无效

儿童进食动力无效

婴儿喂养动力无效

肥胖

超重

有超重的危险

婴儿吮吸吞咽反应无效

吞咽障碍

有血糖不稳的危险

新生儿高胆红素血症

有新生儿高胆红素血症的危险

有肝功能受损的危险

有代谢综合征的危险

有电解质失衡的危险

有体液失衡的危险

体液不足

有体液不足的危险

体液过多

领域 3　排泄 / 交换

残疾相关尿失禁

排尿障碍

混合性尿失禁

压力性尿失禁

急迫性尿失禁

有急迫性尿失禁的危险

尿潴留

有尿潴留的危险

便秘

有便秘的危险

感知性便秘

慢性功能性便秘

有慢性功能性便秘的危险

排便功能障碍

腹泻

胃肠动力失调

有胃肠动力失调的危险

气体交换受损

领域 4　活动 / 休息

失眠

睡眠剥夺

有睡眠改善的趋势

睡眠型态紊乱

活动耐力下降

有活动耐力下降的危险

有废用综合征的危险

床上移动障碍

躯体移动障碍

轮椅移动障碍

坐位障碍

站立障碍

转移能力受损

步行障碍

能量场失衡

疲乏

漫游

低效性呼吸型态

心输出量减少

有心输出量减少的危险

有心血管功能受损的危险

淋巴水肿自我管理无效

有淋巴水肿自我管理无效的危险

自主呼吸障碍

有血压不稳的危险

有血栓形成的危险

有心脏组织灌注不足的危险

有脑组织灌注无效的危险

外周组织灌注无效

有外周组织灌注无效的危险

呼吸机依赖

成人呼吸机依赖

沐浴自理缺陷

穿着自理缺陷

进食自理缺陷

如厕自理缺陷

有自理能力改善的趋势

自我忽视

领域 5　感知 / 认识

单侧身体忽略

急性意识障碍

有急性意识障碍的危险

慢性意识障碍

情绪控制

冲动控制无效

知识缺乏

有知识增进的趋势

记忆功能障碍

思维过程紊乱

有沟通增强的趋势

言语沟通障碍

领域 6　自我感知

无望感

有信心增强的趋势

有人格尊严受损的危险

自我认同紊乱

有自我认同紊乱的危险

有自我概念改善的趋势

长期低自尊

有长期低自尊的危险

情境性低自尊

有情境性低自尊的危险

体象紊乱

领域 7　角色关系

养育障碍

有养育障碍的危险

有养育增强的趋势

照顾者角色紧张

有照顾者角色紧张的危险

有依附关系受损的危险

家庭身份认同紊乱综合征

有家庭身份认同紊乱综合征的危险

家庭运作过程失调

家庭运作过程改变

有家庭运作过程改善的趋势

关系无效

有关系无效的危险

有关系改善的趋势

父母角色冲突

角色行为无效

社会交往障碍

领域 8　性

性功能障碍

性生活型态无效

生育进程无效

有生育进程无效的危险

有生育进程改善的趋势

有孕母与胎儿受干扰的危险

领域 9　应对 / 压力耐受性

有复杂的移民调适危险

创伤后综合征

有创伤后综合征的危险

强暴创伤综合征

迁徙应激综合征

有迁徙应激综合征的危险

活动计划无效

有活动计划无效的危险

焦虑

防卫性应对

应对无效

有应对改善的趋势

社区应对无效

有社区应对改善的趋势

妥协性家庭应对

无能性家庭应对

有家庭应对改善的趋势

对死亡的焦虑

无效性否认

恐惧

适应不良性悲伤

有适应不良性悲伤的危险

有悲伤加剧的趋势

情绪调控受损

无能为力感

有无能为力感的危险

有能力增强的趋势

心理弹性受损

有心理弹性受损的危险

有心理弹性增强的趋势

持续性悲伤

压力负荷过重

急性物质戒断综合征

有急性物质戒断综合征的危险

自主反射失调

有自主反射失调的危险

新生儿戒断综合征

婴儿行为紊乱

有婴儿行为紊乱的危险

有婴儿行为调节改善的趋势

领域 10　人生准则

有精神安适增进的趋势

有决策能力增强的趋势

抉择冲突

独立决策能力减弱

有独立决策能力减弱的危险

有独立决策能力增强的趋势

道德困扰

宗教信仰减弱

有宗教信仰减弱的危险

有宗教信仰增强的趋势

精神困扰

有精神困扰的危险

领域 11　安全 / 保护

有感染的危险

有术区感染的危险

清理呼吸道无效

有误吸的危险

有出血的危险

牙齿受损

有眼干燥症的危险

眼干燥症自我管理无效

有口干的危险

有成人跌倒的危险

有儿童跌倒的危险

有受伤的危险

有角膜损伤的危险

乳头乳晕复合伤

有乳头乳晕复合伤的危险

有尿道损伤的危险

有围手术期体位性损伤的危险

有热损伤的危险

口腔黏膜完整性受损

有口腔黏膜完整性受损的危险

有周围神经血管功能障碍的危险

有躯体创伤的危险

有血管创伤的危险

成人压力性损伤

有成人压力性损伤的危险

儿童压力性损伤

有儿童压力性损伤的危险

新生儿压力性损伤

有新生儿压力性损伤的危险

有休克的危险

皮肤完整性受损

有皮肤完整性受损的危险

有新生儿猝死的危险

有窒息的危险

术后康复迟缓

有术后康复迟缓的危险

组织完整性受损

有组织完整性受损的危险

有女性割礼的危险

有对他人实施暴力的危险

有对自己实施暴力的危险

自残

有自残的危险

有自杀的危险

受污染

有受污染的危险

有职业性损伤的危险

有中毒的危险

有碘对比剂不良反应的危险

有过敏反应的危险

有乳胶过敏反应的危险

体温过高

体温过低

有体温过低的危险

新生儿体温过低

有新生儿体温过低的危险

有围手术期体温过低的危险

体温失调

有体温失调的危险

领域 12　舒适

舒适度减弱

有舒适度增加的趋势

恶心

急性疼痛

慢性疼痛

急性疼痛综合征

分娩痛

有孤独的危险

社交孤立

领域 13　生长 / 发展

儿童发育迟缓

有儿童发育迟缓的危险

新生儿运动发育迟缓

有新生儿运动发育迟缓的危险

教学大纲(参考)

一、课程性质

基础护理是中等卫生职业教育护理专业课程体系中一门重要的专业核心课程,是各专科护理的基础,也是护士执业资格考试的必考课程。本课程的主要内容包括护理学概述;护理程序;医院与住院环境;护理安全防范与职业防护;医院感染的预防与控制;入院和出院护理;卧位与安全的护理;生命体征的评估及护理;清洁护理;饮食护理;排泄护理;冷热疗技术;药物疗法;静脉输液与输血;标本采集;危重病人的护理及抢救技术;临终关怀及临终护理;医疗与护理文件。本课程的任务是培养学生树立尊重生命的职业态度,慎独、严谨的职业意识,关爱护理对象,奉献担当的职业理念,形成良好的职业操守;掌握护理学的基本理论与知识,具有熟练的操作技能,能运用护理程序对护理对象实施整体护理。为学生后续课程的学习作好基本理论、基本知识和基本技术能力的储备,为学生进入临床实习以及满足学生职业生涯发展奠定良好的基础。

二、课程目标

通过本课程的学习,学生能够达到下列要求:

(一)职业素养目标

1. 具有敬佑生命、救死扶伤、甘于奉献、大爱无疆的职业精神。

2. 具有严谨的工作态度和慎独精神。

3. 具有良好的人际沟通能力、团队合作及创新意识。

4. 具有良好的护士职业素质、行为规范和职业道德修养,自觉尊重护理对象的人格,保护其隐私。

5. 具有健康的身体和心理,能给予护理对象人文关怀。

6. 具有良好的法律、安全与职业防护意识,自觉遵守医疗卫生等相关法律、法规,依法实施护理任务。

(二)专业知识和技能目标

1. 掌握护理的基本理论、基本知识和基本技能,并能熟练地运用到实践操作中。

2. 掌握护理程序的工作方法,能按照护理程序发现并解决问题,评价护理效果,并体现对"人"的整体护理观,体现科学的护理理念。

3. 熟练掌握护理操作技能,能进行日常基础护理操作,能进行应急处理和配合医师抢救急危重症病人。

4. 掌握健康教育知识,能与护理对象进行沟通,能进行医疗团队内的专业交流。

5. 熟悉护理学的基本概念、护士的角色。

6. 了解护理学的形成及未来的发展趋势。

三、教学时间分配

序号	课程内容	学时分配		
		理论	实践	合计
一	护理学概述	8	2	10
二	护理程序	2	2	4
三	医院与住院环境	4	6	10
四	护理安全防范与职业防护	2	2	4
五	医院感染的预防与控制	6	8	14
六	入院和出院护理	2	2	4
七	卧位与安全的护理	2	2	4
八	生命体征的评估及护理	6	4	10
九	清洁护理	4	6	10
十	饮食护理	4	4	8
十一	排泄护理	4	8	12
十二	冷热疗技术	2	2	4
十三	药物疗法	8	8	16
十四	静脉输液与输血	6	6	12
十五	标本采集	2	2	4
十六	危重病人的护理及抢救技术	4	6	10
十七	临终关怀及临终护理	2	2	4
十八	医疗与护理文件	2	2	4
合计		70	74	144

四、教学内容和要求

单元	教学内容	教学要求	教学活动参考	参考学时	
				理论	实践
一、护理学概述	（一）护理学的发展史		理论讲授	8	2
	1. 护理学的形成与概念演变过程	了解	影视片段导入		
	2. 中国护理学发展历程	掌握	多媒体演示		
	3. 中国护理的发展趋势	熟悉	情境模拟		
	（二）护理学的任务、范畴与护理工作方式		案例分析		
			讨论		
	1. 护理学的任务	掌握			
	2. 护理学的范畴	熟悉			
	3. 护理工作方式	掌握			

单元	教学内容	教学要求	教学活动参考	参考学时	
				理论	实践
	（三）护士素质及角色				
	1. 护士素质	掌握			
	2. 护士角色	熟悉			
	（四）护理学的基本概念				
	1. 人	熟悉			
	2. 健康	掌握			
	3. 环境	熟悉			
	4. 护理	掌握			
	（五）护理相关理论				
	1. 系统理论	掌握			
	2. 需要层次理论	掌握			
	3. 压力与适应理论	熟悉			
二、护理程序	（一）护理程序的概述		理论讲授	2	
	1. 护理程序的概念	掌握	多媒体演示		
	2. 护理程序的意义	了解	案例分析		
	（二）护理程序的步骤		讨论		
	1. 护理评估	掌握			
	2. 护理诊断	掌握			
	3. 护理计划	掌握			
	4. 护理实施	掌握			
	5. 护理评价	掌握			
	实践1：病例分析	学会	讨论		2
三、医院与住院环境	（一）医院		理论讲授	4	
	1. 医院的性质与任务	掌握	影视片段导入		
	2. 医院的分类与分级	熟悉	多媒体演示		
	3. 医院的组织机构	熟悉	案例植入		
	（二）门诊部		情境模拟		
	1. 门诊	掌握	示教		
	2. 急诊	掌握			
	（三）病区				
	1. 病区设置与布局	熟悉			
	2. 病区环境管理	掌握			
	3. 病床单位及设备	掌握			

单元	教学内容	教学要求	教学活动参考	参考学时	
				理论	实践
	4. 铺床技术	掌握			
	实践2: 参观医院	学会	见习		6
	实践3: 铺床技术	熟练掌握	技能实践		
四、护理安全防范与职业防护	(一)护理安全防范		理论讲授	2	
	1. 概述	熟悉	影视片段导入		
	2. 护理安全的影响因素	掌握	多媒体演示		
	3. 护理安全的防范原则	掌握	案例植入		
	(二)护理职业防护		情境模拟		
	1. 概述	熟悉			
	2. 职业损伤的危险因素	掌握			
	3. 常见护理职业损伤的防护	掌握			
	实践4: 案例分析	学会	讨论		2
五、医院感染的预防与控制	(一)医院感染		理论讲授	6	
	1. 医院感染的概念与分类	熟悉	影视片段导入		
	2. 医院感染的形成	熟悉	多媒体演示		
	3. 医院感染的监控与管理	掌握	案例植入		
	(二)清洁、消毒、灭菌		情境模拟		
	1. 清洁、消毒、灭菌的概念	掌握	虚拟仿真教学		
	2. 清洁技术	熟悉	示教		
	3. 物理消毒灭菌技术	掌握			
	4. 化学消毒灭菌技术	掌握			
	(三)无菌技术				
	1. 概念	掌握			
	2. 无菌技术操作原则	掌握			
	3. 无菌技术基本操作	掌握			
	(四)隔离技术				
	1. 隔离基本知识	掌握			
	2. 隔离原则	掌握			
	3. 隔离种类及措施	熟悉			
	4. 常用隔离技术	掌握			
	(五)消毒供应中心				
	1. 消毒供应中心的设置与布局	了解			

单元	教学内容	教学要求	教学活动参考	参考学时	
				理论	实践
	2. 消毒供应中心的工作内容	了解			
	3. 常用物品的保养	了解			
	实践5：无菌技术基本操作	熟练掌握	技能实践		8
	实践6：隔离技术基本操作	熟练掌握	见习		
六、入院和出院护理	（一）入院护理		理论讲授	2	
	1. 入院程序	熟悉	影视片段导入		
	2. 入病区后的初步护理	掌握	多媒体演示		
	3. 分级护理	掌握	情境模拟		
	（二）出院护理		虚拟仿真教学		
	1. 出院前的护理工作	掌握	示教		
	2. 出院时的护理工作	掌握			
	3. 出院后的护理工作	掌握			
	（三）运送病人技术				
	1. 轮椅运送技术	掌握			
	2. 平车运送技术	掌握			
	3. 担架运送技术	了解			
	实践7：运送技术	熟练掌握	技能实践见习		2
七、卧位与安全的护理	（一）临床常用卧位		理论讲授	2	
	1. 卧位的性质	熟悉	多媒体演示		
	2. 卧位的种类	掌握	案例植入		
	（二）协助病人更换卧位		情境模拟		
	1. 协助病人翻身侧卧	掌握	虚拟仿真教学		
	2. 协助病人移向床头	掌握	示教		
	（三）保护具				
	1. 适用范围	熟悉			
	2. 保护具的种类	熟悉			
	3. 保护具的使用	熟悉			
	4. 注意事项	熟悉			
	实践8：安置各种卧位	学会	技能实践		2
	实践9：协助病人更换卧位	学会			
	实践10：保护具的使用技术	学会			

| 单元 | 教学内容 | 教学要求 | 教学活动参考 | 参考学时 ||
				理论	实践
八、生命体征的评估及护理	（一）体温的评估及护理		理论讲授	6	
	1. 正常体温及生理性变化	熟悉	视频案例融合		
	2. 异常体温的评估及护理	掌握	多媒体演示		
	3. 体温测量的技术	掌握	案例植入		
	（二）脉搏的评估及护理		情境模拟		
	1. 正常脉搏及生理性变化	熟悉	虚拟仿真教学		
	2. 异常脉搏的评估及护理	掌握	示教		
	3. 脉搏测量的技术	掌握			
	（三）呼吸的评估及护理				
	1. 正常呼吸及生理性变化	熟悉			
	2. 异常呼吸的评估及护理	掌握			
	3. 呼吸测量的技术	掌握			
	（四）血压的评估及护理				
	1. 正常血压及生理性变化	熟悉			
	2. 异常血压的评估及护理	掌握			
	3. 血压测量的技术	掌握			
	实践11：生命体征测量技术	熟练掌握	技能实践		4
九、清洁护理	（一）口腔护理		理论讲授	4	
	1. 口腔护理技术	掌握	多媒体演示		
	2. 口腔健康维护	熟悉	案例植入		
	（二）头发护理		情境模拟		
	1. 头发护理技术	熟悉	虚拟仿真教学		
	2. 头发健康与保养	了解	示教		
	（三）皮肤护理				
	1. 皮肤护理技术	熟悉			
	2. 压疮的预防和护理	掌握			
	（四）晨晚间护理				
	1. 晨间护理	熟悉			
	2. 晚间护理	熟悉			
	3. 卧床病人更换床单技术	掌握			
	实践12：口腔护理技术	熟练掌握	技能实践		6
	实践13：压疮的预防及护理技术	学会			
	实践14：卧床病人更换床单技术	熟练掌握			
	实践15：床上擦浴技术	学会			

| 单元 | 教学内容 | 教学要求 | 教学活动参考 | 参考学时 ||
				理论	实践
十、饮食护理	（一）医院饮食		理论讲授	4	
	1. 基本饮食	熟悉	多媒体演示		
	2. 治疗饮食	掌握	案例植入		
	3. 试验饮食	掌握	情境模拟		
	（二）一般饮食的护理		虚拟仿真教学		
	1. 营养状况评估	熟悉	示教		
	2. 病人的饮食护理	掌握			
	（三）特殊饮食的护理				
	1. 鼻饲技术	掌握			
	2. 要素饮食	了解			
	实践16：鼻饲技术	熟练掌握	技能实践		4
十一、排泄护理	（一）排尿护理		理论讲授	4	
	1. 排尿状况评估	熟悉	视频案例融合		
	2. 排尿异常的护理	掌握	多媒体演示		
	3. 导尿技术	掌握	案例植入		
	4. 导尿管留置技术	掌握	情境模拟		
	5. 膀胱冲洗技术	熟悉	虚拟仿真教学		
	（二）排便护理		示教		
	1. 排便状况评估	熟悉			
	2. 排便异常的护理	掌握			
	3. 灌肠技术	掌握			
	4. 排气护理	熟悉			
	实践17：导尿技术	熟练掌握	技能实践		8
	实践18：导尿管留置技术	熟练掌握			
	实践19：灌肠技术	熟练掌握			
	实践20：肛管排气技术	学会			
十二、冷热疗技术	（一）概述		理论讲授	2	
	1. 冷热疗的作用	掌握	影视片段导入		
	2. 冷热疗的禁忌证	掌握	多媒体演示		
	3. 影响冷热疗的因素	熟悉	案例植入		
	（二）常用的冷疗技术		情境模拟		
	1. 冰袋、冰囊的使用	熟悉	虚拟仿真教学		
	2. 冰帽、冰槽的使用	熟悉	示教		
	3. 冷湿敷	熟悉			
	4. 乙醇或温水拭浴	掌握			

单元	教学内容	教学要求	教学活动参考	参考学时 理论	参考学时 实践
	（三）常用的热疗技术				
	1. 热水袋的使用	掌握			
	2. 烤灯的使用	熟悉			
	3. 热湿敷	熟悉			
	4. 热水坐浴	熟悉			
	5. 温水浸泡	熟悉			
	实践21：乙醇或温水拭浴技术	熟练掌握	技能实践		2
	实践22：热疗技术（热水袋的使用、热湿敷）	学会			
十三、药物疗法	（一）给药的基本知识		理论讲授	8	
	1. 概述	熟悉	视频案例融合		
	2. 给药的原则	掌握	多媒体演示		
	3. 给药常用外文缩写及中文译意	掌握	案例分析		
	4. 影响药物作用的因素	熟悉	情境模拟		
	（二）口服给药		虚拟仿真教学		
	1. 安全给药指导	掌握	示教		
	2. 口服给药技术	掌握			
	（三）吸入给药				
	1. 超声波雾化吸入	掌握			
	2. 氧气雾化吸入	掌握			
	3. 手压式雾化吸入	熟悉			
	（四）注射给药				
	1. 注射原则	掌握			
	2. 药液抽吸技术	掌握			
	3. 常用注射技术	掌握			
	（五）药物过敏试验				
	1. 青霉素过敏试验及过敏反应的处理	掌握			
	2. 链霉素过敏试验及过敏反应的处理	掌握			
	3. 头孢菌素类药物过敏试验	掌握			
	4. 破伤风抗毒素过敏试验及脱敏注射	掌握			
	5. 普鲁卡因过敏试验	掌握			
	6. 碘剂过敏试验	掌握			
	（六）局部给药				
	1. 滴入给药技术	了解			

单元	教学内容	教学要求	教学活动参考	参考学时	
				理论	实践
	2. 栓剂给药技术	了解			
	3. 皮肤给药技术	了解			
	4. 舌下给药技术	了解			
	实践23：口服给药技术	熟练掌握	技能实践见习		8
	实践24：氧气雾化吸入技术	学会			
	实践25：药物抽吸技术	熟练掌握			
	实践26：注射技术	熟练掌握			
	实践27：青霉素过敏试验技术	熟练掌握			
十四、静脉输液与输血	（一）静脉输液		理论讲授	6	
	1. 静脉输液的目的	熟悉	影视片段导入		
	2. 常用溶液与作用	熟悉	多媒体演示		
	3. 常用静脉输液技术	掌握	案例分析		
	4. 输液速度及时间的计算	掌握	情境模拟		
	5. 输液故障排除技术	掌握	虚拟仿真教学		
	6. 输液反应与护理	掌握	示教		
	（二）静脉输血				
	1. 静脉输血的目的	熟悉			
	2. 血液制品的种类	熟悉			
	3. 静脉输血技术	掌握			
	4. 输血反应与护理	掌握			
	实践28：静脉输液技术	熟练掌握	技能实践见习		6
	实践29：静脉输血技术	学会			
十五、标本采集	（一）标本采集的意义和原则		理论讲授	2	
	1. 标本采集的意义	熟悉	影视片段导入		
	2. 标本采集的原则	掌握	多媒体演示		
	（二）各种标本采集技术		案例植入		
	1. 血标本采集技术	掌握	虚拟仿真教学		
	2. 尿标本采集技术	掌握	示教		
	3. 粪便标本采集技术	掌握			
	4. 痰标本采集技术	掌握			
	5. 咽拭子标本采集技术	掌握			
	6. 呕吐物标本采集技术	了解			
	实践30：各种标本采集技术	熟练掌握	技能实践见习		2

单元	教学内容	教学要求	教学活动参考	参考学时	
				理论	实践
十六、危重病人的护理及抢救技术	（一）危重病人的护理 1. 危重病人的病情评估 2. 危重病人的支持性护理 （二）危重病人的抢救技术 1. 抢救工作管理 2. 常用抢救技术	熟悉 掌握 熟悉 掌握	理论讲授 影视片段导入 多媒体演示 案例植入 案例分析 虚拟仿真教学 示教	4	
	实践31：吸痰技术 实践32：洗胃技术 实践33：氧气吸入技术 实践34：简易呼吸器使用技术	熟练掌握 学会 熟练掌握 学会	技能实践		6
十七、临终关怀及临终护理	（一）临终关怀 1. 临终关怀的概念 2. 临终关怀的内容 3. 临终关怀的基本原则 （二）临终病人的身心护理 1. 临终护理概述 2. 临终病人的生理变化及护理 3. 临终病人的心理变化及护理 4. 临终病人家属的安抚及护理 （三）死亡后的护理 1. 临终及死亡的概念 2. 死亡过程的分期 3. 尸体护理 4. 丧亲者的护理	熟悉 熟悉 熟悉 熟悉 掌握 掌握 了解 熟悉 掌握 掌握 了解	理论讲授 影视片段导入 多媒体演示 案例分析 讨论 示教	2	
	实践35：尸体护理技术	学会	技能实践		2
十八、医疗与护理文件	（一）概述 1. 记录的意义 2. 记录的原则 3. 管理的要求 4. 病历排列顺序 （二）常用护理相关文件的记录 1. 体温单	了解 掌握 熟悉 掌握 掌握	理论讲授 多媒体演示 视频案例融合 分析 讨论	2	

单元	教学内容	教学要求	教学活动参考	参考学时	
---	---	---	---	理论	实践
	2. 医嘱单	掌握			
	3. 出入液量的记录	熟悉			
	4. 护理记录单	熟悉			
	5. 病室报告	掌握			
	6. 护理病历	熟悉			
	实践36：体温单的绘制	学会	技能实践		2
	实践37：护理相关文件的书写技术	学会			

五、说明

（一）教学安排

本教学大纲主要供中等卫生职业教育护理专业教学使用,在第二学期和第三学期开设,总学时为144学时,其中理论教学70学时,实践教学74学时。

（二）教学要求

1. 本课程对理论部分教学要求分为掌握、熟悉、了解3个层次。掌握:指对基本知识、基本理论有较深刻的认识,并能综合、灵活地运用所学的知识解决实际问题。熟悉:指能够领会概念、原理的基本含义,解释护理现象。了解:指对基本知识、基本理论能有一定的认识,能够记忆所学的知识要点。

2. 全面落实课程思政建设要求,在知识传授中呈现思政元素,实现德、识、能三位一体育人。本课程重点突出以岗位胜任力为导向的教学理念,在实践技能方面分为熟练掌握和学会2个层次。熟练掌握:指能独立、规范地解决问题,完成技能操作。学会:指在教师的指导下能初步实施护理工作。

（三）教学建议

1. 本课程依据护理岗位的工作任务、职业能力要求,强化理论实践一体化,突出"做中学、做中教"的职业教育特色,根据培养目标、教学内容和学生的学习特点以及护士执业资格考核要求,提倡项目教学、案例教学、任务教学、角色扮演、情境教学等方法,利用校内外实训基地,将学生的自主学习、合作学习和教师引导教学等教学组织形式有机结合。

2. 教学过程中,可通过测验、观察记录、技能考核和理论考试等多种形式对学生的职业素养、专业知识和技能进行综合考评。应体现评价主体、评价过程、评价方式的多元化。评价内容不仅关注学生对知识的理解和技能的掌握,更要关注知识在护理实践中运用与解决实际问题的能力水平,重视护士职业素质的形成。

主要参考文献

[1] 王静芬. 护理学基础. 2版. 北京: 人民卫生出版社, 2020.

[2] 程玉莲, 赵国琴. 护理学基础. 2版. 北京: 人民卫生出版社, 2020.

[3] 黄惠清, 王静芬. 护理学基础—"记与练"护考课堂同步活页教材. 北京: 人民卫生出版社, 2020.

[4] 陈丽, 王冬梅. 护理学基础. 2版. 北京: 人民卫生出版社, 2020.

[5] 李晓松, 章晓幸. 护理学导论. 4版. 北京: 人民卫生出版社, 2018.

[6] 王玉升. 2022全国护士执业资格考试考点与试题精编. 北京: 人民卫生出版社, 2021.

[7] 全国护士执业资格考试用书编写专家委员会. 2022全国护士执业资格考试指导. 北京: 人民卫生出版社, 2021.

体　温　单

姓名 张× 性别 女 年龄 45 入院日期 2022年8月28日 科别 普外 病室 一 床号 2 住院号 13846

日期	2022-8-28	29	30	31	9-1	2	3	
住院天数	1	2	3	4	5	6	7	
手术后天数		1	2	1/3	2/4	3/5	4/6	
时间	4 8 12 16 20 0	4 8 12 16 20 0	4 8 12 16 20 0	4 8 12 16 20 0	4 8 12 16 20 0	4 8 12 16 20 0	4 8 12 16 20 0	脉搏

体温

42℃ ... 180
入院于八时二十分　手术
转入于八时十五分
手术
死亡于十九时三十分

41℃ ... 160

40℃ ... 140

39℃ ... 120

38℃ ... 100

37℃ ... 80

36℃ ... 60

35℃ ... 40
不升　不升

34℃ ... 20

呼吸	18/24 18/20	18/22 22/20	20/28 26/24	26/28 24/24	24/24 26/24	22/22 24/20	18/20 ®/®	
大便次数	1	1 2/E	0	1	1	1	※	
总入量ml	2 000	2 350	2 700	2 300	2 100	2 000		
总出量ml	1 900	2 250	2 500	1 500	1 700	1 450		
引流量ml								
血压mmHg	120/80	130/90	136/96	124/80	136/80 140/90	126/76 110/70	90/60 60/40	
身高cm	170							
体重kg	51							
过敏药物	青霉素(+)							

图 18-1　体温单